# 实用临床护理技能

主 编 陈 玮 胡玉静 陈 冰 等

吉林科学技术出版社

**图书在版编目（CIP）数据**

实用临床护理技能 / 陈玮等主编. -- 长春 : 吉林
科学技术出版社, 2024.6. -- ISBN 978-7-5744-1540-9

Ⅰ. R47

中国国家版本馆CIP数据核字第2024L90X32号

**实用临床护理技能**

| | |
|---|---|
| 主　　编 | 陈　玮　胡玉静　陈　冰　尚晓晨　杨　宏　郭梅花 |
| 副 主 编 | 潘泓汝　沈　丹　闫宇霞　郭银欢　王嘉颐 |
| | 李婧雯　谢　伟　王一鸣　张　丽　戴　卓 |
| 出 版 人 | 宛　霞 |
| 责任编辑 | 蒋红涛 |
| 助理编辑 | 张　卓 |
| 装帧设计 | 品雅传媒 |
| 开　　本 | 787mm×1092mm　1/16 |
| 字　　数 | 618千字 |
| 印　　张 | 24.75 |
| 版　　次 | 2024年12月第1版 |
| 印　　次 | 2024年12月第1次印刷 |

| | |
|---|---|
| 出　　版 | 吉林科学技术出版社 |
| 地　　址 | 长春市福祉大路5788号 |
| 邮　　编 | 130000 |
| 编辑部电话 | 0431-81629508 |
| 网　　址 | www.jlstp.cn |
| 印　　刷 | 三河市嵩川印刷有限公司 |

| | |
|---|---|
| 书　　号 | ISBN 978-7-5744-1540-9 |
| 定　　价 | 98.00元 |

# 编 委 会

# 前　言

　　随着科学技术的飞速发展和医学科学的不断进步，护理学科发生了根本性的变化。特别是医药卫生体制改革方案中提出，护理工作要坚持"以患者为中心"，以患者安全为重点，护理服务让患者满意、让社会满意。为了实现这一目标，护理人员要掌握扎实的医学护理基础知识、熟练的专业技能、规范的技术操作，做到默契的医护配合，这是保证患者安全和医疗护理质量的关键。

　　本书主要介绍了护理管理、基础护理技术操作、内外科常见疾病护理等内容。基本阐述了疾病的概念或概述、病因与发病机制、临床表现、辅助检查、治疗和护理措施等。全书内容丰富，重点突出，既有最新的护理知识，又有各专家多年来护理的临床经验。各章节详略得当，简明实用，对广大临床医护人员有很好的实用和参考价值。

　　由于写作经验和水平有限，编写时间仓促，加上医学发展速度日新月异，临床操作方法也正在不断完善、更新，书中难免有不足和欠妥之处，恳请专家学者提出宝贵意见。

编　者
2024 年 3 月

# 目 录

# 第一章

# 护理管理

护理管理是医院管理工作的重要组成部分，也是护理工作中的重要内容。护理管理运用管理学的科学理论和方法指导护理管理实践，通过研究护理管理的规律，对护理管理工作中涉及的诸多要素进行综合统筹，使护理系统实现最优运转，进一步提高护理工作效率和质量。护理管理将新的管理理论引入护理领域，进一步促进了护理学科的发展。

## 第一节　护理管理概述

### 一、护理概念及模式

#### （一）护理概念

护理一词是由拉丁文"Nutricius"演绎而来，原为抚育、扶助、保护、照顾残疾、照顾幼小等含义。早期的护理活动主要是对老幼和患者的家庭式照顾，随后护理活动逐步从家庭走向社会。

对护理的定义，由于历史背景、社会发展、环境和文化以及教育等因素的不同，人们有不同的解释和说明。纵观护理发展历史，其概念和内涵随着其理论研究和临床实践的发展，逐步从简单的"照料、照顾"向纵深方向拓展和延伸。以下为具有代表性的护理和护士定义。

1973年，国际护士会（ICN）对护理的定义是：护理是帮助健康的人或患病的人保持或恢复健康，或者平静地死去。

1987年世界卫生组织（WHO）指出："护士作为护理的专业工作者，其唯一的任务就是帮助患者恢复健康，帮助健康的人促进健康。"

我国于2008年颁布实施的《护士条例》中明确规定：护士是"履行保护生命、减轻痛苦、增进健康职责的卫生技术人员"。护士在执业过程中应当遵守法律、法规、规章和诊疗技术规范的规定，尊重、爱护患者，保护患者隐私，参与公共卫生和疾病预防控制工作，参加医疗救护。

#### （二）护理模式

护理模式是指在临床护理工作中，根据护理人员的数量和工作能力等设计出合理的工作分配方式，以满足患者的护理需求，提高护理工作质量和工作效率。随着社会的发展和医学技术的不断进步，护理服务的理念、任务、工作范围不断发生变化，护理模式由以疾病为中心的个案护理，进而转为谋求以工作为中心的功能制护理，而后逐渐发展为以患者为中心的责任制护理（表1-1）。

**表1-1 护理模式的发展**

| 时间 | 护理模式 |
| --- | --- |
| 1890年 | 产生了个案护理工作模式，主要用于对特殊人群的护理，如重症护理、麻醉后护理、大手术护理等 |
| 1940—1960年 | 随着工业化大生产中流水作业管理方式的发展，功能制护理工作模式应运而生，较好地解决了第二次世界大战期间及战后阶段欧美地区护理人员严重短缺的问题 |
| 1950—1960年 | 出现了小组护理工作模式，经过长期的实践和完善，日本护理学者于20世纪90年代将其发展为固定小组护理工作模式 |
| 1955年 | 美国护理学者莉迪亚·霍尔于提出了责任制护理工作模式。20世纪70年代，责任制护理工作模式在美国明尼苏达大学医学院开始施行，通过在临床实践中不断修正、补充和完善，逐渐在美国条件较好的医院中推行，并逐步推广到欧洲 |
| 1978年 | 随着医学模式的转变，Planetree研究所率先提出以患者为中心的责任制护理工作模式（整体护理），经过多年的发展，已成为美国医学会认可并推荐的护理工作模式 |
| 1980年 | 美国波士顿大学护理研究院李士鸾博士将"以患者为中心的责任制护理工作模式"的有关理论引入我国，之后在我国开始试点实施整体护理 |
| 2010年 | 卫健委提出优质护理服务的核心就是提倡责任制整体护理，这对促进临床护理工作模式改革，丰富护理内涵，突出护理专业特点，提高和保证临床护理服务质量起到积极的作用，责任制整体护理模式延续至今 |

1. 个案护理 个案护理又称"专人护理"或"特别护理"，是由一名护理人员在其上班时间内为一名患者提供护理服务。这种方式所需护理人力多，对护士的能力和水平要求高。

2. 功能制护理 功能制护理是指定每一名护理人员负责某项工作，是以工作任务为中心的分工方式。根据工作任务，将护士分为"治疗护士""配药护士""生活护理护士""主班护士"等来完成各自护理工作。功能制护理的工作模式类似于流水作业，是以疾病为中心，将护理活动分解成若干任务，根据各个护理人员的工作能力进行分工，各项任务由专门的护理人员承担。虽然分工明确、易于组织管理和节省人力，但是易造成护士一味以完成工作任务为中心，机械刻板，护士往往只熟悉自身的工作内容，不能掌握患者护理的整体性，缺少与患者的沟通交流，较少考虑患者的心理社会需求，较难掌握患者的全面情况，无法做到对患者全面、连续、整体的护理服务。对于患者而言，他接受不同护理人员片段式的护理，难以得到高质量护理服务。

3. 小组制护理 小组制护理指将护理人员分成若干组，每组3~4人，由一位业务水平和组织能力较强的护士担任组长，负责为一组患者提供护理。小组成员可以有护师、护士、护理员，在组长带领下负责为本组患者制订和实施护理计划、评估护理效果。该模式有利于不同层次的人员发挥工作积极性和新护士学习及成长，护理过程较功能制护理连续，但也存在一定的不足：①若成员间沟通不良，则反而影响护理工作质量。②护理成本较高，需要人力多，组长需在沟通、协调和监督上花费大量时间。③对患者护理的整体性和连续性较差。

4. **整体护理** 整体护理是责任护士对其所负责的患者实施的护理评估和护理计划包括患者的生理、心理、社会、文化、精神等方面的需要，其核心的内容为责任制整体护理。责任制护理是依据护理人员的能力、经验、技术和知识，以及患者的护理需要，将患者分配给护士负责实施全面、系统和连续的整体护理。主要目的是促使护理人员接近患者，与患者建立良好的关系，负责为患者提供生活照顾、病情观察和治疗、健康指导、心理支持等护理服务。每一位患者都有一个相对固定的责任护士为其提供整体性、连续性、协调性和个性化的护理服务。责任制护理有利于增强护理的责任感，增进护士与患者建立良好的关系，有利于医护更密切地合作。

在责任制护理模式下，责任护士的职责主要包括根据对患者的护理评估正确实施照护、治疗、病情观察、健康指导等护理工作；负责参与和联系与患者相关的医疗工作；参加医师的查房并报告所负责患者的情况；负责与患者家属沟通；负责联络患者出院、转院及转到其他医疗机构等。

5. **延续性护理** 随着医疗及护理学科的发展，护理模式也随着发生适应性改变。慢性病发病率增高，心脏起搏器等新技术的广泛应用，使得护理工作不再局限于患者住院期间，工作场所不再局限于医院，延续性护理应运而生。延续性护理模式（TCM），旨在利用一切可能的资源，纵向延伸护理服务的时间，横向拓宽照护层次，以满足患者自医院回归家庭和社会后的健康需求，目前尚无统一的概念框架。其在慢性病领域应用最为广泛，范围涵盖心脑血管疾病、呼吸系统疾病、精神疾病、糖尿病、肿瘤等，可以改善患者出院后的健康状况，预防不良事件的发生，减少不必要的卫生资源浪费。在应用时需注意，多机构、跨专业地协作，护患双方有效沟通。

## 二、护理管理概念与职能

### （一）护理管理的概念

护理管理是促使护理人员提供高质量护理服务的过程。世界卫生组织对护理管理的定义是："护理管理是指为了提高人们的健康水平，系统地发挥护士和相关人员的潜在能力，或者运用设备、环境及社会活动的过程。"护理管理以提高护理质量和工作效率为目的。

### （二）护理管理职能

是管理职能中计划、组织、领导、控制4个方面在护理管理实践活动中的应用。上述各职能是一个整体，次序非一成不变，多项职能常同时进行。既相互联系、相互影响，又互为条件、共同发挥在护理管理中的作用。

## 三、护理管理的发展趋势

护理工作在保证医疗质量、促进医患关系和谐发展等方面发挥着越来越重要的作用。随着社会经济的发展和人民群众对健康服务需求的不断提高，护理管理的发展趋势也应与之呼应。

### （一）信息化管理

随着信息技术在医疗领域的深度应用，未来护理管理应结合信息系统的建立及大数据的挖掘和应用。将信息化工具应用于护理管理与临床护理工作可以减轻护理管理者和临床护理人员的工作负担，提高工作效率，提升护理质量；把计算机技术与护理管理有机结合，把开发利用信息系统与全面实现人、财、物信息的数字化管理相结合，对促进护理学科发展具有重要意义。目前，我国医院在护理信息系统的建立和使用方面取得显著成效，尤其是在护理工作模式的转变、护理质量管理、人力资源管理、物资管理、网络教育培训等方面，为推进数字化医院建设提供了方法、积累了经验。未来的护理信息化管理将着重于构建系统化、多功能、广覆盖的数字化信息网络平台。在护理管理方面，建立护理管理信息系统，包括护理质量管理、护理人力资源管理、护理科研、护理教学管理、考核评价等；在临床工作方面，建立临床护理信息系统，如预警系统、护理电子病历系统、医嘱管理系统、药品管理系统、费用管理系统等临床护理记录系统以及掌上电脑（PDA）移动护士工作站等；在患者安全管理方面，运用信息化手段，从身份识别、用药安全、供应室无菌物品信息全流程追踪管理系统、自动包药机等方面保证患者安全。通过信息技术平台促进医联体护理服务信息共享与业务协同，加强信息安全防护体系建设等也是护理管理未来的发展重点。

（二）弹性化管理

弹性化管理是现代管理发展的重要趋势。单一固定的组织系统和管理模式已不再适用于当今日益变化的社会环境。未来的管理体制和模式应趋于灵活且富有弹性。护理管理的弹性化主要表现为以下几方面。

1. 因地制宜的管理模式　随着护理工作范围从医院延伸到社区，从患者扩大至健康人群，护理管理的工作模式和内容也要随之转变。

2. 人性化的管理方法　人是弹性管理的核心，现代管理更强调用"柔性"方法，尊重个人的价值和能力，提供个人自我管理和自我提升的空间，充分调动员工的工作积极性。护理管理者应树立以人为本的管理理念，构建多元的护理组织文化，适应不同护士管理的需求，以最大限度地发挥管理效益。

3. 弹性化的激励方案　以护士需求及职业发展为导向进一步完善绩效评估体系，建立科学的弹性化激励方案，进一步提高护士的工作积极性和职业满意度。

（三）管理队伍专业化

护理管理队伍的专业化水平是决定管理效果的重要因素，"专业化"主要体现在三个方面。

1. 完善的管理体制　在医院护理管理改革中，要培养和建设一支管理能力强、综合素质优的护理管理专业化队伍。以护理管理职能为导向，按照"统一、高效、精简"的原则，建立完善的责权统一、职责明确、精简高效、领导有力的护理管理体制及运行机制。

2. 管理的科学性　为了适应日益变革的护理管理体制和履行多元的护理管理者角色，护理管理者需从经验型管理转向科学型管理，注重国内外先进理论或模式的学习和应用，创新管理理念，推动多学科知识的交叉以及跨学科的团队合作。

3. 依法依律进行管理　卫生法律法规是医疗护理工作顺利开展、医患双方合法权益的重要保障，护理管理者应进一步增强法治观念，掌握并运用各项法规，健全护理管理制度，在保障患者安全的同时也能够维护护士的合法权益。

（四）人才培养国际化和精准化

为了适应经济发展及人类活动全球化趋势，国内护理人才培养需要具有国际化视野，加强护理领域的国际交流与合作，有助于推动我国护理事业的持续发展。管理者应积极创造条件供有发展潜力的护士深造、参与国际会议交流，更好地学习和借鉴国内、外先进的护理理论、临床护理实践和管理技能。随着医学科学技术的飞速发展和新兴边缘学科的不断出现，我国临床医学专业的内部分工也日趋精细，临床护理工作也日益向专科化方向发展，注重拥有某特定临床专科领域的知识和技能专科护士的人才培养，以适应护理学科专业化、护理方向精准化的发展趋势。

（五）护理人力使用科学化

按照社会主义市场经济体制的要求，通过市场机制来促进护理资源的合理配置和有效利用。管理者要进一步强化护士分层级管理模式，优化人力资源配置，充分、全面发挥各层级护士的能力，全面保障护理安全，提升护理质量。同时，健全以聘用制和岗位管理制为主要内容的用人机制，完善岗位设置管理，积极推行公开招聘和竞聘上岗制度，从而促进人才成长发展和合理的人才流动。此外，护理管理者还应建立以服务质量、服务数量和服务对象满意度为核心、以岗位职责和绩效为基础的考核和激励机制，以科学的管理方法促进护士的工作积极性，提高工作效率。

（陈　玮）

# 第二节　护理组织管理与人力资源管理

## 一、护理组织管理

（一）组织结构的原则

组织结构是有计划、有目的、有条理和有规律的架构。在医院护理管理中，确定的组织结构应当遵循以下原则，才能充分发挥组织能力，提高管理效率。

1. 统一命令原则　为避免多人指挥和无人负责的现象，提高管理效果，组织机构的设置须有利于统一指挥。每位员工仅对一位上级管理人员负责，即一个人只能接受一位领导的命令和指挥，否则就会出现混乱局面，使下级无所适从，影响组织目标的实现。设置的每个部门均须有助于组织目标的实现。各部门和岗位的分目标必须服从组织的总目标。如病房、门诊、急诊、供应室、手术室等护理单位均须成为有助于完成全院护理总目标的分组织。

2. 专业分工与协作原则　要提高管理的效能，就需要有分工和协作。分工是根据组织的任务、目标按专业进行合理分工，使各部门明确各自的工作，以及完成工作的手段、方式和方法。分工是实现组织目标的需要，但要更好地实现组织的目标，还必须进行有效的协作。协作是各项工作顺利进行的保障，将全部工作划分成各种专业化的服务，再分派到群体或个人，形成不同的部门。例如，医院护理任务可按内、外、妇、儿等专业及消化、呼吸、内分泌、心血管等亚专业划分成不同病房；也可按急性期、恢复期等不同时期的住院患者划分病房。护理工作依此分派到群体或个体，使不同的人员在各自岗位上发挥应有的作用。

3. 管辖幅度原则　管辖幅度指管理人员有效地监督、指挥、管辖其直接下属成员数量的限度。有效的监督及管理只有在合理的管辖范畴下才能实现，此原则要求所设置的组织部门或岗位管辖范畴要适宜。管辖范畴受工作的性质、类型、特点，工作人员的素质、技术水平、经验，管理者的能力等因素影响。如果管理范畴过宽，管理的人数过多，任务范围过大，使护理人员接受的指导控制受到影响，管理者则会感到工作难度较大；如果管理宽度过窄，又会使管理者不能充分发挥作用，造成人力浪费。

4. 集中原则　即责权统一原则。组织中对承担任务部门或人员，应赋予相应的职权。即拥有什么样的职位，就应拥有相应的权力，权力是完成任务的必要工具，而有多大的权力，就应负多大的责任。遵循这一原则，对上级来说有一个正确的授权问题，上级对下级授予的职权不应大于或小于下级的职责。有权无责会助长瞎指挥和官僚主义，有职无权或权限太小，又会束缚了管理人员的积极性、主动性。正确的职权分配要求上级只掌握总的权限，将其他权限逐级分配给下级，既统一领导，又分级负责。

5. 管理层次原则　将组织的职权、职责按上下级关系划分。凡是组织都有层次结构，组织越大往往层次越多。指令和命令必须通过组织层次逐层下达，上级指挥下级、下级听从上级指挥，组成垂直等级结构，实现统一指挥。但如果层次过多，上、下级之间的信息沟通就会受到影响。组织中的层次应越少越好，命令路线越短越好。护理组织可划分为"护理部—科护士长—护士长—护士"的垂直四级结构。

（二）护理组织结构类型

护理组织管理是运用现代管理科学的组织理论，研究护理系统的结构和人的管理。通过组织设计，建立恰当的工作模式，把人员的分工和协作、时间和空间的连接等各个环节合理地组织起来，形成一个有机的整体。常见的护理组织结构包括以下几种基本类型，即直线型、职能型、直线职能型以及矩阵型。

1. 直线型组织结构　该种结构都有一个纵向的权力线，从组织上层逐步到组织基层，即命令与服从的关系，如图1-1。

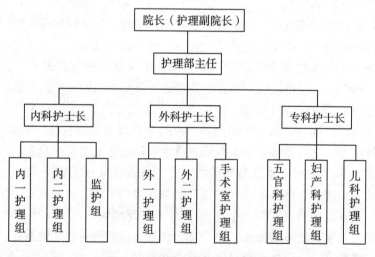

**图1-1　直线型组织结构示意图**

2. 职能型组织结构　该种结构是在各级领导之下，按照专业分工设立管理职能部门。各职能部门在分管业务范围内直接指挥下属，如图1-2。

3. 直线职能型组织结构　该种结构综合了直线型组织形式和职能型组织形式的优点，有效避免了这两种形式的不足，为目前医院中广泛采用的组织结构，如图1-3。

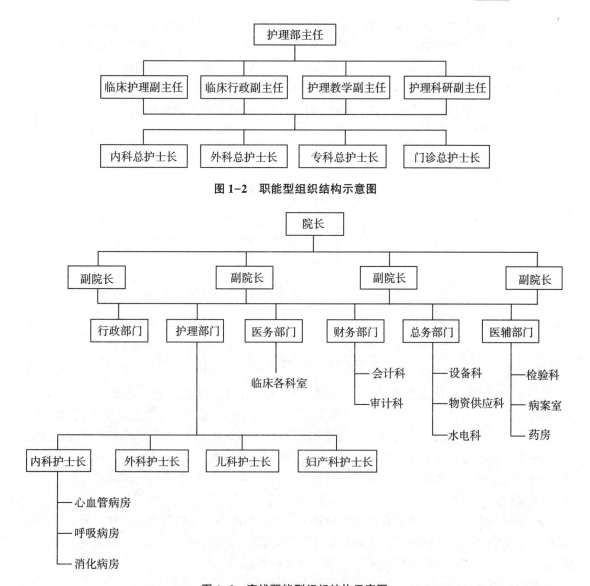

图 1-2　职能型组织结构示意图

图 1-3　直线职能型组织结构示意图

4. 矩阵型组织结构　该种组织结构将目标管理与专业分工管理相结合，在直线职能结构的基础上又增加了横向领导系统，在职能机构方面按业务管理性质分设，如图 1-4。此种组织形式常应用于有较多科研任务、业务复杂的医院和创新性的工作。

5. 其他

（1）团队：团队是为了实现某一目标而由相互协作的个体组成的正式群体。构成团队的基本要素包括：目标、人、定位、权限及计划。团队合理利用每一个成员的知识和技能进行协同工作，解决问题，达到共同目标。团队较传统的组织结构更具有优势，反应更迅速，可以创造团队精神，促进成员之间的合作，提高员工的士气，促进成员参与决策，增强民主气氛，提高工作绩效，可作为传统组织结构的补充。

（2）委员会：委员会是由不同部门的专业人员和相关人员组成的、研究各种管理问题的组织结构。委员会常与上述组织结构相结合发挥功能，主要起咨询、合作、协调作用。委员会的组成一般考虑：①成员应具有高度的个人意愿，即使命感及充足的时间和精力等。②应由具有不同工作经验及教育背景的成员组成，如护理职称评定委员会应有临床护理专家、护理行政管理者等组成。委员会的优点是：可以集思广益；防止权力过度集中；利于沟通；能够代表集体利益；有一定的权威性，易获得群众信任；能够促进管理人员的成长。其不足在于时间成本较高，职责分离，有些参与讨论的成员不负责执行决议或承担的责任少，不利于落实组织决定。

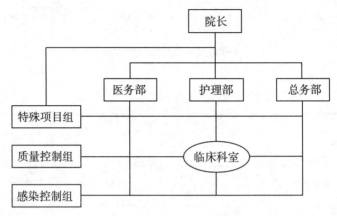

**图1-4　矩阵型组织结构示意图**

（3）网络组织：网络组织是一个由活性结点的网络连接构成的有机的组织系统。这里的网络不仅指"互联网"，也指相互关联而没有中心的特定形态。网络组织结点可以由人、团队、部门及组织构成，信息流驱动网络组织运作，网络组织协议保证网络组织的正常运转，网络组织通过重组来适应外部环境，通过网络组织成员合作、创新来实现网络组织目标。网络组织中不存在必然的上下级，只有独立的"结点"，边界模糊，具有开放性、流动性和灵活性。

有良好的组织结构，才能有高效率的管理和高质量的服务。医院护理工作需要有组织地实施，有专业分工、团队协作。特别是随着医院的发展，现代化、专业化、信息化程度的不断提高，科学合理的组织结构是实现护理发展目标的基础。

（三）医院护理组织系统

国家卫生健康委员会发布的《三级综合医院评审标准（2020年版）》指出，扁平化护理管理体系可有效提高管理效率。医院应当建立与医院规模、任务和组织目标相适应的护理管理体系，实行三级或者两级管理层级。

1. 医院护理管理组织架构　根据1986年卫健委发布的《关于加强护理工作领导理顺管理体制的意见》的规定，要求县级及以上医院都要设立护理部，实行院长领导下的护理部主任负责制。根据医院的功能和任务，建立完善的护理管理体系，三级医院实行院长（分管副院长）领导下的护理部主任、科护士长、护士长三级负责制或护理部主任（或总护士长）、护士长二级负责制。护理部主任或总护士长由院长聘任，副主任由主任提名，院长聘任。护理部主任全面负责医院护理工作，各科主任与护士长是专业合作关系。一般30~50张病床的病区或拥有5名以上护士的独立护理单元设护士长1名。护理任务重、人员多的护理单元，可增设副护士长1名。

2. 护理部的职能　护理部是医院内部机构设置中的一个中层技术和行政职能部门。在院长或主管护理的副院长领导下，负责全院护理管理工作。它与行政、医务、教学、科研、后勤管理等职能部门并列，相互配合，共同完成医院各项工作。护理部的管理职能包括：制订并落实医院护理工作长远规划、年工作计划及培训计划；设定护理岗位，制订和实施人力资源调配方案；培养选拔护理管理人员，组织和参与护士考试考核录用、职称晋升工作；建立健全护理工作制度、各级各类和各岗护士职责等；建立健全护理质量管理体系等。

## 二、护理人力资源管理

人力资源是人类社会进步中最重要、最富有活力的资源。著名未来学家约翰·奈斯比特就曾经断言："在信息社会，人力资源是任何组织富有竞争力的利刃。"人力资源的素质、结构和创造力不仅是社会进步和经济增长的决定力量，在一个专业的发展中，专业人员的整体素质、潜能也同样发挥着关键作用。护理是一门关于维护和促进人的健康的专业，护理的基本属性是医疗活动，但它具有专业性、服务性的特点，并以其专业化知识和技术为人们提供健康服务，满足人们的健康需要。护士的专业水平、整体素质以及潜能的发挥，不仅是专业发展的动力，而且与医院患者安全、医疗质量、患者对医院服务的满意程度关系密切。护理人力资源管理的水平，已经成为直接影响医院医疗质量和服务水平的重要因素。

护理人力资源管理是管理部门以实现"以患者为中心"的护理服务目标为核心，从经济学角度来指导和实施护理人力与护理岗位匹配的管理活动过程。护理人力资源管理主要包括人与岗位的匹配、人与人的科学匹配、人的需求与工作报酬的匹配三方面的工作。恰当的护理人力资源管理可以使组织中每个护理人员的长处都能得到发挥并取得最好的护理工作绩效，进而最大限度提高组织效率。

护理人力资源具有以下特点：①需要一定的培养周期。②护理人力资源是有情感、有思维的资源。③护理人力资源的组合是可以不断变化的。

我国护理队伍庞大，随着卫生事业的发展，护理队伍发展迅速。2021年国家卫生健康委员会发布数据显示，我国注册护士总数已超过470万人，分布于各类医疗卫生机构，是卫生人力资源管理中不可忽视的部分。护理人力资源是医院生存和发展的重要组成部分，护理人力资源管理的水平直接影响医院的医疗质量和服务水平，加强护理队伍的建设和护理人力资源管理，是医院管理的一个重要方面。

### （一）护理人力资源管理的内容

现代人力资源管理的核心功能在于通过识人、选人、用人、育人和留人，实现人力资源的吸引、保留、激励和开发。具体说来，护理人力资源管理包括以下几个方面的内容。

1. 人力资源规划　人力资源规划是医院护理人力资源管理的首要任务，主要包括两个层面的规划，即医院护理人力资源总体规划和子系统规划。总体规划是根据医院发展战略进行的医院护理人力总体需求与供给预测、人力资源规划的定期评价与调整等；子系统规划主要包括护士的更新规划、晋升规划、培养发展规划和配备规划等。

2. 招聘　是组织吸引足够数量具备应聘条件的个体并与具体工作岗位匹配的过程。护士招聘活动的关键是寻求足够数量具备护理岗位任职资格的申请人，以使组织在人员选择上具有更大的自主性，通过保证护士整体队伍质量来实现护理服务安全的目的。同时为了吸引人才，组织也必须在薪酬、培训开发、管理风格、组织文化等多个方面对应聘者产生吸引力。

3. 培训与开发　护士培训是根据组织和人员两方面的共同需要，采取多种方式对人员进行培训，是人力资源管理的重要工作内容，对帮助护士在工作岗位上保持理想的职业态度、知识水平、业务技能和工作能力，高效率完成护理工作任务，促进个人职业的全面发展和自我实现具有积极的现实意义。护士开发的主要工作内容包括：分析护理人力资源现状，有效利用护理人力资源；按照护士个人需求采取不同的激励措施；为护士提供个人发展空间，充分发挥护士职业成长的主观能动性，使护士职业潜力达到最大化发展；稳定高素质护士队伍；引导护士将个人发展目标与医院的发展目标相结合。

4. 绩效管理　绩效管理是人力资源管理的一个中心环节，是指根据各岗位职责，对相应岗位人员的工作作出评价，不仅注重最终的组织目标实现和绩效达成情况，更重视管理过程中对员工的指导和反馈，以提高护士个人和部门工作的整体效力。绩效管理的结果是组织和部门管理人员对护士作出奖惩、培训、调整、升迁、离退、解雇等人事决策的重要依据。

5. 薪酬管理　是指在组织内建立合理的护士薪酬管理制度及管理机制，根据各级护士的岗位、资历、工作能力、工作表现和绩效等因素制订科学合理、具有吸引力的个人工资和奖金的分配措施。此外，采取有效措施为护士提供健康安全的工作环境，按照国家劳动政策提供相应的医疗保险、养老保险、劳动保护和福利也是人力资源管理的内容。

6. 员工关系管理　员工关系管理是人力资源管理的一项重要内容，所涉及的主要内容包括员工参与管理、员工的满意度测量、员工流动管理、组织文化建设、争议处理机制、员工援助计划等。它所关注的重点是如何通过妥善处理好组织和员工之间的关系来确保组织目标的实现和长期发展。

（二）人员配置与排班

1. 医院护理人员的编配　护理人员配备是否合理，直接关系到医院的工作质量，更直接影响到护理质量、患者安全。护理人员的编配，是指对护士和其他相关人员进行恰当有效的选择，以充实组织机构中所规定的各项职务，完成各项护理任务。《护士条例》规定，医疗卫生机构配备护士的数量不得低于国务院卫生主管部门规定的护士配备标准。因此，护理管理者要在有限的内部经费限制下，合理配置护理人员，最大限度地满足患者的需要。

（1）编配原则：除遵循人员管理的基本要求外，还应遵守下述原则。

①科学配置、满足护理需要的原则：护理管理者应根据医院规模和床位数、国务院卫生主管部门要求的床位与护理人员比例等具体护理环境与要求，在分析护理业务的种类和服务对象需求的基础上对护理组织人员的数额与组织任务进行科学配置。

②能级对应原则：护理人员的配置与医院规模、科室性质、护理人员的资历、服务对象的数量等密切相关。护理管理者在配置人员时，应做到人员的资历、能力、素质与所担负的工作职务和岗位要求相适应，以保证护理工作的质量和运转速度。

③结构合理原则：护理人员编配不仅要考虑数量，而且要考虑人员群体的结构比例。护理人员队伍中各类护理人员都应有合理的比例。

④优势定位原则：优势定位包括两个方面的内容：根据个人的优势和岗位的要求，选择最有利于发挥个人优势的岗位。管理者根据个人特长，将其安置在最有利于发挥其优势的岗位。

⑤动态调节原则：当医院体制机构、护理人员或岗位的数量或要求、服务对象发生变化

的时候，护理管理者需适时地调整护理人员配置，包括引进新的护理人员等，始终保证每个护理岗位上都配置有与工作能力相符合的护理人员。

⑥成本效率原则：护理管理者应重视护理人员的能级对应，做到人尽其才，提高组织效率。同时，根据护理工作任务和工作量的变化及时调整护理人员配置，也是提高工作效率、降低人员成本的重要途径。

（2）护理人员的编配方法

①比例配置法：指按照医院的不同规模，通过床位与护士数量的比例（床护比）、护士与患者数量的比例（护患比）来确定护理人力配置的方法。这是目前我国常用的医院护理人力资源配置方法之一。卫生行政主管部门的相关政策和规定，对医院的护士数量作了基本要求，被用作比例配置法的计算依据。《三级综合医院评审标准（2020年版）》中提出，临床护理岗位护士数量占全院护士数量不低于95%，同时增加了"不同级别护士配置占比"指标。

②工作量配置法：指根据护理人员所承担的工作量及完成这些工作量所需要消耗的时间来配置护理人力资源的方法。工时测量法、患者分类法是常用的工作量配置法。

护理工时测量法是国内医院第一种系统测定护理工作量的方法。首先应界定护理工作项目，通常包括直接护理项目和间接护理项目，通过自我记录法或观察法测算护理工作项目所消耗的时间，应用公式计算护理工作量以及护理人力配置的理论值。护理工作包含直接护理、间接护理及相关护理活动。直接护理是指任何需要与患者直接接触或需要患者在场才能进行的护理，即每日直接为患者提供的护理服务的护理活动。间接护理为直接护理项目做准备，即与患者相关但却不与之直接接触的护理活动。应用工时测量法测算护理人力需求的公式：

护士人数＝（定编床位数×床位使用率×每位患者平均护理工时数/每名护士每日工作时间）×机动系数。

每位患者平均护理工时数＝每位患者直接护理工时+每位患者间接护理工时+每位患者其他工时；

每位患者直接护理工时＝$\sum$（每项操作平均工时×该项操作24小时内发生的频数）；

每位患者间接护理工时＝$\sum$（每项操作24小时所需的总时数/每项操作涉及的患者数）；

每位患者其他工时：除了直接护理工时、间接护理工时以外的时间，如巡视病房需要的时间等。

患者分类法是根据患者、病种、病情等来建立标准护理时间，通过测量和标准化每类患者每天所需的直接护理时间和间接护理时间，得出总的护理需求或工作量，从而预测护理人力需求。包括原型分类法、因素型分类法、原型与因素型混合法三种：①原型分类法，是根据患者对护理的需求将患者分为三类或三类以上。我国的分级护理属于原型分类法，根据患者病情和生活自理能力，将患者分为特级护理、一级护理、二级护理和三级护理四类。该法简便易行，但对患者分类过于宽泛，在准确反映患者个体的实际护理需求方面受限。②因素型分类法，选定发生频率高、花费时间长的护理操作项目，测量每一项目所需的护理时数。根据每个患者每天每班所需护理项目及其频数，计算所需护理时数并分配护士。此方法考虑了患者的个体化需求，不足在于每项护理活动标准时间的确定较复杂，且标准时间会因操作水平的提高而动态变化。③原型与因素型混合法，兼具原型和因素型分类法的优点。梅迪库斯法是混合法中颇具代表性的一种，它采用原型分类法对患者进行分类，但分类依据不是护士主观判断，而是由主管护士选取能反映患者需求的护理操作项目进行护理活动工时测定，由计算机根据患者的具体情况进行权重处理后将患者划分到相应的类别，从而配置护理人力。优点是各医院、病房可根据自己的工作特点决定影响工作量因素，计算简便；缺点是计算机模式中护士结构固定，影响其灵活性。

2. 排班方法　排班是体现人员管理功能的一种方式，是护理管理者根据人员管理情况和工作计划，以每天及每班护理工作需要为基础分配护理人员的过程。如果人员管理的目标是为了能顺利完成护理任务而安排适当的护理人员，那么排班就能有效地决定部门或者病房内护理人员的工作时数。即便是有充足的护理人员配备，如果排班不合理，也不能达到人力资源的有效利用。

（1）排班目标

①提供持续性的照护，使患者获得最佳护理服务。

②实现人力使用的最大效果，以最少的人力完成最多的工作，同时要避免护理人员工作负荷过重或闲置。

③力求让每位护理人员都得到公平的待遇，对同一级工作人员的节假日安排要遵循一定的原则。

④提升护理人员的工作满意度，激励护理人员专业技能的发挥。

⑤维护排班的弹性和机动性，提供应对紧急情况的排班模式，避免人力过多或不足的情形发生。

（2）排班原则

①以患者需要为中心合理安排人力，保证护理工作的安全性、连续性。

②根据护理人员的不同层次结构来排班，实现能职对应。其基本原则是：高职称护士承担专业技术强、难度大、疑难危重患者的护理工作；低年资护士承担常规患者的护理工作。这样可以从职业成长和发展规律的角度保证护理人才培养和临床护理质量。

③掌握工作规律，实行弹性排班，保证护理工作量与护理人力相一致。

④尽量避免长期连续的工作（如连续工作超过5天，一班工作12小时以上）。

⑤鼓励护理人员参与排班，尽量满足护理人员学习、工作、生活需要；当患者所需照顾与护理人员需求发生冲突时，应优先考虑患者的需求。

⑥节假日备机动护理人员，做好应急准备。

⑦周末或节假日可适当减少护理人员，但要确保患者得到持续的照顾；同时考虑护理人员排班的公平性。

⑧勿将"排班"作为奖惩工具，避免增加护理人员紧张度，降低工作积极性。

⑨排班必须依据劳动法、医院及护理部的政策和规定实施。

（3）排班类型

①周排班法：以周为周期的排班方法称为周排班法。国内许多医院都采用周排班方法。周排班的特点是对护士的值班安排周期短，有一定的灵活性，护士长可根据具体需要对护士进行动态调整，做到合理使用护理人力。一些特殊班次，如夜班、节假日班等可由护士轮流承担。缺点是周排班法较为费时费力，且频繁的班次轮转会影响护士对住院患者病情的连续了解。

②周期性排班法：又称为循环排班法，一般以四周为一个排班周期，依次循环。其特点是排班模式相对固定，每位护士对自己未来较长时间的班次可以做到心中有数，从而提前做好个人安排，在满足护理工作的同时兼顾了护士个人需要。周期性排班可以为护士长节约大量的排班时间，排班省时省力。这种排班方法适用于病房护士结构合理稳定，患者数量和危重程度变化不大的护理单元，以满足护士的个性化需要。

③自我排班法：是一种班次固定，由护士根据个人需要选择具体工作班次的方法，一般先由护士长确定排班规则，再由护士自行排班，最后由护士长协调确定。这种由护士共同参与的排班方法体现了以人为本的思想，适用于护士整体成熟度较高的护理单元。自我排班为护士提供相互交流的机会，并促使护士长的权力下放，有助于培育护士主人翁意识和责任感。在自我排班的过程中，护士长要对全体护士进行教育，让大家了解排班方针，明确责任以及每个人的决定对排班的整体影响。

④功能制护理排班：指按功能制护理工作模式进行排班，即根据流水作业方式对护士进行分工，如"办公室护士""总务护士""治疗护士""巡回护士"等，再将护理工作时间分为白班、早班、中班、前夜班、后夜班等，各班护士根据分工不同承担相应的工作，如治疗班、护理班、抽血班等。其优点是分工明确，工作效率较高；缺点是岗位和职责不分层级，班次不连续，交接班频繁，不利于护士全面掌握患者的整体情况。

⑤整体护理排班：指按整体护理工作模式进行排班。主要理念是以患者为中心，护理排班紧紧围绕为患者提供全面、整体、连续的优质护理进行。在整体护理排班模式下，责任护士对患者全面负责，根据患者疾病情况和个人特点，以护理程序方式为其提供照护，从工作模式上保证了护理服务的整体性、全面性和连续性。

⑥弹性排班：是在周期性排班的基础上，根据临床护理人力和患者病情特点、护理等级比例、床位使用率进行各班次人力合理配置。增加工作高峰时间人力，减少工作低峰时间人力，以达到人力资源的充分利用，缓解人力不足和避免人力浪费。该方式具有班次弹性和休息弹性，能较好地体现以人为本的原则，保质、保量完成工作及合理安排护士休假等优点，尤其适用于手术室、急诊室及重症监护室。

⑦APN连续性排班：APN是以下英文表达的首字母——A代表日班，P代表小夜班或下午班，N代表大夜班。这种排班是将一天24小时分为连续不断的3个班次，即A班（8：00~15：00）、P班（15：00~22：00）、N班（22：00~8：00），并对护士进行分层级管理，各班时间可根据不同科室具体专科患者及护理特点进行调整。APN排班的优点是：减少了交接班次数及交接班过程中的安全隐患。加强了P、N班薄弱环节中的人员力量，降低了安全隐患。在A班和P班均有高年资护士担任责任组长，对疑难、危重患者的护理进行把关，充分保证了护理安全。有利于护士更好地安排自己的工作、生活，避开上下班的高峰。增强了护理工作的连续性，有利于服务患者。主要不足为：夜班时间较长，护士可能疲劳。不适用于护理人力资源不足的科室。

⑧护士排班决策支持系统：是基于软件排班的方法。护士排班决策支持系统是以管理学、运筹学、控制论和行为科学为基础，以计算机技术、模拟技术和信息技术为手段且具有智能作用的人机系统，结合每天24小时和每周7天的排班问题，给出弹性排班图和决策支持系统的结构。利用信息技术建立排班系统一般可分为5个步骤：护理管理者明确护士排班相关因素及约束条件，根据实际需要确立目标。计算机工作人员根据管理者提供的排班约束

条件和目标，运用计算机技术建立数学模型。求解模型和修改方案。检验模型和评价解答。方案实施和不断修改，最终确立模型。排班前护士根据需要在相关网页中输入想要参与的班次（一般 4 周为一周期），提交后计算机自动生成本周期每个护士的班次。

（三）护士职业生涯管理

护士职业生涯管理是指护士个人和组织对职业历程的规划、职业发展的促进等一系列活动的总称，包括职业生涯决策、设计、发展和开发等内容。职业生涯管理分为个人的职业生涯管理和组织的职业生涯管理，个人的职业生涯管理是以实现个人发展的成就最大化为目的的，组织职业管理的最终目的是通过帮助员工的职业发展，以求组织的持续发展，实现组织目标。

1. 护士职业生涯规划　护理职业路径是组织为本单位护士设计的自我认知、成长通道的管理方案。良好的护理职业路径不仅能激发护士的工作热情，开发护士的工作潜能，还有利于吸引和留住优秀护理人才。护士职业路径的选择是以个人评估和环境评估的结果为决策依据制订的，发展方向不同，其发展要求和路径也就不同。如果选择的路径与自己和环境不相适应，就难以达到理想的职业高峰。此外，护士职业发展还受到外在条件、组织需求、机遇等多种因素的限制，这就需要个人对自己的职业定位进行调整。可见，职业发展途径的选择是个人条件和环境条件有机结合的结构。

2. 职业生涯发展的责任

（1）组织和管理者在护士职业生涯发展中的责任：护士职业生涯发展与组织密切相关。首先，护士个人职业发展以组织为依存载体，没有组织，就谈不上个人职业生涯发展；其次，护士与护理工作是医疗卫生机构正常运转的核心要素，护理业务的发展依赖于护士个人的职业发展。组织和护士个人的职业生涯发展是相互依存、相互作用、共同发展的关系，管理者有必要对护士进行职业生涯管理。

（2）护士个人职业生涯发展中的责任：从护士的职业发展途径可以看出，护士在职业发展中可以在临床护理、护理管理、护理教育等方面发展。在临床护理发展方面，不仅可得到职称的晋升，还可以有选择地发展专科方向，如重症监护室专科护士等；在护理管理发展方面，可以成长为护士长、护理部主任等管理人员；在护理教育发展方面，可以成为临床带教老师、学校护理老师等。护士在进行职业生涯发展规划时，要首先进行自我分析和职业定位，明确自己希望从哪一条途径发展，适合从哪一条途径发展，能够从哪一条途径发展，然后立足日常护理工作，培养职业责任感和敬业精神，出色地完成本职工作，寻找和获得职业生涯发展的有关信息，对自己的职业发展和适应性进行调整，找到理想和现实的结合点，从工作中奠定职业发展的基础。

（四）护理继续教育

护理继续教育是继护士在学校的专业教育之后，以学习新理论、新知识、新技术和新方法为主的一种终身护理教育。最根本的目的是通过继续教育可以使护理工作者在整个职业生涯中，保持高尚的护德护风，不断提高专业工作能力和业务水平，紧跟护理学科的发展。《护士条例》规定，医院管理者应保证护士接受培训。医院护理继续教育有以下基本要求。

1. 建立并完善护士培训制度　根据本医院护士的实际业务水平、岗位工作需要以及职业生涯发展，制订、实施本医院护士在职培训计划，加强护士的继续教育，注重新知识、新技术的培训和应用。护士培训要以岗位需求为导向、岗位胜任力为核心，突出专业内涵，注重实践能力，提高人文素养，适应临床护理发展的需要。

2. 加强新护士培训　实行岗前培训和岗位规范化培训制度。岗前培训应当包括相关法律法规、医院规章制度、服务理念、护德护风以及护患沟通等等内容；岗位规范化培训应当包括岗位职责与素质要求、诊疗护理规范和标准、责任制整体护理的要求及临床护理技术等，以临床科室带教方式为主，在医院内科、外科等大科系进行轮转培训，提高护士为患者提供整体护理服务的意识和能力。

3. 加强专科护理培训　根据临床专科护理发展和专科护理岗位的需要，按照国家卫生健康委员会和省级卫生行政部门要求，开展对护士的专科护理培训，重点加强重症监护、急诊急救、血液净化、肿瘤等专业领域的骨干培养，提高专业技术水平。

4. 加强护理管理培训　从事护理管理岗位的人员，应当按照要求参加管理培训，包括现代管理理论在护理工作中的应用、护士人力资源管理、人员绩效考核、护理质量控制与持续改进、护理业务技术管理等，提高护理管理者的理论水平、业务能力和管理素质。

（陈　玮）

# 第三节　护理质量管理

## 一、护理服务的质量特性

医院护理管理的重要任务是提高护理质量，因此护理管理的重要组成部分就是护理质量管理，护理质量的高低直接影响医院质量的控制。护理质量管理是指按照护理质量形成的过程和规律，对构成护理质量的各要素进行计划、组织、领导、协调、控制，以保证护理工作达到规定标准、满足和超越服务对象需要而对护理质量实行的控制和改进的过程。

### （一）护理质量管理的基本原则

1. 以患者为中心原则　患者是医疗护理服务的中心，故强调无论是临床护理工作流程设计、优化，护理标准制定，还是日常服务活动的评价等管理活动中都必须打破以工作为中心的模式，建立以尊重患者人格，满足患者需求，提供专业化服务，保障患者安全的文化与制度。

2. 预防为主原则　树立"第一次把事情做正确"的理念，对形成护理质量的要素、过程和结果的风险进行识别，建立应急预案，采取预防措施，降低护理质量缺陷的发生。

3. 全员参与原则　因各级护理管理者和临床一线护士的态度和行为直接影响着护理质量，故护理管理者必须重视人的作用，对护士进行培训和引导，增强护士的质量意识，使每一位护士能自觉参与护理质量管理工作，充分发挥全体护士的主观能动性和创造性，不断提高护理质量。

4. 循证决策原则　有效的决策必须以充分的数据和真实的信息为基础。护理管理者要充分运用循证方法和统计技术，一方面要基于科学的证据，另一方面要对护理质量的结构、过程及结果进行测量和监控，分析各种数据和信息之间的逻辑关系，寻找内在规律，比较不同质量控制方案优劣，以避免决策失误。

5. 持续改进原则　持续改进是指在现有服务水平上不断提高服务质量及管理体系有效

性和效率的循环活动。要强化各层次护士，特别是管理层人员追求卓越质量的意识，以追求更高的过程效率和有效性为目标，主动寻求改进机会，确定改进项目。

（二）护理质量管理的基本标准

1. 护理质量标准　是依据护理工作内容、特点、流程、管理要求、护士及服务对象的需求和特点制定的护士应遵守的准则、规定、程序和方法。护理质量标准由一系列具体标准组成，如在医院工作中，各种条例、制度、岗位职责、医疗护理技术操作常规均属于广义的标准；根据管理过程结构分为要素质量标准、过程质量标准和终末质量标准：①要素质量标准，是指构成护理工作质量的基本元素。要素质量标准既可以是护理技术操作的要素质量标准，也可以是管理的要素质量标准，每一项要素质量标准都应有具体的要求。②过程质量标准，是各种要素通过组织管理所形成的各项工作能力、服务项目及其工作程序或工序质量，它们是一环套一环的，协调的护理服务的体系能保障提供高效、连贯的护理服务。如入院出院流程、检查流程、手术患者交接等都涉及过程质量标准的建立。③结果质量标准，是指患者所得到护理效果的综合质量。它是通过某种质量评价方法形成的质量指标体系，如患者对护理工作满意率。

2. 制定护理质量标准的原则　护理质量标准制定原则包括：①客观性原则，没有数据就没有质量的概念，促进定性标准向可计量的指标转化。②科学性原则，制定护理质量标准既要符合法律法规和规章制度要求，又要满足患者的需要，任何疏忽、失误或处理不当，都会给患者造成不良影响或严重后果。应以科学证据为准绳，在循证的基础上按照质量标准形成的规律结合护理工作特点制定标准。③可行性原则，从临床护实践出发，根据现有护士、技术、设备、物资、时间、任务等条件，制定切实可行的护理质量标准和具体指标，制定的标准值应基于事实又略高于事实，是经过努力才能达到的。④严肃性和相对稳定性原则，在制定各项护理质量标准时要有科学的依据和群众基础，一经审定，必须严肃认真地执行。因此，需要保持各项标准的相对稳定性，不可朝令夕改。

## 二、护理质量管理体系

国家卫生健康委员会发布的《三级综合医院评审标准（2020 年版）》指出，应建立扁平化护理管理体系，建立护理质量与安全委员会；通过护理管理委员会，定期研究护理质量问题、推进护理质量改进；根据国家法律法规、行业标准、指南，制订护理制度、工作常规和操作规程，持续更新护理质量评价标准，对医院护理质量实行全程管控，健全的管理体系是保证护理质量持续改进的前提和关键。护理质量管理体系是指实施护理质量管理所需的组织结构、程序、过程和资源，是建立护理质量方针和质量目标并为实现该目标而持续进行的体系，它在护理质量管理中具有指挥和控制的作用。护理质量管理体系的基本任务主要有：建立质量管理体系，进行质量教育，制订护理质量标准以及进行全面质量控制。

（一）护理质量管理体系的基本要求

在建立护理服务质量管理体系前，首先应明确护理服务在整个医院医疗服务的组成部分，护理服务本身特点及实现过程对质量管理体系的基本要求和约束力。作为护理具有服务这个共性和特殊性的组织来说，其质量管理体系应满足以下要求：①体系的整体优化。②充分满足患者对护理服务的需求。③树立预防为主，持续改进的理念。④确保通用性和实用性。⑤强调过程的概念。⑥要满足护理服务质量特性的要求。⑦要满足护理服务实现过程对质量体系的基本要求。

护理质量管理体系的设立应遵循6个基本原则：①实用性和规范性。②全员性、全过程性和全方位性。③完整性和严密性。④先进性和渐进性。⑤系统协调性。⑥一致性。

（二）护理质量管理体系的建立

护理质量管理体系是医院质量管理体系的一部分，应与医院质量管理体系同步建立。护理质量管理体系的建立其重要程序及内容应包括领导决策、建立组织及职责界定、质量体系的策划、体系的设计、调整组织和资源配置、质量体系文件的编写。

1. 领导决策 建立质量管理体系，首先要统一医院管理者的认识，明确建立和实施质量管理体系的目的、意义、作用和方法。在此基础上结合组织的实际找出护理质量存在的主要问题，作出决策。然后选择合适的人员负责策划，制订工作计划并组织实施。

2. 护理质量管理组织的建立 建立护理管理组织是推行护理管理体系的组织保障，根据医院现有的体制，将护理质量管理组织分为三层，即护理质量管理领导小组、护理质量监控小组和科室（护理单元）质量活动小组。

3. 护理质量管理体系的策划 质量管理体系的策划主要有统一认识、培训骨干两项工作。

4. 护理质量管理体系的总体设计 具体包括收集相关资料、确定护理质量方针和质量目标、对现有的质量体系和文件进行调整、对质量管理体系提出总体的设计、总体设计的修改和确定。

5. 调整组织机构及资源配置 调整组织机构和资源配置要根据护理单元对患者护理服务的功能进行调整和加强资源配置。

6. 文件的编制 护理质量管理体系文件是对质量方针、质量目标、组织结构、职责职权、质量管理体系要素等的详细描述。编制质量管理体系文件是建立健全和实施质量管理体系的一个重要环节，是整个计划的细化设计，是开展护理质量管理的基础，也是质量管理体系审核、评价的依据。质量管理体系文件应体现科学性、先进性、可操作性和经济性，便于管理控制。

（三）护理质量管理体系的实施

1. 准备阶段

（1）开展系统培训：质量管理体系文件编写完成后，应对全体成员进行教育培训，使各级护理人员对质量管理体系有深入理解，知道体系运行机制及自己在体系运行中的职能。培训分两部分：一部分是对护理管理者、督导组成员进行全面、系统的质量管理体系文件培训，一部分是护理质量管理人员对各级护理人员进行基本知识培训。

（2）印刷和发放体系文件：要求护理部、督导组成员和科护士长、护士长等管理人员每人有一套完整的体系文件。

调整与配置人员和资源：如将编写小组分配到各护理单元、配备相应的仪器、设备等。

2. 加强组织协调 在质量管理体系文件执行中，会因体系设计不周、计划项目不全、体系情况变化等原因而出现各种问题，应在部门之间、人员之间不断地进行协调，及时纠正偏差，以保证护理质量管理体系的有效运作，这都应由护理部组织协调。

3. 建立信息反馈系统　只有确保信息流通，分析处理及时准确，才能使整体质量保持在一个稳定的状态中。质量管理体系产生的质量信息分层次、分等级进行收集、整理、储存、分析、处理和输出，反馈到各执行或决策部门来提供决策的依据。

4. 质量管理体系评价与审核　对质量管理体系的运行，应有充分的证据予以证实。应在一定的时间内，对质量管理体系运行的过程和结果，组织有关人员进行评价与审核。通过评价，修改质量管理体系文件，使质量管理体系运行更有效。

5. 质量改进　质量改进的关键是预防问题的出现，其目的是向护理对象提供高价值的服务，提升护理对象和其他相关方的满意度。为保护护理对象及其他相关方的利益，为提高各项活动和过程的效果及效率，护理管理者应增强质量意识，把不断改进和提高护理质量作为护理管理工作的重中之重。

（四）护理质量管理方法

常见的护理质量管理方法有 PDCA 循环、追踪法、六西格玛和临床路径等。其中 PDCA 循环是护理质量管理最基本的方法之一，被广泛应用于护理管理的各项工作中。主要体现在以下四个方面：①应用在护理质量管理中，对优质护理服务的推行起到了正向推动作用，有效地提升护理工作质量和患者满意度。②应用在护理安全管理中，在保障患者生命安全、保障护士职业安全方面起到积极作用。③应用在护理业务信息管理中，保证了护理记录、电子病历等护理业务信息的及时、客观、真实、完整，为医疗纠纷提供了准确可靠的法律依据，保证了患者和医护工作者的合法权益。④应用在护理人力资源管理中，促进了护理人力资源管理的科学化，保证护理管理的高效率。

# 三、护理成本管理

护理成本是指在给患者提供诊疗、监护、防治、基础护理技术及服务的过程中物化劳动和活劳动的消耗。在护理管理中，对护理成本全方位控制十分重要。护理成本控制是按照既定的成本目标，对构成护理成本的一切耗费进行严格的计算、考核和监督，及时揭示偏差，并采取有效措施，纠正偏差，使成本被限制在预定的目标范围之内的管理行为。开展成本控制的目的就是防止资源的浪费，使成本降到尽可能低的水平，并保持低水平成本运营。因此，了解护理成本构成是掌握护理成本控制方法的基础。

（一）护理成本构成分析

1. 工资　护士分布在医院 75% 以上的科室，占医院卫生技术人员的一半以上，因此是医院人力成本控制的重点。研究证实护理人力不足是导致护理风险的重要因素，专科护士、高年资护士及高学历护士能确保高品质的照护，有效降低成本。因此，控制人力成本不应以裁减护士或是聘用低薪资浅的护士为手段。在实际工作中可采用以下几种方法控制护理人力成本：①成立应急护士库。②实施兼职制或部分工时制。③聘用辅助人员，承担部分患者日常生活照顾。④应用患者分类系统，改善护理人力配置。⑤应用信息化技术优化工作环境及流程，提高工作效率。

2. 仪器与设备　做好医疗设备、设施和仪器的维修、保养和管理，不仅为治疗、抢救患者提供物质保证，还可以延长它们的使用寿命，节约成本。

3. 供应物品　指备护理单元从设备处、总务处或供应室领出的所有消耗性物品，如床单、被套、输液器和注射器等。护理管理者应实施信息化管理，杜绝供应物品的过期和浪费。

4. 其他人力成本　属于预期发生的支出成本，如奖金、在职进修培训费用、护理学术交流费用、慰问金、活动费等。虽然这类成本不完全是由护理管理者来制订的，但护理管理者应该了解它们的支付方式，提高护士的工作积极性。

### （二）护理成本控制方法

护理成本控制包括编制护理预算，将有限的资源适当地分配给预期的或计划中的各项活动；开展护理服务的成本核算；进行护理成本分析，实施实时动态监测和管理，利用有限资源提高护理服务质量。成本预算是计划，也是前馈控制，是成本控制的最常用的方法；成本核算是过程控制，即对医疗护理服务过程中所花费的各种开支，依照计划进行严格的控制和监督，并正确计算实际的成本；成本分析是反馈控制，即通过实际成本和计划成本的比较，检查成本计划的落实情况并提出改进措施。

成本控制是成本管理的核心。从医院护理管理角度，首先要使全体护士逐步建立"费用观念"，参与成本管理，自觉减少耗费，使人为浪费减少到最低程度；其次要通过制订规章制度使护理人员的护理活动制度化和规范化，制度是控制成本的一种手段；再次要建立奖惩机制，通过检查、分析、对比，对于成本控制好的予以奖励，调动人员的积极性。

### （三）护理成本效益评价

实施护理成本控制，是为了降低成本，提高护理工作效益。护理效益包括社会效益和经济效益。在经济社会中，提高经济效益是护理服务追求的目标之一，护理的经济效益可以分为直接效益、间接效益和潜在效益。常用的评价方法有成本效益分析、成本效果分析等。

（陈　玮）

# 第二章

# 基础护理技术操作

## 第一节　手卫生

### 一、目的

1. 一般洗手　洗去污垢、皮屑及部分暂存细菌，降低院内感染率，防止交叉感染。
2. 外科手消毒
（1）清除指甲、手、前臂的污物和暂居菌。
（2）将常居菌减少到最低程度。
（3）抑制微生物的快速再生，避免感染。

### 二、用物

洗手液、流动水、一次性纸巾；外科手消毒时备刷手液、无菌手刷、无菌巾。

### 三、评估

1. 了解手部污染程度。
2. 了解操作范围、目的。
3. 了解手部皮肤及指甲情况。

### 四、操作要点

1. 一般洗手
（1）取下手表，必要时将衣袖卷过肘。
（2）打开水龙头，淋湿双手，取适量洗手液放于掌心，用力搓摩双手掌心；右手掌心覆盖左手背揉搓，反之亦然；双手掌心相对十指交叉揉搓；弯曲手指，指背叠于另一手掌心旋转揉搓，反之亦然；一手握另一手大拇指旋转搓摩，反之亦然；右手五指并拢贴于左手掌心正反向旋转搓摩，反之亦然。必要时揉搓腕部，然后在水流下彻底冲洗干净双手，用防止手部再污染的方法关闭水龙头，用一次性纸巾擦手。
（3）注意指尖、指缝、指关节等处揉搓时间不少于 15 秒，冲洗时肘部应高于手掌位置，让水从指尖处流下。

2. 外科洗手

（1）修剪指甲，清除指甲下的污垢。

（2）按一般洗手法要求洗手，包括前臂、上臂下 1/3，使用流动水冲洗干净，用无菌巾擦干。

（3）如采用揉搓法可取适量手消液，按六步洗手法揉搓双手、前臂、上臂下 1/3，至消毒剂干燥。

（4）如需刷手，刷洗顺序为指尖、手指、指缝、手掌、手背、手腕、前臂、上臂下 1/3，刷洗 3 遍，时间不少于 5 分钟。

（5）冲洗时让水由指尖流向手臂，用无菌巾擦干双手及上臂。

（6）手消毒后，将双手悬空举在胸前。

## 五、注意事项

1. 洗手前应摘掉戒指等首饰，指甲长者应做修剪，并去除指甲下的污垢。

2. 洗手时注意清洗指尖、指缝和关节等部位。

3. 保持手指朝上，将双手悬空举在胸前，使水由指尖流向肘部，避免倒流。

4. 使用后的海绵、刷子等，应一用一消毒。

（胡玉静）

# 第二节 保护性约束方法

## 一、目的

主要是限制患者躯体及四肢活动，预防患者自伤、拔管或伤及他人，以保证患者在医院期间的治疗和护理安全。在约束前必须征得患者或亲属的知情同意，签署相关文件方可约束患者。

## 二、用物

保护具、约束带、床档。

## 三、评估

1. 病情，年龄，意识状态，沟通能力，对治疗、护理的反应。

2. 肢体活动度。

3. 患者及家属对使用保护用具的理解和合作程度。

4. 约束部位皮肤色泽、温度及完整性等。

5. 需要使用保护具的种类和时间。

## 四、操作要点

1. 携物品至病床旁，核对并解释。

2. 取得家属及患者的配合，调整患者适宜体位。

　3. 肢体约束　暴露患者的腕部或踝部，用棉垫包裹手腕或踝部，宽绷带打成双套结，将双套结套于手腕或踝部棉垫外稍拉紧使之不脱出，以不影响血液循环为宜，将带子系于床缘上，用制作好的约束带固定时，应松紧适宜、固定牢固。

　4. 肩部约束　暴露患者的双肩，将患者双侧腋下垫棉垫，将保护带（大单）置于患者双肩下，双侧分别穿过患者的腋下，在背部交叉后分别固定在床头，为患者盖好被子。

　5. 全身约束　将大单折成自患儿肩部至踝部的长度，将患儿放于中间，用靠近护士一侧的大单紧紧包裹同侧患儿的手足至对侧，自患儿腋窝掖于身下，再将大单的另一侧包裹手臂及身体后，紧掖于靠护士一侧身下，如患者过分活动可用绷带系紧。

　6. 患者体位舒适，肢体处于功能位并保护患者安全，整理床单位。

## 五、注意事项

　1. 使用约束带时，约束带下应垫衬垫，固定需松紧适宜，其松紧度以能伸入 1~2 手指为宜，保持功能位。

　2. 注意每 15~30 分钟后观察 1 次受约束部位的血液循环情况，包括皮肤的颜色、温度、活动及感觉等。

　3. 每两小时定时松解 1 次，并改变患者的姿势及给予受约束的肢体运动，必要时进行局部按摩，促进血液循环。

（胡玉静）

# 第三节　铺床法

## 一、目的

更换污染的床单、被褥，以保持床铺清洁、干燥，患者舒适。

## 二、用物

治疗车、清洁大单（床套）、中单、被套、枕套，床刷套上湿布套或扫床湿毛巾。

## 三、评估

1. 评估患者病情、意识状态、合作程度、自理程度、皮肤及管路情况。
2. 评估床单位安全、方便、整洁程度。

## 四、操作要点

1. 备用床和暂空床
（1）移开床旁桌距床 20cm，将床旁椅移至床尾正中，将铺床用物放于床旁椅上。
（2）从床头至床尾铺平床褥后，铺上床单或床罩。
（3）将棉胎或毛毯套入被套内。
（4）两侧内折后与床内沿平齐，尾端内折后与床垫尾端平齐。
（5）暂空床的盖被上端内折 1/4，再扇形三折于床尾并使之平齐。

（6）套枕套，将枕头平放于床头正中。

（7）移回床旁桌、椅。

2. 麻醉床

（1）同"备用床和暂空床"步骤的（1）（2）。

（2）根据患者手术麻醉情况和手术部位铺单。

（3）盖被放置应方便患者搬运。

（4）套枕套后，将枕头平放于床头正中。

（5）移回床旁桌、椅。

（6）处理用物。

3. 卧床患者更换被单

（1）与患者沟通，取得配合。

（2）移开床旁桌、椅。

（3）将枕头及患者移向对侧，使患者侧卧。

（4）松开近侧各层床单，将其上卷于中线处塞于患者身下，清扫、整理近侧床褥，依次铺近侧各层床单。

（5）将患者及枕头移至近侧，患者侧卧。

（6）松开对侧各层床单，将其内卷取出，同法清扫和铺单。

（7）患者平卧，更换清洁被套及枕套。

（8）移回床旁桌、椅。

（9）根据病情协助患者取舒适体位。

（10）处理用物。

（胡玉静）

# 第四节 移动患者

## 一、目的

运送由于病情或治疗要求身体不能自行移动的患者。

## 二、用物

平车、过床板。

## 三、评估

1. 病情、意识状态。

2. 体重、躯体活动能力、皮肤情况。

3. 评估有无约束，各种管路情况，身体有无移动障碍。

4. 患者移动的目的、活动耐力及合作程度。

## 四、操作要点

1. 携用物至床旁，核对并解释，取得患者配合，妥善固定好患者身上的导管、输液管等。

2. 搬运患者　移开床旁桌、椅，松开盖被，协助患者穿好衣服、移至床边。

3. 挪动法　将平车紧靠床边，大轮端靠床头，轮闸制动，协助患者按上半身、臀部、下肢的顺序依次向平车挪动，让患者头部卧于大轮端，将平车推至床尾，使平车头端与床尾呈钝角，轮闸制动。

4. 一人法　协助患者屈膝，一臂自患者腋下伸至对侧肩部外侧，另一臂伸入患者大腿下，嘱患者双臂交叉于搬运者颈后，移步转身轻放平车。

5. 两人法　两人站在床的同侧，一名护士一手托患者颈肩部，另一手托腰部；另一名护士一手托臀部，另一手托膝部；两人使患者身体向搬运者倾斜，同时移步，合力抬起，将患者轻放平车。

6. 三人法　一名护士一手托头、颈、肩，另一手托胸背部；另一名护士一手托腰部，另一手托臀部；第三名护士一手托腘窝，另一手托小腿部；三人使患者身体向搬运者倾斜，合力抬起患者轻放平车。

7. 四人法　将平车紧靠床边（大轮端靠床头），患者腰、臀下铺中单，一名护士托患者头、颈肩部，一名护士托双腿，另两名护士分别站于床及平车两侧，紧握中单四角；四人合力抬起患者轻放平车。

8. "过床板"使用法　适用于不能自行活动的患者，将平车与床平行并紧靠床边，平车与床的平面处于同一水平，固定平车和床，护士分别站于平车与床的两侧并抵住，站于床侧护士协助患者向床侧翻身，将"过床板"平放在患者身下 1/3 或 1/4 处，向斜上方 45°轻推患者；站于车侧护士，向斜上方 45°轻拉协助患者移向平车，待患者上平车后，协助患者向床侧翻身，将"过床板"从患者身下取出。

9. 妥善安置各种管路，为患者盖好盖被。

10. 观察输液畅通情况。

## 五、注意事项

1. 搬运患者时动作轻稳，协调一致，确保安全，保持舒适。

2. 尽量使患者靠近搬运者，以达到节力的目的。

3. 将患者头部置于平车的大轮端，以减轻颠簸与不适。

4. 推车时车速适宜，护士站于患者头侧以观察病情，下坡时应使患者头部在高处一端。

5. 对骨折患者应在平车上垫木板，并固定好骨折部位再搬运。

6. 在搬运患者过程中保证各种管路通畅、有效。

（胡玉静）

# 第五节　无菌技术

## 一、目的

保持无菌物品和无菌区域不被污染，防止病原微生物侵入或传播给他人。

## 二、用物

无菌钳、镊子罐、无菌治疗巾、无菌手套、无菌容器、无菌溶液、治疗盘、污物碗。

## 三、评估

操作环境：操作台宽阔、清洁、干燥，治疗室光线明亮，在 30 分钟内无打扫。

## 四、操作要点

1. 无菌持物钳

（1）核对无菌钳包有无破损及消毒日期。

（2）打开无菌钳包。

（3）取出镊子罐立于治疗台面上。

（4）标明打开日期及时间。

2. 取无菌治疗巾及铺无菌盘

（1）检查无菌包及包皮有无破损，核对灭菌日期。

（2）检查治疗盘是否清洁、干燥。

（3）无菌治疗巾包应放在清洁、干燥、平坦、宽敞处。

（4）打开无菌治疗巾包，取出治疗巾并铺于无菌盘中，应在清洁、干燥、平坦、宽敞处操作。

3. 取无菌溶液

（1）核对及检查所用溶液瓶签、名称、浓度、有效期，瓶子有无裂缝，检查溶液有无沉淀、浑浊及变色。

（2）按要求打开溶液瓶，取无菌溶液无污染。

（3）倒无菌溶液置入无菌容器内，将治疗巾盖好，注明开瓶时间。

4. 戴无菌手套

（1）取下手表，洗手。

（2）核对手套包上的号码和灭菌日期。

（3）按要求戴手套，将手套的翻转处套在工作服衣袖外边。

（4）脱手套方法正确。

## 五、注意事项

1. 治疗盘必须清洁、干燥，无菌巾避免潮湿。

2. 铺无菌巾时不可触及无菌面，覆盖无菌巾时对准边缘，一次盖好，避免污染。

3. 无菌盘有效期为 4 小时。

4. 用无菌持物钳取物时不可触及容器口边缘及溶液以上的容器内壁，使用时应保持钳端向下，不可倒转向上，用后立即放入容器中；如到远处夹取物品，无菌持物钳应连同容器一并搬移，就地取出使用。无菌持物钳只能用于夹取无菌物品，不能用于换药和消毒皮肤。

5. 不可将无菌物品或非无菌物品伸入到无菌溶液瓶内蘸取或直接接触瓶口倒液。

6. 倒出的无菌溶液不可倒回瓶内。

7. 未戴手套的手不可触及手套外面，戴手套的手则不可触及未戴手套的手及手套的里面。

8. 手套破裂或污染，立即更换。

（胡玉静）

# 第六节　住院患者清洁护理方法

## 一、全身沐浴

（一）目的

1. 清除皮肤污垢，保持皮肤清洁，使患者舒适。

2. 增强皮肤血液循环及排泄功能，预防皮肤感染及压疮发生。

3. 观察和了解患者的一般情况，满足其身心需要。

（二）用物

脸盆、肥皂、面巾、浴巾、大毛巾、清洁衣裤及拖鞋等。

（三）操作要点

1. 观察患者一般情况，决定能否入浴。

2. 调节浴室温度至 22~24℃，水温以 40℃ 左右为宜。

3. 携物送患者入浴室，交待注意事项，如调节水温方法、呼叫铃的应用、注意安全、贵重物品保管等。

4. 对体弱患者给予必要协助，避免患者过劳。

5. 浴室不可闩门，可在门外挂牌示意，以便护士随时观察，避免意外。

6. 注意患者入浴时间，若时间过久应予询问。

7. 沐浴后，观察患者一般情况，必要时做记录。

（四）注意事项

1. 空腹或饱餐后避免沐浴，7 个月以上孕妇禁盆浴，衰弱、创伤及心脏病需卧床休息的患者不宜自行沐浴。

2. 防止患者受凉、烫伤、跌滑、眩晕等意外情况发生，一旦发生异常及时处理。

3. 视患者情况指导患者选择盆浴或沐浴。

## 二、床上擦浴

（一）目的

同全身沐浴。

（二）用物

护理车上备热水壶、污水桶、毛巾、清洁衣裤、50% 乙醇、便器及爽身粉，必要时备小剪刀、屏风，以及患者自己的面巾、肥皂（沐浴液）、梳子、脸盆。

（三）操作要点

1. 向患者解释，关闭门窗，用屏风遮挡患者，室温在 24℃ 左右。

2. 按需给便器。

3. 根据病情放平床头及床尾，松床头，盖被。

4. 备水，水温一般 50℃ 左右，试温，根据患者耐受度及季节调温。

5. 将擦洗毛巾折叠成手套形，浴巾铺于擦洗部位下面，擦洗顺序为眼、鼻、耳、脸、上肢、双手、胸腹、背部、下肢、会阴部，手脚可直接浸泡在盆内清洗。

6. 擦洗方法　①先用肥皂沾湿的毛巾擦洗。②清洁湿毛巾擦净肥皂。③拧干毛巾后再次擦洗。④用大毛巾边按摩边擦干。

7. 骨隆凸处擦洗后用 50% 乙醇按摩。

8. 必要时梳头、剪指甲、换清洁衣裤。

（四）注意事项

1. 注意保暖，擦洗时只暴露正在擦洗的部位，防止不必要的暴露及湿污床单。

2. 擦洗动作要平稳有力，以刺激循环并减少瘙痒感。

3. 体贴患者，保护患者自尊，减少翻动次数，不要使患者过度疲劳。

4. 仔细擦净颈部、耳后、腋窝、腹股沟皮肤褶皱处。

5. 擦洗过程中，及时更换热水及清水，保持水温适宜。

6. 注意观察患者情况，若出现不适立即停止擦洗，及时给予处理。

7. 皮肤有异常应予记录，并采取相应措施。

8. 护士注意节力，擦浴时使患者移近护士，减少不必要的劳动并避免不必要的走动。

## 三、足浴

（一）目的

1. 促进末梢循环，保持局部皮肤清洁，预防压疮。

2. 使患者舒适，易于入睡。

3. 促进炎症吸收，治疗局部疾患。

（二）用物

足盆内盛热水（42℃ 左右），小毛巾、大毛巾各 1 条，橡皮单，50% 乙醇，必要时备肥皂。

（三）操作要点

1. 向患者解释以取得合作，患者仰卧屈膝。

2. 脚下垫橡皮单、大毛巾，放上足盆，水温适宜，防烫伤。

3. 双足浸泡片刻后擦洗，酌情用肥皂，勿溅湿床单。

4. 用大毛巾擦干双足，必要时内外踝用 50% 乙醇按摩。

## 四、床上洗头

（一）目的

清除污秽，增进头发血液循环，预防头部寄生虫及皮肤感染。

（二）用物

马蹄形垫或洗头器、橡皮单、毛巾、浴巾、别针、污水桶、纱布或眼罩、棉球、洗发液、梳子、热水、脸盆，有条件者可备电吹风、洗头车。

（三）操作要点

1. 调节室温，以 24℃ 左右为宜。

2. 向患者解释，移开床旁桌、椅。

3. 帮助患者头靠近床边，屈膝仰卧，肩下置橡皮单，解开衣领，颈部围毛巾，并用别针固定。

4. 马蹄形垫用塑料布包裹后置于颈后，开口朝下，塑料布另一头形成槽，下部接污水桶。

5. 棉球塞两耳，纱布或眼罩遮住双眼。

6. 试水温后湿润头发，使用洗发液从发际向头部揉搓，用梳子梳理除去脱发，放于污物袋。

7. 用热水冲洗头发，直到洗净为止。

8. 擦干头发及面部，撤去用物。

（四）注意事项

1. 注意保暖，时间不宜过长，洗发后及时擦干头发以防着凉。

2. 注意保持被褥、衣服清洁、干燥，勿使水流入患者眼、耳内。

3. 注意水温，防止烫伤。

4. 注意观察病情变化。

5. 不宜给衰弱患者洗发。

（陈　冰）

# 第七节　口腔护理

## 一、目的

1. 保持口腔清洁、湿润，预防口腔感染等并发症。

2. 祛除口臭、口垢，使患者感受舒适，促进食欲，保持口腔的正常功能。

3. 观察口腔黏膜、舌苔和特殊口腔气味，提供病情变化的动态信息。

## 二、用物

治疗车、口腔护理包、棉签、石蜡油、手电筒、口杯、吸水管、消毒洗手液，根据患者情况准备口护液、开口器、舌钳、治疗巾。

## 三、评估

1. 口唇、口腔及黏膜情况，有无义齿。

2. 病情、意识状态及合作程度。

## 四、操作要点

1. 核对患者。

2. 协助患者取仰卧或侧卧位，头偏向一侧。

3. 颌下铺治疗巾（或毛巾），将空弯盘置于患者口角旁，协助患者漱口（昏迷患者禁止漱口）。

4. 将棉球拧至合适湿度（不滴液）。

5. 依次擦拭患者口唇、牙齿各面、颊部、上颚和舌，擦拭过程中观察患者情况。

6. 擦拭完毕清点棉球数，协助患者漱口，擦干口唇，再次观察患者口腔情况，根据口唇情况，涂石蜡油。

7. 协助患者取安全、舒适卧位，核对并询问患者感受。

## 五、注意事项

1. 操作时动作轻柔，避免损伤口腔黏膜及牙龈。

2. 擦洗腭部时勿触及软腭，以免引起恶心。

3. 昏迷患者禁忌漱口，需用张口器时应从臼齿处放入，不可用暴力助其张口。为昏迷患者清洁口腔时棉球应夹紧，每次 1 个，防止棉球遗留在口腔内，棉球不可过湿，以防患者误吸。

4. 操作过程中应观察口腔黏膜有无异常情况。

（陈　冰）

# 第八节　生命体征监测

## 一、目的

测量、记录患者体温、脉搏、呼吸、血压，判断有无异常情况。

## 二、用物

治疗车、血压计、听诊器、体温计、纸巾、手表、记录单，快速手消毒液。

## 三、评估

1. 病情、年龄、性别、意识、合作程度、自理能力、生命体征基础值及治疗情况。

2. 30 分钟内患者有无吸烟，热敷，进食冷、热饮，沐浴，情绪波动。

3. 测量部位肢体及皮肤情况。

## 四、操作要点

1. 携物至床旁，核对并解释。

2. 测量腋下体温　擦干腋下，将体温计水银端放入患者腋窝深处并贴紧皮肤，曲臂过胸夹紧 10 分钟，注意防止脱落。

3. 测量脉搏　用示指、中指及无名指指端按于桡动脉上，压力大小以能清楚触及脉搏为宜，计数 30 秒，脉搏异常，危重患者需测量 1 分钟。

4. 测量呼吸　以诊脉状，观察胸腹起伏，计数 30 秒；危重患者呼吸不易观察时，用少许棉絮置于患者鼻孔前，观察棉花吹动情况，计数 1 分钟。

5. 洗手并及时记录测量数据。

6. 协助患者整理衣服，保持舒适卧位。

7. 告知患者测量数值及注意事项。

## 五、注意事项

1. 意识不清或不合作患者测量体温时，护士需守候在旁；婴幼儿测量体温时可测量肛温，护士需守候在旁或用手托扶体温计以免发生意外。

2. 婴幼儿，精神异常、昏迷、不合作，口鼻手术或呼吸困难者，不可自口腔测温；进食、吸烟、面颊部做热、冷敷者应推迟 30 分钟后方可测口腔温度。

3. 对极度消瘦患者，不适用腋下测温，沐浴 20 分钟后再测腋下温度。

4. 腹泻、直肠或肛门手术、心肌梗死及某些心脏病患者不可做直肠或肛门测温，坐浴或灌肠 30 分钟后方可测直肠温度。

5. 测量脉搏和呼吸前应使患者安静，如有剧烈活动，先休息 20 分钟后再测。

6. 不可用拇指诊脉，因拇指小动脉易与患者的脉搏相混淆，心脏病患者应测脉 1 分钟。对脉搏短绌患者应由两人同时分测脉搏与心率 1 分钟，以分数式记录为心率/脉率；为偏瘫患者测脉应选择健侧肢体。

7. 测量时不能与患者讲话，呼吸不规则患者及婴幼儿应测 1 分钟。

8. 偏瘫患者选择健侧肢体测量脉搏和血压。

9. 戴好听诊器，将听诊器头放在肱动脉最强处，向袖带内打气，至脉搏声消失，再加压使压力升高 15~30mmHg，放气，使汞柱缓慢下降。

10. 取下袖带，排尽空气，关闭水银槽开关。

11. 及时、准确记录所测量数据。

（陈　冰）

# 第九节　鼻饲法

## 一、目的

对不能经口进食患者，从胃管内灌注流质食物，保证患者摄入足够的营养、水分和药物。

## 二、用物

治疗车、医嘱单、鼻饲管、无菌治疗巾、弯盘、注射器、棉签、石蜡油、压舌板、胶布、别针、手套、听诊器、温开水、鼻饲饮食、快速手消毒液。

## 三、评估

1. 病情、年龄、意识状态。
2. 患者自理及合作程度。
3. 检查鼻腔黏膜有无肿胀，鼻中隔有无弯曲等情况。

## 四、操作要点

1. 插管 携用物至患者床旁，核对并解释。
2. 协助患者取坐位或半坐位，颌下铺垫治疗巾。
3. 清洁鼻腔，戴手套，测量胃管插入长度，成人为 45~55cm，润滑胃管前端，由一侧鼻孔插入到 14~16cm 处，嘱患者做吞咽动作直至预定长度，检查胃管是否在胃内，妥善固定胃管，在胃管尾端标识留置时间、深度。
4. 告知患者注意事项，避免胃管脱出。
5. 鼻饲 核对医嘱，检查胃管是否在胃内，用 20mL 温开水冲洗胃管，然后注入营养液，每次不超过 200mL，温度以 38~40℃ 为宜。
6. 操作中注意观察患者反应。
7. 营养液注入后再注入 20~50mL 温开水冲洗管腔，正确处理并固定胃管末端，鼻饲后维持原卧位 20~30 分钟。
8. 拔管 核对患者，解释。
9. 戴手套，弯盘置于患者颌下，胃管末端放在弯盘内，撕下胶布，嘱患者深呼吸，一手拿纱布，另一手将胃管在患者呼气时拔出，注意到咽喉处宜快速拔出，为患者清洁鼻腔和面部。

## 五、注意事项

1. 插管过程中患者出现呛咳、呼吸困难、发绀等，表示误入气管，应立即拔出，休息片刻重插。
2. 昏迷患者插管时，应将患者头向后仰，当胃管插入会厌部约 15cm 时，左手托起头部，使下颌靠近胸骨柄，加大咽部通道的弧度，使管端沿后壁滑行，插至所需长度。
3. 每日检查胃管插入的深度，鼻饲前检查胃管是否在胃内，并检查患者有无胃潴留，胃内容物超过 150mL 时，应当通知医生减量或者暂停鼻饲。
4. 鼻饲给药时应先研碎，溶解后注入，鼻饲前后均应用 20mL 温水冲洗胃管，防止管道阻塞。
5. 鼻饲混合流食应当间接加温以免蛋白凝固。
6. 长期鼻饲患者应当定期更换胃管。

（陈　冰）

# 第十节　洗胃术

## 一、目的

1. 通过实施洗胃抢救中毒患者，清除胃内容物，减少毒物吸收，利用不同的灌洗液中和解毒。

2. 减轻胃黏膜水肿，预防感染。

## 二、评估

1. 患者病情、年龄、意识状态、合作程度、沟通能力、耐受能力及心理反应。

2. 服用毒物的名称、剂量及时间。

3. 口鼻腔皮肤及黏膜情况，有无破损，有无活动义齿。

## 三、操作要点

1. 携用物至床旁，核对并解释。

2. 安装洗胃机，检查洗胃机性能。

3. 根据服毒药物的性能准备拮抗药液，温度以 25~38℃ 为宜，及时处理口鼻腔分泌物。

4. 协助患者左侧卧位，将床头摇高 10°~15°，昏迷患者取仰卧位，头偏向一侧，胸前铺治疗巾，备好胃管放置在无菌弯盘内，置于患者口角旁。

5. 根据患者口鼻腔黏膜情况及意识状态选择适宜的插管方法。

6. 戴手套，测量胃管插入长度，润滑胃管后插胃管，胃管插入 10~15cm 时，清醒患者嘱其做吞咽动作，缓慢将胃管插入所需长度，同时观察患者的病情变化，如神志、面色、有无呛咳等。

7. 确定胃管在胃内后用胶布妥善固定胃管，遵医嘱留取胃内容物标本送检。

8. 连接洗胃机管道，打开电源，调节参数，每次灌注量为 300~500mL，洗胃过程中密切观察患者病情变化及洗胃液的颜色、气味、性状及出入量是否平衡。

9. 洗胃完毕，遵医嘱注入导泻剂，反折胃管末端拔出胃管，摘手套，协助患者漱口，擦净面部，必要时更衣。

10. 协助患者取舒适卧位，安抚患者，注意保暖。

## 四、注意事项

1. 中毒物质不明时，先抽吸胃内容物送检，以确定毒物性质，然后选用温开水或生理盐水洗胃，待毒物性质明确后，再用对抗剂洗胃，强酸、强碱中毒切忌洗胃，可给予牛奶、蛋清等保护胃黏膜。

2. 洗胃液温度控制在 25~38℃，温度增高时毒物吸收也会增快。

3. 每次灌入量以 300~500mL 为宜，如灌入量过多可引起急性胃扩张，加速毒物吸收，过少则延长洗胃时间，不利于抢救的进行。

4. 洗出液以澄清、无味为止。

5. 洗胃过程中，应及时观察患者病情变化，注意有无洗胃并发症，发现上述现象，应立即停止洗胃，并采取相应急救措施。

（陈　冰）

# 第十一节　导尿术

## 一、目的

1. 为尿潴留患者引出尿液，减轻痛苦。

2. 协助临床诊断，留尿做细菌培养，测定残余尿量、膀胱容量及膀胱测压，进行尿道或膀胱造影等。

3. 为膀胱肿瘤患者进行膀胱化疗。

4. 抢救危重患者时正确记录尿量，以便观察患者病情变化。

5. 避免盆腔手术误伤脏器。

6. 泌尿系统疾病手术后便于引流和冲洗，促进伤口愈合。

7. 为尿失禁和会阴部有伤口的患者引流时，保持会阴部清洁、干燥，并训练膀胱功能。

## 二、用物

治疗车、导尿包、看护垫、大别针1个、治疗碗1个、隔帘/屏风、快速手消毒液。

## 三、评估

1. 患者病情、年龄、意识、排尿及治疗情况。

2. 心理反应、自理能力及合作程度。

3. 患者膀胱充盈度及会阴部皮肤情况。

4. 男性患者需评估尿道口周围情况，有无破溃。

## 四、操作要点

1. 携用物至床旁，核对并解释。

2. 关闭门窗，隔帘/屏风遮挡。

3. 协助患者摆好体位，脱去对侧裤腿盖在近侧腿部，取仰卧屈膝位，两腿略外展，露出外阴部，将患者上身及对侧下肢用被子盖好。

4. 将看护垫铺于患者臀下，打开导尿包，初步消毒物品置于两腿之间，治疗碗放置近外阴处。

5. 女性患者

（1）一手戴手套，将碘伏棉球放入消毒弯盘内，另一手持镊子依次消毒阴阜、对侧大腿1/3至腹股沟、近侧大腿1/3至腹股沟、对侧大阴唇、近侧大阴唇（每侧各用棉球一个），以戴手套的手持纱布分开大阴唇，消毒对侧小阴唇、近侧小阴唇，最后消毒阴蒂、尿道口、肛门。

（2）将弯盘置于床尾用作污物盘，摘掉手套，将初步消毒物品按医用垃圾分类处理。

（3）用消毒洗手液清洗双手。

（4）将导尿包置于患者双腿之间，打开形成无菌区。

（5）戴无菌手套，铺洞巾，检验水囊，将导尿管与尿袋连接备用，将碘伏棉球放于无菌盘内，用石蜡油纱布润滑导尿管前端 4~6cm。

（6）一侧用纱布，一侧用洞巾分开小阴唇，暴露尿道口，用碘伏棉球消毒，顺序为：尿道口–对侧小阴唇–近侧小阴唇–尿道口。

（7）更换镊子，夹住导尿管前端缓缓插入 4~6cm，见尿后再插入 7~10cm，给水囊注水 10mL，向外轻拉导尿管，确保固定有效。

6. 男性患者

（1）一手戴手套，将碘伏棉球放入消毒弯盘内，另一手持镊子依次消毒阴阜、阴茎、阴囊，用纱布裹住患者阴茎，将包皮向后推，露出尿道口，用消毒棉球自尿道口向外向后旋转擦拭尿道口、龟头及冠状沟。

（2）将弯盘置于床尾作污物盘。

（3）摘掉手套，将初步消毒物品按医用垃圾分类处理，用消毒洗手液清洗双手。

（4）将导尿包置于患者双腿之间，打开形成无菌区。

（5）戴无菌手套，铺洞巾，检验水囊，将导尿管与尿袋连接备用，将碘伏棉球放于无菌盘内，用石蜡油纱布润滑导尿管前端 20~22cm。

（6）一手持纱布将阴茎自孔巾内提出，露出龟头，以螺旋方式消毒尿道口、龟头及冠状沟，尿道口加强 1 次。

（7）导尿时将患者阴茎提起与腹部呈 60°角，更换镊子持导尿管插入 20~22cm，见尿后再插入 1~2cm，给水囊注水 10mL，向外轻拉导尿管，确保固定有效。

（8）擦净外阴部，妥善固定集尿袋。

（9）协助患者取舒适卧位，告知患者注意事项。

## 五、注意事项

1. 严格无菌操作，预防尿路感染。

2. 插入尿管动作要轻柔，以免损伤尿道黏膜，若插入时有阻挡感可更换方向再插，见有尿液流出时再插入 2cm，勿过深或过浅，禁忌反复抽动尿管。

3. 为女患者插尿管时，如导尿管误入阴道，应另换无菌导尿管重新插管。

4. 对膀胱过度充盈者，插好导尿管后放尿速度宜缓慢，一次不得超过 1 000mL，以免膀胱骤然减压引起血尿和血压下降导致虚脱。

（尚晓晨）

# 第十二节　膀胱冲洗

## 一、目的

1. 使尿液引流通畅。

2. 治疗某些膀胱疾病，如膀胱炎的治疗。

3. 清除膀胱内的血凝块、黏液、细菌等异物,预防膀胱感染。

4. 前列腺及膀胱手术后预防出血形成血块。

## 二、用物

治疗车、医嘱单、冲洗器、冲洗管路、冲洗药液、备用尿袋、血管钳、别针、弯盘、垫巾。

## 三、评估

1. 患者病情、意识状态、自理及合作程度。

2. 尿液性质,有无尿频、尿急、尿痛、膀胱憋尿感等。

## 四、操作要点

1. 遵医嘱配制冲洗药液并核对。

2. 携用物至床旁,核对并解释。

3. 在无菌三腔导尿管留置下排空膀胱,倒尿液。

4. 患者取平卧位,松开裤带,暴露导尿管,铺垫巾,将膀胱冲洗液悬挂在输液架上,连接前对各个连接部进行消毒,将冲洗管与冲洗液连接。三腔尿管一头连接冲洗管,另一头连接尿袋。

5. 打开冲洗管,夹闭尿袋,根据医嘱调节冲洗速度,待患者有尿意或滴入溶液 200～300mL 后,夹闭冲洗管,打开尿袋,排出冲洗液,遵医嘱如此反复进行。

6. 观察患者反应、冲洗液的量及颜色,评估冲洗液的入量和出量,膀胱有无憋胀感。

7. 冲洗完毕,取下冲洗管,消毒导尿管远端管口接尿袋,妥善固定,位置低于膀胱,以利引流尿液。

8. 协助患者取舒适卧位,整理床单位。

## 五、注意事项

1. 严格执行无菌操作,防止医源性感染。

2. 冲洗时若患者感觉不适,应减缓冲洗液的速度和量,必要时停止冲洗,密切观察;若患者感到剧痛或引流液中有鲜血,应停止冲洗,立即通知医生处理。

3. 冲洗时冲洗液瓶内液面距床面约 60cm,以便产生一定的压力,利于液体流入,冲洗速度根据流出液的颜色进行调节,一般为 80～100 滴/分,如果滴入药液,需在膀胱内保留 15～30 分钟后再引流出体外,或根据需要延长保留时间。

4. 冲洗过程中注意观察病情变化及引流管是否通畅。

(尚晓晨)

# 第十三节 灌肠法

## 一、目的

1. 清除积存粪便，排出肠内积气。
2. 为手术、检查和分娩做准备。
3. 清除肠道内有害物质。
4. 降温。

## 二、用物

治疗车、治疗单、灌肠盘、灌肠桶（一次性灌肠袋）、肛管、灌肠溶液、量杯、弯盘、血管钳、水温计、润滑剂、纱布或棉签、卫生纸、尿垫、便盆、输液架。

## 三、评估

1. 患者病情、年龄、意识状态、心理反应，耐受、自理及合作程度。
2. 是否了解灌肠的目的。
3. 患者排便习惯。
4. 患者肛周皮肤黏膜情况。

## 四、操作要点

1. 大量不保留灌肠

（1）遵医嘱配制灌肠溶液并核对（0.1%~0.2%肥皂水，成人500~1 000mL、儿童200~500mL，温度39~42℃），携用物至病床旁，核对并解释。

（2）协助患者取左侧卧位，裤子脱至膝部，双膝屈曲，移近床沿，暴露臀部，铺尿垫于臀下，将弯盘放于臀侧，灌肠桶挂于输液架上，止血钳夹住肛管，将量杯内备好的灌肠液倒入桶内，使液面距肛门40~60cm。

（3）肛管前端涂少许润滑剂，润滑肛管前端7~10cm，排出少量液体入弯盘内，用止血钳夹紧灌肠管。

（4）一手分开患者臀部，暴露肛门，嘱患者放松深呼吸；另一手将肛管轻轻插入直肠内7~10cm。

（5）左手固定肛管，右手松止血钳，使溶液缓缓注入。

（6）观察液面下降速度和患者的反应，注意倾听患者主诉。

（7）待液体流尽时，夹住肛管，一手拿卫生纸，另一手拔管，用卫生纸包裹肛管，放入弯盘内，擦净肛门。

（8）灌肠后嘱患者5~10分钟后排便，对于不能下床的患者应助其放好便盆，便毕，协助患者穿好衣服。

（9）整理床单位，开窗通风。

（10）观察大便性状，必要时留取标本送检。

2. 保留灌肠

（1）核对医嘱和患者，嘱患者先排便，准备环境及灌肠药液，灌肠药液不宜超过 200mL。

（2）根据病变部位和病情取合适卧位，臀部垫高约 10cm，必要时准备便盆。

（3）润滑并插入肛管 15~20cm，液面至肛门的高度应小于 30cm，缓慢注入药液。

（4）药液注入完毕后，反折肛管并拔出，擦净肛门，嘱患者将药液保留 20~30 分钟。

（5）安置患者，整理用物。

（6）观察用药后的效果并记录。

## 五、注意事项

1. 选用灌肠溶液，掌握溶液的温度、浓度和量，肝昏迷患者禁用肥皂液灌肠，充血性心力衰竭和水钠潴留患者禁用生理盐水。

2. 保持一定灌注压力和速度；若灌肠桶过高，压力过大，液体流入速度过快，不仅不易保留，而且易造成肠道损伤。

3. 伤寒患者灌肠时灌肠桶内液面不得高于肛门 30cm，液体量不得超过 500mL。

4. 降温灌肠液体要保留 30 分钟，排便后 30 分钟测量体温并记录。

（尚晓晨）

# 第十四节　氧气吸入

## 一、目的

提高血氧含量及动脉血氧饱和度，纠正缺氧。

## 二、用物

治疗车、一次性吸氧装置或一次性吸氧管、氧气流量表、蒸馏水、棉签、胶布、临时医嘱单（或治疗本）、吸氧记录单、消毒洗手液。

## 三、评估

1. 患者病情、年龄、呼吸状态、缺氧程度。

2. 患者鼻腔状况。

3. 患者意识状态及合作程度。

## 四、操作要点

1. 核对患者。

2. 协助患者取安全、舒适卧位，清洁患者鼻腔。

3. 安装流量表，向外轻轻下拉接头，证实已连接紧，在湿化瓶内倒蒸馏水至 1/2 或 2/3 处，安装好湿化瓶。

4. 连接好一次性吸氧管，打开流量表开关，检查是否通畅。

5. 遵医嘱调节氧流量，将吸氧管鼻塞部置于患者鼻孔内。

6. 再次核对。

7. 观察患者缺氧改善情况。

8. 停止吸氧时，先取下吸氧管，再关闭流量表。

9. 协助患者取安全、舒适卧位，向患者告知注意事项，将呼叫器置于患者伸手可及处。

## 五、注意事项

1. 严格遵守操作规程，注意用氧安全。

2. 使用氧气时，应先调氧流量后再使用；停用氧气时，应先除去连接患者的吸氧管，再关闭氧气。

3. 用氧过程中应观察氧气装置有无漏气，管道是否通畅，氧气流量、湿化瓶内蒸馏水是否符合要求，面罩用氧时防止面罩移位。

4. 面罩或头罩大小要适合患儿。

5. 新生儿吸氧应严格控制用氧浓度和用氧时间。

（尚晓晨）

# 第十五节　雾化吸入

## 一、目的

1. 改善通气功能，解除支气管痉挛。

2. 预防、控制呼吸道感染。

3. 稀释痰液，促进咳嗽。

## 二、用物

空气压缩雾化器、口含嘴或面罩、蒸馏水，按医嘱准备药液、无菌生理盐水、治疗巾、注射器、清洁盘。

## 三、评估

1. 患者病情、意识状态、合作程度。

2. 患者咳痰能力及痰液黏稠度情况。

3. 患者呼吸频率、节律、深度。

4. 患者面部及口腔黏膜状况。

## 四、操作要点

1. 在治疗室，检查并连接压缩雾化器的电源，关上开关，遵医嘱抽吸药液注入喷雾器的药杯内，不超过规定刻度，将喷雾器与压缩机相连。

2. 携用物至床旁，核对并解释。

3. 协助患者取舒适卧位，铺治疗巾于患者颌下，教会患者缓慢地深吸气，屏息片刻，再慢慢地轻呼气。

4. 接通电源，打开压缩机，调节雾量大小，嘱患者包紧口含嘴，指导其进行雾化吸入。

5. 雾化完毕，取下口含嘴，关闭电源开关。

6. 协助清洁面部，患者取舒适、安全卧位。

7. 密切观察病情变化及雾化吸入的效果。

8. 雾化后帮助患者叩背，指导并鼓励患者咳痰，促进痰液排出。

## 五、注意事项

1. 使用前检查电源电压是否与压缩机吻合。

2. 压缩机放置在平整、稳定的物体上。

3. 治疗中密切观察患者的病情变化，出现不适时可做适当休息或平静呼吸，如有痰液嘱患者咳出，不可咽下。

4. 定期检查压缩机空气过滤器的内芯，喷雾器要定期清洗；如发现喷嘴堵塞，应反复清洗或更换。

（尚晓晨）

# 第十六节　口服给药

## 一、目的

按医嘱将口服药发给患者，并指导、协助患者服下。

## 二、用物

口服药车、服药本、药杯、水壶（备温开水）、药匙，必要时备量杯、滴管、研钵。

## 三、评估

1. 患者病情、意识状态、吞咽能力、合作程度。

2. 口腔黏膜情况及药物过敏史。

3. 药物配伍禁忌。

## 四、操作要点

1. 洗手，戴口罩。

2. 按规定时间送药至患者床前，核对药物、床号、姓名无误（清醒患者姓名由其回答正确后再发药），协助患者将药及时服下。

3. 对老、弱、幼及危重患者应协助喂药；对鼻饲患者应将药研碎溶解后从胃管内注入，并用少量温开水冲净胃管。

4. 若患者不在或因故暂不能服药者应将药品取回保管并交班。

5. 发药完毕，清理用物，及时签名。

## 五、注意事项

1. 严格执行查对制度。

2. 掌握患者所服药物的作用、不良反应及某些药物服用的特殊要求。对服用强心苷类药物的患者，服药前应先测脉搏、心率，注意其节律变化，如心率低于 60 次/分，不可以服用；服用铁剂用吸管；服用止咳糖浆类药后不宜立即饮水；磺胺类药物服后宜多饮水等。

3. 密切观察药物疗效和不良反应。

（杨　宏）

# 第十七节　皮内注射

## 一、目的

用于过敏试验、预防接种及局部麻醉的前驱步骤。

## 二、用物

治疗车、治疗单、治疗盘、治疗巾、75%乙醇、无菌镊子、手表、棉签、标签、一次性注射器、药液、砂轮、速干手消毒剂、锐器盒、污物碗、备用急救药。

## 三、评估

1. 病情、年龄、意识状态、自理及合作程度、语言表达能力及心理反应。

2. 注射部位皮肤情况。

3. 询问患者有无用药过敏史及酒精过敏史。

## 四、操作要点

1. 核对医嘱及药物，检查药品、物品的有效期和质量。

2. 按无菌原则铺无菌治疗盘。

3. 正确消毒安瓿、药瓶。检查注射器，按无菌操作原则抽吸药液，剂量准确。

4. 将抽好药液的注射器贴好标签，经两人核对后放入无菌盘内备用。

5. 携用物至床旁，核对并解释；协助患者取舒适、安全卧位。

6. 正确选择注射部位，过敏试验应在前臂掌侧下 1/3 处。

7. 75%乙醇消毒皮肤两次。

8. 二次核对。

9. 正确排气，绷紧皮肤，针头斜面向上与皮肤呈 5°角完全刺入，放平注射器；一手固定针栓，一手推注药液 0.1mL，使局部隆起呈半球状皮丘。

10. 拔针，勿按压针眼，再次核对。

11. 协助患者取舒适卧位，将呼叫器放置在患者伸手可及处。

12. 告知患者注意事项。拔针后不能按揉皮丘，等待结果期间不能离开病房或注射室。

13. 注射完毕 15~20 分钟后观察反应，倾听患者主诉。

14. 按规定时间由两人共同判定结果并及时告知医生。

## 五、注意事项

1. 皮试前必须询问过敏史，有过敏史者不可做试验。

2. 药液要现用现配，保证在有效期内，剂量要准确。

3. 勿用碘酒消毒皮肤，嘱患者勿按揉、勿覆盖注射部位，以免影响反应的观察。

4. 注意进针角度和深度，针头斜面全部进入皮肤内即可。

5. 为患者做药物过敏试验前，要备好急救药品，以防发生意外。

6. 药物过敏试验结果如为阳性反应，应告知患者或家属不能再用该药物，并记录在病历上。

7. 必要时药敏试验需作对照，即在另一前臂相同部位注入 0.1mL 0.9% 生理盐水，20分钟后对照观察反应。

（杨　宏）

# 第十八节　皮下注射

## 一、目的

注入小剂量药物，用于不宜经口服给药而需要在一定时间内达到药效时；预防接种；局部麻醉给药等。

## 二、用物

治疗车、治疗单、治疗盘、治疗巾、无菌镊子、安尔碘皮肤消毒剂、棉签、标签、一次性注射器、药液、砂轮、速干手消毒剂、锐器盒、污物碗。

## 三、评估

1. 患者病情、年龄、意识状态、自理能力、表达能力、合作程度及心理反应。

2. 治疗目的、药液性质及量。

3. 询问患者用药、预防接种及药物过敏史。

4. 注射部位皮肤情况。

## 四、操作要点

1. 核对医嘱及药物，检查药品、物品的有效期和质量。

2. 按无菌原则铺无菌治疗盘。

3. 正确消毒安瓿、药瓶，按无菌原则抽吸药液，剂量要准确。将抽好药液的注射器贴好标签，经两人核对后，放入无菌盘内备用。

4. 携用物至病床旁，核对并解释，协助患者取舒适卧位。

5. 正确选择注射部位（上臂三角肌下缘、上臂外侧、股外侧位、腹部等）。

6. 常规安尔碘皮肤消毒剂消毒皮肤两次。

7. 二次核对。

8. 正确排气，绷紧皮肤，进针角度呈 30°~40°角，深度是针头的 1/2 或 2/3，固定针头，回抽无回血后缓慢注入药物。

9. 用无菌棉签轻压进针处，快速拔针，按压针眼。

10. 再次核对。

11. 协助患者恢复卧位，告知患者注意事项，将呼叫器放置于患者伸手可及处。

12. 密切观察并询问患者用药后反应。

## 五、注意事项

1. 长期注射者应每次更换注射部位。

2. 注射少于 1mL 药液时也必须使用 1mL 注射器。

3. 注射时，左手绷紧皮肤，右手示指固定针栓，过瘦者可捏起注射皮肤，减小注射角度。

4. 针头刺入角度不宜超过 45°角，以免刺入肌层。

5. 尽量避免应用有刺激作用的药物做皮下注射。

（杨　宏）

# 第十九节　肌内注射

## 一、目的

1. 不宜采用口服或静脉注射的药物，且要求比皮下注射更迅速发生疗效时采用。

2. 用于注射刺激性较强或药量较大的药物。

## 二、用物

治疗车、治疗单、治疗盘、治疗巾、无菌镊子、安尔碘皮肤消毒剂、棉签、标签、一次性注射器、药液、砂轮、速干手消毒剂、锐器盒、污物碗。

## 三、评估

1. 病情、年龄、意识状态、患者自理及合作程度。

2. 注射部位皮肤情况。

3. 药物剂量、性质。

4. 用药情况。

## 四、操作要点

1. 核对医嘱及药物，检查物品、药品的有效期和质量。

2. 按无菌原则铺无菌治疗盘。

3. 正确消毒安瓿、药瓶，按无菌原则抽吸药液，剂量要准确。

4. 将抽好药液的注射器贴好标签，经两人核对后，放入无菌盘内备用。

5. 携用物至床旁，核对并解释。协助患者取舒适卧位。

6. 正确选择注射部位（臀大肌、臀中肌、臀小肌、股外侧及上臂三角肌等）。

7. 安尔碘皮肤消毒剂消毒皮肤两次。

8. 二次核对。

9. 正确排气，绷紧皮肤，快速垂直刺入，深度为针头的 1/2～2/3。固定针头，回抽无回血后缓慢注入药液。

10. 用无菌棉签轻压进针处，快速拔针，按压针眼。

11. 再次核对。

12. 协助患者取舒适卧位，整理衣物及床单位，将呼叫器放置于患者伸手可及处。

13. 密切观察并询问患者用药后反应。

## 五、注意事项

1. 选择两种药物同时注射时应注意配伍禁忌。

2. 选择合适的注射部位，避免刺伤神经和血管，无回血后方可注射。

3. 注射部位应当避开炎症、硬结、瘢痕等部位。

4. 注射时切勿将针梗全部刺入。

（杨　宏）

# 第二十节　密闭式静脉输液

## 一、目的

1. 维持水、电解质和酸碱平衡，补充能量和水分。

2. 增加血容量，维持血压。

3. 输入药物，治疗疾病。

## 二、用物

输液架、治疗车、治疗盘、安尔碘皮肤消毒剂、棉签、一次性注射器、药液、输液卡、瓶套、手表、砂轮、速干手消毒剂、输液器、输液贴、一次性垫巾、止血带、锐器桶、污物碗。

## 三、评估

1. 局部皮肤及血管情况、病情和年龄。

2. 意识状态及合作程度。

3. 患者的自理能力。

## 四、操作要点

1. 核对医嘱及药物，检查物品、药品的有效期和质量。

2. 按无菌要求配置药液，双人核对。

3. 携用物至床旁，核对并解释。协助患者取舒适、安全卧位，挂好液体并排气。

4. 扎止血带，嘱患者握拳，选择血管，松止血带，安尔碘皮肤消毒剂消毒穿刺部位。

5. 在穿刺部位上 10cm 处扎止血带，二次消毒，二次排气。

6. 二次核对，按无菌操作要求穿刺，固定。

7. 根据病情调节速度。

8. 协助患者取舒适卧位，告知患者输液中的注意事项，将呼叫器放置于患者伸手可及处。

9. 再次核对。

10. 观察输液状况，有无渗出、阻塞等，密切观察并询问患者用药后反应。

## 五、注意事项

1. 严格执行无菌操作及查对制度。加入其他药液时注意配伍禁忌并在瓶签上注明药名、剂量。

2. 首选前臂静脉，避开关节和静脉瓣，选择易固定部位的静脉。输入强刺激性特殊药物时，应先抽回血，判断导管功能再加药。

3. 严防空气进入静脉，加药、更换液体及结束输液时，均需保持输液导管内充满液体。

4. 连续输液 24 小时更换输液器 1 次。

5. 加强巡视，随时观察输液滴速、是否通畅等，以及患者对治疗的反应，一旦发现异常立即处理，必要时中止输液，通知医师。

（杨　宏）

# 第三章

# 手术室基础护理

## 第一节　手术室环境和管理

### 一、手术室的环境

手术室是医院为患者进行手术诊断、治疗及抢救的重要平台科室，是医院的重要技术部门，不仅要求有科学合理的工程技术结合的建筑，位置和布局同样重要，手术室不仅有高新技术和高精尖先进齐全的仪器设备，还要有严格的消毒隔离技术和无菌管理制度，以确保手术的安全性和高效性。洁净手术室应分区合理，洁污分开，划分为四通道（工作人员通道、病人通道、无菌物品通道和污物通道）、三区域（限制区、半限制区、非限制区），工作流程符合手术需要。手术间整洁有序，温度保持在 21~25℃ 左右，相对湿度保持在 30%~60% 左右。

1. 手术部的位置　洁净手术部应安排在医院内空气洁净处。一般位于建筑的较高层，不宜设在首层和顶层，靠近手术科室病房单元，方便转运患者，与重症监护室、病理科、放射科、输血科、消毒供应中心、中心化验室等相关科室相邻，最好有直接的通道或物流传输系统。非净化手术室楼层以东西方向延伸为好。主要的手术间应窗向北侧，因北侧光线稳定，可避免阳光直射，故南侧多作为小手术的手术间或辅助用房。手术室以手术间为中心，再配上物品间、设备间等其他附属房间组成。

2. 手术室的布局　传统手术室采用单通道布局，手术间分为无菌手术间、一般手术间和感染手术间。手术室清洁区附属房间包括：刷手间、无菌器械间、敷料间、仪器间、药品间、麻醉间、病理间、护理站、术间休息室及术后恢复室等。手术室供应区附属房间包括：更鞋间、更衣及洗浴间、手术器械准备间、敷料准备间、器械洗涤间、消毒间、办公室、库房、男女值班室和污物间，根据条件和需要可设家属等候室、录像放映室及餐饮室等。由于手术间与附属间各占一侧，多采用紫外线照射、喷射药物或熏蒸的方法消毒，因灭菌效果不稳定，故易产生交叉污染，所以目前国内医院逐渐采用生物洁净手术室。洁净手术部的内部平面布置和通道形式应符合功能流程短捷、布局洁污分明的原则，手术间、刷手间和无菌附属房间等都布置在走廊的周围，手术室内走廊供工作人员及无菌物品如器械和敷料进出，手术室外周设清洁走廊，供患者及污染器械和敷料进出，由此避免交叉污染。

3. 洁净手术室的净化空调系统　应至少设三级空气过滤，第一级空气过滤宜设置在新风口，第二级应设置在正压段，第三极应设置在送风末端或其附近。空气净化方式可分为层流式和乱流式。层流式空调又分为垂直和水平两种。生物洁净手术室对微生物的控制程度，主要取决于过滤器的性能。过滤器有初效、中效、高效三级。采用高效过滤后的层流式手术室，适合作高洁净度的无菌手术，通常称为生物洁净手术室；采用初效、中效过滤后的乱流式手术室，适合作一般手术，称为准生物洁净手术室；对适合作感染手术的，称为生物清洁手术室。Ⅰ、Ⅱ、Ⅲ级洁净手术室和Ⅰ、Ⅱ级洁净辅助用房，不得在室内设置散热器，但可用辐射散热板作为值班采暖。Ⅰ、Ⅱ、Ⅲ级洁净手术室应采用局部集中送风方式，集中布置的送风口面积即手术区的大小应和手术室等级相适应。

4. 严格按洁净手术室管理各手术区域，每季度进行手术室环境、无菌物品、物体表面、手术人员微生物监测，合格率100%。手术室净化机组设专人管理，定期维护，保证正常运行。

5. 为了减少占地面积，增加人员的活动范围及安全性，手术间内的许多固定设备，均可装于天棚和墙壁气体带及吊塔上，如无影灯、气体末段装置、监视器、专科用的显微镜及深部照明灯等。手术间数量与外科床位数的比例一般为1∶（20~25）。手术间的面积根据综合手术室和专科手术室而定，普通手术间为30~40m²，特殊手术间（如作体外循环等手术的手术间）因辅助仪器设备较多，可达60m²左右，DSA和机器人手术间宜>60m²。手术间高度以3m左右为宜。室内温度为21~25℃，相对湿度为30%~60%。对洁净度要求高的手术间可采用封闭式无窗空调手术间。手术间内应设有隔音及空气净化装置，以防止各手术间相互干扰，避免空气交叉污染。手术室走廊宽度应不少于2.5米，以便平车及人员走动。

手术间内的设置应力求简洁，只放置必需的器具和物品，基本配备包括：①手术台。②器械台。③器械托盘。④麻醉机、麻醉桌。⑤负压吸引器。⑥吊式无影灯、立地聚光灯、阅片灯。⑦坐凳、垫脚凳。⑧供氧装置、药品柜、输液架、污物桶、挂钟等。⑨敷料桌和各种扶托、固定患者的物品，如头架、肩挡、臂架、固定带、体位垫等。手术间应配备双电源，并有足够的载电能力，以避免术中意外停电。

大型手术室应设置中心供气系统、中心负压吸引、中心压缩空气等设施，并配备各种监护仪、X线摄影、显微外科和闭路电视等装置。

## 二、手术室的管理

手术室的管理工作包括对人员、物品以及环境等方面的管理。按照手术台次及工作量进行合理人力资源配置，保证人员充足。进入手术室人员必须遵守手术室各项规章制度，各科按照规定于术前1日在院内电子系统提交手术通知，并于前1日将纸质通知单送达手术室，须由本院医生填写，医疗组长签名。急诊抢救手术，可先口头通知，后补手术通知单，如急诊手术与择期手术安排有冲突时，优先安排急诊手术。无菌手术和有菌手术在相对固定的手术间进行，连台手术应先做无菌手术，两台手术之间需空气自净。特殊微生物感染手术则按相应要求进行特殊处理。

### （一）人员管理

手术室作为平台科室，具有人员结构复杂的特点，除了每天固定工作于手术室的手术室护士、麻醉医生、保洁人员、设备工程师、空调控制师；还包括外科医生、术中临时会诊的辅助科室人员、新技术新器械应用的厂家辅助人员，以及教学医院各级各类的学生人员、参与手术人员提供餐食的人员。按规定更换手术室所备衣、裤、口罩、帽子、鞋，离开时将其放于指定位置。外出手术室时必须更换外出衣及鞋。严格控制手术室出入人员，手术人员以手术通知单安排为依据进入手术室，每间手术室参观人员不得超过 2 人。手术室各级人员应分工明确，严格认真执行工作制度、流程，尤其消毒隔离、安全核查、物品清点、查对及交接班等核心制度，保洁人员流动性大，需要感控组专人持续监督管理，他们对环境做好清洁、消毒工作，才能够保证无菌技术的操作过程。手术医师应与患者同时到达手术室，避免患者长时间等待，各自充分做好术前准备，保证患者安全，保证手术顺利进行。非手术人员不得擅自进入手术室，外来人员需得到医务科和手术室护士长同意备案方可进入。手、上肢患皮肤病、有伤口或感染者，上呼吸道感染者，不得参加手术。手术室内人员应保持肃静，尽量避免咳嗽或打喷嚏。术中尽量减少人员活动。

（二）物品管理

1. 物品配备　保证手术器械供应及质量，做好手术设备管理，手术间内的设备、物品应为手术专用，整齐有序地摆放在固定位置，用后放回原处，做好消毒、保养工作。手术室内应准备各种急救物品。一次性无菌物品应保证在有效期内，按消毒日期顺序摆放使用，与有菌物品分开（储藏）放置。近三个月效期物品单独放置，有醒目标识，集中发放，可重复灭菌器械、灭菌包、已打开的无菌物品不能再放回无菌容器内，手术衣、无菌持物钳需在规定时间 4 小时内使用，超过期限的灭菌包（不论使用与否）应重新灭菌方可使用。

2. 标本管理　正确处理手术标本，手术取下的组织均要妥善保管，大标本放弯盘或标本盒内，小标本放纱布内，并用组织钳夹住保存。保证固定液为组织标本的五倍，巨大空腔器官组织需将空气排除，保证符合浸泡要求。核对检查标本与填写的标本单病理名称、数量是否一致。标本单上的病理号是否与标本容器上病理号一致，目前信息化应用于手术室的病理管理，整个流程准确率得到大幅提高。

3. 清点制度　手术过程中要对所有手术使用物品做好四次清点，即手术开始前、关闭体腔前、关闭体腔后、缝合皮肤后。手术开始前应作清点登记，清点项目一般包括器械、纱布、纱垫、缝针、线轴等。特殊手术时清点项目根据手术不同有所增加，如断指（趾）再植等小血管吻合术应增加清点血管针、血管夹、缝针。手术过程随着手术变化，清点物品增加的手术，术中因各种原因扩大手术范围时，要及时整理清点物品，并按规定清点、核对、登记。术中放在伤口内的纱布、纱垫，护士要提示医生共同记住数字，术后待处理完伤口后，再次清点数字，与登记相符后在登记本上做标记。

（三）环境管理

1. 整体环境管理　通常将手术室按功能流程及洁净度划分为三个区域，即非限制区、半限制区和限制区，区与区之间可用门隔开，或设立明显的标志。对手术室的整体环境管理可施行划区管理。无菌手术与有菌手术应严格分开，若二者在同一手术间内连台，应先安排无菌手术。

（1）非限制区（污染区）：包括清洁走廊、接收患者处、更衣室、休息室、污物清洗区、污物间等，设在手术室外围。

（2）半限制区（清洁区）：包括物品准备间及内走廊，设在手术室的中间，是由污染区进入无菌区的过渡区域。

（3）限制区（无菌区）：包括手术间、洗手间、无菌物品贮存间等，在手术室的内侧。手术室内人员和物品的流动应遵循洁污分开的原则，不能随意跨越各区。

2. 手术间的清洁和消毒

（1）为保障手术室的无菌操作环境，必须建立严格的卫生、消毒隔离制度。无菌手术与有菌手术应严格分开，若二者在同一手术间内连台，应先安排无菌手术。日常的空气净化、消毒可以使用层流洁净系统，喷洒或熏蒸化学消毒剂，高强度紫外线照射，使用臭氧消毒机或空气净化装置，地面及室内物品可用消毒液擦拭后经紫外线照射消毒。

（2）气性坏疽、破伤风等厌氧菌感染手术的处理

①术前及术中的处理：手术间挂"隔离手术间"牌；此类手术一般谢绝参观；凡参加手术人员进入手术间后不得随意出入；供应护士应设两名，分手术间内、外供应。手术间内供应护士的手不得有破口，并应戴橡皮手套，着隔离衣、裤，穿高筒靴；手术用物品尽量准备齐全，术中所需物品由手术间外的供应护士递入。手术间外应备以下物品：洗手用的0.1%过氧乙酸溶液一盆。手术后更换的洗手衣、裤及手术鞋。包污染敷料用的污衣袋或大单及塑料袋。封闭门窗用的糨糊、纸条。过氧乙酸或甲醛溶液、量杯、电炉。接患者的平车上铺一条包裹患者用的大单。

②手术后处理：纱布等小敷料放塑料袋内送室外指定处焚烧。布单等大敷料可用0.5%过氧乙酸浸泡消毒或用干净布单包裹送压力蒸气灭菌，也可经环氧乙烷灭菌，最彻底的方法是用一次性的敷料，术后焚烧。

器械、吸引器、手套等的处理有以下几种方法：a.10%甲醛溶液浸泡，器械应洗净血迹，打开关节；手套、皮管应灌满溶液；注射器应拔出针栓；所有物品均应浸泡于液面以下。b.40%甲醛溶液熏蒸。c. 环氧乙烷气体灭菌。d. 压力蒸气灭菌。手术鞋处理：浸于0.5%过氧乙酸溶液内消毒或环氧乙烷溶液气体灭菌。其他如镊子罐、盐水瓶等物品用布单包裹压力蒸气灭菌，或环氧乙烷气体灭菌。手术间墙壁、地面、手术台、托盘、器械桌等类物品用0.5%过氧乙酸擦拭。吸引器瓶及地盆内液体应用水加满，配成2%过氧乙酸溶液浸泡消毒。送患者用后的手术车推至手术间，用0.5%过氧乙酸擦拭，平车上的被子、单子等行压力蒸气灭菌，或环氧乙烷气体灭菌。切除的组织如坏死肢体等放塑料袋内送焚烧炉焚烧。将门窗用纸封闭，手术间空气消毒。用过氧乙酸溶液 $1g/m^2$ 加热熏蒸，湿度70%~90%，密闭24小时；或用5%过氧乙酸溶液 $2.5mL/m^2$ 喷雾，温度为20~40℃；或用40%甲醛 $35mL/m^3$ 加2~6倍水混合，湿度不低于75%，密闭24小时以上。手术人员出手术间时，将隔离衣、裤、口罩、帽子、鞋脱于手术间，用过氧乙酸溶液洗手后方可离去。手术间开封后通风，彻底打扫手术间卫生并作空气培养。

（3）乙型肝炎表面抗原阳性及绿脓杆菌感染患者手术的处理：手术后物品及地面处理可用含氯石灰溶液浸泡30分钟；布类物品可不必焚烧，用含氯石灰溶液浸泡消毒或做感染手术标记，送洗衣房处理；门窗可不用纸封闭，空气消毒后密闭时间30分钟，然后通风，彻底打扫卫生。

（4）HIV阳性患者，医院在有条件的前提下应设置专用手术间。

（5）切开引流手术的处理：用过的器械、敷料等浸泡于含氯石灰溶液内30分钟消毒；手术间空气消毒可用熏蒸或紫外线照射，地面处理用含氯石灰溶液拖地。

（6）污染手术的处理

①行外科手术时，凡接触有空腔器官如：胃、肠、食管、胆、胰、肝、呼吸道等物品、器械均为污染器械，这些被污染的物品与器械，不得再用于无菌部位的手术操作。

②腔道切开前，自缝支持线开始都被认为是污染操作，手术切口周围及放置器械的前托盘为污染区。

③污染与非污染器械、敷料应分别放置，被污染的器械在污染区使用时，需在规定的生理盐水碗内清洗后再重复应用。

④术中取下之标本放于标本盒内。

⑤当污染的途径关闭后，被污染的器械应及时取下，更换上非污染器械。

⑥参加手术人员应更换手套。

⑦在切口两侧铺两块无菌治疗巾，放刀、剪、镊处及前托盘上各铺一块无菌治疗巾。

（郭梅花）

# 第二节　物品的准备

手术用物品包括布类物品、敷料类、手术用缝合针及缝合线、特殊物品以及手术器械等。择期手术应提前一天准备好手术物品。

## 一、布类物品

通常选择质地柔软、细密、厚实的棉布，绿色或蓝色。大单、腹单、丁字腹单、颈单要用厚的斜纹布等。手术室的布类物品也有一次性制品，由无纺布制成。

1. 洗手衣　洗手衣上衣为短袖，衣身须扎入裤带中，裤管有束带，以防止皮肤表面的微生物抖落或脱落。洗手衣一般分大、中、小三号。

2. 手术衣　要求能遮至膝下，胸襟和腹部应为双层布，以防止手术时血水浸透。袖口为松紧口，便于手套腕部套住袖口。折叠时衣面向里，领子在外侧，以防止取用时污染无菌面。

3. 手术帽、口罩　手术帽必须能遮盖手术人员所有的头发。口罩用于遮盖手术人员口鼻，有单层、双层及三层以上等多种规格。

4. 手术单　用于铺盖无菌区或手术区域，包括大单、中单、孔巾、腹单等，规格尺寸各不相同，消毒后按要求折叠，以免取用时污染。临床也可根据手术需要，将各种布单做成手术包，以提高工作效率。

## 二、敷料类

用于术中止血、拭血及包扎等，包括纱布类和棉花类，使用质地柔软、吸水性强的脱脂纱布或脱脂棉花制成，也有一次性无纺布制品（多用于感染患者），均有不同的规格和制作方法。

1. 纱布类　包括不同规格的纱布垫、纱布块、纱布球及纱布条等，还有干纱布和湿纱布之分。干纱布垫用于遮盖伤口两侧的皮肤，湿纱布有盐水纱布、碘仿纱布等，盐水纱布垫用于保护显露的内脏，防止损伤和干燥，碘仿纱布多用于感染创口的引流和止血等。

2. 棉花类　包括棉垫、带线棉片、棉球及棉签等。棉垫用于胸、腹部及其他大手术后的外层敷料，起保护伤口的作用；带线棉片用于颅脑或脊椎手术时；棉球用于消毒皮肤、洗涤伤口、涂拭药物；棉签用作采集标本或涂擦药物。

# 三、手术用缝合针及缝合线

1. 缝合针　包括圆形缝针、三角形缝针、无创伤缝合针等。圆形缝针适用于神经、腹膜、胃肠及内脏等部位；三角形缝针适用于韧带、皮肤等部位；三角形角针适用于坚韧难穿透的组织，如筋膜和皮肤；无损伤缝针是将单股缝合线完整地嵌入针内，针柄平滑，缝合时不会扩大组织的创伤，适用于缝合血管、神经、角膜等管状或环形构造。以上各种类型的缝合针均有弯形和直形两种。

2. 缝合线　用于缝合组织和器官以促进伤口愈合，或结扎血管以止血，常用缝合线有 1～10 号线，号码表示线的粗细，号码越大线越粗。细线用 0 表示，号码中 0 越多线越细。根据材料来源不同，缝合线可分为不吸收性和可吸收性两类。

# 四、器械类

1. 切割及解剖器械　有手术刀、手术剪和骨剪等，用于手术切割和分离组织。

2. 夹持及钳制器械　有不同形状和大小的止血钳，用于术中止血和分离组织。各种形状和大小的钳、镊，用于夹持不同的组织，便于分离、切割及操作。持针器用于夹持缝合针。

3. 牵引器及拉钩　有胸、腹牵开器和各种拉钩等，用于扩张组织和器官，暴露深部手术野，以利于手术操作。

4. 特殊器械　有腹腔镜、膀胱镜、关节镜、吻合器、高频电刀、电钻、手术显微镜及心肺复苏仪器等。

# 五、特殊物品

1. 引流物　橡皮片引流条：多用于浅部切口和少量渗出液的引流。纱布引流物：用于浅表部位、感染创口的引流。油纱用于植皮、烧伤等手术。

2. 导管　有各种粗细的橡胶、硅胶或塑料类制品，是目前品种最多、应用广泛的引流物。包括普通引流管、双腔（或三腔）引流套管、T 形引流管、蕈状引流管、胃管等，用途各异。普通的单腔引流管可用于胸、腹部术后创腔引流；双腔（或三腔）引流套管多用于腹腔脓肿、胃肠、胆或胰瘘等的引流；T 形引流管用于胆管减压、胆总管引流；蕈状引流管用于膀胱及胆囊的手术引流；胃管用于鼻饲、洗胃或胃引流。可按橡胶类物品灭菌或压力蒸气灭菌处理。

3. 止血用品　骨蜡用于骨质面的止血。止血海绵、生物蛋白胶、透明质酸钠等用于创面止血。

（郭梅花）

# 第三节 手术人员的准备

## 一、更衣

手术人员进入手术室时，必须在换鞋处更换手术室专用鞋，然后在更衣室戴好手术帽和口罩，穿好洗手衣、裤，内衣不可露在洗手衣外面。检查指甲，长度适中，甲下无污垢。手与手臂皮肤没有皮肤病、破损或感染，无上呼吸道感染，方可进入刷手间。

## 二、手臂消毒

### （一）肥皂水刷手

1. 将双手及前臂用肥皂和清水洗净。

2. 用消毒毛刷蘸取消毒肥皂刷洗双手及前臂，从指尖到肘上 10cm。刷洗时，把每侧分成从指尖到手腕、从手腕到肘及肘上臂三个区域依次刷洗，每一区域的左、右侧手臂交替进行。刷手时注意甲缘、甲沟、指蹼等处。刷完一遍，指尖朝上肘向下，用清水冲洗手臂上的肥皂水。然后，另换一消毒毛刷，同法进行第二、第三遍刷洗，共约 10 分钟。

3. 每侧用一块无菌小毛巾从指尖至肘部擦干，擦过肘部的毛巾不可再擦手部，以免污染。

4. 将双手及前臂浸泡在 70% 乙醇桶内 5 分钟，浸泡至肘上 6cm 处。也可用 0.1% 苯扎溴铵溶液浸泡 3 分钟。

5. 浸泡消毒后保持拱手姿势待干，双手不能下垂，也不能接触未经消毒的物品。

### （二）灭菌王刷手法

1. 用肥皂和流水将双手、前臂及肘上 10cm 处清洗干净。

2. 用无菌刷蘸取灭菌王溶液 3~5mL，刷洗双手、前臂至肘上 10cm，时间为 3 分钟。然后用流水冲净，取无菌小毛巾擦干。

3. 取吸足灭菌王溶液的纱布涂擦手和前臂至肘上 6cm 处，待手臂自然干燥。

## 三、穿无菌手术衣及戴手套

### （一）穿无菌手术衣法

无菌手术衣有传统后开襟式和全遮盖式两种。穿手术衣的注意事项：①取手术衣时，双臂应伸直，以免手术衣无菌面与洗手衣接触而被污染。②穿手术衣时应与周围的人和物体保持一定距离，以免衣服展开时被污染。③穿手术衣之前，应先用双手提起手术衣衣领两端，轻轻向前上方抖开。④穿上手术衣后，双臂举在胸前，未戴手套的手不得触及手术衣。

1. 穿传统后开襟式手术衣（图 3-1）

（1）手臂灭菌后，双手提起衣领两端，将手术衣抖开，再轻轻向前上方抛起，双手顺势插入衣袖中，双臂向前伸直。

（2）巡回护士从身后牵拉手术衣，系好领口带。

（3）穿上手术衣后，双手交叉，用手指夹起衣带，由巡回护士从身后接取并系紧。

（4）穿手术衣时，不得用未戴手套的手拉衣袖或接触其他处，以免污染。

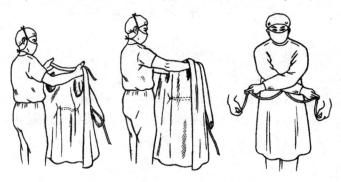

图 3-1　穿无菌手术衣

2. 穿全遮盖式手术衣

（1）取手术衣，双手插入衣袖，将手术衣展开。

（2）双手向前伸直，伸出衣袖，由巡回护士在身后提拉手术衣，系好领口带和内片腰带。

（3）戴好无菌手套。将右手腰带上纸卡片一端递给巡回护士，巡回护士持卡片将腰带绕过穿衣者背部，使手术衣的外片遮盖住内片。

（4）巡回护士将腰带递给洗衣护士，同时取下纸卡片。

（5）由洗手护士系紧腰带，穿衣完毕。

### （二）戴无菌手套

戴无菌手套时应注意以下几点：①未戴手套的手不能接触手套外面，已戴手套的手不能接触未戴手套的手。②协助他人戴无菌手套时，应先戴好手套，并避免接触其皮肤。③手套的上口要严密地套在手术衣袖外。④戴手套时应注意检查手套有无破损，如有破损必须立即更换，戴干手套时应先穿手术衣、后戴手套，戴湿手套则相反。

1. 戴干手套法　是临床常用的戴手套方法。按照戴手套者的手是否直接接触手套，又可分为闭合式和开放式两种。

（1）无触式戴无菌手套：①穿手术衣时，手不伸出袖口。右手隔衣袖取左手手套，并放在左手袖口上，手套指端朝向手臂，各手指相互对应。②两手隔衣袖分别抓住手套上、下两侧的反折部，将手套翻套于袖口上，手伸出袖口顺势插入手套。同法戴右手手套。

（2）开放式戴无菌手套（不建议使用）：①左手捏住右手手套反折部，右手伸入手套戴好。②已戴上手套的右手拇指外展，其余 4 指伸入左手手套反折部的内面（即手套的无菌面），左手插入手套并戴好，注意右手拇指不要触及左手手套反折部。③将一手拇指外展，其余 4 指伸入对侧手套反折部，将其翻转并套在手术衣袖口外。干手套戴好后，要用无菌生理盐水冲洗手套外面的滑石粉，同时检查手套有无破损，如发现有水渗入手套里面，必须立即更换（图 3-2）。

2. 协助他人戴无菌手套法　已戴手套者双手拇指外展，其余手指插入手套反折部内面，使手套拇指朝向外上方，小指朝向内下方，撑开手套。被戴手套者对准手套，五指稍用力向下伸入手套，已戴手套者将手套同时向上提，并将手套反折部翻转套住袖口。同法戴另一只手套。

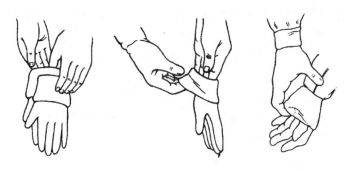

图 3-2　戴无菌手套

**（三）连台手术更换手术衣、手套法**

手术结束后如需进行另一手术，必须在巡回护士协助下更换手术衣和手套。

1. 脱手术衣法　脱手术衣时应注意不要让手术衣的污染面接触到身体或物体，以避免污染。

（1）他人帮助脱衣法：术者双手抱肘，由巡回护士将手术衣肩部向肘部翻转，继而向手的方向拉扯，即可脱下手术衣。此法可将手套一同脱掉。

（2）个人脱衣法：左手抓住手术衣右肩向下拉，使衣袖翻向外，同法拉下手术衣左肩，脱下手术衣，使衣里外翻。此法可保护手臂及洗手衣裤不被手术衣污染面所污染。

2. （脱）摘除手套法　（脱）摘除手套时应注意不要让手套的污染面接触到已消毒的手臂，否则要重新洗手。方法为：先除去右手手套，用手套对手套法，即左手抓取右手手套外面，使其翻转脱下。再除去左手手套，用皮肤对皮肤法，右手拇指伸入左手手套的手掌部以下，提起手套，使其翻转脱下。

连台手术时，如果前一台术中手套没有破损，则不需重新洗手（污染手术除外）。脱去手套后，用 0.5%的碘附擦拭手臂 3 分钟。然后更换无菌手术衣和手套，进行下一台手术。如为洁净手术室，无连台手术程序，需重新刷手。

（郭梅花）

# 第四节　手术室的无菌操作原则及手术配合

## 一、手术室的无菌操作原则

**（一）手术人员无菌操作的基本原则**

1. 手术人员更换无菌手术衣、手套后，手、袖口至肘上 10cm 处以及胸前可视为无菌区。手术人员的双手应保持在胸前，肘部内收，靠近身体。身体的无菌部位不能碰触有菌部位或未灭菌物品，有菌部位不能触碰手术间内无菌物品。

2. 手术台和器械台的台面为无菌，边缘处及台面以下视为有菌。

3. 避免面向无菌区交谈、咳嗽和打喷嚏。

4. 手术医师流汗时，应将头转离无菌区，请巡回护士擦拭，巡回护士应避免与术者的无菌部位接触。

5. 手术过程中，已用过的手术器械要及时擦净污迹，以减少细菌污染和繁殖。用于感染性伤口的器械应与其他器械分开摆放，单独处理。

6. 切开空腔器官前，应先用纱布垫保护周围组织，以防止或减少污染。

7. 手术过程中，应关闭手术间门，严禁人员频繁进出，手术间内人员应避免不必要的活动，手术参观者与手术区保持 30~40cm 以上的距离。

8. 手术人员需要调换位置时，应先稍离开手术台，背对背地交换位置，以免接触对方背部有菌区。换位时不得污染手臂和无菌区。

（二）操作无菌物品的基本原则

1. 无菌物品必须存放在无菌容器、无菌包中，并放置在无菌区，用无菌单遮盖。无菌包如果潮湿、破损必须重新灭菌。

2. 无菌容器和无菌包的边缘均应视为有菌，取用无菌物品时不能触碰。

3. 取用无菌物品时应面向无菌区，手臂保持在胸前，不可高于肩或低于腰。

4. 无菌物品必须用无菌持物钳夹取。无菌物品一经取出，即使没用，也不能再放回到无菌容器或无菌包中。

5. 已打开的无菌包经无菌操作包好后可保留 8~12 小时，局麻药瓶开启后可保留 24 小时。

6. 已铺置未用的无菌车、托盘等可保留 4 小时。

7. 术中洗手护士不得从手术医师背后或头顶传递手术器械和物品。

8. 术中巡回护士不得用手越过无菌台传递物品。

# 二、手术配合工作

（一）巡回护士的配合

巡回护士负责患者的术中护理、所需物品的供应以及与有关部门的联络工作，并监督指导手术间内各级人员遵守无菌操作原则。

1. 术前准备

（1）手术前一日：①访视患者，针对患者情况，解除患者思想顾虑，取得患者的密切配合。②准备手术间物品及体位用物。根据手术需要准备电刀、电钻等，并检查性能。

（2）手术当日：①检查手术间的卫生，调节手术间的温度，再次检查、补充准备的物品。危重患者准备急救车及除颤器。②仔细核对患者姓名、性别、年龄、血型、过敏史、病区、床号、住院号、诊断、手术名称、手术部位等基本情况，对新生儿要核对其手圈。③了解患者术前准备情况，清点患者带入的物品，检查手术区皮肤准备情况以及术区皮肤有无破损。④建立静脉通道，协助麻醉，按医嘱给药，严格执行查对制度。⑤摆体位，做好查对。特别要注意左、右侧。做到固定牢固、暴露伤口清楚、患者舒适、无挤压、勿接触金属物。⑥放好头架与托盘，摆好适当的脚凳。⑦协助洗手护士穿无菌衣。清点器械数，准确记录，并与洗手护士核对。⑧打开皮肤消毒液罐盖，暴露好手术野，将灯光对准手术野。协助医生穿无菌衣。⑨铺无菌单后，连接吸引器、电刀电源，再次对灯光，四肢驱血手术配合气囊止血带打气。

2. 术中配合

（1）切开皮肤时患者有无麻醉不平稳而躁动：探查胸、腹时患者可能发生血压下降，要注意按医嘱给药。给药时必须三查七对，并与下达医嘱的医生核对。

（2）密切观察患者，注意静脉通畅，主动供应物品。及时填写护理记录。有留置尿管要及时观察尿量，并做记录。

（3）准确执行术中医嘱，在操作前口头重复医嘱，认真核对药名、剂量及用法，输血时要与麻醉师认真核对并签名。

（4）术中增加清点物品要及时登记，与洗手护士核对，并根据手术需要及时调节灯光。

（5）注意监督无菌技术，保持手术间的清洁、整齐、安静。

（6）注意观察吸引器瓶液量并及时处理。注意调整室温。

（7）术毕协助包扎切口，如有引流管，要妥善固定并接上无菌引流袋。

（8）术中打开无菌包：①打无菌包时，如有污染，包内物品不可再用。②如果打开无菌包的带子，而包内物品未用完，此包不能再放回无菌室保存再用。③打开带子的无菌包未用时，不可按原样将带子束紧放在手术间，以防误送回无菌室。

（9）无菌镊子罐的使用：①无菌罐内的液体应保持要求的浓度。镊子罐每周灭菌2次，并更换消毒液。②无菌钳浸泡在消毒液内的高度为关节处。持无菌钳的手不可触摸低于液面浸泡部位。③无菌钳不可单独拿出手术间夹取无菌物品。无菌钳取出或放入无菌罐时，要直上、直下，不可碰罐口边缘。④无菌钳只能夹递手术无菌桌上所需用的物品，不能夹治疗盘内物品及已开始手术的无菌桌上的物品。⑤已被污染的无菌钳不可放入镊子罐浸泡再用，而要重新更换。⑥应用无消毒液的空的灭菌镊子罐时，应每4小时更换一套。

3. 术后工作

（1）将术中采取的标本放在标本容器内，标明患者姓名、病室、床号、病历号、日期等，送至相关科室。

（2）清点患者所有物品，向护送患者回病房的人员交班。

（3）术后，显微镜、除颤器等仪器，按要求整理好，登记放回原处。

（4）清理、补充手术间内物品。

（5）督促检查术后手术间卫生打扫及进行空气消毒。

## （二）洗手护士的配合

1. 前一日　了解手术情况，做到心中有数。备齐敷料、器械及手术用物，注意查对失效期。

2. 手术当日

（1）术前：①剪指甲，按时刷手。②穿无菌手术衣、戴无菌手套、冲洗手套上的滑石粉。③按程序整理器械桌，清点器械和缝合针等，并要巡回护士认真核对。④准备好皮肤消毒剂。⑤检查器械是否齐全，性能是否良好。使其处于备用状态；特殊不定型手术请医生查看器械并及时补充。⑥按规定程序传递无菌单，固定好吸引器及电凝器。

（2）术中配合：①手术开始后，应密切观察手术进程，准确、迅速地传递手术器械。②保持手术区域的无菌和整洁。③在整个手术进程中，要始终保持无菌桌及托盘的清洁、整齐。④污染手术按规定操作配合。⑤手术切下的标本应妥善保存，防止遗失。⑥术中纱布按规定使用和管理，特别注意暂时放在伤口内的纱布要记清数量。关闭手术切口时按清点程序认真清点。同时请医生检查伤口。⑦整个手术进程中均要维护和监督手术区的无菌状态。

（3）术后工作：①再次清点纱布、纱垫等，核对数字后在登记本上签名。②检查标本、培养管登记情况。③用后器械清点核对无误后交供应室清洗。④术后随患者带走的器械，洗手护士负责请医生打借条，特殊仪器或贵重仪器应严格交班。⑤术后做好患者交纳问题。术后巡回护士应亲自将患者送回病房，将患者的物品交给病房护士或患者家属，检查患者的皮肤是否完好、静滴管和引流管是否通畅、手术切口敷料粘贴是否牢固，并要求病房护士签字。

（郭梅花）

# 第五节　器械传递的原则与方法

## 一、器械传递的原则

1. 速度快、方法准、器械对，术者接过后无需调整方向即可使用。

2. 力度适当，达到提醒术者的注意力为度。

3. 根据手术部位，及时调整手术器械。一般而言，切皮前、缝合皮下时递有齿镊；夹持酒精棉球消毒皮肤，切开、提夹皮肤，切除瘢痕、粘连组织时递有齿镊；其他情况均递无齿镊。提夹血管壁、神经，递无损伤镊；手术部位浅，递短器械；徒手递结扎线，反之，递长器械；血管钳带线结扎，夹持牵引线，递蚊式钳。

4. 及时收回切口周围的器械，避免堆积，防止掉地。

5. 把持器械时，有弧度的弯侧向上，有手柄的朝向术者。单面器械垂直递，锐利器械的刀口向下水平递。

6. 切开或切除腔道组织前，递长镊、湿盐水垫数块保护周围组织，切口下方铺无菌巾 1 块放置污染器械。切除后，递 0.5% 碘附纱球消毒创面。接触创缘的器械视为污染，放入指定盛器。残端缝合完毕，递长镊。撤除切口周围保护盐水垫，不宜徒手拿取，否则应更换手套。

## 二、器械传递法

（一）手术刀传递法

注意勿伤及自己或术者。递刀方法有两种。

1. 手持刀背，刀刃面向下、尖端向后呈水平传递。

2. 同侧、对侧传递法。见图 3-3。

（二）弯剪刀、血管钳传递法

传递器械常用拇指和四指的合力来实现，若为小器械，也可以通过拇指、中指和示指的合力来传递。传递过程应灵活应用，以快、准为前提。常用的传递法有 3 种。见图 3-4。

1. 对侧传递法　右手拇指握凸侧上 1/3 处，四指握凹侧中部，通过腕部的适力运动，将器械的柄环部拍打在术者掌心上。

2. 同侧传递法　右手拇指、环指握凹侧，示指、中指握凸侧上 1/3 处，通过腕下传递。

左手则相反。

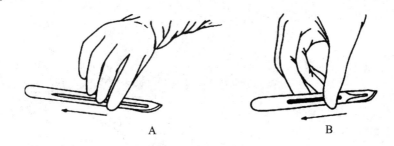

**图 3-3　手术刀传递法**

A. 同侧；B. 对侧

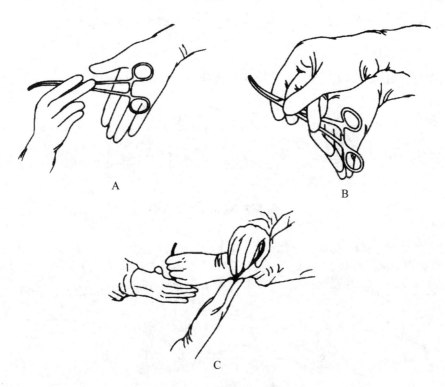

**图 3-4　血管钳传递法**

A. 对侧；B. 同侧；C. 交叉

3. 交叉传递法　同时递 2 把器械时，递对侧器械的手在上，同侧的手在下，不可从术者肩或背后传递。

（三）镊子传递法

1. 手握镊尖端，闭合开口，直立式传递。

2. 术中紧急时，可用拇指、示指、中指握镊尾部，以三指的合力关闭镊开口端，让术者持住镊子的中部。见图 3-5。

（四）持针器传递法

传递时要避免术者同时将针钳和缝线握住，缝针的尖端朝向手心，针弧朝背，缝线搭在手背或用手夹持。见图3-6。

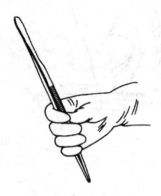

**图3-5 镊子传递法**

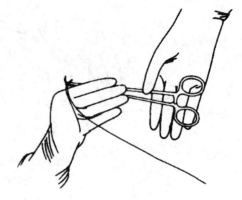

**图3-6 持针器传递法**

### （五）拉钩传递法

递拉钩前应用盐水浸湿，握住拉钩前端，将柄端平行传递。见图3-7。

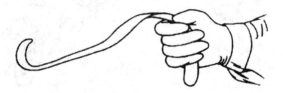

**图3-7 拉钩传递法**

### （六）咬骨钳传递法

枪状咬骨钳握轴部传递，手接柄，双关节咬骨钳传递，握头端，手接柄。见图3-8。

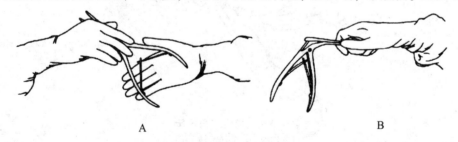

A　　　　　　　　　　　　　　　　　B

**图3-8 咬骨钳传递法**
A. 枪状咬骨钳；B. 双关节咬骨钳

### （七）锤、凿传递法

左手握凿端，柄递给术者左手，右手握锤，手柄水平递术者右手。见图3-9。

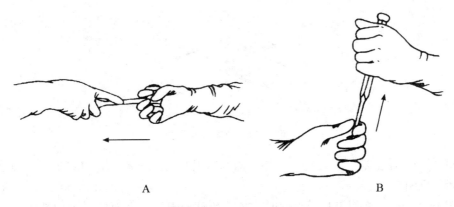

图 3-9　锤、凿传递法

A. 锤传递；B. 凿传递

（郭梅花）

# 第六节　敷料传递的原则与方法

## 一、敷料传递的原则

1. 速度快、方法准、物品对，不带碎屑、杂物。

2. 及时更换切口敷料，避免堆积。

3. 纱布类敷料应打开、浸湿、成角传递，固定带或纱布应留有一端在切口外，不可全部塞入体腔，以免遗留在组织中。

## 二、敷料传递法

### （一）纱布传递

打开纱布，成角传递。由于纱布被血迹浸湿后体积小而不易被发现，不主张在切口深、视野窄、体腔或深部手术时拭血。必须使用时，应特别注意进出的数目，做到心中有数。目前有用致密纱编织的显影纱布，可透过 X 线，增加了体腔手术敷料使用的安全性。

### （二）纱垫传递

成角传递，纱垫要求缝有 20cm 长的布带，使用时，将其留在切口外，防止误入体腔。有条件也可使用显影纱垫。

### （三）其他敷料的传递法

用前必须浸湿。

1. 带子传递　传递同"血管钳带线法"。常用于结扎残端组织或对组织进行悬吊、牵引。

2. 引流管传递　常用于组织保护性牵引，多用 8F 导尿管。18cm 弯血管钳夹住头端递给术者，返折引流管后，用 12.5cm 蚊式钳固定。

3. 橡皮筋传递　手指撑开胶圈，套在术者右手上。用于多把血管钳的集束固定。见图

3-10。

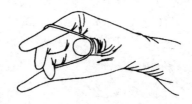

**图 3-10　橡皮筋传递法**

4. KD 粒（"花生米"）传递　常用于深部组织的钝性分离。用 18~22cm 弯血管钳夹持递给术者。见图 3-11。

5. 脑棉片传递　多用于开颅手术时，将棉片贴放于组织表面进行保护性吸引。脑棉片一端要求带有黑色丝线，以免遗留。稍用力拉，检查脑棉片质量。浸湿后示指依托，术者用枪状镊夹持棉片的一端。见图 3-12。

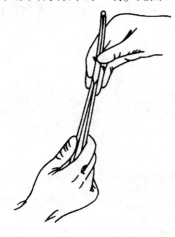

**图 3-11　KD 粒传递法**

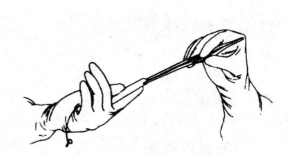

**图 3-12　脑棉片传递法**

（郭梅花）

# 第七节　常用手术体位及摆放方法

## 一、体位变化对机体的影响

### （一）体位改变对心血管系统的影响

机体对于体位改变的生理反应主要是对重力改变的反应。由于重力的作用可引起组织器官之间和组织器官内的血流及血液分布的改变。体位改变后，机体通过一系列复杂调节机制包括局部调节机制及静脉和动脉系统神经反射维持血流动力学稳定，以保证中枢神经系统适宜的灌注血流。手术中，麻醉药物可减弱并影响二者的调节效果。身体直立时，由于流体静力学作用，下肢血管透壁压力增加，由于肌肉张力和肌肉收缩，血管周围组织压力增加，加之静脉瓣的作用，该压力上升有限。即使如此仍有 0.5~1L 的血液淤滞在下肢，中心静脉压明显降低，心排出量降低 20%。如果改为平卧位，心排血量、心脏每搏量增加，此时如果心肌收缩力和动脉张力正常则血压上升。大静脉、心脏的容量感受器和主动脉弓、颈动脉窦压力感受器通过神经反射增强副交感神经作用，同时减弱交感神经作用，使心率减慢，心脏每搏量降低，心肌收缩力减弱，血压维持相对稳定。麻醉状态下，由于骨骼肌张力降低或完全麻痹、心肌收缩力的抑制，血管平滑肌的舒张及对各种生理反射功能的抑制，不仅可加重因体位改变引起的循环变化，而且还会严重影响机体的代偿调节功能。

## （二）体位改变对呼吸系统的影响

体位对呼吸系统的影响主要来自两方面，即重力和机械性障碍。重力作用引起器官组织的移位和体液再分布，导致胸腔及肺容量的变化。机械性障碍是指对人体施加的外来压力对器官功能的影响。身体直立时，由于重力作用，肺底部血液分布增多，肺尖部肺泡的顺应性低于肺底部。此外，腹腔脏器牵拉膈肌下移，肺功能余气量增加。仰卧位时，腹式呼吸相对减弱，胸式呼吸增加。膈肌向头侧移位，近背侧的膈肌移位更明显，使下肺的通气量增加。正常人俯卧位时，气体更容易分布到上侧肺泡，而血液分布正好相反，影响气体交换。

## （三）体位改变对神经系统的影响

1. 中枢神经系统　体位改变对脑血流的影响主要取决于平均动脉压和脑血管阻力的变化。一般情况下，可通过调节脑血管阻力使脑血流维持在稳定水平，称为脑血管自动调节机制。正常人具有自身调节能力，在体位改变时只要平均动脉压能维持在60mmHg以上，脑血流可维持正常水平。麻醉期间平卧位时，只要维持平均动脉压能高于60mmHg，脑血流仍可维持正常。但低血压的情况下，当头部处于较高位置时，对脑血流的影响则更加明显。研究结果表明，除仰卧位以外，其他任何体位都会使颅内压升高，尤其是头低30°并向左或右转、仰卧位屈曲时颅内压会明显增高。因此，颅内压高者，在安置体位时应特别注意。

2. 外周神经系统　手术中外周神经损伤的5个主要原因是牵拉、压迫、缺血、机体代谢功能紊乱及外科手术损伤。研究表明，压力和压迫时间需达到一定阈值才有可能导致神经损伤并伴有临床症状。此外，代谢性疾病如糖尿病、营养性疾病如恶性贫血、酒精性神经炎、动脉硬化、药物、重金属接触史等都是手术期间发生精神病变的常见原因。因此，并发此类疾病的手术患者应格外注意体位的保护。

## 二、手术体位的安置原则

1. 参加人员　体位的安置由手术医师、麻醉医师、巡回护士共同完成。

2. 保证患者安全舒适　骨隆突处放软垫，以防压疮；在摩擦较大的部位放置海绵垫，以减小剪切力。

3. 充分暴露手术野　保持手术体位固定，防止术中移位影响手术，便于手术医师操作，从而减少损伤和缩短手术时间。

4. 不影响患者呼吸　俯卧位时应在胸腹部下放置枕垫，枕垫之间须留一定空间，使呼吸运动不受限，确保呼吸通畅。

5. 不影响患者血液循环　患者处于侧卧或俯卧位时，可导致回心血量下降。因此，安置手术体位时应保持静脉血液回流良好，避免外周血液回流受阻；肢体固定时要加软垫，不可过紧。

6. 不压迫患者外周神经　上肢外展不得超过90°，以免损伤臂丛；截石位时保护下肢腓总神经，防止受压；俯卧位时小腿垫高，使足尖自然下垂。

7. 不过度牵拉患者肌肉骨骼 保持患者功能位，如麻醉后患者肌肉缺乏反射性保护，长时间颈伸仰卧位或颈部过度后仰可能会导致颈部疼痛；不可过分牵引四肢，以防止滑脱或骨折。

8. 防止发生体位并发症 在安置体位时，告知麻醉医师做好相应准备；移位时应动作轻缓，用力协调一致，防止直立性低血压或血压骤然升高及颈椎脱位等严重意外的发生。

## 三、常见手术体位及摆放方法

### （一）仰卧位

仰卧位为最常见的体位，适用于腹部、额面部、颈部等手术。患者仰卧位于手术床上，上下肢做适当的固定。上肢外展不超过 90°，以免臂丛神经受损，为了使手术部位显露良好，有的还要从背侧垫高局部。例如，颈后和肩后加垫，使头部后仰肝胆和脾的手术，垫高腰背或提高手术的桥架，使季肋部前凸。包括水平仰卧位、垂头仰卧位、上肢外展仰卧位等。

1. 水平仰卧位 适用于胸、腹部、下肢、颅脑等手术。

方法及步骤：

（1）患者仰卧于手术床上。

（2）双上肢外展不超过 90°，用约束带轻轻固定双前臂（如为颅脑手术应将双上肢自然放于身体两侧，用背下放置的中单固定肘部）。

（3）双下肢伸直，双膝下放一软垫，以免双下肢伸直时间过长引起神经损伤。

（4）约束带轻轻固定膝部。

在肝、胆、脾手术时，术侧垫一小软枕，摇手术床使患侧抬高 15°，使术野显露更充分；前列腺摘除术、子宫癌广泛切除术在骶尾部下面垫一软枕，将臀部稍抬高，利于手术操作；下肢手术只固定健侧膝部，患肢应放在约束带上利于手术操作。

2. 垂头仰卧位 适用甲状腺、颈前路术、腭裂修补、全身麻醉扁桃体切除、气管异物、食管异物等手术。

方法及步骤：

（1）双肩下平肩峰垫一肩垫，抬高肩部 20°，头后仰。

（2）颈下垫一圆枕，防止颈部悬空。

（3）头两侧置小沙袋或头圈，固定头部，避免晃动，术中保持头颈部正中过伸位，有利于手术操作。

（4）放置器械升降托盘代替头架。

（5）患者背下垫一中单，双上肢自然放于身体两侧，中单固定肘关节部位。其余同"水平仰卧位"。

颈椎前路手术，头稍偏向手术对侧，以便手术操作；全身麻醉扁桃体切除，手术床头摇低 5°~10°。

3. 斜仰卧位（45°） 适用于外侧入路、侧胸前壁、腋窝等部位手术。

方法及步骤：

（1）手术部位下垫一软垫，抬高患侧胸部，有利于术野显露。

（2）患侧手臂自然屈肘、上举，弹性衬垫包好，用绷带将患侧上肢悬吊固定在用治疗巾包好的麻醉头架上（注意：绷带不要缠绕过紧，不要将肢体裸露在麻醉头架上，以免在使用电刀时灼伤）。

（3）健侧置一长沙袋，中单固定，防止身体滑动。其余同"水平仰卧位"。

4. 侧头仰卧位 适用于耳部、颌面部、侧颈部、头部等手术。

方法及步骤：患者仰卧位，患侧在上，健侧头下垫一头圈，避免压伤耳郭；肩下垫一软垫，头转向对侧（侧偏程度视手术部位而定）。其余同"水平仰卧位"。

颅脑翼点入路、凸面肿瘤摘除术，上头架各螺丝旋紧，防止头架零件滑脱，影响固定效果。同时，抬高手术头 10°~15°。

5. 上肢外展仰卧位 适用于上肢、乳房手术。

方法及步骤：患侧上肢外展置于托手板或小方桌上（托手板与小方桌应调节与手术床高度一致），外展不得超过 90°，以免拉伤臂丛神经。其余同"水平仰卧"。

（二）侧卧位

侧卧位适用于胸部、肾手术。从人体侧方施行手术，如肺叶切除术、肾切除术等，需采取侧卧位。有的是采取"半侧卧位"，躯干背面与手术台面呈 45°或 120°左右。为保持侧卧位稳定，应适当固定躯干；同时安置固定上、下肢，尤其要注意避免臂丛、桡神经或腓总神经受压。

1. 脑科侧卧位 适用于后颅凹（包括小脑、四脑室、天幕顶）、枕大孔区、肿瘤斜坡脊索瘤手术等。

方法及步骤：

（1）患者侧卧 90°、背侧近床缘。

（2）头下垫头圈、一次性中单，下耳郭置于圈中防止受压，上耳孔塞棉花防止进水。

（3）腋下垫一腋垫，距腋窝约 10cm，防止上臂受压，损伤腋神经。

（4）约束带固定双上肢于支臂架上。

（5）于背部、臀部、胸部、腹部各上一个支身架固定身体（支身架与患者之间置短圆海绵枕，缓冲对患者的压力）。

（6）上侧下肢屈曲、下侧下肢向后伸直，有利于放松腹部。

（7）两腿之间夹一个大软垫，保护膝部骨隆突处。

（8）约束带固定髋部。

（9）下侧踝关节处置软枕，保护踝关节。

2. 一般侧卧位 适用于肺、食管、侧胸壁、侧腰部（肾及输尿管中、上段）手术等。

方法及步骤：

（1）患者健侧卧位 90°。

（2）两手臂向前伸展于双层托手架上。

（3）腋下垫一腋垫，距腋窝约 10cm，防止上臂受压损伤腋神经；约束带固定双上肢；头下枕一 25cm 高的枕垫，使下臂三角肌群下留有空隙，防止三角肌受压引起挤压综合征。

（4）耻骨联合（防止挤压阴囊、阴茎）与骶尾部各放一个支身架（支身架与身体之间放上短圆枕缓冲支身架对身体的压力）。

（5）下侧下肢伸直、上侧下肢屈曲 90°，有利于放松和固定腹部。两腿之间夹一大软垫，保护膝部骨隆突处。

（6）约束带固定髋部。

肾及输尿管中段手术，患者肾区（肋缘下 3cm）对准腰桥。上侧下肢伸直、下侧下肢屈曲 90°，使腰部平直舒展，充分显露术野；大腿上 1/3 处用约束带固定；铺无菌巾后将手术床先调整至头高脚低位，再将背板摇低（两头的角度分别在 15°～30°），再根据患者的情况调节腰桥的高度。

3. 髋部手术侧卧位　适用于髋臼骨折并发髋关节后脱位、人工髋关节置换术，股骨干骨折切开复位内固定、股骨肿瘤、股骨颈骨折或股骨粗隆间骨折内固定和股骨上端截骨术等。

方法及步骤：

（1）侧卧 90°患侧向上。

（2）腋下垫一腋垫。

（3）约束带固定双上肢于托手架上。

（4）耻骨联合（防止挤压阴囊、阴茎）与骶尾部各放一个支身架（支身架与身体之间放上短圆枕缓冲支身架对身体的压力），固定牢靠，以免术中体位变换，影响复位效果。

（5）头下垫一软枕。

（6）两腿之间夹一大软垫，约束带将软枕与下侧下肢一并固定（切口在髋部，上侧下肢不约束）。

（三）侧俯卧位

侧俯卧位（45°）适用于胸腹联合切口的手术、胸腰段椎体肿瘤、植骨术、胸腰段结核病灶清除术；侧俯卧位（60°）适用于胸椎及腰椎部后外侧入路的手术、胸椎骨折伴截瘫侧前方椎管减压术、胸椎结核肋骨横突切除、病灶清除术等。

方法及步骤：

1. 术侧向上，身体呈半俯卧位（45°或 60°）。

2. 腋下垫一腋垫。

3. 双上肢向前放在双层托手架上，约束带固定。

4. 下侧下肢伸直、上侧下肢屈曲 90°自然放松，两膝下放一大软垫。

5. 支身架两个均放于患侧的胸部、下腹部，支身架与患者之间加放短圆枕挡住患者，保持体位不移动。

6. 患者背侧的腰部、臀部各垫一长沙袋固定。

7. 约束带固定髋部。

（四）俯卧位

俯卧位适用于颅后窝、颈椎后路、脊柱后入路、骶尾部、背部、痔、经皮肾镜等手术。

方法及步骤：

1. 患者俯卧位，头转向一侧或支架于头架上（颅后窝、颈椎后入路、全身麻醉胸椎及腰椎内固定手术）。

2. 胸部垫一三角枕或直接使用弓形架，使胸腹部呈悬空状，保持胸腹部呼吸不受限制，同时避免因压迫下腔静脉至回流不畅而引起低血压。

3. 双上肢自然弯曲放于头两侧，垫一方形海绵垫。

4. 膝下及足部各垫一大软枕，使踝关节自然弯曲下垂，防止足背过伸，引起足背神经拉伤。骶尾部手术、痔手术，摇低手术床尾约60°，分开两腿，以便充分暴露术野。男性患者，防止阴茎、阴囊受压。经皮肾镜手术不使用弓形架或三角枕，应在腹部放一大的软垫，使腰部平直抬高以利于手术操作。

（五）膀胱截石位

截石位适用于肛门、尿道、会阴部、经腹会阴联合切口、阴道手术、经阴道子宫切除、膀胱镜检查、经尿道前列腺电切术等。此体位是在仰卧位的基础上，用腿架使膝关节和髋关节屈曲，两下肢分开，充分显露会阴部。两腿高度以患者腘窝的自然弯曲下垂为准，过高会压迫腘窝，两腿宽度为生理跨度45°，过大会引起大腿内收肌拉伤。将膝关节摆放正，弯曲度在90°~100°为宜，避免压迫腓骨小头，引起腓骨神经损伤致足下垂。臀部用一长软垫抬高，使坐骨结节超出手术台5~6cm为宜，双腿分开80°~90°。分开过大腓骨小头压于腿托上，导致腓总神经损伤；过小不利于手术操作。此体位起初用于膀胱结石摘取术，故称截石位。

方法及步骤：

1. 患者仰卧位。

2. 两腿屈髋、膝放于腿架上，腿与腿架之间垫一树脂垫，防止皮肤压伤，约束带缠绕固定，不宜过紧（以双腿不下滑为度）。

3. 两腿高度以患者腘窝的自然弯曲下垂为度，过高可压迫腘窝；两腿跨度为生理跨度（45°），大于生理跨度时，可引起大腿内收肌拉伤。

4. 将膝关节摆正，不要压迫腓骨小头，以免引起腓骨神经损伤至足下垂。

5. 取下手术床尾，检查臀部是否靠近床缘，腰臀下垫一小软垫或将手术床后仰15°，有利于手术操作。

6. 臀下垫一块一次性中单，以防止冲洗液浸湿手术床。

7. 手臂外展不超过90°，用约束带固定。

（六）坐位

局部麻醉坐位适用于鼻中隔矫正、鼻息肉摘除、局部麻醉扁桃体手术等。

方法及步骤：

1. 方法一 ①患者坐在手术椅上。②调整好头架位置，头置于头架上，保持固定。③两手扶住手术椅把手。

2. 方法二 ①患者坐在手术床上。②将手术床头摇高75°，将手术床尾摇低45°，整个手术床后仰15°，使患者屈膝半坐在手术床上。③双上肢自然下垂，中单固定。

## 四、体位摆放的注意事项

1. 摆放体位之前，应对患者的全身情况和局部情况，以及将实施的手术所需时间和麻醉方式做一个全面的评估。

（1）全身情况的评估：对于昏迷、瘫痪、自主活动丧失、身体局部组织长期受压、老年人、肥胖者、身体衰弱、营养不佳者、水肿患者应术前仔细检查患者皮肤，摆放体位时应注意加强保护。在摆放体位的时候要避免拖、拉患者，以免造成皮肤的损伤。

（2）局部情况的评估：仰卧位时容易受压的部位为枕骨粗隆、肩胛部、肘、脊椎体隆突处、骶尾部、足跟，特别是骶尾部。侧卧位时容易受压的部位为耳部、肩峰、肘部、髋部、膝关节的内外侧和内外踝。俯卧位容易受压的部位有耳、颊部、前额、眼、肩、女性乳房、男性生殖器、髂嵴、膝部、脚趾。在容易受压的部位不影响手术操作的情况下垫一软垫或头圈保护。

（3）手术所需时间和麻醉方式的评估：如手术所需时间较长，术前摆放体位时在受压部位应放置软垫加以保护，防止压疮的发生。全身麻醉患者摆放体位时应注意将患者的肢体放置在功能位，使用约束带时不能过紧，以免造成患者肌肉和神经的拉伤，影响血运。全身麻醉患者麻醉后全身肌肉都处于松弛状态，所以在移动和给患者翻身时动作要轻，要注意保护患者，避免摔伤，造成患者骨折和关节脱位。

2. 摆放体位时应将体位垫均用软布包裹，并且要将软布包平整不能有皱褶。用以体位摆放的各种布单均应保持干燥平整。

3. 全身麻醉患者术前应用抗生素眼膏涂双眼，并用纱布遮盖，可以防止角膜损伤和强光对眼的刺激。

4. 术中要勤巡视，检查患者受压部位。平卧位要检查手臂的摆放，角度是否过大。侧卧位时要检查健侧手臂的血运情况，患侧肩关节前方是否受压。俯卧位时要检查患者的耳朵、眼睛是否受压。截石位时应检查腿摆放的位置是否正确，有无移动。体位的巡视以 30 分钟一次为宜。术中在不造成污染和不影响手术的情况下，可对患者的受压部位进行放松和按摩，可防止压疮的发生、神经受压，促进血液循环。

5. 在对下腔静脉实施有影响的手术时，应避免在下肢进行静脉输液。侧卧位时将静脉输液最好留置在下方的上肢处，有利于观察受压肢体的静脉回流情况。俯卧位时可用小镜子在头架下观察患者的眼睛是否受压。

（郭梅花）

# 第八节　手术器械清洗、消毒与灭菌技术

## 一、器械清洗、消毒、灭菌的相关概念

1. 清洗　去除医疗器械、器具和物品上污物的全过程。流程包括冲洗、洗涤、漂洗和终末漂洗。

2. 冲洗　使用流动水去除器械、器具和物品表面污物的过程。

3. 洗涤　使用含有化学清洗剂的清洗用水，去除器械、器具和物品污染物的过程。

4. 漂洗　用流动水冲洗洗涤后器械、器具和物品上残留物的过程。

5. 终末漂洗　用软水、纯化水或蒸馏水对漂洗后的器械、器具和物品进行最终的处理过程。

6. 超声波清洗器　利用超声波在水中振荡产生"空化效应"进行清洗的设备。

7. 清洗消毒器　具有清洗与消毒功能的机器。

8. 闭合　用于关闭包装而没有形成密封的方法。例如反复折叠，以形成一弯曲路径。

9. 密封　包装层间连接的结果（注：密封可以采用诸如黏合剂或热熔法）。

10. 闭合完好性　闭合条件能确保该闭合至少与包装上的其他部分具有相同的阻碍微生物进入的程度。

11. 包装完好性　包装未受到物理损坏的状态。

12. 植入物　放置于外科操作造成的或者生理存在的体腔中，留存时间为 30 天或 30 天以上的可植入型物品。

13. 湿热消毒　利用湿热使菌体蛋白变性或凝固酶失去活性，代谢发生障碍，致使细胞死亡。包括煮沸消毒法和高温蒸汽消毒法等。

14. 可追溯　对影响灭菌过程和结果的关键要素进行记录，保存备查，实现可追踪。

15. 灭菌过程验证装置　对灭菌过程有预定抗力的模拟装置，用于评价灭菌过程的有效性。其内部放置化学指示物时称化学 PCD，放置生物指示物时称生物 PCD。

16. 小型压力蒸汽灭菌器　体积<60L 的压力蒸汽灭菌器。

17. 快速压力蒸汽灭菌　专门用于处理立即使用物品的压力蒸汽灭菌过程。

18. 清洗效果测试指示物　用于测试清洗消毒机清洗效果的指示物。

## 二、手术器械、器具和物品的处理原则

1. 通常情况下应遵循先清洗后消毒的处理程序。

2. 应根据《医院消毒规范》的规定，选择清洗、消毒和灭菌的方法。

3. 清洗、消毒、灭菌效果的监测，应按照《医院消毒规范》的规定。

4. 耐湿、耐热的器械、器具、物品，应首先物理消毒或灭菌。

5. 应遵循标准预防的原则进行清洗、消毒和灭菌。

6. 设备、药械及耗材应符合国务院卫生行政部门的有关规定，其操作与使用应遵循生产厂家的使用说明或指导手册。

## 三、手术器械、器具和物品处理的操作流程

### （一）回收

1. 手术器械、器具和物品直接置于封闭的容器中，集中回收处理；被朊毒体、气性坏疽及突发原因不明的传染病病原体污染的器械、器具及诊疗物品，使用者应双层封闭包装并标明感染性医疗废物，单独回收处理。

2. 不应在手术间或外走廊对污染的诊疗器械、器具和物品进行清点，采用封闭方式回收，避免反复装卸。根据规定的路线，运到污染器械区，以防止污染器械的污染泄漏。

3. 回收工具每次使用后应清洗、消毒、干燥、备用。

### （二）分类

1. 手术完毕后立即进行分类，在去污区进行器械的清点、核查。

2. 应根据器械物品材质、精密程度进行分类处理。

### （三）清洗

污染器械、物品尽早清洗，如不能及时清洗，须将物品浸于冷水或含酶液中。

清洗方法包括机械清洗、手工清洗。机械清洗适用于大部分常规器械的清洗；手工清洗适用于精密、复杂器械的清洗和有机物污染较重器械的初步处理。精密器械的清洗，应遵循

生产厂家提供的使用说明或指导手册。

## 四、器械、器具和物品的清洗操作方法

### (一) 手工清洗

1. 操作程序

(1) 冲洗：将器械、器具和物品置于流动水下冲洗，初步去除污染物。

(2) 洗涤：冲洗后，应用酶清洁剂或其他清洁剂浸泡后刷洗、擦洗。

(3) 漂洗：洗涤后，再用流动水冲洗或刷洗。

(4) 终末漂洗：应用软水、纯化水或蒸馏水进行冲洗。

2. 注意事项

(1) 手工清洗时水温宜为 15~30℃。

(2) 去除干涸的污渍，应先用酶清洁剂浸泡，再刷洗或擦洗。

(3) 刷洗操作应在水面下进行，防止产生气溶胶。

(4) 管腔器械应用压力水枪冲洗，可拆卸部分应拆开后清洗。

(5) 不应使用钢丝球类用具和去污粉等用品，应选用相匹配的刷洗用具、用品，避免器械磨损。

(6) 清洗用具、清洗池等应每天清洁与消毒。清洗人员注意自身防护。

### (二) 超声波清洗器 (台式)

适用于精密、复杂器械的洗涤。

1. 操作程序

(1) 冲洗：于流动水下冲洗器械，初步去除污染物。

(2) 洗涤：清洗器内注入洗涤用水，并添加清洁剂。水温应为 40~50℃。应将器械放入篮筐中，浸没在水面下，腔内注满水。超声清洗时间一般宜为 3~5 分钟，可根据器械污染情况适当延长清洗时间，不宜超过 10 分钟。

(3) 终末漂洗应用软水或纯化水。

(4) 超声清洗操作，应遵循生产厂家的使用说明或指导手册。

2. 注意事项

(1) 清洗时应盖好超声清洗机盖子，防止产生气溶胶。

(2) 应根据器械的不同材质选择相匹配的超声频率。

### (三) 清洗消毒器

1. 操作程序　应遵循生产厂家的使用说明或指导手册。

2. 注意事项

(1) 设备运行中，应确认清洗消毒程序的有效性。观察程序的打印记录，并留存。

(2) 被清洗的器械、器具和物品应充分接触水流；器械轴节应充分打开；可拆卸的零部件应拆开，管腔类器械应使用专用清洗架。

(3) 精细器械和锐利器械应固定放置。

(4) 冲洗、洗涤、漂洗时应使用软水，终末漂洗、消毒时应使用纯化水。

(5) 预洗阶段水温应≤45℃。

（6）器械在终末漂洗过程中应使用润滑剂。

（7）检查清洁剂泵管是否通畅，确保清洗剂用量准确。

（8）舱内、悬臂应每天清洁、除垢。

## 五、清洗质量监测

1. 日常监测　检查、包装时进行，应目测器械或借助带光源放大镜检查。清洗后器械应光洁、无血渍、污渍、水垢和锈斑。

2. 定期抽查　每月抽查清洗质量，并记录监测结果。

## 六、消毒

1. 清洗后的器械、器具和物品应进行消毒处理。方法首选机械热力消毒，也可采用75%酒精、酸性氧化电位水或取得国务院卫生行政部门卫生许可批件的消毒器械进行消毒。

2. 消毒后直接使用的器械、器具和物品湿热消毒温度≥90℃，时间≥5分钟；消毒后继续灭菌处理的，其湿热消毒温度应≥90℃，时间≥1分钟。

3. 湿热消毒监测　化学消毒效果监测；清洗消毒器的主要性能参数监测。

## 七、干燥

1. 宜首选干燥设备进行干燥处理　根据器械的材质选择适宜的干燥温度，金属类干燥温度为70~90℃，塑胶类干燥温度为65~75℃。

2. 无干燥设备的及不耐热的器械、器具及诊疗用品可使用消毒的低纤维絮擦布进行干燥处理。

3. 穿刺针、手术吸引头等管腔类器械，应使用压力气枪或95%酒精进行干燥处理。

4. 不应使用自然干燥方法进行干燥。

## 八、器械检查和保养

1. 应采用目测或使用带光源放大镜对干燥后的每件器械、器具及诊疗用品等进行检查，器械表面及其关节、齿牙处应光洁，无血渍、污渍、水垢等残留物质和锈斑；功能完好，无损毁。

2. 清洗质量不合格的，应重新处理；有锈迹，应防锈；器械功能损毁或锈蚀严重，应及时维修或报废。

3. 带电源器械应进行绝缘性能等安全性检查。

4. 应使用润滑剂进行器械保养，不应使用液状石蜡等非水溶性的产品作为润滑剂。

## 九、包装

（一）装配要求

1. 灭菌包重量要求　器械包重量不宜超过7kg，敷料包不宜超过5kg。

2. 灭菌包的体积要求下排气式高压灭菌锅包的体积为30cm×30cm×25cm，脉动预真空高压灭菌锅包的体积为30cm×30cm×50cm。

3. 包装前应根据器械装配的技术规程或图示进行包装。

4. 手术器械应放在篮筐或有孔的盘中进行装配包装。

5. 轴节类器械不应完全锁扣；有盖的器皿应开盖，叠放时器皿间用吸湿布等隔开；管腔类盘绕放置，保持管腔通畅；精细器械、锐器应采取保护措施。

6. 盆、盘、碗等器皿宜单个包装。

### （二）包装材料要求

1. 开放式的储槽不应用于灭菌物品的包装。

2. 纺织品包装材料应一用一清洗，无污渍，灯光检查无破损。

3. 硬质容器的使用和操作应遵循厂家的使用说明书或指导手册，清洗或灭菌符合流程。

### （三）包装方法

1. 灭菌物品的包装方法包括闭合式和密封式包装。

2. 手术器械采用闭合式包装方法，应由 2 层包装材料分为 2 次包装。

3. 密封式包装如纸袋可使用 1 层，适用于单独包装的器械。

### （四）封包要求

1. 包外应贴灭菌化学指示物，包内也应放置包内化学指示物；包装材料可直接观察包内灭菌化学指示物的颜色变化，则不放置包外灭菌化学指示物。

2. 闭合式包装应使用专用胶带，胶带长度应与灭菌包体积、重量相适宜，松紧适度。封包应严密，保持闭合完好性。

3. 纸塑袋、纸袋等密封包装，其密封宽度应为 6mm，包内器械距包装袋封口处 2~5cm。

4. 医用热封机在每日使用前应检查参数的准确性和闭合完好性。

5. 硬质容器应设置安全闭锁装置，屏障完整性破坏时应可识别。

6. 灭菌物品包装的标识应注明物品名称、包装者等内容。灭菌前注明灭菌器编号、灭菌批次、灭菌日期和失效日期。标识应具有追溯性。

## 十、灭菌

### （一）压力蒸汽灭菌

1. 适用于耐湿、耐热的器械、器具和物品的灭菌。

2. 包括下排气式和预真空压力蒸汽灭菌，根据待灭菌物品选择适宜的压力蒸汽灭菌器和灭菌程序。灭菌器操作方法遵循生产厂家的使用说明或指导手册。

3. 压力蒸汽灭菌器操作程序包括灭菌前准备、灭菌物品装载、灭菌操作、灭菌物品卸载和灭菌效果的监测等步骤。

（1）灭菌前按以下要求进行准备：①每天设备运行前应进行安全检查，包括灭菌器压力表处在"0"的位置。②记录打印装置处于备用状态，灭菌器柜门密封圈平整无损坏，柜门灵活、安全有效。③灭菌柜内冷凝水排出口通畅，柜内壁清洁；电源、水源、蒸汽、压缩空气等运行条件符合设备要求。④进行灭菌器的预热；预真空灭菌器应在每天开始灭菌运行前空载进行 B-D 试验。

（2）灭菌物品按以下要求进行装载：①应使用专用灭菌架或篮筐装载灭菌物品。灭菌包之间应留间隙，利于灭菌介质的穿透。②宜将同类材质的器械、器具和物品，置于同一批次进行灭菌。材质不相同时，纺织类物品应放置于上层，竖放；金属器械类放置于下层。

③手术器械包、硬质容器应平放，盆、盘、碗类物品应斜放，包内容器开口朝向一致，玻璃瓶等底部、无孔的器皿类物品应倒立或侧放；纸袋、纸塑包装应侧放，有利于蒸汽进入和冷空气排出。④下排气压力蒸汽灭菌器中，大包宜摆放于上层，小包宜摆放于下层。⑤下排气压力蒸汽灭菌器的装载量不应超过柜室容积的80%。⑥预真空和脉动真空压力蒸汽灭菌器的装载量不应超过柜室容积的90%，同时不应小于柜室容积的10%和5%。

（3）按以下要求进行灭菌操作：①应观测并记录灭菌时的温度、压力和时间等灭菌参数及设备运行状况。②灭菌过程的监测应符合规定参数。

（4）无菌物品按以下要求进行卸载：①从灭菌器卸载取出的物品，待温度降至室温时方可移动，冷却时间应>30分钟。②每批次应确认灭菌过程合格，包外、包内化学指示物合格，检查有无湿包现象，防止无菌物品损坏和污染。无菌包掉落地上或误放到不洁处应视为被污染。

（二）快速压力蒸汽灭菌

1. 适用于对裸露物品的灭菌。

2. 注意事项

（1）宜使用卡式盒或专用灭菌容器盛放裸露物品。

（2）快速压力蒸汽灭菌方法可不包括干燥程序；运输时避免污染，4小时内使用，不能贮存。

（三）干热灭菌

1. 适用于耐热、不耐湿、蒸汽或气体不能穿透物品的灭菌，如玻璃、油脂、粉剂等物品的灭菌。

2. 注意事项

（1）灭菌物品包体积不应超过10cm×10cm×20cm，泊剂、粉剂的厚度不应超过0.6cm，凡士林纱布条厚度不应超过1.3cm，装载高度不应超过灭菌器内腔高度的2/3，物品间应留有充分的空间。

（2）灭菌时不应与灭菌器内腔底部及四壁接触，灭菌后温度降到40℃以下再开灭菌器。

（3）有机物品灭菌时，温度应为160~170℃。

（4）灭菌温度达到要求时，应打开进风柜体的排风装置。

（四）环氧乙烷灭菌

1. 适用于不耐高温、湿热如电子仪器、光学仪器等诊疗器械的灭菌。100%纯环氧乙烷的小型灭菌器，灭菌参数如下。

环氧乙烷作用浓度：450~1 200mg/L；灭菌温度：37~63℃；相对湿度：40%~80%；灭菌时间：1~6小时。

2. 注意事项

（1）金属和玻璃材质的器械，灭菌后可立即使用。

（2）残留环氧乙烷排放应遵循生产厂家的使用说明或指导手册，设置专用的排气系统，并保证足够的时间进行灭菌后的通风换气。

（3）环氧乙烷灭菌器及气瓶或气罐应远离火源和静电。气罐不应存放在冰箱中。

（五）过氧化氢等离子体低温灭菌

1. 适用于不耐高温、湿热如电子仪器、光学仪器等诊疗器械的灭菌。灭菌参数如下。
过氧化氢作用浓度：>6mg/L；灭菌腔壁温度：45~65℃；灭菌周期：28~75 分钟。

2. 注意事项

（1）灭菌前物品应充分干燥。

（2）灭菌物品应使用专用包装材料和容器。

（3）不适用纤维制品、棉布、木质类、泊类、粉剂类等的灭菌。

（4）内镜或其他器材长度只适用于管道>1mm 及长度<2m 的器械；若长度>2m，需要加上强化剂。

# 十一、贮存

1. 无菌物品贮存应分类分架放置于无菌物品存放区。一次性物品应除去外包装后，进入无菌区存放。

2. 无菌物品存放架应离地面 20~25cm，离墙 5~10cm，距天花板 50cm。

3. 无菌物品放置位置固定，设置标识。接触无菌物品前应洗手或手消毒。

4. 消毒后直接使用的物品应干燥，包装后专架存放。

5. 无菌物品存放有效期

（1）环境的温度、湿度达到规定时（温度为 20~25℃，湿度约为 60%），纺织品包装的无菌物品有效期宜为 14 天；未达到环境标准的，有效期为 7 天。

（2）一次性纸袋包装的无菌物品，有效期为 1 个月。

（3）一次性医用皱纹包装纸、医用无纺布包装的无菌物品，有效期为 6 个月。

（4）一次性纸塑袋包装的无菌物品，有效期为 6 个月。

（5）带保护装置硬质容器包装的无菌物品，有效期为 6 个月。

# 十二、无菌物品的发放

1. 无菌物品发放时，应遵循在有效期内先进先出的原则。

2. 发放时应确认无菌物品的有效性。植入物及植入性手术器械应在生物监测合格后，方可发放。

3. 发放记录应具有可追溯性，应记录一次性使用无菌物品出库日期、名称、规格、数量、生产厂家、生产批号、灭菌日期、失效日期等。

4. 运送无菌物品的器具使用后，应清洁处理，干燥存放。

5. 发出未用的物品尽量不再退回无菌物品存放区。

6. 过期灭菌物品须从存放区取出，重新进行清洗包装和灭菌处理。

（郭梅花）

# 第四章

## 呼吸内科疾病护理

### 第一节　急性呼吸道感染

#### 一、急性上呼吸道感染

急性上呼吸道感染简称上感，为外鼻孔至环状软骨下缘包括鼻腔、咽或喉部急性炎症的概称。其特点是起病急、病情轻、病程短、可自愈，预后好，但发病率高，并具有一定的传染性。本病是呼吸道最常见的一种感染性疾病，发病不分年龄、性别、职业和地区，免疫功能低下者易感。全年皆可发病，以冬春季节多见，多为散发，但在气候突变时可小规模流行。

主要病原体是病毒，少数是细菌。人体对病毒感染后产生的免疫力较弱、短暂，病毒间也无交叉免疫，故可反复发病。

（一）病因与发病机制

1. 病因　常见病因为病毒，少数由细菌引起，可单纯发生或继发于病毒感染之后发生。病毒包括鼻病毒、冠状病毒、腺病毒、流感和副流感病毒以及呼吸道合胞病毒、埃可病毒和柯萨奇病毒等。细菌以口腔定植菌溶血性链球菌为多见，其次为流感嗜血杆菌、肺炎链球菌和葡萄球菌等，偶见革兰阴性杆菌。

2. 发病机制　正常情况下健康人的鼻咽部有病毒、细菌存在，一般不会发病。接触病原体后是否发病，取决于传播途径和人群易感性。淋雨、受凉、气候突变、过度劳累等可降低呼吸道局部防御功能，致使原存的病毒或细菌迅速繁殖引起发病。老幼体弱，免疫功能低下或有慢性呼吸道疾病如鼻窦炎、扁桃体炎者更易发病。病原体主要通过飞沫传播，也可由于接触患者污染的手和用具而传染。

（二）临床表现

1. 临床类型

（1）普通感冒：俗称"伤风"，又称急性鼻炎或上呼吸道卡他。以冠状病毒和鼻病毒为主要致病病毒。起病较急，主要表现为鼻部症状，如打喷嚏、鼻塞、流清水样鼻涕，早期有咽部干痒或烧灼感。2~3天后鼻涕变稠，可伴咽痛、流泪、味觉迟钝、呼吸不畅、声嘶、咳嗽等，有时由于咽鼓管炎致听力减退。严重者有发热、轻度畏寒和头痛等。体检可见鼻腔黏膜充血、水肿、有分泌物，咽部可轻度充血。若无并发症，一般经5~7天痊愈。

（2）急性病毒性咽炎和喉炎：急性病毒性咽炎常由鼻病毒、腺病毒、流感病毒、副流感病毒以及肠病毒、呼吸道合胞病毒等引起。临床表现为咽痒和灼热感，咽痛不明显，但合并链球菌感染时常有咽痛。体检可见咽部明显充血、水肿。急性喉炎多为流感病毒、副流感病毒及腺病毒等引起，临床表现为明显声嘶、讲话困难、可有发热、咽痛或咳嗽，咳嗽时咽喉疼痛加重。体检可见喉部充血、水肿，颌下淋巴结轻度肿大和触痛，有时可闻及喉部的喘息声。

（3）急性疱疹性咽峡炎：多由柯萨奇病毒 A 引起，表现为明显咽痛、发热，病程约为一周。查体可见咽部充血，软腭、腭垂、咽及扁桃体表面有灰白色疱疹及浅表溃疡，周围伴红晕。多发于夏季，儿童多见，成人偶见。

（4）急性咽结膜炎：主要由腺病毒、柯萨奇病毒等引起。表现为发热、咽痛、畏光、流泪、咽及结膜明显充血。病程 4~6 天，多发于夏季，由游泳传播，儿童多见。

（5）急性咽扁桃体炎：病原体多为溶血性链球菌，其次为流感嗜血杆菌、肺炎链球菌、葡萄球菌等。起病急，以咽、扁桃体炎症为主，咽痛明显、伴发热、畏寒，体温可达 39℃以上。查体可发现咽部明显充血，扁桃体肿大、充血，表面有黄色脓性分泌物。有时伴有颌下淋巴结肿大、压痛，而肺部查体无异常体征。

2. 并发症　一般预后良好，病程常在 1 周左右。少数患者可并发急性鼻窦炎、中耳炎、气管-支气管炎。以咽炎为表现的上呼吸道感染，部分患者可继发溶血性链球菌引起的风湿热、肾小球肾炎等，少数患者可并发病毒性心肌炎。

（三）辅助检查

1. 血液检查　病毒感染者，白细胞计数常正常或偏低，伴淋巴细胞比例升高。细菌感染者可有白细胞计数与中性粒细胞增多和核左移现象。

2. 病原学检查　因病毒类型繁多，一般无需进行此检查。需要时可用免疫荧光法、酶联免疫吸附法、血清学诊断或病毒分离鉴定等方法确定病毒的类型。细菌培养可判断细菌类型并做药物敏感试验以指导临床用药。

（四）诊断

根据鼻咽部的症状和体征，结合周围血象和阴性胸部 X 线检查可作出临床诊断。一般无需病因诊断，特殊情况下可进行细菌培养和病毒分离，或病毒血清学检查等确定病原体。但须与初期表现为感冒样症状的其他疾病鉴别，如过敏性鼻炎、流行性感冒、急性气管-支气管炎、急性传染病前驱症状等。

（五）治疗

治疗原则以对症处理为主，以减轻症状，缩短病程和预防并发症。

1. 对症治疗　病情较重或发热者或年老体弱者应卧床休息，忌烟，多饮水，室内保持空气流通。如有发热、头痛，可选用解热镇痛药如复方阿司匹林、索米痛片等口服。咽痛可用消炎喉片含服，局部雾化治疗。鼻塞、流鼻涕可用1%麻黄素滴鼻。

2. 抗菌药物治疗　一般不需用抗生素，除非有白细胞升高、咽部脓苔、咯黄痰和流鼻涕等细菌感染证据，可根据当地流行病学史和经验用药，可选口服青霉素、第一代头孢菌素、大环内酯类或喹诺酮类。

3. 抗病毒药物治疗　如无发热，免疫功能正常，发病超过 2 天一般无需应用。对于免疫缺陷患者，可早期常规使用广谱的抗病毒药，如利巴韦林和奥司他韦，可缩短病程。具有清热解毒和抗病毒作用的中药亦可选用，有助于改善症状，缩短病程。如板蓝根冲剂、银翘解毒片等。

（六）护理措施

1. 生活护理　症状轻者适当休息，避免过度疲劳；高热患者或年老体弱者应卧床休息。保持室内空气流通，温湿度适宜，定时空气消毒，进行呼吸道隔离，患者咳嗽或打喷嚏时应避免对着他人，防止交叉感染。饮食应给予高热量、高维生素的流质或半流质，鼓励患者多饮水及漱口，保持口腔湿润和舒适。患者使用的餐具、毛巾等可进行煮沸消毒。

2. 对症护理　高热者遵医嘱物理降温，如头部冷敷，冰袋置于大血管部位，温水或乙醇擦浴，4℃冷盐水灌肠等。注意30分钟后测量体温并记录。必要时遵医嘱药物降温。咽痛者可用淡盐水漱咽部或含服消炎喉片，声嘶者可行雾化疗法。

3. 病情观察　注意观察生命体征，尤其是体温变化及咽痛、咳嗽等症状的变化。警惕并发症，如中耳炎患者可有耳痛、耳鸣、听力减退、外耳道流脓；并发鼻窦炎者会出现发热、头痛加重、伴脓涕，鼻窦有压痛。

4. 用药护理　遵医嘱用药，注意观察药物不良反应。

5. 健康教育　积极体育锻炼，增强机体免疫力。生活饮食规律、改善营养。避免受凉、淋雨、过度疲劳等诱发因素，流行季节避免到公共场所。注意居住、工作环境的通风换气。年老体弱易感者应注意防护，上呼吸道感染流行时应戴口罩。

# 二、急性气管-支气管炎

急性气管-支气管炎是由生物、物理、化学刺激或过敏等因素引起的气管-支气管黏膜的急性炎症。临床症状主要为咳嗽和咳痰。常发生于寒冷季节或气候突变时，也可继发于上呼吸道感染，或为一些急性呼吸道传染病（麻疹、百日咳等）的一种临床表现。

（一）病因与发病机制

1. 感染　病毒或细菌是本病最常见的病因。常见的病毒有呼吸道合胞病毒、副流感病毒、腺病毒等。细菌以肺炎球菌、流感嗜血杆菌、链球菌和葡萄球菌较常见。

2. 理化因素　冷空气、粉尘、刺激性气体或烟雾对气管-支气管黏膜的急性刺激。

3. 过敏反应　花粉、有机粉尘、真菌孢子、动物毛皮及排泄物等的吸入，钩虫、蛔虫的幼虫在肺移行，或对细菌蛋白质的过敏均可引起本病。

感染是最主要的病因，过度劳累、受凉是常见诱因。

（二）临床表现

1. 症状　起病较急，通常全身症状较轻，可有发热，体温多于3~5天内恢复正常。大多先有上呼吸道感染症状，以咳嗽为主，初为干咳，以后有痰，黏液或黏液脓性痰，偶伴血痰。气管受累时在深呼吸和咳嗽时感胸骨后疼痛；伴支气管痉挛，可有气急和喘鸣。咳嗽、咳痰可延续2~3周才消失，如迁延不愈，可演变成慢性支气管炎。

2. 体征　体检肺部呼吸音粗，可闻及不固定的散在干、湿啰音，咳嗽后可减少或消失。

（三）辅助检查

病毒感染者白细胞正常或偏低，细菌感染者可有白细胞总数和中性粒细胞增高。胸部X

线检查多无异常改变或仅有肺纹理增粗。痰涂片或培养可发现致病菌。

### （四）诊断

1. 肺部可闻及散在干、湿性啰音，咳嗽后可减轻。

2. 胸部 X 线检查无异常改变或仅有肺纹理增粗。

3. 排除流行性感冒及某些传染病早期呼吸道症状，即可作出临床诊断。

4. 痰涂片或培养有助于病因诊断。

### （五）治疗

1. 病因治疗　有细菌感染证据时应及时应用抗生素。可首选青霉素、大环内酯类，亦可选用头孢菌素类或喹诺酮类等药物或根据细菌培养和药敏实验结果选择药物。多数口服抗菌药物即可，症状较重者可肌内注射或静脉滴注给药。

2. 对症治疗　咳嗽剧烈而无痰或少痰可用右美沙芬、喷托维林镇咳。咳嗽痰黏而不易咳出，可口服祛痰剂如复方甘草合剂、盐酸氨溴索或溴己新等，也可行超声雾化吸入。支气管痉挛时可用平喘药，如茶碱类等。

### （六）护理措施

1. 保持呼吸道通畅

（1）保持室内空气清新，温湿度适宜，减少对支气管黏膜的刺激，以利于排痰。

（2）注意休息，经常变换体位，叩击背部，指导并鼓励患者有效咳嗽，必要时行超声雾化吸入，以湿化呼吸道，利于排痰，促进炎症消散。

（3）遵医嘱使用抗生素、止咳祛痰剂、平喘剂，密切观察用药后的反应。

（4）哮喘性支气管炎的患者，注意观察有无缺氧症状，必要时给予吸氧。

2. 发热的护理

（1）密切观察体温变化，体温超过 39℃时采取物理降温或遵医嘱给予药物降温。

（2）保证充足的水分及营养的供给：多饮水，给营养丰富、易于消化的饮食。保持口腔清洁。

3. 健康教育

（1）增强体质，避免劳累，防治感冒。

（2）改善生活卫生环境，防止有害气体污染，避免烟雾刺激。

（3）清除鼻、咽、喉等部位的病灶。

（潘泓汝）

# 第二节　慢性阻塞性肺疾病

慢性阻塞性肺疾病（COPD）是一组以气流受限为特征的肺部疾病，气流受限不完全可逆，呈进行性发展。COPD 是一种慢性气道阻塞性疾病的统称，主要指具有不可逆性气道阻塞的慢性支气管炎和肺气肿两种疾病。患者在急性发作期过后，临床症状虽有所缓解，但其肺功能仍在继续恶化，并且由于自身防御和免疫功能的降低以及外界各种有害因素的影响，经常反复发作，而逐渐产生各种心肺并发症。

COPD 是呼吸系统疾病中的常见病和多发病，患病率和病死率均居高不下。因肺功能进行性减退，严重影响患者的劳动力和生活质量，给家庭和社会造成巨大的负担，根据世界银行/世界卫生组织发表的研究，至2020年COPD将成为世界疾病经济负担的第五位。

## 一、病因与发病机制

确切的病因不清楚，但认为与肺部对香烟烟雾等有害气体或有害颗粒的异常炎症反应有关。这些反应存在个体易感因素和环境因素的互相作用。

1. 吸烟 吸烟为重要的发病因素，吸烟者慢性支气管炎的患病率比不吸烟者高2~8倍，烟龄越长，吸烟量越大，COPD患病率越高。烟草中含焦油、尼古丁和氢氰酸等化学物质，可损伤气道上皮细胞和纤毛运动，促使支气管黏液腺和杯状细胞增生肥大，黏液分泌增多，气道净化能力下降。还可使氧自由基产生增多，诱导中性粒细胞释放蛋白酶，破坏肺弹力纤维，诱发肺气肿形成。

2. 职业粉尘和化学物质 接触职业粉尘及化学物质，如烟雾、变应原、工业废气及室内空气污染等，浓度过高或时间过长时，均可能产生与吸烟类似的COPD。

3. 空气污染 大气中的有害气体如二氧化硫、二氧化氮、氯气等可损伤气道黏膜上皮，使纤毛清除功能下降，黏液分泌增加，为细菌感染增加条件。

4. 感染因素 感染亦是COPD发生发展的重要因素之一。病毒感染以流感病毒、鼻病毒、腺病毒和呼吸道合胞病毒为常见。细菌感染常继发于病毒感染，常见病原体为肺炎链球菌、流感嗜血杆菌、卡他莫拉菌和葡萄球菌等。这些感染因素造成气管、支气管黏膜的损伤和慢性炎症。

5. 蛋白酶-抗蛋白酶失衡 蛋白水解酶对组织有损伤、破坏作用；抗蛋白酶对弹性蛋白酶等多种蛋白酶具有抑制功能，其中 $\alpha$-抗胰蛋白酶是活性最强的一种。蛋白酶增多或抗蛋白酶不足均可导致组织结构破坏并产生肺气肿。吸入有害气体、有害物质可以导致蛋白酶产生增多或活性增强，而抗蛋白酶产生减少或灭活加快；同时氧化应激、吸烟等危险因素也可以降低抗蛋白酶的活性。先天性 $\alpha$-抗胰蛋白酶缺乏，多见北欧血统的个体，我国尚未见正式报道。

6. 氧化应激 有许多研究表明COPD患者的氧化应激增加。氧化物主要有超氧阴离子（具有很强的氧化性和还原性，过量生成可致组织损伤，在体内主要通过超氧歧化酶清除）、羟根（OH⁻）、次氯酸（HCL⁻）和一氧化氮（NO）等。氧化物可直接作用并破坏许多生化大分子如蛋白质、脂质和核酸等，导致细胞功能障碍或细胞死亡，还可以破坏细胞外基质；引起蛋白酶-抗蛋白酶失衡；促进炎症反应，如激活转录因子，参与多种炎症因子的转录，如IL-8、TNF-$\alpha$、NO诱导合成酶和环氧化物诱导酶等。

7. 炎症机制 气道、肺实质及肺血管的慢性炎症是COPD的特征性改变，中性粒细胞、巨噬细胞、T淋巴细胞等炎症细胞均参与了COPD发病过程。中性粒细胞的活化和聚集是COPD炎症过程的一个重要环节，通过释放中性粒细胞弹性蛋白酶、中性粒细胞组织蛋白酶G、中性粒细胞蛋白酶3和基质金属蛋白酶引起慢性黏液高分泌状态并破坏肺实质。

8. 其他 如自主神经功能失调、营养不良、气温变化等都有可能参与COPD的发生、发展。

## 二、临床表现

### （一）症状

起病缓慢、病程较长。主要症状如下。

1. 慢性咳嗽　咳嗽时间持续在 3 周以上，随病程发展可终身不愈。常晨间咳嗽明显，夜间有阵咳或排痰。

2. 咳痰　一般为白色黏液或浆液性泡沫性痰，偶可带血丝，清晨排痰较多。急性发作期痰量增多，可有脓性痰。

3. 气短或呼吸困难　早期在劳动时出现，后逐渐加重，以致在日常活动甚至休息时也感到气短，是 COPD 的标志性症状。

4. 喘息和胸闷　部分患者特别是重度患者或急性加重时支气管痉挛而出现喘息。

5. 其他　晚期患者有体重下降，食欲减退等。

### （二）体征

早期体征可无异常，随疾病进展出现以下体征。

1. 视诊　胸廓前后径增大，肋间隙增宽，剑突下胸骨下角增宽，称为桶状胸。部分患者呼吸变浅，频率增快，严重者可有缩唇呼吸等。

2. 触诊　双侧语颤减弱。

3. 叩诊　肺部过清音，心浊音界缩小，肺下界和肝浊音界下降。

4. 听诊　两肺呼吸音减弱，呼气延长，部分患者可闻及湿性啰音和（或）干性啰音。

### （三）并发症

1. 慢性呼吸衰竭　常在 COPD 急性加重时发生，其症状明显加重，发生低氧血症和（或）高碳酸血症，可具有缺氧和二氧化碳潴留的临床表现。

2. 自发性气胸　如有突然加重的呼吸困难，并伴有明显的发绀，患侧肺部叩诊为鼓音，听诊呼吸音减弱或消失，应考虑并发自发性气胸，通过 X 线检查可以确诊。

3. 慢性肺源性心脏病　由于 COPD 肺病变引起肺血管床减少及缺氧致肺动脉痉挛、血管重塑，导致肺动脉高压、右心室肥厚扩大，最终发生右心功能不全。

## 三、辅助检查

1. 肺功能检查　这是判断气流受限的主要客观指标，对 COPD 诊断、严重程度评价、疾病进展、预后及治疗反应等有重要意义。吸入支气管舒张药后第一秒用力呼气容积占用力肺活量百分比（$FEV_1/FVC$）<70% 及 $FEV_1$<80% 预计值者，可确定为不能完全可逆的气流受限。肺总量（TLC）、功能残气量（FRC）和残气量（RV）增高，肺活量（VC）减低，表明肺过度充气，有参考价值。由于 TLC 增加不及 RV 增高程度明显，故 RV/TLC 增高大于 40% 有临床意义。

2. 胸部影像学检查　X 线胸片改变对 COPD 诊断特异性不高，早期可无变化，以后可出现肺纹理增粗、紊乱等非特异性改变，也可出现肺气肿改变。高分辨胸部 CT 检查对有疑问病例的鉴别诊断有一定意义。

3. 血气检查　对确定发生低氧血症、高碳酸血症、酸碱平衡失调以及判断呼吸衰竭的类型有重要价值。

4. 其他 COPD 合并细菌感染时，外周血白细胞增高，核左移。痰培养可能查出病原菌，常见病原菌为肺炎链球菌、流感嗜血杆菌、卡他莫拉菌、肺炎克雷伯杆菌等。

## 四、诊断

1. 诊断依据 主要根据吸烟等高危因素史、临床症状、体征及肺功能检查等综合分析确定诊断。不完全可逆的气流受限是 COPD 诊断的必备条件。

2. 临床分级 根据 $FEV_1/FVC$、$FEV_1$% 预计值和症状可对 COPD 的严重程度做出分级（表4-1）。

表 4-1 COPD 的临床严重程度分级

| 分级 | 临床特征 |
| --- | --- |
| Ⅰ级（轻度） | $FEV_1/FVC<70\%$ |
| | $FEV_1 \geqslant 80\%$ 预计值 |
| | 伴或不伴有慢性症状（咳嗽，咳痰） |
| Ⅱ级（中度） | $FEV_1/FVC<70\%$ |
| | $50\% \leqslant FEV_1<80\%$ 预计值 |
| | 常伴有慢性症状（咳嗽，咳痰，活动后呼吸困难） |
| Ⅲ级（重度） | $FEV_1/FVC<70\%$ |
| | $30\% \leqslant FEV_1<50\%$ 预计值 |
| | 多伴有慢性症状（咳嗽，咳痰，呼吸困难），反复出现急性加重 |
| Ⅳ级（极重度） | $FEV_1/FVC<70\%$ |
| | $FEV_1<30\%$ 预计值或 $FEV_1<50\%$ 预计值 |
| | 伴慢性呼吸衰竭，可合并肺心病及右心功能不全或衰竭 |

3. COPD 病程分期 ①急性加重期：指在慢性阻塞性肺疾病过程中，短期内咳嗽、咳痰、气短和（或）喘息加重，痰量增多，呈脓性或黏液脓性，可伴发热等症状。②稳定期：指患者咳嗽、咳痰、气短等症状稳定或症状较轻。

## 五、治疗

（一）稳定期治疗

1. 祛除病因 教育和劝导患者戒烟；因职业或环境粉尘、刺激性气体所致者，应脱离污染环境。接种流感疫苗和肺炎疫苗可预防流感和呼吸道细菌感染，避免它们引发的急性加重。

2. 药物治疗 主要是支气管舒张药，如 $\beta_2$ 肾上腺素受体激动剂、抗胆碱能药、茶碱类和祛痰药、糖皮质激素，以平喘、祛痰，改善呼吸困难症状，促进痰液排泄。某些中药具有调理机体状况的作用，可予辨证施治。

3. 非药物治疗

（1）长期家庭氧疗（LTOT）：长期氧疗对 COPD 合并慢性呼吸衰竭患者的血流动力学、呼吸生理、运动耐力和精神状态产生有益影响，可改善患者生活质量，提高生存率。

①氧疗指征（具有以下任何一项）。静息时，$PaO_2 \leq 55mmHg$ 或 $SaO_2 < 88\%$，有或无高碳酸血症。$56mmHg \leq PaO_2 < 60mmHg$，$SaO_2 < 89\%$ 伴下述之一：继发红细胞增多（血细胞比容 >55%）；肺动脉高压（平均肺动脉压 $\geq 25mmHg$）；右心功能不全导致水肿。

②氧疗方法：一般采用鼻导管吸氧，氧流量为 $1.0 \sim 2.0L/min$，吸氧时间 >15 小时/天，使患者在静息状态下，达到 $PaO_2 \geq 60mmHg$ 和（或）使 $SaO_2$ 升至 90% 以上。

（2）康复治疗：康复治疗适用于中度以上 COPD 患者。其中呼吸生理治疗包括正确咳嗽、排痰方法和缩唇呼吸等；肌肉训练包括全身性运动及呼吸肌锻炼，如步行、踏车、腹式呼吸锻炼等；科学的营养支持与加强健康教育亦为康复治疗的重要方面。

（二）急性加重期治疗

最多见的急性加重原因是细菌或病毒感染。根据病情严重程度决定门诊或住院治疗。治疗原则为抗感染、平喘、祛痰、低流量持续吸氧。

## 六、主要护理诊断/问题

1. 气体交换受损 与呼吸道阻塞、呼吸面积减少引起通气和换气功能受损有关。

2. 清理呼吸道无效 与呼吸道炎症、阻塞、痰液过多有关。

3. 营养失调：低于机体需要量 与长期咳痰、呼吸困难致食欲下降或感染机体代谢加快有关。

4. 焦虑 与日常活动时供氧不足、疲乏有关、经济支持不足有关。

5. 活动无耐力 与疲劳、呼吸困难有关。

## 七、护理措施

1. 气体交换受损 与呼吸道阻塞、呼吸面积减少引起通气和换气功能受损有关。

（1）休息与体位：保持病室内环境安静、舒适，温度 $20 \sim 22℃$，湿度 $50\% \sim 60\%$。卧床休息，协助患者生活需要以减少患者氧耗。明显呼吸困难者摇高床头，协助身体前倾位，以利于辅助呼吸肌参与呼吸。

（2）病情观察：监测患者的血压、呼吸、脉搏、意识状态、血氧饱和度，观察患者咳嗽、咳痰情况，痰液的量、颜色及形状，呼吸困难有无进行性加重等。

（3）有效氧疗：COPD 氧疗一般主张低流量低浓度持续吸氧。对患者加强正确的氧疗指导，避免出现氧浓度过高或过低而影响氧疗效果。氧疗装置定期更换、清洁、消毒。急性加重期发生低氧血症者可鼻导管吸氧，或通过文丘里面罩吸氧。鼻导管给氧时，吸入的氧浓度与给氧流量有关，估算公式为吸入氧浓度（%）= 21+4×氧流量（L/min）。一般吸入氧浓度为 28%~30%，应避免吸入氧浓度过高引起二氧化碳潴留。

（4）呼吸功能锻炼：在病情允许的情况下指导患者进行，以加强胸、膈呼吸肌肌力和耐力，改善呼吸功能。

①缩唇呼吸：目的是增加气道阻力，防止细支气管由于失去放射牵引和胸内高压引起的塌陷，以利于肺泡通气。方法：患者取端坐位，双手扶膝，舌尖放在下颌牙齿内底部，舌体略弓起靠近上颌硬腭、软腭交界处，以增加呼气时气流阻力，口唇缩成"吹口哨"的嘴形。吸气时闭嘴用鼻吸气，呼气时缩唇，慢慢轻轻呼出气体，吸气与呼气之比为 1：2，慢慢呼气达到 1：4。吸气时默数 1、2，呼气时默数 1、2、3、4。缩唇口型大小以能使距嘴唇 15~

20cm 处蜡烛火焰随气流倾斜但不熄灭为度。呼气是腹式呼吸组成部分,应配合腹式呼吸锻炼。每天 3~4 次,每次 15~30 分钟。

②腹式呼吸:目的为锻炼膈肌,增加肺活量,提高呼吸耐力。方法:根据病情采取合适体位,初学者以半卧位为宜。

仰卧位的腹式呼吸。让患者髋关节、膝关节轻度屈曲,全身处于舒适的体位。患者一手放在腹部上,另一只手放在上胸部,此时治疗师的手与患者的手重叠放置,进行缩唇呼吸。精神集中,让患者在吸气和呼气时感觉手的变化,吸气时治疗师发出指令让患者放置于腹部的手轻轻上抬,治疗师在呼气的结束时,快速地徒手震动并对横膈膜进行伸张,以促进呼吸肌的收缩,此训练是呼吸系统物理治疗的基础,要对患者进行充分的指导,训练的时间每次 5~10 分钟,训练的效果随次数增加显现。训练时注意:a. 把握患者的呼吸节律。顺应患者的呼吸节律进行呼吸指导可避免加重患者呼吸困难程度。b. 开始时不要进行深呼吸。腹式呼吸不是腹式深呼吸,在开始时期指导患者进行集中精力的深呼吸,可加重患者的呼吸困难。腹式呼吸的指导应在肺活量 1/3~2/3 通气量的程度上进行练习。应理解腹式深呼吸是充分的腹式呼吸。c. 应了解横膈的活动。横膈在吸气时向下方运动,腹部上升,了解横膈的运动,易理解腹式呼吸。

坐位的腹式呼吸。坐位的腹式呼吸的基础是仰卧位的腹式呼吸。患者采用的体位是坐在床上或椅子上足跟着地,让患者的脊柱伸展并保持尽量前倾坐位。患者一手放在膝外侧支撑体重,另一手放在腹部。治疗师一手放在患者的颈部,触及斜角肌的收缩。另一手放在患者的腹部,感受横膈的收缩。这样能够发现患者突然出现的意外和不应出现的胸式呼吸。正确的腹式呼吸是吸气时横膈膜开始收缩,然后斜角肌等呼吸辅助肌使收缩扩大,呼气时吸气肌放松处于迟缓状态。

立位的腹式呼吸。手法:患者用单手扶床栏或扶手支撑体重。上半身取前倾位。治疗师按照坐位的腹式呼吸指导法指导患者训练。

(5) 用药护理:按医嘱给予支气管舒张气雾剂、抗生素等药物,并注意用药后的反应。应用氨茶碱后,患者在 21 日出现心率增快的症状,停用氨茶碱加用倍他乐克减慢心率治疗后好转。

2. 清理呼吸道无效  与呼吸道炎症、阻塞、痰液过多有关。

(1) 减少尘埃与烟雾刺激,避免诱因,注意保暖。

(2) 补充水分:饮水(保持每天饮水 1.5~2L 以上)、雾化吸入(每日 2 次,每次 20 分钟)及静脉输液,有利于痰液的稀释便于咳出。

(3) 遵医嘱用药,口服及静滴沐舒坦祛痰,静滴氨茶碱扩张支气管。

(4) 注意无菌操作,加强口腔护理。

(5) 定时巡视病房,加强翻身、叩背、吸痰。指导患者进行深呼吸和有效的咳嗽咳痰,定期(每 2 小时)进行数次随意的深呼吸(腹式呼吸),吸气末屏气片刻,然后进行咳嗽;嘱患者经常变换体位以利于痰液咳出,保证呼吸道的通畅,防止肺不张等并发症。

3. 焦虑  与日常活动时供氧不足、疲乏有关、经济支持不足有关。

(1) 入院时给予热情接待,注意保持病室的整洁、安静,为患者创造一个舒适的周围环境。

(2) 鼓励家属陪伴,给患者心理上带来慰藉和亲切感,消除患者的焦虑。

（3）随时了解患者的心理状况，多与其沟通，讲解本病有关知识及预后情况，使患者对疾病有一定的了解，说明不良情绪对病情有害无利，积极配合会取得良好的效果。

（4）加强巡视病房，在患者夜间无法入睡时适当给予镇静治疗。

4. 营养失调：营养低于机体需要量 与长期咳痰、呼吸困难致食欲下降或感染机体代谢加快有关。

（1）评估营养状况并了解营养失调原因，宣传饮食治疗的意义和原则。

（2）制定适宜的饮食计划，呼吸困难可使热量和蛋白质消耗增加，因此应制定高热量、高蛋白、高维生素的饮食计划，不能进食或输注过多的糖类，以免产生大量 $CO_2$，加重通气负担。改善患者进食环境，鼓励患者进食。少量多餐，进软食，细嚼慢咽，避免进食易产气食物。

（3）便秘者给予高纤维素食物和水果，有心衰或水肿者应限制水钠的摄入。

（4）必要时静脉补充营养。

5. 健康教育

（1）COPD 的预防主要是避免发病的高危因素、急性加重的诱发因素以及增强机体免疫力。戒烟是预防 COPD 的重要措施，也是最简单易行的措施，在疾病的任何阶段戒烟都有益于防止 COPD 的发生和发展。

（2）控制职业和环境污染，减少有害气体或有害颗粒的吸入，可减轻气道和肺的异常炎症反应。

（3）积极防治婴幼儿和儿童期的呼吸系统感染，可能有助于减少以后 COPD 的发生。流感疫苗、肺炎链球菌疫苗、细菌溶解物、卡介菌多糖核酸等对防止 COPD 患者反复感染可能有益。

（4）指导患者呼吸功能锻炼，防寒保暖，锻炼身体，增强体质，提高机体免疫力。

（5）对于有 COPD 高危因素的人群，应定期进行肺功能监测，以尽可能早期发现 COPD 并及时予以干预。

（潘泓汝）

# 第三节　肺源性心脏病

慢性肺源性心脏病（简称肺心病）最常见者为慢性缺氧、缺血性肺源性心脏病，又称阻塞性肺气肿性心脏病，是指由肺部、胸廓或肺动脉的慢性病变引起的肺循环阻力增高，致肺动脉高压和右心室肥大，甚至发展为右心衰竭的心脏病。肺心病在我国是常见病，多发病。

## 一、护理评估

1. 一般评估 神志，生命体征，饮食、睡眠情况，大小便及皮肤等。

2. 专科评估 咳嗽、咳痰及呼吸困难，发绀情况，评估动脉血气分析结果以了解患者缺氧及二氧化碳潴留情况。

## 二、护理措施

1. 一般护理

（1）环境：病室环境应安静、舒适，保持空气流通、新鲜，温度 18~22℃，空气相对湿度 50%~60%，病室内避免放置鲜花，禁用蚊香、花露水等带有刺激性气味的物品。

（2）休息和体位：心功能代偿期可适当活动，失代偿期嘱患者卧床休息，如出现严重呼吸困难时宜采取半卧位或端坐位，必要时设置床边桌，以便患者伏桌休息，以利心肺功能的恢复。

（3）饮食护理：少食多餐，软食为主，减少用餐时的疲劳。多进食高膳食纤维的蔬菜和水果，如芹菜、菠菜、蘑菇、木耳、萝卜、香蕉、苹果、橘子等，避免含糖高的食物，如白糖、红糖、蜂蜜、甘蔗、大米、面粉、红薯、大枣、甜菜及含糖量高的水果等。如患者出现腹水或水肿、尿量少时，应限制钠水摄入。

（4）基础护理：加强皮肤护理及口腔护理，清醒患者每天用生理盐水漱口，若发生感染可用2%的碳酸氢钠漱口。昏迷患者按常规做口腔护理。

（5）氧疗护理：持续低流量、低浓度给氧，氧流量每分钟 1~2L，浓度 25%~29%。

肺心病患者给予低流量吸氧的原因：高碳酸血症的肺心病患者呼吸中枢化学感受器对二氧化碳改变的反应性差，其呼吸主要靠低氧血症对化学感受器的驱动作用，若吸入高浓度氧，氧分压迅速上升，减轻或消除缺氧对外周化学感受器的刺激，通气必然减少，二氧化碳潴留反而加重。

（6）有效祛痰，保持呼吸道通畅：对意识清醒的患者鼓励并指导患者有效咳嗽、咳痰，痰液黏稠者，亦可给予超声雾化吸入，雾化液中加入抗生素、祛痰药和解痉平喘药，每日 2~3 次；对意识不清或无力咳痰患者给予电动吸痰，必要时可给予拍背或振荡排痰仪，促进排痰。

2. 病情观察

（1）观察神志、体温、血压、心率，呼吸节律、频率、深浅，以及有无发绀、水肿、尿量等变化。

（2）观察患者的痰液的量、颜色、性状。

（3）定期监测血气分析的变化。

动脉血气分析的正常值：氧分压 80~100mmHg，二氧化碳分压 35~45mmHg。

3. 用药护理

（1）避免使用镇静药、麻醉药、催眠药，以免抑制呼吸功能和咳嗽反射。

（2）使用利尿药应以缓慢、小剂量间歇用药为原则。

（3）使用血管扩张药时，注意观察心率及血压情况。

（4）观察呼吸兴奋药不良反应，如皮肤潮红、出汗、血压升高、心悸等，应减慢滴速或停药并通知医生。

4. 加强锻炼　如呼吸肌锻炼、全身锻炼（进行呼吸操和有氧活动）、耐寒锻炼（用冷水洗脸、洗鼻）。

呼吸肌的锻炼包括缩唇呼吸和腹式呼吸。

（1）缩唇呼吸的训练方法：患者闭嘴经鼻吸气，缩口唇做吹口哨状缓慢呼气 4~6 秒，呼气时缩唇大小程度由患者自行选择调整，以能轻轻吹动面前 30cm 处的白纸为适度，缩唇呼吸可配合腹式呼吸一起应用。

（2）腹式呼吸的训练方法：患者取舒适体位，全身放松，闭嘴吸气至不能再吸，稍屏气或不屏气直接用口缓慢呼气。吸气时膈肌下降，腹部外凸，呼气时膈肌上升，腹部内凹。呼吸时可让患者两手置于肋弓下，要求呼气时须明显感觉肋弓下沉变小，吸气时则要感觉肋弓向外扩展。有时需要用双手按压肋下和腹部，促进腹肌收缩，使气呼尽。

5. 心理护理　由于疾病迁延不愈、反复发作，使患者产生恐惧、疑虑、烦恼、渴求等各种心理反应。护士应建立良好的护患关系，多进行心理沟通。与患者交谈，了解其心理状态，以优良的态度、娴熟的技术，赢得患者的信赖，使他们主动配合治疗和护理。

## 三、健康教育

1. 戒烟、戒酒。
2. 加强饮食营养，以保证机体康复的需要。指导患者进行耐寒锻炼，根据病情开展适当的体育锻炼，增强体质。
3. 冬季注意保暖，少到人多的公共场所，以防止发生上呼吸道感染。
4. 指导患者有效咳嗽的方法，当痰多时应尽量咳出，或采取体位引流等协助痰液排出。
5. 教导患者呼吸锻炼方法，如噘嘴呼吸、腹式呼吸。

（潘泓汝）

# 第四节　呼吸衰竭

呼吸衰竭指各种原因引起的肺通气和（或）换气功能严重障碍，以致在静息状态下亦不能进行维持足够的气体交换，导致低氧血症（伴或不伴）高碳酸血症，进而引起一系列的病理生理改变和相应的临床表现的一种综合征。其临床表现缺乏特异性，明确诊断有赖于动脉血气分析：在海平面、静息状态、呼吸空气条件下，动脉血氧分压（$PaCO_2$）< 60mmHg，伴或不伴二氧化碳分压（$PaCO_2$）>50mmHg，并排除心内解剖分流和原发于心排血量降低等致低氧因素，可诊断为呼吸衰竭。

## 一、病因

呼吸系统疾病如严重呼吸系统感染、急性呼吸道阻塞性病变、重度或危重哮喘、各种原因引起的急性肺水肿、肺血管疾病、胸廓外伤或手术损伤、自发性气胸和急剧增加的胸腔积液，导致通气和（或）换气障碍；急性颅内感染、颅脑外伤、脑血管病变（脑出血、脑梗死）等直接或间接抑制呼吸中枢；脊髓灰质炎、重症肌无力、有机磷中毒及颈椎外伤等可损伤神经-肌肉传导系统，引起通气不足。上述各种原因均可造成急性呼吸衰竭。

## 二、分类

1. 按动脉血气分析分类

（1）Ⅰ型呼吸衰竭：缺氧性呼吸衰竭，血气分析特点是 $PaO_2$<60mmHg，$PaCO_2$ 降低或正常。主要见于肺换气功能障碍疾病。

（2）Ⅱ型呼吸衰竭：即高碳酸性呼吸衰竭，血气分析特点是 $PaO_2<60mmHg$ 同时伴有 $PaCO_2>50mmHg$。系肺泡通气功能障碍所致。

2. 按发病急缓分为急性呼吸衰竭和慢性呼吸衰竭

（1）急性呼吸衰竭是指呼吸功能原来正常，由于多种突发因素的发生或迅速发展，引起通气或换气功能严重损害，短时间内发生呼吸衰竭，因机体不能很快代偿，如不及时抢救，会危及患者生命。

（2）慢性呼吸衰竭多见于慢性呼吸系统疾病，其呼吸功能损害逐渐加重，虽有缺 $O_2$，或伴 $CO_2$ 潴留，但通过机体代偿适应，仍能从事个人生活活动，称为代偿性慢性呼吸衰竭。一旦并发呼吸道感染，或因其他原因增加呼吸生理负担所致代偿失调，出现严重缺 $O_2$、$CO_2$ 潴留和酸中毒的临床表现，称为失代偿性慢性呼吸衰竭。

3. 按病理生理分为泵衰竭和肺衰竭

（1）泵衰竭：由神经肌肉病变引起。

（2）肺衰竭：是由气道、肺或胸膜病变引起。

## 三、发病机制

各种病因通过引起的肺通气不足、弥散障碍、通气/血流比例失调、肺内动-静脉解剖分流增加和氧耗增加 5 个机制，使通气和（或）换气过程发生障碍，导致呼吸衰竭。

1. 肺通气不足　肺泡通气量减少，肺泡氧分压下降，二氧化碳分压上升。气道阻力增加、呼吸驱动力弱、无效腔气量增加均可导致通气不足。

2. 弥散障碍　见于呼吸膜增厚（如肺水肿、肺间质病变）和面积减少（如肺不张、肺实变），或肺毛细血管血量不足（肺气肿）及血液氧合速率减慢（贫血）等。

3. 通气/血流比例失调

（1）通气/血流>正常：引起肺有效循环血量减少，造成无效通气。

（2）通气/血流<正常：形成无效血流或分流样血流。

4. 肺内动-静脉解剖分流增加　由于肺部病变如肺泡萎陷、肺不张、肺水肿、肺炎实变均可引起肺动脉样分流增加，使静脉血没有接触肺泡气进行气体交换，直接进入肺静脉。

5. 机体氧耗增加　氧耗量增加是加重缺 $O_2$ 的原因之一，发热、寒战、呼吸困难和抽搐均将增加氧耗量。

## 四、护理评估

（一）致病因素

询问患者或家属是否有导致慢性呼吸系统疾病，如慢性阻塞性肺疾病、重症肺结核、肺间质纤维化等；是否有胸部的损伤；是否有神经或肌肉等病变。

（二）身体状况

1. 呼吸困难　是最早最突出的表现，表现为呼吸浅速，出现"三凹征"，并 $CO_2$ 麻醉时，则出现浅慢呼吸或潮式呼吸。

2. 发绀　是缺氧的主要表现。当动脉血氧饱和度低于90%或氧分压<50mmHg 时，可在口唇、指甲、舌等处出现发绀。

3. 精神、神经症状　注意力不集中、定向障碍、烦躁、精神错乱，后期表现躁动、抽搐、昏迷。慢性缺氧多表现为智力和定向障碍。有 $CO_2$ 潴留时常表现出兴奋状态，$CO_2$ 潴留严重者可发生肺性脑病。

4. 血液循环系统　早期血压升高，心率加快，晚期血压下降，心率减慢、失常甚至心脏停搏。

5. 其他　严重呼衰对肝肾功能和消化系统都有影响，可有消化道出血，尿少，尿素氮升高，肌酐清除率下降，肾衰竭。

（三）辅助检查

1. 动脉血气分析　呼吸衰竭的诊断标准是在海平面、标准大气压、静息状态、呼吸空气条件下，动脉血氧分压（$PaO_2$）< 60mmHg，伴或不伴有二氧化碳分压（$PaCO_2$）> 50mmHg。单纯的 $PaO_2$ < 60mmHg 为Ⅰ型呼吸衰竭；若伴 $PaCO_2$ > 50mmHg，则为Ⅱ型呼吸衰竭。

2. 肺功能检测　肺功能有助于判断原发疾病的种类和严重程度。

3. 肺部影像学检查　包括肺部 X 胸片、肺部 CT 等有助于分析呼吸衰竭的原因。

（四）心理-社会状况

呼吸衰竭的患者常因呼吸困难产生焦虑或恐惧反应。由于治疗的需要，患者可能需要接受气管插管或气管切开，进行机械通气，患者因此加重焦虑情绪。他们可能害怕会永远依赖呼吸机。各种监测及治疗仪器也会加重患者的心理负担。

（五）治疗

1. 保持气道通畅　气道通畅是纠正缺 $O_2$ 和 $CO_2$ 潴留的先决条件。

（1）清除呼吸道分泌物。

（2）缓解支气管痉挛：用支气管解痉药，必要时给予糖皮质激素以缓解支气管痉挛。

（3）建立人工气道：对于病情危重者，可采用经鼻或经口气管插管，或气管切开，建立人工气道，以方便吸痰和机械通气治疗。

2. 氧疗　急性呼吸衰竭患者应使 $PaO_2$ 维持在接近正常范围；慢性缺氧患者吸入的氧浓度应使 $PaO_2$ 在 60mmHg 以上或 $SaO_2$ 在 90% 以上；一般状态较差的患者应尽量使 $PaO_2$ 在 80mmHg 以上。常用的给氧法为鼻导管、鼻塞、面罩、气管内机械给氧。对缺 $O_2$ 不伴 $CO_2$ 潴留的患者，应给予高浓度吸氧（>35%），宜将吸入氧浓度控制在 50% 以内。缺 $O_2$ 伴明显 $CO_2$ 潴留的氧疗原则为低浓度（<35%）持续给氧。

3. 机械通气　呼吸衰竭时应用机械通气的目的是改善通气、改善换气和减少呼吸功耗，同时要尽量避免和减少发生呼吸机相关肺损伤。

4. 病因治疗　对病因不明确者，应积极寻找。病因一旦明确，即应开始针对性治疗。对于病因无特效治疗方法者，可针对发病的各个环节合理采取措施。

5. 一般处理　应积极预防和治疗感染、纠正酸碱失衡和电解质紊乱、加强液体管理，保持血细胞比容在一定水平、营养支持及合理预防并发症的发生。

# 五、主要护理诊断/问题

1. 气体交换受损　与肺换气功能障碍有关。

2. 清理呼吸道无效　与呼吸道分泌物黏稠、积聚有关。

3. 有感染加重的危险　与长期使用呼吸机有关。

4. 有皮肤完整性受损的危险　与长期卧床有关。

5. 语言沟通障碍　与人工气道建立影响患者说话有关。

6. 营养失调：低于机体需要量　与摄入不足有关。

7. 恐惧情绪　与病情危重有关。

# 六、护理目标

1. 患者的缺氧和二氧化碳潴留症状得以改善，呼吸形态得以纠正。

2. 患者在住院期间呼吸道通畅，没有因痰液阻塞而发生窒息。

3. 患者住院期间感染未加重。

4. 卧床期间皮肤完整，无压疮。

5. 患者能认识到增加营养的重要性并能接受医务人员的合理饮食建议。

6. 护士和患者能够应用图片、文字、手势等多种方式建立有效交流。

7. 可以和患者进行沟通，使患者焦虑、恐惧心理减轻。

# 七、护理措施

（一）生活护理

1. 提供安静、整洁、舒适的环境。

2. 给予高蛋白、高热量、丰富的维生素、易消化的饮食，少量多餐。

3. 控制探视人员，防止交叉感染。

4. 急性发作时，护理人员应保持镇静，减轻患者焦虑。缓解期患者进行活动，协助他们适应生活，根据身体情况，做到自我照顾和正常的社会活动。

5. 咳痰患者应加强口腔护理，保持口腔清洁。

6. 长期卧床患者预防压疮发生，及时更换体位及床单位，骨隆突部位予以按摩或以软枕垫起。

（二）治疗配合

1. 呼吸困难的护理　教会有效的咳嗽、咳痰方法，鼓励患者咳痰，每日饮水在 1 500～2 000mL，给予雾化吸入。对年老体弱咳痰费力的患者，采取翻身、叩背排痰的方法。对意识不清及咳痰无力的患者，可经口或经鼻吸痰。

2. 氧疗的护理　不同的呼衰类型，给予不同的吸氧方式和氧浓度。Ⅰ型呼吸衰竭者，应提高氧浓度，一般可给予高浓度的氧（>50%），使 $PaO_2$ 在 60mmHg 以上或 $SaO_2$ 在 90% 以上；Ⅱ型呼吸衰竭者，以低浓度持续给氧为原则，或以血气分析结果调节氧流量。给氧方法可用鼻导管，鼻塞或面罩等。应严密观察给氧效果，如果呼吸困难缓解，心率下降，发绀减轻，表示给氧有效，如若呼吸过缓，意识障碍加重，表示二氧化碳潴留加剧，应报告医师，并准备呼吸兴奋药和辅助呼吸等抢救物品。

3. 机械通气的护理　见急性呼吸窘迫综合征患者的护理。

4. 酸碱失衡和电解质紊乱的护理　呼吸性酸中毒为呼衰最基本和最常见的酸碱紊乱类

型。以改善肺泡通气量为主。包括有效控制感染、祛痰平喘、合理用氧、正确使用呼吸兴奋药及机械通气来改善通气，促进二氧化碳排出。水和电解质紊乱以低钾、低钠、低氯最为常见。慢性呼吸衰竭因低盐饮食、水潴留、应用利尿药等造成低钠，应注意预防。

### （三）病情观察

1. 注意观察呼吸频率、节律、深度的变化。
2. 评估意识状况及神经精神症状，观察有无肺性脑病的表现。
3. 昏迷患者应评估瞳孔、肌张力、腱反射及病理反射。
4. 准确记录每小时出入量，尤其是尿量变化。合理安排输液速度。

### （四）心理护理

呼吸衰竭的患者由于病情的严重及经济上的困难往往容易产生焦虑、恐惧等消极心理，因此从护理上应该重视患者心理情绪的变化，积极采用语言及非语言的方式跟患者进行沟通，了解患者的心理及需求，提供必要的帮助。同时加强与患者家属之间的沟通，使家属能适应患者疾病带来的压力，能理解和支持患者，从而减轻患者的消极情绪，提高生命质量，延长生命时间。

### （五）健康教育

1. 讲解疾病的康复知识。
2. 鼓励进行呼吸运动锻炼，教会患者有效咳嗽、咳痰技术，如缩唇呼吸、腹式呼吸、体位引流、拍背等方法。
3. 遵医嘱正确用药，熟悉药物的用法、剂量和注意事项等。
4. 教会家庭氧疗的方法，告知注意事项。
5. 指导患者制定合理的活动与休息计划，教会其减少氧耗量的活动与休息方法。
6. 增强体质，避免各种引起呼吸衰竭的诱因　鼓励患者进行耐寒锻炼和呼吸功能锻炼，如用冷水洗脸等，以提高呼吸道抗感染的能力。指导患者合理安排膳食，加强营养，达到改善体质的目的。避免吸入刺激性气体，劝告吸烟患者戒烟。避免劳累、情绪激动等不良因素刺激。嘱患者减少去人群拥挤的地方，尽量避免与呼吸道感染者接触，减少感染的机会。

## 八、护理评价

1. 呼吸平稳，血气分析结果正常。
2. 患者住院期间感染得到有效控制。
3. 患者住院期间皮肤完好。
4. 患者及家属无焦虑情绪存在，能配合各种治疗。
5. 患者掌握呼吸运动及正确咳嗽方法。

（潘泓汝）

## 第五节　肺血栓栓塞症

肺栓塞（PE）是以各种栓子阻塞肺动脉系统为其发病原因的一组疾病或临床综合征的总称，常见的栓子为血栓，少数为脂肪、羊水、空气等。肺血栓栓塞症（PTE）为来自静脉系统或右心的血栓阻塞肺动脉或其分支所致的疾病，主要临床特征为肺循环和呼吸功能障碍。PTE 为 PE 最常见的类型，通常所称的 PE 即指 PTE。

引起 PTE 的血栓主要来源于深静脉血栓形成（DVT）。DVT 与 PTE 实质上为一种疾病过程在不同部位、不同阶段的表现，两者合称为静脉血栓栓塞症（VTE）。

国外 PTE 发病率较高，病死率亦高，未经治疗的 PTE 的病死率为 25%～30%，大面积 PTE 1 小时内死亡率高达 95%，是仅次于肿瘤和心血管病，威胁人类生命的第三大杀手。PTE-DVT 发病和临床表现隐匿、复杂，对 PTE-DVT 的漏诊率和误诊率普遍较高。虽然我国目前尚无准确的流行病学资料，但随着诊断意识和检查技术的提高，诊断例数已有显著增加。

## 一、病因与发病机制

1. 深静脉血栓形成引起肺栓塞 引起 PTE 的血栓可以来源于下腔静脉径路、上腔静脉径路或右心腔，其中大部分来源于下肢近端的深静脉，即腘静脉、股静脉、髂静脉。腓静脉血栓一般较细小，即使脱落也较少引起 PTE。只有当血栓发展到近端血管并脱落后，才易引起肺栓塞。任何可以导致静脉血液淤滞、静脉系统内皮损伤和血液高凝状态的因素均可引起深静脉血栓形成。深静脉血栓形成的高危因素有：①获得性高危因素。高龄，肥胖，大于 4 天的长期卧床、制动，心脏疾病，如房颤合并心衰、动脉硬化等，手术，特别是膝关节、髋关节、恶性肿瘤手术，妊娠和分娩。②遗传性高危因素。凝血因子 V 因子突变引起的蛋白 C 缺乏、蛋白 S 缺乏和抗凝血酶缺乏等造成血液的高凝状态。患者年龄一般在 40 岁以下，常以无明显诱因反复发生 DVT 和 PTE 为主要临床表现。

2. 非深静脉血栓形成引起肺栓塞 全身静脉血回流至肺，故肺血管床极易暴露于各种阻塞和有害因素中，除上述深静脉血栓形成外，其他栓子也可引起肺栓塞，包括：脂肪栓塞，如下肢长骨骨折、羊水栓塞、空气栓塞、寄生虫栓塞、感染病灶、肿瘤的癌栓、毒品引起血管炎或继发血栓形成。

## 二、病理生理

肺动脉的血栓栓塞既可以是单一部位的，也可以是多部位的。病理检查发现多部位或双侧性的血栓栓塞更为常见。一般认为栓塞更易发生于右侧和下肺叶。发生栓塞后有可能在栓塞局部继发血栓形成，参与发病过程。PTE 所致病情的严重程度取决于栓子的性质及受累血管的大小和肺血管床阻塞的范围；栓子阻塞肺血管后释放的 5-羟色胺、组胺等介质引起的反应及患者原来的心肺功能状态。栓塞部位的肺血流减少，肺泡无效腔量增大，故 PTE 对呼吸的即刻影响是通气/血流比值增大。右心房压升高可引起功能性闭合的卵圆孔开放，产生心内右向左分流；神经体液因素可引起支气管痉挛；毛细血管通透性增高，间质和肺泡内液体增多或出血；栓塞部位肺泡表面活性物质分泌减少，肺泡萎陷，呼吸面积减小；肺顺应性下降，肺体积缩小并可出现肺不张；如累及胸膜，则可出现胸腔积液。以上因素导致通气/血流比例失调，出现低氧血症。

急性 PTE 造成肺动脉较广泛阻塞时，可引起肺动脉高压，出现急性肺源性心脏病，致右心功能不全，回心血量减少，静脉系统淤血；右心扩大致室间隔左移，使左心室功能受损，导致心排出量下降，进而可引起体循环低血压或休克；主动脉内低血压和右心房压升高，使冠状动脉灌注压下降，心肌血流减少，特别是心室内膜下心肌处于低灌注状态，加之PTE时心肌耗氧增加，可致心肌缺血，诱发心绞痛。

肺动脉发生栓塞后，若其支配区的肺组织因血流受阻或中断而发生坏死，称为肺梗死（PI）。由于肺组织接受肺动脉、支气管动脉和肺泡内气体弥散等多重氧供，PTE中仅约不足15%发生PI。

若急性PTE后肺动脉内血栓未完全溶解，或反复发生PTE，则可能形成慢性血栓栓塞性肺动脉高压，继而出现慢性肺源性心脏病，右心代偿性肥厚和右心衰竭。

## 三、临床表现

### （一）PTE表现

1. 症状　常见症状有：①不明原因的呼吸困难及气促，尤以活动后明显，为PTE最多见的症状。②胸痛，包括胸膜炎性胸痛或心绞痛样疼痛。③晕厥，可为PTE的唯一或首发症状。④烦躁不安、惊恐甚至濒死感。⑤咯血，常为小量咯血，大咯血少见。⑥咳嗽、心悸等。各病例可出现以上症状的不同组合，具有多样性和非特异性。临床上若同时出现呼吸困难、胸痛及咯血，称为PTE"三联征"，但仅见于约20%的患者。大面积肺栓塞时可发生休克甚至猝死。

2. 体征

（1）呼吸系统：呼吸急促最常见、发绀、肺部有时可闻及哮鸣音和（或）细湿啰音，肺野偶可闻及血管杂音；合并肺不张和胸腔积液时出现相应的体征。

（2）循环系统体征：心率快，肺动脉瓣区第二心音亢进及收缩期杂音；三尖瓣反流性杂音；心包摩擦音或胸膜心包摩擦音；可有右心衰体征如颈静脉充盈、搏动、肝大伴压痛、肝颈反流征（+）等。血压变化，严重时可出现血压下降甚至休克。

（3）其他可伴发热：多为低热，少数患者有38℃以上的发热。

### （二）DVT表现

主要表现为患肢肿胀、周径增粗、疼痛或压痛、皮肤色素沉着，行走后患肢易疲劳或肿胀加重。但需注意，半数以上的下肢DVT患者无自觉症状和明显体征。应测量双侧下肢的周径来评价其差别。进行大、小腿周径的测量点分别为髌骨上缘以上15cm处，髌骨下缘以下10cm处。双侧相差>1cm即考虑有临床意义。

最有意义的体征是反映右心负荷增加的颈静脉充盈、搏动及DVT所致的肿胀、压痛、僵硬、色素沉着及浅静脉曲张等，一侧大腿或小腿周径较对侧大1cm即有诊断价值。

## 四、治疗

1. 急救措施

（1）一般处理：对高度疑诊或确诊PTE的患者，应进行重症监护，绝对卧床1～2周。剧烈胸痛者给予适当镇静、止痛对症治疗。

（2）呼吸循环支持，防治休克

①氧疗：采用经鼻导管或面罩吸氧，必要时气管插管机械通气，以纠正低氧血症。避免做气管切开，以免溶栓或抗凝治疗引发局部大出血。

②循环支持：对于出现右心功能不全但血压正常者，可使用多巴酚丁胺和多巴胺；若出现血压下降，可增大剂量或使用其他血管加压药物，如去甲肾上腺素等。扩容治疗会加重右室扩大，减低心排出量，不建议使用。液体负荷量控制在 500mL 以内。

2. 溶栓治疗　溶栓指征：大面积 PTE 有明显呼吸困难、胸痛、低氧血症等。对于次大面积 PTE，若无禁忌证可考虑溶栓，但存在争议。对于血压和右心室运动功能均正常的病例，不宜溶栓。溶栓的时间窗一般定为急性肺栓塞发病或复发 14 天以内。症状出现 48 小时内溶栓获益最大，溶栓治疗开始越早，治疗效果越好。

绝对禁忌证：有活动性内出血和近期自发性颅内出血。

相对禁忌证：2 周内的大手术、分娩、器官活检或不能压迫止血部位的血管穿刺；2 个月内的缺血性脑卒中；10 天内的胃肠道出血；15 天内的严重创伤；1 个月内的神经外科或眼科手术；难以控制的重度高血压（收缩压>180mmHg，舒张压>110mmHg）；近期曾行心肺复苏；血小板计数<100×10$^9$/L；妊娠；细菌性心内膜炎；严重肝、肾功能不全；糖尿病出血性视网膜病变等。对于致命性大面积 PTE，上述绝对禁忌证亦应被视为相对禁忌证，文献提示低血压和缺氧即是 PTE 立即溶栓的指征。

常用的溶栓药物：尿激酶（UK）、链激酶（SK）和重组组织型纤溶酶原激活剂（rt-PA）。三者溶栓效果相仿，临床可根据条件选用。

（1）尿激酶：负荷量 4 400IU/kg，静注 10 分钟，随后以 2 200IU/（kg·h）持续静滴 12 小时。快速给药：按 2 万 IU/kg 剂量，持续静滴 2 小时。

（2）链激酶：负荷量 25 万 IU，静注 30 分钟，随后以 10 万 IU/h 持续静滴 24 小时。快速给药：150 万 IU，持续静滴 2 小时。链激酶具有抗原性，用药前需肌注苯海拉明或地塞米松，以防止过敏反应。链激酶 6 个月内不宜再次使用。

（3）rt-PA：推荐 rt-PA 50mg 持续静注 2 小时为国人标准治疗方案。

使用尿激酶、链激酶溶栓时无需同时使用肝素治疗；但以 rt-PA 溶栓，当 rt-PA 注射结束后，应继续使用肝素。

3. 抗凝治疗　抗凝为 PTE 和 DVT 的基本治疗方法，可以有效防止血栓再形成和复发，为机体发挥自身的纤溶机制溶解血栓创造条件。抗凝药物主要有非口服抗凝剂普通肝素（UFH）、低分子肝素（LMWH）、口服抗凝剂华法林。抗血小板药物阿司匹林或氯吡格雷的抗凝作用不能满足 PTE 或 DVT 的抗凝要求，不推荐使用。

临床疑诊 PTE 时，即可开始使用 UFH 或 LMWH 进行有效的抗凝治疗。用尿激酶或链激酶溶栓治疗后，应每 2~4 小时测定一次凝血酶原时间（PT）或活化部分凝血活酶时间（APTT），当其水平降至正常值的 2 倍时，即给予抗凝治疗。

UFH 给药时需根据 APTT 调整剂量，尽快使 APTT 达到并维持于正常值的 1.5~2.5 倍。LMWH 具有与 UFH 相同的抗凝效果。可根据体重给药，且无需监测 APTT 和调整剂量。UFH 或 LMWH 一般连用 5~10 天，直到临床情况平稳。使用肝素 1~3 天后加用口服抗凝剂华法林，初始剂量为 3.0~5.0mg。当连续两天测定的国际标准化比率（INR）达到 2.5（2.0~3.0）时，或 P 延长至正常值的 1.5~2.5 倍时，停止使用肝素，单独口服华法林治疗。根据 INR 或 PT 调节华法林的剂量。一般口服华法林的疗程至少为 3~6 个月。对复发性 VTE、并发肺心病或危险因素长期存在者，抗凝治疗的时间应延长至 12 个月或以上，甚至终生抗凝。

4. 其他治疗 如肺动脉血栓摘除术、肺动脉导管碎解和抽吸血栓，仅适用于经积极的内科治疗无效的紧急情况或存在溶栓和抗凝治疗绝对禁忌证。为防止下肢深静脉大块血栓再次脱落阻塞肺动脉，可考虑放置下腔静脉滤器。若阻塞部位处于手术可及的肺动脉近端，可考虑行肺动脉血栓内膜剥脱术。

# 五、护理

1. 一般护理 安置患者于监护室，监测呼吸、心率、血压、静脉压、心电图及动脉血气的变化。患者应绝对卧床休息。避免大幅度的动作及用手按揉下肢深静脉血栓形成处，翻身时动作要轻柔，以防止血栓脱落，栓塞其他部位。做好各项基础护理，预防并发症。进食清淡、易消化的高维生素类食物。保持大便通畅，避免用力，以免促进深静脉血栓脱落。大便干燥时可酌情给予通便药或做结肠灌洗。

2. 镇静、止痛、给氧 患者胸痛剧烈时遵医嘱给予镇静、止痛药，以减轻患者的痛苦症状，缓解患者的紧张程度。保持呼吸道通畅，根据血气分析和临床情况合理给氧，改善缺氧症状。床旁备用气管插管用物及、呼吸机，便于患者出现呼吸衰竭时立即进行机械通气治疗。

3. 病情观察 密切观察患者的神志、血压、呼吸、脉搏、体温、尿量和皮肤色泽等，有无胸痛、晕厥、咯血及休克等现象。正确留取各项标本，观察动脉血气分析和各项实验室检查结果如血小板计数、凝血酶原时间（PT）或活化部分凝血活酶时间（APTT）、血浆纤维蛋白含量、3P 实验等。

4. 心理护理 PTE 患者多有紧张、焦虑、悲观的情绪，应减少不必要的刺激，给予相应的护理措施，如护理人员守护在患者床旁，允许家属陪伴，解释病情，满足患者所需等。鼓励患者配合治疗，树立战胜疾病的信心和勇气。

5. 溶栓及抗凝护理

（1）用药前：①溶栓前宜留置外周静脉套管针，以方便溶栓中取血监测，避免反复穿刺血管。②测定基础 APTT、PT 及血常规（含血小板计数、血红蛋白）等。③评估是否存在禁忌证，如活动性出血、凝血功能障碍、未予控制的严重高血压等。必要时应配血，做好输血准备。

（2）用药期间

①注意观察出血倾向：a. 溶栓治疗的主要并发症为出血，包括皮肤、黏膜及脏器的出血。最严重的是颅内出血，发生率约 1%～2%。在用药过程中，观察患者有无头痛、呕吐、意识障碍等情况；观察皮肤黏膜有无紫癜及穿刺点有无渗血；观察大小便的颜色，及时留取标本进行潜血检查。b. 肝素在使用的第 1 周每 1～2 天、第 2 周起每 3～4 天必须复查血小板计数一次，以发现肝素诱导的血小板减少症。若出现血小板迅速或持续降低达 30% 以上，或血小板计数<100×10⁹/L，应停用 UFH。c. 华法林在治疗的前几周，有可能引起血管性紫癜，导致皮肤坏死。华法林所致出血可以用维生素 K 拮抗。

②评估疗效：溶栓及抗凝后，根据医嘱定时采集血标本，对临床及相关辅助检查情况进行动态观察。

6. 健康教育 PTE 的预防和早期识别极为重要，应做好本病的有关预防和发病表现的宣教。老年、体弱、久病卧床的患者，应注意加强腿部的活动，经常更换体位，抬高下肢，以减轻下肢血液的淤滞，预防下肢深静脉血栓形成。长途空中旅行、久坐或久站，或孕妇妊娠期内引起的下肢和脚部浮肿、下肢静脉曲张，可采取非药物预防方法，如穿充气加压袜、使用间歇充气加压泵，以促进下肢静脉回流。已经开始抗凝药物治疗的患者应坚持长期应用抗凝药物并告诉患者注意观察出血倾向。当出现不明原因的气急、胸痛、咯血等表现时，应及时到医院诊治。

（潘泓汝）

# 第六节　急性呼吸窘迫综合征

急性呼吸窘迫综合征（ARDS）是多种原因引起的急性呼吸衰竭。ARDS 不是独立的疾病，是多种疾病的一种严重并发症。ARDS 晚期多诱发或合并多脏器功能障碍综合征，甚至多脏器功能衰竭（MOF），病情凶险，预后恶劣，病死率高达 50%~70%。

## 一、病因

休克、创伤、淹溺、严重感染、吸入有毒气体、药物过量、尿毒症、糖尿病酮症酸中毒、弥散性血管内凝血、体外循环等原因均可导致 ARDS。

## 二、临床表现

急性呼吸窘迫综合征通常发生于原发疾病或损伤起病后 24~48 小时以内。最初的症状为气促，伴有呼吸浅快，肺部可有湿啰音或哮鸣音。患者皮肤可见花斑状或青紫。随着病情进展，出现呼吸窘迫，吸气费力，发绀，烦躁不安，动脉血氧分压（$PaO_2$）明显降低、二氧化碳分压（$PaCO_2$）低。如病情继续恶化，呼吸窘迫和发绀继续加重，并出现酸中毒、MOF、甚至死亡。凡存在可能引起 ARDS 的各种基础疾病或诱因，一旦出现呼吸改变或血气异常，均应警惕有 ARDS 发生的可能。

## 三、治疗

治疗原则是改善换气功能、纠正缺氧，及时去除病因、控制原发病等。ARDS 治疗的关键在于原发病及其病因。包括氧疗、机械通气等呼吸支持治疗，输新鲜血、利尿维持适宜的血容量，根据病因早期应用肾上腺皮质激素，纠正酸碱和电解质紊乱，营养支持及体位治疗。

## 四、护理

在救治 ARDS 过程中，精心护理是抢救成功的重要环节。护士应做到及早发现病情，迅速协助医生采取有力的抢救措施。密切观察患者生命体征，做好各项记录，准确完成各种治疗，备齐抢救器械和药品，防止机械通气和气管切开的并发症。

1. 护理目标

（1）及早发现 ARDS 的迹象，及早有效地协助抢救。维持生命体征稳定，挽救患者生命。

（2）做好人工气道的管理，维持患者最佳气体交换，改善低氧血症，减少机械通气并发症。

（3）采取俯卧位通气护理，缓解肺部压迫，改善心脏的灌注。

（4）积极预防感染等各种并发症，提高救治成功率。

（5）加强基础护理，增加患者舒适感。

（6）减轻患者心理不适，使其合作、平静。

2. 护理措施

（1）及早发现病情变化：ARDS 通常在疾病或严重损伤的最初 24～48 小时后发生。首先出现呼吸困难，通常呼吸浅快。吸气时可存在肋间隙和胸骨上窝凹陷。皮肤可出现发绀和斑纹，吸氧不能使之改善。

护士发现上述情况要高度警惕，及时报告医生，进行动脉血气和胸部 X 线等相关检查。一旦诊断考虑 ARDS，立即积极治疗。若没有机械通气的相应措施，应尽早转至有条件的医院。患者转运过程中应有专职医生和护士陪同，并准备必要的抢救设备，氧气必不可少。若有指征行机械通气治疗，可以先行气管插管后转运。

（2）迅速连接监测仪，密切监护心率、心律、血压等生命体征，尤其是呼吸的频率、节律、深度及血氧饱和度等。观察患者意识、发绀情况、末梢温度等。注意有无呕血、黑粪等消化道出血的表现。

（3）氧疗和机械通气的护理：治疗 ARDS 最紧迫问题在于纠正顽固性低氧，改善呼吸困难，为治疗基础疾病赢得时间。需要对患者实施氧疗甚至机械通气。

严密监测患者呼吸情况及缺氧症状。若单纯面罩吸氧不能维持满意的血氧饱和度，应予辅助通气。首先可尝试采用经面罩持续气道正压吸氧等无创通气，但大多需要机械通气吸入氧气。遵医嘱给予高浓度氧气吸入或使用呼气末正压呼吸（PEEP）并根据动脉血气分析值的变化调节氧浓度。

使用 PEEP 时应严密观察，防止患者出现气压伤。PEEP 是在呼气终末时给予气道以一恒定正压使之不能回复到大气压的水平。可以增加肺泡内压和功能残气量改善氧合，防止呼气使肺泡萎陷，增加气体分布和交换，减少肺内分流，从而提高 $PaO_2$。由于 PEEP 使胸腔内压升高，静脉回流受阻，致心搏减少，血压下降，严重时可引起循环衰竭，另外正压过高，肺泡过度膨胀、破裂有导致气胸的危险。所以在监护过程中，注意 PEEP 观察有无心率增快、突然胸痛、呼吸困难加重等相关症状，发现异常立即调节 PEEP 压力并报告医生处理。

帮助患者采取有利于呼吸的体位，如端坐位或高枕卧位。

人工气道的管理有以下几方面。

妥善固定气管插管，观察气道是否通畅，定时对比听诊双肺呼吸音。经口插管者要固定好牙垫，防止阻塞气道。每班检查并记录导管刻度，观察有无脱出或误入一侧主支气管。套管固定松紧适宜，以能放入一指为准。

气囊充气适量。充气过少易产生漏气，充气过多可压迫气管黏膜导致气管食管瘘，可以采用最小漏气技术，用来减少并发症发生。方法：用 10mL 注射器将气体缓慢注入，直至在喉及气管部位听不到漏气声，向外抽出气体 0.25～0.5 毫升/次，至吸气压力到达峰值时出现少量漏气为止，再注入 0.25～0.5mL 气体，此时气囊容积为最小封闭容积，气囊压力为最小封闭压力，记录注气量。观察呼吸机上气道峰压是否下降及患者能否发音说话，长期机械通气患者要观察气囊有无破损、漏气现象。

保持气道通畅。严格无菌操作，按需适时吸痰。过多反复抽吸会刺激黏膜，使分泌物增加。先吸气道再吸口、鼻腔，吸痰前给予充分气道湿化、翻身叩背、吸纯氧3分钟，吸痰管最大外径不超过气管导管内径的1/2，迅速插吸痰管至气管插管，感到阻力后撤回吸痰管1~2cm，打开负压边后退边旋转吸痰管，吸痰时间不应超过15秒。吸痰后密切观察痰液的颜色、性状、量及患者心率、心律、血压和血氧饱和度的变化，一旦出现心律失常和呼吸窘迫，立即停止吸痰，给予吸氧。

用加温湿化器对吸入气体进行湿化，根据病情需要加入盐酸氨溴索、异丙托溴铵等，每日3次雾化吸入。湿化满意标准为痰液稀薄、无泡沫、不附壁能顺利吸出。

呼吸机使用过程中注意电源插头要牢固，不要与其他仪器共用一个插座；机器外部要保持清洁，上端不可放置液体；开机使用期间定时倒掉管道及集水瓶内的积水，集水瓶安装要牢固；定时检查管道是否漏气、有无打折、压缩机工作是否正常。

（4）维持有效循环，维持出入液量轻度负平衡。循环支持治疗的目的是恢复和提供充分的全身灌注，保证组织的灌流和氧供，促进受损组织的恢复。在能保持酸碱平衡和肾功能前提下达到最低水平的血管内容量。①护士应迅速帮助完成该治疗目标。选择大血管，建立2个以上的静脉通道，正确补液，改善循环血容量不足。②严格记录出入量、每小时尿量。出入量管理的目标是在保证血容量、血压稳定前提下，24小时出量大于入量约500~1 000mL，利于肺内水肿液的消退。充分补充血容量后，护士遵医嘱给予利尿剂，消除肺水肿。观察患者对治疗的反应。

（5）俯卧位通气护理：由仰卧位改变为俯卧位，可使75%ARDS患者的氧合改善。可能与血流重新分布，改善背侧肺泡的通气，使部分萎陷肺泡再膨胀达到"开放肺"的效果有关。随着通气/血流比例的改善进而改善了氧合。但存在血流动力学不稳定、颅内压增高、脊柱外伤、急性出血、骨科手术、近期腹部手术、妊娠等为禁忌实施俯卧位。①患者发病24~36小时后取俯卧位，翻身前给予纯氧吸入3分钟。预留足够的管路长度，注意防止气管插管过度牵拉致脱出。②为减少特殊体位给患者带来的不适，用软枕垫高头部15°~30°，嘱患者双手放在枕上，并在髋、膝、踝部放软枕，每1~2小时更换1次软枕的位置，每4小时更换1次体位，同时考虑患者的耐受程度。③注意血压变化，因俯卧位时支撑物放置不当，可使腹压增加，下腔静脉回流受阻而引起低血压，必要时在翻身前提高吸氧浓度。④注意安全、防坠床。

（6）预防感染的护理：①注意严格无菌操作，每日更换气管插管切口敷料，保持局部清洁干燥，预防或消除继发感染。②加强口腔及皮肤护理，以防护理不当而加重呼吸道感染及发生褥疮。③密切观察体温变化，注意呼吸道分泌物的情况。

（7）心理护理，减轻恐惧，增加心理舒适度：①评估患者的焦虑程度，指导患者学会自我调整心理状态，调控不良情绪。主动向患者介绍环境，解释治疗原则，解释机械通气、监测及呼吸机的报警系统，尽量消除患者的紧张感。②耐心向患者解释病情，对患者提出的问题要给予明确、有效和积极的信息，消除心理紧张和顾虑。③护理患者时保持冷静和耐心，表现出自信和镇静。④如果患者由于呼吸困难或人工通气不能讲话，可提供纸笔或以手势与患者交流。⑤加强巡视，了解患者的需要，帮助患者解决问题。⑥帮助并指导患者及家属应用松弛疗法、按摩等。

（8）营养护理：ARDS 患者处于高代谢状态，应及时补充热量和高蛋白、高脂肪营养物质。能量的摄取既应满足代谢的需要，又应避免糖类的摄取过多，蛋白摄取量一般为每天 1.2~1.5g/kg。

尽早采用肠内营养，协助患者取半卧位，充盈气囊，证实胃管在胃内后，用加温器和输液泵匀速泵入营养液。若有肠鸣音消失或胃潴留，暂停鼻饲，给予胃肠减压。一般留置 5~7 天后拔除，更换到对侧鼻孔，以减少鼻窦炎的发生。

## 五、健康指导

在疾病的不同阶段，根据患者的文化程度做好有关知识的宣传和教育，让患者了解病情的变化过程。

1. 提供舒适安静的环境以利于患者休息，指导患者正确卧位休息，讲解由仰卧位改变为俯卧位的意义，尽可能减少特殊体位给患者带来的不适。

2. 向患者解释咳嗽、咳痰的重要性，指导患者掌握有效咳痰的方法，鼓励并协助患者咳嗽，排痰。

3. 指导患者自己观察病情变化，如有不适及时通知医护人员。

4. 嘱患者严格按医嘱用药，按时服药，不要随意增减药物剂量及种类。服药过程中，需密切观察患者用药后反应，以指导用药剂量。

5. 出院指导 指导患者出院后仍以休息为主，活动量要循序渐进，注意劳逸结合。此外，患者病后生活方式的改变需要家人的积极配合和支持，应指导患者家属给患者创造一个良好的身心休养环境。出院后 1 个月内来院复查 1~2 次，出现情况随时来院复查。

（潘泓汝）

# 第五章

# 心血管内科疾病护理

## 第一节 心力衰竭

### 一、概述

心力衰竭是由于各种心脏疾病导致心功能不全的临床综合征。心力衰竭通常伴有肺循环和（或）体循环的充血，故又称之为充血性心力衰竭。

心功能不全分为无症状和有症状两个阶段，无症状阶段是有心室功能障碍的客观指标如射血分数降低，但无充血性心力衰竭的临床症状，如果不积极治疗，将会发展成有症状心功能不全。

（一）临床类型分类

1. 发展速度分类　按其发展速度可分为急性和慢性两种，以慢性居多。急性心力衰竭常因急性的严重心肌损害或突然心脏负荷加重，使心排血量在短时间内急剧下降，甚至丧失排血功能。临床以急性左侧心力衰竭为常见，表现为急性肺水肿、心源性休克。

慢性心力衰竭病程中常有代偿性心脏扩大、心肌肥厚和其他代偿机制参与的缓慢的发展过程。

2. 发生部位分类　按其发生的部位可分为左心、右心和全心衰竭。左侧心力衰竭临床上较常见，是指左心室代偿功能不全而发生的，以肺循环淤血为特征的心力衰竭。

右侧心力衰竭是以体循环淤血为主要特征的心力衰竭，临床上多见于肺源性心脏病、先天性心脏病、高血压、冠心病等。

全心衰竭常是左侧心力衰竭使肺动脉压力增高，加重右心负荷，长此以往，右心功能下降、衰竭，即表现出全心功能衰竭症状。

3. 功能障碍分类　按有无舒缩功能障碍又可分为收缩性和舒张性心力衰竭。收缩性心力衰竭是指心肌收缩力下降，心排血量不能满足机体代谢的需要，器官、组织血液灌注不足，同时出现肺循环和（或）体循环淤血表现。

舒张性心力衰竭见于心肌收缩力没有明显降低，可使心排血量正常维持，心室舒张功能障碍以致左心室充盈压增高，使肺静脉回流受阻，而导致肺循环淤血。

（二）心力衰竭分期

心力衰竭的分期可以从临床上判断心力衰竭的不同时期，从预防着手，在疾病源头上给予干预，减少和延缓心力衰竭的发生，减少心力衰竭的发展和死亡。心力衰竭分期分为四期。

A 期：心力衰竭高危期，无器质性心脏或心力衰竭症状，如患者有高血压、代谢综合征、心绞痛，服用心肌毒性药物等，均可发展为心力衰竭的高危因素。

B 期：有器质性心脏病如心脏扩大、心肌肥厚、射血分数降低，但无心力衰竭症状。

C 期：有器质性心脏，病程中有过心力衰竭的症状。

D 期：需要特殊干预治疗的难治性心力衰竭。

心力衰竭的分期在病程中是不能逆转的，只能停留在某一期或向前发展，只有在 A 期对高危因素进行有效治疗，才能减少发生心力衰竭，在 B 期进行有效干预，可以延缓发展到有临床症状的心力衰竭。

（三）心功能分级

1. 根据患者主观症状和活动能力，心功能分为四级

Ⅰ级：患者表现为体力活动不受限制，一般活动不出现疲乏、心悸、心绞痛或呼吸困难等症状。

Ⅱ级：患者表现为体力活动轻度受限制，休息时无自觉症状，但日常活动可引起气急、心悸、心绞痛或呼吸困难等症状。

Ⅲ级：患者表现为体力活动明显受限制，稍事活动可有气急、心悸等症状，有脏器轻度淤血体征。

Ⅳ级：患者表现为体力活动重度受限制，休息状态也有气急、心悸等症状，体力活动后加重，有脏器重度淤血体征。

此分级方法多年来在临床应用，优点是简便易行，缺点是仅凭患者主观感觉，常有患者症状与客观检查有差距，患者个体之间差异比较大。

2. 根据客观评价指标，心功能分为 A、B、C、D 级

A 级：无心血管疾病的客观依据。

B 级：有轻度心血管疾病的客观依据。

C 级：有中度心血管疾病的客观依据。

D 级：有重度心血管疾病的客观依据。

此分级方法对于轻、中、重度的标准没有具体的规定，需要临床医师主观判断。但结合第一个根据患者主观症状和活动能力进行分级的方案，是能弥补第一分级方案的主观症状与客观指标分离情况的。如患者心脏超声检查提示轻度主动脉瓣狭窄，但没有体力活动受限制的情况，联合分级定为Ⅰ级 B。又如患者体力活动时有心悸、气急症状，但休息症状缓解，心脏超声检查提示左心室射血分数（LVEF）为<35%，联合分级定为Ⅱ级 C。

3. 6 分钟步行试验　要求患者 6 分钟之内在平直走廊尽可能地快走，测定其所步行的距离，若 6 分钟步行距离<150 米，表明为重度心功能不全，150～425 米为中度，426～550 米为轻度心功能不全。

此试验简单易行、安全、方便，用于评定慢性心力衰竭患者的运动耐力，评心脏储备能力，也常用于评价心力衰竭治疗的效果。

## 二、慢性心力衰竭

慢性心力衰竭是多数心血管疾病的终末阶段，也是主要的死亡原因。心力衰竭是一种复杂的临床综合征，特定的症状是呼吸困难和乏力，特定的体征是水肿，这些情况可造成器官功能障碍，影响生活质量。主要表现为心脏收缩功能障碍的主要指标是左心室射血分数下降，一般<40%；而心脏舒张功能障碍的患者左心室射血分数相对正常，通常心脏无明显扩大，但有心室充盈指标受损。

我国引起慢性心力衰竭的基础心脏病的构成比与过去有所不同，过去我国以风湿性心脏病为主，近10年来其所占比例趋于下降，而冠心病、高血压的所占比例明显上升。

（一）病因与发病机制

1. 病因　各种原因引起的心肌、心瓣膜、心包或冠状动脉、大血管的结构损害，导致心脏容量负荷或压力负荷过重均可造成慢性心力衰竭。

冠心病、高血压、瓣膜病和扩张性心肌病是主要的病因；心肌炎、肾炎、先天性心脏病是较常见的病因；而心包疾病、贫血、甲状腺功能亢进与减退症、脚气病、心房黏液瘤、动脉-静脉瘘、心脏肿瘤和结缔组织病、高原病及少见的内分泌病等，是比较少见易被忽视的病因。

2. 诱因

（1）感染：感染是最主要的诱因，最常见的呼吸道感染，其次是风湿热，在幼儿患者中风湿热则占首位。女性患者泌尿系统感染的诱发亦常见，感染性心内膜炎、全身感染均是诱发因素。

（2）心律失常：特别是快速心律失常，如房颤等。

（3）生理、心理压力过大：如劳累过度、情绪激动、精神紧张。

（4）血容量增加：液体摄入过多过快、高钠饮食。

（5）妊娠与分娩。

（6）其他：大量失血、贫血；各种原因引起的水、电解质、酸碱平衡紊乱；某些药物应用不当等。

3. 发病机制　慢性心力衰竭的发病机制是很复杂的过程，心脏功能大致经过代偿期和失代偿期。

（1）心力衰竭代偿期：心脏受损初始引起机体短期的适应性和代偿性反应，启动了Frank-Starling机制，增加心脏的前负荷，使心回血量增加，心室舒张末容积增加，心室扩大，心肌收缩力增强，而维持心排血量的基本正常或相对正常。

机体的适应性和代偿性反应，激活交感神经体液系统，交感神经兴奋性增强，增强心肌收缩力并提高心率，以增加心排血量，但同时机体周围血管收缩，增加了心脏后负荷，心肌增厚，心率加快，心肌耗氧量加大。

心脏功能下降，心排血量降低、肾素-血管紧张素-醛固酮系统也被激活，代偿性增加血管阻力和潴留水、钠，以维持灌注压；交感神经兴奋性增加，同时激活神经内分泌细胞因子如心钠素、血管升压素、缓激肽等，参与调节血管舒缩，排钠利尿，对抗由于交感神经兴奋和肾素-血管紧张素-醛固酮系统激活造成的水钠潴留效应。在多因素作用下共同维持机体血压稳定、保证了重要脏器的灌注。

（2）心力衰竭失代偿期：长期、持续的交感神经和肾素-血管紧张素-醛固酮系统高兴奋性，多种内源性的神经激素和细胞因子的激活与失衡，又造成继发心肌损害，持续性心脏扩大、心肌肥厚，使心肌耗氧量增加，加重心肌的损伤。神经内分泌系统活性增加不断，加重血流动力学紊乱，损伤心肌细胞，导致心排血量不足，出现心力衰竭症状。

（3）心室重构：所谓的心室重构，就是在心脏扩大、心肌肥厚的过程中，心肌细胞、胞外基质、胶原纤维网等均有相应变化，左心室结构、形态、容积和功能发生一系列变化。研究表明，心力衰竭的发生发展的基本机制就是心室重构。由于基础病的不同，进展情况不同和各种代偿机制的复杂作用，有些患者心脏扩大、肥厚已很明显，但临床可无心力衰竭表现。但如基础病病因不能除，随着时间的推移，心室重构的病理变化，可自身不断发展，心力衰竭必然会出现。

从代偿到失代偿，除了因为代偿能力限度、代偿机制中的负面作用外，心肌细胞的能量供应和利用障碍，导致心肌细胞坏死、纤维化也是重要因素。

心肌细胞的减少使心肌收缩力下降，又因纤维化的增加使心室的顺应性下降，心室重构更趋明显，最终导致不可逆的心肌损害和心力衰竭。

（二）临床表现

慢性心力衰竭早期可以无症状或仅出现心动过速、面色苍白、出汗、疲乏和活动耐力减低症状等。

1. 左侧心力衰竭

（1）症状

①呼吸困难：劳力性呼吸困难是最早出现的呼吸困难症状，因为体力活动会使回心血量增加，左心房压力升高，肺淤血加重。开始仅剧烈活动或体力劳动后出现症状，休息后缓解，随肺淤血加重，逐渐发展到更轻活动后，甚至休息时，也出现呼吸困难。

夜间阵发性呼吸困难是左侧心力衰竭早期最典型的表现，又称为"心源性哮喘"。是由于平卧血液重新分布使肺血量增加，夜间迷走神经张力增加，小支气管收缩，膈肌位高，肺活量减少所致。典型表现是患者熟睡 1~2 小时，突然憋气而惊醒，被迫坐起，同时伴有咳嗽、咳泡沫痰和（或）哮鸣性呼吸音。多数患者端坐休息后可自行缓解，次日白天无异常感觉。严重者可持续发作，甚至发生急性肺水肿。

端坐呼吸多在病程晚期出现，是肺淤血达到一定程度，平卧回心血量增多、膈肌上抬，呼吸更困难，必须采用高枕卧位、半卧位，甚至坐位，才可减轻呼吸困难。最严重的患者即使端坐床边，下肢下垂，上身前倾，仍不能缓解呼吸困难。

②咳嗽、咳痰、咯血：咳嗽、咳痰早期即可出现，是肺泡和支气管黏膜淤血所致，多发生在夜间，直立或坐位症状减轻。咳白色浆液性泡沫样痰为其特点，偶见痰中带有血丝。如发生急性肺水肿，则咳大量粉红色泡沫痰。

③其他症状：倦怠、乏力、心悸、头晕、失眠、嗜睡、烦躁等症状，重者可有少尿，是与心排血量低下，组织、器官灌注不足的有关表现。

（2）体征

①慢性左侧心力衰竭可有心脏扩大，心尖冲动向左下移位。心率加快、第一心音减弱、心尖区舒张期奔马律，最有诊断价值。部分患者可出现交替脉，是左侧心力衰竭的特征性体征。

②肺部可闻湿啰音，急性肺水肿时可出现哮鸣音。

2. 右侧心力衰竭

（1）症状：主要表现为体循环静脉淤血。消化道症状如食欲缺乏、恶心、呕吐、水肿、腹胀、肝区胀痛等为右侧心力衰竭的最常见症状。

劳力性呼吸困难也是右侧心力衰竭的常见症状。

（2）体征

①水肿：早期在身体的下垂部位和组织疏松部位，出现凹陷性水肿，为对称性。重者可出现全身水肿，并伴有胸腔积液、腹水和阴囊水肿。胸腔积液是因体静脉压力增高所致，胸腔静脉有一部分回流到肺静脉，所以胸腔积液更多见于全心衰竭时，以双侧为多见。

②颈静脉征：颈静脉怒张是右侧心力衰竭的主要体征，其程度与静脉压升高的程度正相关；压迫患者的腹部或肝，回心血量增加而使颈静脉怒张更明显，称为肝颈静脉回流征阳性，肝颈静脉回流征阳性则更是具有特征性。

③肝大和压痛：可出现肝大和压痛；持续慢性右侧心力衰竭可发展为心源性肝硬化，晚期肝脏压痛不明显，但伴有黄疸、肝功能损害和腹水。

④发绀：发绀是由于供血不足，组织摄取血氧相对增加，静脉血氧降低所致。表现为面部毛细血管扩张、发绀、色素沉着。

3. 全心衰竭　右侧心力衰竭继发于左侧心力衰竭而形成全心衰竭，但当右侧心力衰竭后，肺淤血的临床表现减轻。扩张型心肌病等表现左、右心同时衰竭者，肺淤血症状都不严重，左侧心力衰竭的表现主要是心排血量减少的相关症状和体征。

（三）辅助检查

1. X线检查

（1）心影的大小、形态可为病因诊断提供重要依据，根据心脏扩大的程度和动态改变，间接反映心功能状态。

（2）肺门血管影增强是早期肺静脉压增高的主要表现；肺动脉压力增高可见右下肺动脉增宽；肺间质水肿可使肺野模糊；Kerley B线是在肺野外侧清晰可见的水平线状影，是肺小叶间隔内积液的表现，是慢性肺淤血的特征性表现。

2. 超声心动图　超声心动图比X线检查更能准确地提供各心腔大小变化及心瓣膜结构情况。左心室射血分数（LVEF值）可反映心脏收缩功能，正常左心室射血分数值>50%，左心室射血分数值≤40%为收缩期心力衰竭诊断标准。

应用多普勒超声是临床上最实用的判断心室舒张功能的方法，E峰是心动周期的心室舒张早期心室充盈速度的最大值，A峰是心室舒张末期心室充盈的最大值，正常人E/A的比值不小于1.2，中青年应更大。

3. 有创性血流动力学检查　此检查常用于重症心力衰竭患者，可直接反映左心功能。

4. 放射性核素检查　帮助判断心室腔大小，反映左心室射血分数值和左心室最大充盈速率。

（四）治疗

1. 病因治疗

（1）基本病因治疗：对有损心肌的疾病应早期进行有效治疗，如高血压、冠心病、糖尿病、代谢综合征等；心血管畸形、心瓣膜病力争在发生心脏衰竭之前进行介入或外科手术治疗；对于一些病因不明的疾病亦应早期干预如原发性扩张型心肌病，以延缓心室重构。

（2）诱因治疗：积极消除诱因，最常见的诱因是感染，特别是呼吸道感染，积极应用有针对性的抗生素控制感染。心律失常特别是房颤是引起心脏衰竭的常见诱因，对于快速房颤要积极控制心室率，及时复律。纠正贫血、控制高血压等均可防止心力衰竭发生和（或）加重。

2. 一般治疗 减轻心脏负担，限制体力活动，避免劳累和精神紧张。低钠饮食，少食多餐，限制饮水量。给予持续氧气吸入，流量 2~4L/min。

3. 利尿药 利尿药是治疗心力衰竭的常用药物，通过排钠排水减轻水肿、减轻心脏负荷、缓解淤血症状。原则上应长期应用，但在水肿消失后应以最小剂量维持，如氢氯噻嗪 25mg，隔日 1 次。常用利尿药有排钾利尿药如氢氯噻嗪等；襻利尿药如呋塞米、布美他尼（丁脲胺）等；保钾利尿药如螺内酯、氨苯蝶啶等。排钾利尿药主要不良反应是可引起低血钾，应补充氯化钾或与保钾利尿药同用。噻嗪类利尿药可抑制尿酸排泄，引起高尿酸血症，大剂量长期应用可影响胆固醇及糖的代谢，应严密监测。

4. 肾素-血管紧张素-醛固酮系统抑制药

（1）血管紧张素转化酶（ACE）抑制药的应用：ACE 抑制药扩张血管，改善淤血症状，更重要的是降低心力衰竭患者代偿性神经-体液的不利影响，限制心肌、血管重构，维护心肌功能，推迟心力衰竭的进展，降低远期病死率。

①用法：常用 ACE 抑制药如卡托普利 12.5~25mg，2 次/天，培哚普利 2~4mg，1 次/天，贝那普利对有早期肾功能损害患者较适用，使用量是 5~10mg，1 次/天。临床应用一定要从小剂量开始，逐渐加量。

②ACE 抑制药的不良反应：有低血压、肾功能一过性恶化、高血钾、干咳等。

③ACE 抑制药的禁忌证：无尿性肾衰竭、肾动脉狭窄、血肌酐升高 ≥225μmol/L、高血压、低血压、妊娠、哺乳期妇女及对此药过敏者。

（2）血管紧张素受体阻滞药（ARBBs）的应用：ARBBs 在阻断肾素-血管紧张素系统作用与 ACE 抑制药作用相同，但缺少对缓激肽降解抑制作用。当患者应用 ACE 抑制药出现干咳不能耐受，可应用 ARBBs 类药，常用 ARBBs 如坎地沙坦、氯沙坦、缬沙坦等。

ARBBs 类药的用药注意事项、不良反应除干咳以外，其他均与 ACE 抑制药相同。

（3）醛固酮拮抗药的应用：研究证明螺内酯 20mg，1~2 次/天小剂量应用，可以阻断醛固酮效应，延缓心肌、血管的重构，改善慢性心力衰竭的远期效果。

注意事项：中重度心力衰竭患者应用时，需注意血钾的监测；肾功能不全、血肌酐异常、高血钾及应用胰岛素的糖尿病患者不宜使用。

5. β受体阻滞药 β受体阻滞药可对抗交感神经激活，阻断交感神经激活后各种有害影响。临床应用其疗效常在用药后 2~3 个月才出现，但明显提高运动耐力，改善心力衰竭预后，降低病死率。

β受体阻滞药具有负性肌力作用，临床中应慎重应用，应用药物应从小剂量开始，如美托洛尔 12.5mg，1 次/天；比索洛尔 1.25mg，1 次/天；卡维地洛 6.25mg，1 次/天，逐渐加量，适量维持。

注意事项：用药应在心力衰竭稳定、无体液潴留情况下、小剂量开始应用。

患有支气管痉挛性疾病、心动过缓、二度以上包括二度的房室传导阻滞的患者禁用。

6. 正性肌力药物　是治疗心力衰竭的主要药物，适于治疗以收缩功能异常为特征的心力衰竭，尤其对心腔扩大引起的低心排血量心力衰竭，伴快速心律失常的患者作用最佳。

（1）洋地黄类药物：是临床最常用的强心药物，具有正性肌力和减慢心率作用，在增加心肌收缩力的同时，不增加心肌耗氧量。

①适应证：充血性心力衰竭，尤其伴有心房颤动和心室率增快的心力衰竭是最好指征，对心房颤动、心房扑动和室上性心动过速均有效。

②禁忌证：严重房室传导阻滞、肥厚性梗阻型心肌病、急性心肌梗死 24 小时内不宜使用。洋地黄中毒或过量者为绝对禁忌证。

③用法：地高辛为口服制剂，维持量法，0.25mg，1 次/天。此药口服后 2~3 小时血浓度达高峰，4~8 小时获最大效应，半衰期为 1.6 天，连续口服 7 天后血浆浓度可达稳态。适用于中度心力衰竭的维持治疗。

毛花苷 C 为静脉注射制剂，注射后 10 分钟起效，1~2 小时达高峰，每次 0.2~0.4mg，稀释后静脉注射，24 小时总量 0.8~1.2mg。适用于急性心力衰竭或慢性心力衰竭加重时，尤其适用于心力衰竭伴快速心房颤动者。

④毒性反应：药物的治疗剂量和中毒剂量接近，易发生中毒。易导致洋地黄中毒的情况主要有：急性心肌梗死、急性心肌炎引起的心肌损害、低血钾、严重缺氧、肾衰竭等情况。

常见毒性反应有：胃肠道表现如恶心、呕吐；神经系统表现如视物模糊、黄视、绿视；心血管系统表现多为各种心律失常，也是洋地黄中毒最重要的表现，最常见的心律失常是室性期前收缩，多呈二联律。快速房性心律失常伴有传导阻滞是洋地黄中毒特征性的表现。

（2）β 受体兴奋药：临床通常短期应用治疗重症心力衰竭，常用静脉滴注多巴酚丁胺、多巴胺。适用于急性心肌梗死伴心力衰竭的患者；小剂量多巴胺 2~5μg/（kg·min）能扩张肾动脉，增加肾血流量和排钠利尿，从而用于充血性心力衰竭的治疗。

（五）护理

1. 环境与心理护理　保持环境安静、舒适，空气流通；限制探视，减少精神刺激；注意患者情绪变化，做好心理护理，要求患者家属要积极给予患者心理支持和治疗的协助，使患者心情放松情绪稳定，减少机体耗氧量。

2. 休息与活动　一般心功能 I 级：不限制一般的体力活动，但避免剧烈运动和重体力劳动。心功能 II 级：可适当进行轻体力工作和家务劳动，强调下午多休息。心功能 III 级：日常生活可以自理或在他人协助下自理，严格限制一般的体力活动。心功能 IV 级：绝对卧床休息，生活需要他人照顾，可在床上做肢体被动运动和翻身，逐步过渡到坐床边或下床活动。当病情好转后，鼓励患者尽早做适量的活动，防止因长期卧床导致的静脉血栓、肺栓塞、便秘和压疮的发生。在活动中要监测有无呼吸困难、胸痛、心悸、疲劳等症状，如有不适应停止活动，并以此作为限制最大活动量的指征。

3. 病情观察

（1）观察水肿情况：注意观察水肿的消长情况，每日测量并记录体重，准确记录液体出入量。

（2）保持呼吸道通畅：监测患者呼吸困难的程度、发绀情况、肺部啰音的变化以及血气分析和血氧饱和度等变化，根据缺氧的轻重程度调节氧流量和吸氧方式。

（3）注意水、电解质变化及酸碱平衡情况：低钾血症可出现乏力、腹胀、心悸、心电图出现 u 波增高及心律失常，并可诱发洋地黄中毒。少数因肾功能减退，补钾过多而致高血钾，严重者可引起心搏骤停。低钠血症表现为乏力、食欲缺乏、恶心、呕吐、嗜睡等症状。如出现上述症状，要及时通报医师及时给予检查、纠正。

4. 保持排便通畅　患者常因精神因素使规律性排便活动受抑制，排便习惯改变，加之胃肠道淤血、进食减少、卧床过久影响肠蠕动，易致便秘。应帮助患者训练床上排便习惯，同时饮食中增加膳食纤维，如发生便秘，应用小剂量缓泻药和润肠药，病情许可时扶患者坐起使用便器，并注意观察患者的心率、反应，以防发生意外。

5. 输液的护理　根据患者液体出入情况及用药要求，控制输液量和速度，以防诱发急性肺水肿。

6. 饮食护理　给予高蛋白、高维生素的易消化清淡饮食，注意补充营养。少量多餐，避免过饱；限制水、钠摄入，每日食盐摄入量少于 5g，服利尿药者可适当放宽。

7. 用药护理

（1）使用利尿药的护理：遵医嘱正确使用利尿药，并注意有关不良反应的观察和预防。监测血钾及有无乏力、腹胀、肠鸣音减弱等低钾血症的表现，同时多补充含钾丰富的食物，必要时遵医嘱补充钾盐。口服补钾宜在饭后或将水剂与果汁同饮；静脉补钾时每 500mL 液体中氯化钾含量不宜超过 1.5g。

应用保钾利尿药需注意有无胃肠道反应、嗜睡、乏力、皮疹，高血钾等不良反应。

利尿药的应用时间选择早晨或日间为宜，避免夜间排尿过频而影响患者的休息。

（2）使用洋地黄的护理

①给药要求：严格遵医嘱给药，发药前要测量患者脉搏 1 分钟，当脉搏<60 次/分或节律不规则时，应暂停服药并通知医生。静脉给药时务必稀释后缓慢静脉注射，并同时监测心率、心律及心电图变化。

②遵守禁忌：注意不与奎尼丁、普罗帕酮（心律平）、维拉帕米（异搏定）、钙剂、胺碘酮等药物合用，以免降低洋地黄类药物肾排泄率，增加药物毒性。

③用药后观察：应严密观察患者用药后毒性反应，监测血清地高辛浓度。

④毒性反应的处理：立即停用洋地黄类药；停用排钾利尿药；积极补充钾盐；快速纠正心律失常，血钾低者快速补钾，不低的可应用力多卡因等治疗，但一般禁用电复律，防止发生室颤；对缓慢心律失常，可使用阿托品 0.5～1mg 皮下注射或静脉注射治疗，一般不用安置临时起搏器。

（3）肾素-血管紧张素-醛固酮系统抑制药使用的护理：应用 ACE 抑制药时需预防直立性低血压、皮炎、蛋白尿、咳嗽、间质性肺炎等不良反应的发生。应用 ACE 抑制药和（或）ARBBs 期间要注意观察血压、血钾的变化，同时注意要小剂量开始，逐渐加量。

8. 并发症的预防与护理

（1）感染：室内空气流通，每日开窗通风 2 次，寒冷天气注意保暖，长期卧床者鼓励翻身，协助拍背，以防发生呼吸道感染和坠积性肺炎；加强口腔护理，以防发生由于药物治疗引起菌群失调导致的口腔黏膜感染。

（2）血栓形成：长期卧床和使用利尿药引起的血流动力学改变，下肢静脉易形成血栓。应鼓励患者在床上活动下肢和做下肢肌肉收缩运动，协助患者做下肢肌肉按摩。每天用温水浸泡足以加速血液循环，减少静脉血栓形成。当患者肢体远端出现局部肿胀时，提示有发生静脉血栓可能，应及早与医师联系。

（3）皮肤损伤：应保持床褥柔软、清洁、干燥，患者衣服柔软、宽松。对于长期卧床患者应加强皮肤护理，保持皮肤清洁、干燥，定时协助患者更换体位，按摩骨突出处，防止推、拉、扯强硬动作，以免皮肤完整性受损。如需使用热水袋取暖，水温不宜过高，40～50℃为宜，以免烫伤。

对于有阴囊水肿的男患者可用托带支托阴囊，保持会阴部皮肤清洁、干燥；水肿局部有液体外渗情况，要防止继发感染；注意观察皮肤有无发红、破溃等压疮发生，一旦发生压疮要积极给予减少受压、预防感染、促进愈合的护理措施。

9. 健康教育

（1）治疗病因、预防诱因：指导患者积极治疗原发心血管疾病，注意避免各种诱发心力衰竭的因素，如呼吸道感染、过度劳累和情绪激动、钠盐摄入过多、输液过多过快等。育龄妇女注意避孕，要在医师的指导下妊娠和分娩。

（2）饮食要求：饮食要清淡、易消化、富营养，避免饮食过饱，少食多餐。戒烟、酒，多食蔬菜、水果，防止便秘。

（3）合理安排活动与休息：根据心功能的情况，安排适当体力活动，以利于提高心脏储备力，提高活动耐力，同时也帮助改善心理状态和生活质量。但避免重体力劳动，建议患者进行散步、练气功、打太极拳等运动，掌握活动量，以不出现心悸、气促为度，保证充分睡眠。

（4）服药要求：指导患者遵照医嘱按时服药，不要随意增减药物，帮助患者认识所服药物的注意事项，如出现不良反应及时就医。

（5）坚持诊治：慢性心力衰竭治疗过程是终身治疗，应嘱患者定期门诊复诊，防止病情发展。

（6）家属教育：帮助家属认识疾病和目前治疗方法、帮助患者的护理措施和心理支持的技巧，教育其要给予患者积极心理支持和生活帮助，使患者树立战胜疾病信心，保持情绪稳定。

# 三、急性心力衰竭

急性心力衰竭是指心肌遭受急性损害或心脏负荷突然增加，使心排血量急剧下降，导致组织灌注不足和急性淤血的综合征。以急性左侧心力衰竭最常见，多表现为急性肺水肿或心源性休克。

（一）病因与发病机制

急性广泛心肌梗死、高血压急症、严重心律失常、输液过多过快等原因。使心脏收缩力突然严重减弱，心排血量急剧减少或左心室瓣膜性急性反流，左心室舒张末压迅速升高，肺静脉回流不畅，导致肺静脉压快速升高，肺毛细血管压随之升高，使血管内液体渗入到肺间质和肺泡内，形成急性肺水肿。

（二）临床表现

突发严重呼吸困难为特征性表现，呼吸频率达30~40次/分，患者被迫采取坐位，两腿下垂，双臂支撑以助呼吸，极度烦躁不安、大汗淋漓、口唇发绀、面色苍白。同时频繁咳嗽、咳大量粉红色泡沫痰。病情极重者可以出现意识模糊。

早期血压可以升高，随病情不缓解血压可降低直至休克；听诊可见心音较弱，心率增快，心尖部可闻及舒张期奔马律；两肺满布湿啰音和哮鸣音。

（三）治疗

1. 体位　置患者于两腿下垂坐位或半卧位。

2. 吸氧　吸入高流量（6~8L/min）氧气，加入30%~50%乙醇湿化。对病情严重患者可采用呼吸机持续加压面罩吸氧或双水平气道加压吸氧，以增加肺泡内的压力，促进气体交换，对抗组织液向肺泡内渗透。

3. 镇静　吗啡3~10mg皮下注射或静脉注射，必要时每15分钟重复1次，可重复2~3次。老年患者须酌情减量或肌内注射。伴颅内出血、神志障碍、慢性肺部疾病时禁用。

4. 快速利尿　呋塞米20~40mg静脉注射，在2分钟内推注完，每4小时可重复1次。呋塞米不仅有利尿作用，还有静脉扩张作用，利于肺水肿的缓解。

5. 血管扩张药　血管扩张药应用过程中，要严密监测血压，用量要根据血压进行调整，收缩压一般维持在100mmHg左右，对原有高血压的患者血压降低幅度不超过80mmHg为度。

（1）硝普钠应用：硝普钠缓慢静脉滴注，扩张小动脉和小静脉，初始用药剂量为0.3μg/（kg·min），根据血压变化逐渐调整剂量，最大剂量为5μg/（kg·min），一般维持量50~100μg/min。因本药含有氰化物，用药时间不宜连续超过24小时。

（2）硝酸甘油应用：硝酸甘油扩张小静脉，降低回心血量。初始用药剂量为10μg/min，然后每10分钟调整1次，每次增加初始用药剂量为5~10μg。

（3）酚妥拉明应用：酚妥拉明可扩张小动脉及毛细血管。静脉用药以0.1mg/min开始，每5~10分钟调整1次，增至最大用药剂量为1.5~2.0mg/min。

6. 洋地黄类药物　可应用毛花苷C 0.4~0.8mg缓慢静脉注射，2小时后可酌情再给0.2~0.4mg。近期使用过洋地黄药物的患者，应注意洋地黄中毒。对于急性心肌梗死在24小时内不宜使用，重度二尖瓣狭窄患者禁用。

7. 平喘　氨茶碱可以解除支气管痉挛，并有一定的正性肌力及扩血管利尿作用。氨茶碱0.25mg加入100mL液体内静脉滴注，但应警惕氨茶碱过量，肝肾功能减退患者、老年人应减量。

（四）护理

1. 保证休息　立即协助患者取半卧位或坐位休息，双腿下垂，以减少回心血量，减轻心脏前负荷。注意加强皮肤护理，防止因被迫体位而发生的皮肤损伤。

2. 吸氧　一般吸氧流量为6~8L/min，加入30%~50%乙醇湿化，使肺泡内的泡沫表面张力降低破裂，增加气体交换的面积，改善通气。要观察呼吸情况，随时评估呼吸困难改善的程度。

3. 饮食　给予高营养、高热量、少盐、易消化清淡饮食，少量多餐，避免食用产气食物。

4. 病情观察

（1）病情早期观察：注意早期心力衰竭表现，一旦出现劳力性呼吸困难或夜间阵发性呼吸困难，心率增快、失眠、烦躁、尿量减少等症状，应及时与医师联系，并加强观察。如迅速发生极度烦躁不安、大汗淋漓、口唇发绀等表现，同时胸闷、咳嗽、呼吸困难、发绀、咳大量白色或粉红色泡沫痰，应警惕急性肺水肿发生，立即配合抢救。

（2）保持呼吸道通畅：严密观察患者呼吸频率、深度，观察患者的咳嗽情况，痰液的性质和量，协助患者咳嗽、排痰，保持呼吸道通畅。

（3）防止心源性休克：观察患者意识、精神状态，观察患者血压、心率的变化及皮肤颜色、温度变化。

（4）防止病情发展：观察肺部啰音的变化，监测血气分析结果。控制静脉输液速度，一般为每分钟 20~30 滴。准确记录液体出入量。

（5）心理护理：患者常伴有濒死感，焦虑和恐惧，应加强床旁监护，给予安慰及心理支持，以增加战胜疾病信心。医护人员抢救时要保持镇静，表现出忙而不乱，操作熟练，以增加患者的信任和安全感。避免在患者面前议论病情，以免引起误会，加剧患者的恐惧。必要时可留亲属陪伴患者。

（6）用药护理：应用吗啡时注意有无呼吸抑制、心动过缓；用利尿药要准确记录尿量，注意水、电解质和酸碱平衡情况；用血管扩张药要注意输液速度、监测血压变化；用硝普钠应现用现配，避光滴注，有条件者可用输液泵控制滴速；洋地黄制剂静脉使用时要稀释，推注速度宜缓慢，同时观察心电图变化。

（沈　丹）

# 第二节　心律失常

心律失常是指心脏冲动的频率、节律、起源部位、传导速度或激动顺序的异常。

## 一、概述

### （一）发病机制

1. 冲动形成异常　窦房结、房室结等具有自律性的组织本身发生病变，或自主神经系统兴奋性改变均可导致不适当的冲动发放。此外在缺氧、电解质紊乱、儿茶酚胺增多及药物等病理状态下，原无自律性的心肌细胞如心房肌和心室肌细胞出现自律性异常增高，可导致快速性心律失常。

2. 冲动传导异常　折返是快速性心律失常的最常见发病机制。产生折返的基本条件是传导异常，它包括：①心脏两个或多个部位的传导性与不应期各不相同，相互连接成一个闭合环。②其中一条通路发生单向传导阻滞。③另一条通路传导缓慢，使原先发生阻滞的通道有足够时间恢复兴奋性。④原先阻滞的通道再次激动，从而完成一次折返冲动。激动在环内反复循环，产生持续而快速的心律失常（图 5-1）。

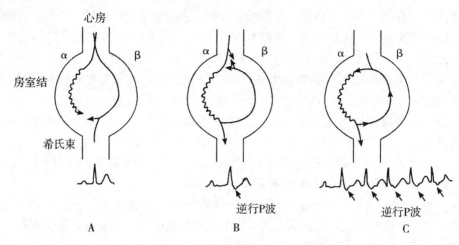

A                    B                    C

图 5-1 房室结内折返示意图

房室结内有 α 与 β 两条通路。α 传导速度慢，不应期短；β 传导速度快，不应期长。A. 窦性心律时，冲动沿 β 路径前传至心室，同时沿 α 路径前传，但遭遇不应期未能抵达希氏束；B. 房性期前收缩受阻于 β 路径，由 α 路径缓慢传导到心室。冲动沿 β 路径逆向传导返回至心房，完成单次折返；C. 心房回波再循 α 路径前传，折返持续，引起折返性心动过速

## （二）分类

**1. 按其发生原理可分为激动起源异常及激动传导异常两大类** 见图 5-2。

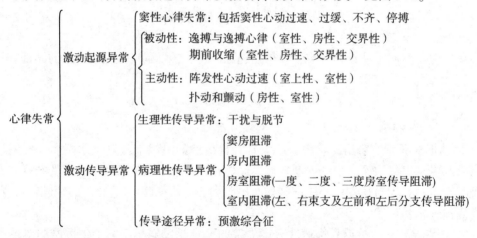

图 5-2 心律失常按发生机制分类

**2. 按心律失常发生时心率的快慢**，可分为快速性心律失常与缓慢性心律失常。前者包括期前收缩、心动过速、扑动或颤动等，后者包括窦性心动过缓、房室传导阻滞等。

## （三）病因

**1. 老化** 随着增龄，心脏传导系统有老化现象，起搏细胞和传导细胞的数量减少，导致自律性降低，故老年人易出现窦房结功能低下和各种传导阻滞。其次，老年人 β 受体数目减少或变性，对 β 肾上腺素能调节的反应性减弱，心脏对血液中儿茶酚胺敏感性降低，压力感受器和副交感神经对心率或心律的调节功能也减弱，从而易发生各种心律失常。

2. 器质性心脏病　其中以冠心病、心肌病、心肌炎和风湿性心脏病为多见，尤其在发生心力衰竭或急性心肌梗死时。

3. 药物和电解质紊乱　如洋地黄、奎尼丁、低血钾等。

4. 其他病因　如甲状腺功能亢进或减退，心脏自主神经功能失调，高热，麻醉、低温、胸腔或心脏手术等；部分病因不明。

5. 正常人在劳累、情绪激动或紧张、摄取刺激性食物，如咖啡、浓茶、吸烟、饮酒或辛辣制品，也可发生心律失常，如期前收缩、心动过速。

## 二、窦性心律失常

源于窦房结的心脏激动为窦性心律。其心电图表现为：①窦性 P 波在 Ⅰ、Ⅱ、aVF 导联直立，aVR 倒置。②P-R 间期 0.12~0.20 秒。同一导联的 P-P 间期差值<0.12 秒。③频率为 60~100 次/分。窦性心律的频率因年龄、性别、体力活动等不同有显著的差异。由于窦房结冲动形成过快、过慢或不规则或窦房结冲动传导障碍所致的心律失常称为窦性心律失常。

（一）窦性心动过速、窦性心动过缓

1. 心电图特征　心电图表现符合窦性心律特征，如成人窦性心律的频率>100 次/分，称为窦性心动过速；心率<60 次/分，称为窦性心动过缓，常同时伴窦性心律不齐（不同 PP 间期差异>0.12 秒）。

2. 病因　窦性心动过速可见于健康人吸烟、饮茶或咖啡、饮酒、体力活动及情绪激动时。某些病理状态如发热、贫血、甲状腺功能亢进、休克、心肌缺血、充血性心力衰竭以及应用肾上腺素、阿托品等药物时亦可出现窦性心动过速。窦性心动过缓常见于健康青年人、运动员及睡眠状态。其他原因如颅内出血、甲状腺功能减退、低温、严重缺氧、阻塞性黄疸，以及应用胺碘酮等抗心律失常药物。窦房结病变及急性下壁心肌梗死亦常伴发窦性心动过缓。

3. 临床表现　窦性心动过速可无症状或有心悸感。窦性心动过缓一般也无症状，但心率过慢时可出现胸闷、头晕、晕厥等心排血量不足表现。

4. 治疗　窦性心动过速应先针对病因治疗，同时去除诱因。如治疗甲状腺功能亢进、充血性心力衰竭等。必要时给予 β 受体阻滞剂或非二氢吡啶类钙通道拮抗剂，以减慢心率。

无症状的窦性心动过缓无需治疗。如因心率过慢出现心排血量不足症状时，可应用阿托品或异丙肾上腺素等药物治疗，但长期应用易产生严重副作用，宜考虑心脏起搏治疗。

（二）病态窦房结综合征

此病简称病窦综合征，是指由于窦房结病变导致其功能减退，产生多种心律失常的综合表现。患者可出现一种以上的心律失常。主要特征为窦性心动过缓，当伴快速性心动过速时称心动过缓-心动过速综合征（简称慢-快综合征）。

1. 病因

（1）诸多病变如冠心病、心肌病、心肌淀粉样变、风心病或外科手术损伤等原因均可损害窦房结，导致窦房结起搏及传导功能受损。

（2）窦房结周围神经及心房肌的病变，窦房结动脉供血减少亦是其病因。

2. 心电图特征 ①持续而显著的窦性心动过缓，心率在 50 次/分以下，并非由药物引起，且用阿托品不易纠正。②窦性停搏（较长时间内无 P 波与 QRS 波群出现，长的 PP 间期与基本的窦性 PP 间期无倍数关系）或窦房传导阻滞。③窦房传导阻滞及房室传导阻滞并存。④慢-快综合征。⑤交界性逸搏心律。

3. 临床表现 患者可出现与心动过缓相关的脑、心、肾等重要脏器供血不足表现，如发作性头晕、黑矇、乏力、胸痛、心悸等，严重者可发生晕厥，甚至发生阿-斯综合征。

4. 治疗 治疗原则为：无症状者无需治疗，但要定期随访。对于有症状的病窦综合征患者应行起搏治疗。慢-快综合征心动过速发作者，单独应用抗心律失常药物可能加重心动过缓，应先起搏治疗后再应用抗心律失常药物治疗。

## 三、房性心律失常

房性心律失常包括房性期前收缩（房早）、房性心动过速（房速）、心房扑动（房扑）、心房颤动（房颤）。房颤是成人最常见的持续性心律失常，在此将主要介绍。房颤是指规律有序的心房电活动丧失，代之以快速且无序的颤动波，是最严重的心房电活动紊乱。患病率随年龄的增长而增多，60 岁以上的人群中，房颤的发生率占 6% 以上，因此，房颤是老年人最常见的心律失常之一。

1. 病因 房颤主要见于器质性心脏病患者，如风湿性心瓣膜病、冠心病、高血压性心脏病、甲状腺功能亢进等，正常人情绪激动、运动或大量饮酒时后亦可发生。有不到 1/3 的患者无明确心脏病依据，称为特发性（孤立性、良性）房颤。

2. 心电图特征 ①P 波消失，代之以小而不规则的 f 波，频率为 350～600 次/分，扑动波间的等电位线消失。②心室率极不规则，一般在 100～160 次/分之间，交感神经兴奋、甲状腺功能亢进等可加快心室率，洋地黄可延长房室结不应期而减慢心室率。③QRS 波形态基本正常，伴有室内差异性传导可增宽变形。

3. 临床表现 临床表现取决于心室率。房颤不伴快心室率时，患者可无症状；伴快心室率（＞150 次/分）时可诱发心绞痛、心力衰竭。血栓栓塞和心力衰竭是房颤最主要的并发症。房颤时心房丧失收缩功能，血液容易在心房内淤滞而形成血栓，栓子脱落可导致体循环栓塞，其中以脑动脉栓塞发生率最高。二尖瓣狭窄或脱垂伴房颤时脑栓塞的发生率更高。房颤时心房收缩功能丧失和长期心率增快可导致心力衰竭，增加死亡率。

房颤时心脏听诊第一心音强弱不等，心律极不规则，心室率快时可出现脉搏短绌。一旦房颤患者的心室率变得规则，应考虑以下几种可能：①恢复窦性心律。②转变为房速或房扑。③发生房室交界性心动过速或室性心动过速。④如心室律变得慢而规则（30～60 次/分），提示可能出现完全性房室传导阻滞。

4. 治疗

（1）积极治疗原发病：对于某些疾病如甲亢、急性酒精中毒、药物所致的房颤，在祛除病因之后，房颤可能自行消失，也可能持续存在。

（2）恢复窦性心律：这是房颤治疗的最佳结果。只有恢复窦性心律（正常心律），才能达到完全治疗房颤的目的；所以对于任何房颤患者均应该尝试恢复窦性心律的治疗方法。可采取直流电复律或药物复律，常用和证实有效的药物有胺碘酮、伊布利特、多非利特等。射频消融可根治房颤。

（3）控制快速心室率：对于不能恢复窦性心律的房颤患者，可以应用药物减慢较快的心室率。常用药物如下。①β受体阻滞剂：是最有效、最常用的药物，可单独应用。②钙通道拮抗剂：如维拉帕米和地尔硫䓬也可有效用于房颤时的心室率控制，尤其对于运动状态下的心室率的控制优于地高辛，和地高辛合用的效果也优于单独使用。尤其多用于无器质性心脏病或左室收缩功能正常以及伴有慢性阻塞性肺疾病的患者。③洋地黄：一直被认为是在紧急情况下控制房颤心室率的一线用药，目前临床上多用于伴有左心衰时的心室率控制。④胺碘酮：在其他药物控制无效或禁忌时、在房颤合并心力衰竭需紧急控制心室率时可首选胺碘酮与洋地黄合用。

（4）抗凝治疗：慢性房颤患者不能恢复窦性心律，有较高的栓塞发生率。过去有栓塞史、瓣膜病、高血压、糖尿病、老年患者、左心房扩大及冠心病者发生栓塞的危险性更大。存在上述任何一种情况者均应接受抗凝治疗。口服华法林使凝血酶原时间国际标准化比率（INR）维持在 2.0~3.0，能有效预防脑卒中的发生。不宜用华法林及无以上危险因素者，可用阿司匹林 100~300mg/d；抗凝治疗时应严密监测有无出血倾向。

## 四、房室交界性心律失常

房室交界性心律失常包括房室交界区性期前收缩（交界早）、房室交界区性逸搏与逸搏心律、非阵发性房室交界区性心动过速、与房室交界区相关的折返性心动过速、预激综合征。与房室交界区相关的折返性心动过速或称为阵发性室上性心动过速（PSVT），简称室上速，本节重点阐述。室上速由折返机制引起者多见，以房室结内折返性心动过速最常见。室上速常无器质性心脏病表现，不同性别及年龄均可发病。

1. 心电图特征　①心率 150~250 次/分，节律规则。②QRS 波形态与时限正常，如发生室内差异性传导，QRS 波时间与形态异常。③P 波为逆行性，常埋于 QRS 波内或位于其终末部分，且两者保持固定关系。④起始突然，通常由一个房性期前收缩触发，其下传的 P-R 间期显著延长，随之出现心动过速发作。

2. 临床表现　心动过速发作呈突然发生与终止，持续时间长短不一。患者可有心悸、胸闷、焦虑、头晕，少数有晕厥、心绞痛等，症状轻重取决于发作时心室率的快速程度及持续时间，亦与原发病严重程度有关。体检心尖区第一心音强度恒定，心律绝对规则。

3. 治疗

（1）急性发作期根据患者的基础心脏情况，既往发作史，对心动过速耐受程度进行适当处理以终止发作。

①刺激迷走神经。如患者心功能正常，可先尝试刺激迷走神经的方法。①诱导恶心、冰水敷面。②Valsalva 动作（深吸气后屏气，再用力呼气的动作）。③按摩一侧颈动脉窦或压迫一侧眼球（青光眼或高度近视者禁用）5~10 秒。可终止心动过速的发作，但停止刺激后有时又恢复原来的心率。

②药物治疗。①腺苷及钙通道阻滞剂：首选腺苷 6~12mg 快速静推，起效迅速。无效者可改用维拉帕米治疗，低血压或心为衰竭者不应选用钙拮抗剂。②洋地黄与β受体阻滞剂：房室结折返性心动过速伴心功能不全时首选洋地黄，其他患者已少用此药。β受体阻滞剂也能终止发作，但应注意禁忌证，如避免用于失代偿的心力衰竭、支气管哮喘患者。③其他：可选用普罗帕酮 1~2mg/kg 静脉注射。

③非药物治疗：食管心房调搏术亦可有效终止发作。直流电复律可用于患者发作时伴有严重心绞痛、低血压、充血性心力衰竭表现。

（2）预防复发

①射频消融术可有效根治心动过速，应优先考虑使用。

②药物可选用洋地黄、钙通道阻滞剂及β受体阻滞剂。

# 五、室性心律失常

室性心律失常主要包括室性期前收缩、室性心动过速、心室扑动与颤动。由于室性心律失常易导致心肌收缩不协调等，相对而言对机体所造成的危害更大。

## （一）室性期前收缩

室性期前收缩也称室性早搏，简称室早，是最常见的心律失常，为提早出现的、源于窦房结以外心室任何部位的异位心律。

1. 病因　正常人与各种心脏病患者均可发生室早。正常人发生室早的机会随年龄增长而增加，心肌缺血缺氧、麻醉、心肌炎等亦可发生室早。洋地黄等中毒发生严重心律失常前，常先有室早出现。另外，电解质紊乱、焦虑、过量烟酒及咖啡可为室早的诱因。

2. 心电图特征　①提前发生的宽大畸形的 QRS 波群，时限>0.12 秒，其前无 P 波，ST-T 波与主波方向相反。②其后有完全性代偿间歇，即包含室性期前收缩在内的、前后两个下传的窦性 RR 间期，等于两个窦性 RR 间期。二联律是指每个窦性搏动后跟随一个室早；三联律是每两个正常搏动后跟随一个室早。连续两个室早称为成对室早。同一导联内室早形态相同者为单形性室早；形态不同者为多形性或多源性室早。室性期前收缩的 QRS 波群起始部落在前面的 T 波上，称为"RonT"现象。

3. 临床表现　患者可无症状，或有心悸、心前区不适和乏力等。听诊时，室早的第二心音减弱或听不到，第一心音后出现较长的停顿。患者是否有症状及症状的严重程度与期前收缩的频发程度常常不直接相关。频发性、成对出现、多源性、RonT 现象的室性期前收缩，因有进一步发展为室速甚至室颤的可能，又称为危险性室性期前收缩，应引起重视。

4. 治疗　应考虑有无器质性心脏病，是否影响心排血量以及发展为严重心律失常的可能性来决定治疗原则。

（1）无器质性心脏病：如无明显症状常无需用药治疗。如症状明显，宜做好解释，说明良性预后，消除顾虑；避免诱因如情绪紧张、劳累、吸烟、咖啡等。药物可选用镇静剂、β受体阻滞剂、普罗帕酮、美西律等。

（2）急性心肌缺血：急性心梗初期一旦出现室早与室性心动过速，应立即静脉使用利多卡因，以防室颤发生；若患者发生窦性心动过速与室早，早期应用β受体阻滞剂也可能减少室颤的危险。但室颤与室早之间并无必然联系，无需预防性使用抗心律失常药。

（3）慢性心脏病变：心肌梗死后与心肌病患者常伴室早，若无禁忌证，可用β受体阻滞剂或胺碘酮治疗。

## （二）室性心动过速

室性心动过速简称室速。

室速常发生于各种器质性心脏病患者，最常见的是冠心病急性心肌梗死。发作时间稍长，则常出现严重血流动力学的改变，心脑器官供血不足明显，因此，临床上都表现较为紧急，是心血管病常见急症之一。

1. 心电图特征　①3个或3个以上的室性期前收缩连续出现。②QRS波群宽大畸形，时限>0.12秒，ST-T波与QRS主波方向相反。③心室率通常100~250次/分，节律规则或略不规则。④心房波与QRS无固定关系，形成房室分离，可有心室夺获和室性融合波。⑤发作通常突然开始。

2. 临床表现　临床症状的轻重与室速发作时的心室率、持续时间、基础心脏病变和心功能状况有关。发作时间<30秒、能自行终止的非持续性室速的患者常无症状。持续性室速（发作时间>30秒，需药物或电复律方能终止）常伴血流动力学障碍和心肌缺血，患者可有血压下降、少尿、晕厥、心绞痛等症状。听诊时心率轻度不规则，第一、二心音分裂。

3. 治疗　治疗原则为有器质性心脏病或有明确诱因者首先给予针对性治疗；无器质性心脏病者发生非持续性室速，如无症状或无血流动力学障碍，处理原则同室早。持续性室速发作者，无论有无器质性心脏病，都应给予治疗。兴奋迷走神经的方式大多不能终止室速的发作。

（1）急性发作期的处理：急性发作期的处理原则为终止室速发作。

①同步直流电复律：已出现低血压、休克、心绞痛、充血性心力衰竭或脑血流灌注不良等症状，应首选迅速施行电复律，但洋地黄中毒引起者不宜用电复律。

②药物治疗：血流动力学尚稳定时，可先用抗心律失常药物治疗，无效再行电复律。首选利多卡因，其他药物可选用普罗帕酮、胺碘酮、普鲁卡因胺等。

（2）预防复发：治疗原则包括治疗基础疾病和消除诱因、抗心律失常药物治疗（如β受体阻滞剂、胺碘酮、普罗帕酮等）、外科治疗、射频消融治疗及植入式心脏复律除颤仪（IDC）治疗等。

### （三）心室扑动与心室颤动

心室扑动与心室颤动简称室扑与室颤，是致命性的心律失常，如不治疗3~5分钟内可致命。室扑是室颤的前奏，室颤是导致心源性猝死的常见心律失常，也是临终前循环衰竭的心律改变。引起室扑与室颤的常见原因是缺血性心脏病，如冠心病、心肌病、瓣膜病；另外，抗心律失常药特别是引起长QT间期延长的药物如奎尼丁、严重缺血缺氧、预激综合征合并房颤等亦可引起室扑或室颤。

1. 心电图特征

（1）室扑：无正常的QRS-T波群，代之以连续快速的正弦波图形，波幅大而规则，频率为150~300次/分。

（2）室颤：出现波形、振幅及频率均极不规则的低小波（<0.2mv），无法辨别QRS-T波群，频率达200~500次/分。

2. 临床表现　包括抽搐、意识丧失、呼吸停顿甚至死亡。听诊心音消失，测不到脉搏及血压。无泵衰竭或心源性休克的急性心肌梗死患者出现的原发性室颤，预后较佳，抢救成功率较高，复发很低。反之，非伴随急性心梗的室颤，一年内复发率高达20%~30%。

3. 治疗　应争分夺秒进行抢救，尽快恢复有效心室收缩。抢救应遵循心肺复苏原则进行。最有效的方法是立即非同步直流电除颤，无条件电除颤的应即刻给予胸外心脏按压。

## 六、房室传导阻滞

房室传导阻滞是指由于生理或病理的原因，窦房结的冲动经心房传至心室的过程中，房室交界区出现部分或完全的传导阻滞。按阻滞的严重程度可将传导阻滞分三度：一度、二度为不完全性房室传导阻滞。三度为完全性传导阻滞，所有冲动都不能传导至心室。

1. 病因

（1）正常人或运动员可发生莫氏 I 型（文氏型）房室阻滞，夜间多见，与迷走神经张力增高有关。

（2）器质性心脏病：是房室传导阻滞最常见的病因，如高血压性心脏病、冠心病、心脏瓣膜病。

（3）其他：心脏手术、电解质紊乱、药物中毒、甲状腺功能低下等都是房室阻滞的病因。

2. 心电图特征

（1）一度房室传导阻滞：一度房室传导阻滞仅有房室传导时间的延长，时间>0.20 秒，无 QRS 波群脱落。

（2）二度房室传导阻滞

①I 型：又名文氏阻滞，较常见，极少发展为三度房室传导阻滞。心电图表现为：①P–R 间期进行性延长，直至一个 P 波受阻不能下传心室。②包含受阻 P 波在内的 R–R 间期小于正常窦性 PP 间期的两倍。③QRS 波群大多正常。最常见的房室传导比例为 3：3 或 5：4。

②II 型：又称莫氏现象，易转变成三度房室传导阻滞。心电图特征为：①下传的搏动中，P–R 间期固定不变，时限可正常亦可延长。②有间歇性 QRS 波群脱落，常呈 2：1 或 3：1。③QRS 波形态正常，则阻滞可能位于房室结内。

PR 间期逐渐延长，直至 P 波后的 QRS 波脱落，出现长间歇，为文氏型传导阻滞。P 波规律出现，PR 间期固定，P 波与 QRS 波之比为 2：1~3：2，为莫氏 II 型房室传导阻滞。

（3）三度房室传导阻滞：心电图特征如下。①心房和心室的激动各自独立，互不相关。②心房率快于心室率，心房冲动来自窦房结或异位心房节律。③心室起搏点通常在阻滞部位以下，如为希氏束及其近邻，则频率 40~60 次/分，QRS 波正常；如位于室内传导系统的远端，则心室率在 40 次/分以下，QRS 波增宽。

3. 临床表现　一度房室传导阻滞的患者常无症状。二度房室传导阻滞可有心悸，也可无症状。三度房室阻滞的症状取决于心室率快慢与原发病变，可有疲倦、乏力、头晕，甚至晕厥、心肌缺血和心力衰竭的表现。突发的三度房室传导阻滞常因心室率过慢导致急性脑缺血，患者可出现意识丧失、甚至抽搐等症状，称为阿–斯综合征，严重者可发生猝死。

听诊时，一度房室传导阻滞可有第一心音减弱；二度房室传导阻滞文氏型可有第一心音逐渐减弱，并有心搏脱落；莫氏型有间歇性心搏脱落，但第一心音强度恒定。三度房室传导阻滞的第一心音强度经常变化，可闻及大炮音，心率多在 40~60 次/分，伴有低血压。

4. 治疗　针对不同病因、不同阻滞程度及症状轻重进行不同的治疗。

（1）一度与二度 I 型房室阻滞：心室率不太慢，故无需特殊治疗。

（2）二度 II 型与三度房室阻滞：心室率显著减慢，伴有明显症状与血流动力学障碍，甚至出现阿–斯综合征，应及时提高心室率。

①药物治疗：阿托品（0.5～2.0mg，静脉注射），适用于房室结阻滞的患者。异丙肾上腺素（1～4μg/min，静脉滴注）适用于任何部位的房室阻滞，但急性心肌梗死患者易产生严重室性心律失常，故此类患者应慎用。上述药物不应长期使用。

②心脏起搏治疗：心室率低于40次/分，症状严重，特别是有阿-斯综合征发作者，应首选临时或埋藏式心脏起搏治疗。

# 七、心律失常患者的护理

## （一）主要护理诊断/问题

1. 活动无耐力　与心律失常导致心排血量减少有关。

2. 焦虑/恐惧　与疾病带来的不适感、意识到自己的病情较重及不适应监护室气氛等有关。

3. 潜在的并发症　猝死。

4. 有受伤的危险　与心律失常引起的头晕及晕厥有关。

## （二）护理措施

1. 病情观察

（1）心电监护：密切监测患者的血压、脉搏及呼吸的变化。应注意有无引起猝死的严重心律失常征兆如频发性、多源性或成对室早、室速，密切监测高度房室传导阻滞、病窦综合征等患者的心室率。发现上述情况应立即汇报医师处理，同时做好抢救准备。

（2）组织灌注不足的征象：倾听患者的主诉，观察患者的神志、面色、四肢末梢循环的变化，同时监测尿量。对行房颤电复律的患者，应注意有无栓塞征象的出现。

2. 休息与活动　功能性或轻度器质性心律失常且血流动力学改变不大的患者，应注意劳逸结合，可维持正常工作和生活，积极参加体育锻炼，以改善自主神经功能。血流动力学不稳定的患者应绝对卧床休息，以减少心肌耗氧量，降低交感神经活性。协助做好生活护理，保持大便通畅，避免和减少不良刺激。

3. 饮食护理　食物宜清淡、低脂、富纤维素及含钾丰富，少食多餐，避免饱食。合并心衰者应限制钠盐的摄入；鼓励进食含钾丰富的食物，避免低血钾诱发心律失常；鼓励多食纤维素丰富的食物，以保持大便通畅；戒烟酒，避免食用刺激性强的食物和咖啡、浓茶等。

4. 对症护理

（1）心悸：各种原因引起的心律失常均可导致心悸。①告诫患者保持情绪稳定，避免不良刺激与诱发因素。②症状明显时尽量避免左侧卧位，因该卧位时患者感觉到心脏搏动而使不适感加重。③伴呼吸困难、发绀时，给予2～4L/min氧气吸入，必要时遵医嘱服用β受体阻滞剂等药物。④做好基础心脏病的护理工作，因多数严重心悸患者的心律失常均存在基础心脏病。

（2）眩晕、晕厥：该病多为骤发，严重心律失常造成长时间心脏停搏或无有效的心排血量是心源性晕厥的最常见病因。常历时短暂，多在1～2分钟内恢复。

①避免诱因：嘱患者避免剧烈活动、情绪激动或紧张、快速改变体位以及屏气动作等。

②一旦出现眩晕、晕厥症状。a. 应立即使患者平卧位，保持气道通畅。b. 检查患者有无呼吸和脉搏，如无，则应立即叩击心前区1～2次，作体外心脏按压，并尽早电击除颤。

c. 建立静脉通道。④给予氧气吸入。

（3）阿-斯综合征和猝死

①加强心律失常高危患者的评估与监护，如冠心病、心力衰竭、心肌病、心肌炎、药物中毒、电解质紊乱和低氧血症、酸碱失衡。

②避免诱因：情绪创伤、劳累、寒冷、失眠、排便用力等是诱发猝死的因素，护士应正确指导患者的休息和活动，注意心理疏导，保持安静、舒适的生活环境，减少干扰，以降低猝死的发生率。

③当患者发生较严重心律失常时：绝对卧床休息，保持情绪稳定。给予鼻导管吸氧，持续心电监护，建立静脉通路并保持通畅。准备好抗心律失常的药物、抢救药品、除颤仪、临时起搏器等，随时做好抢救准备。对于突然发生室扑或室颤的患者，立即行非同步直流电除颤。

5. 用药、安置起搏器及心脏电复律的护理

（1）用药护理。①正确、准确使用抗心律失常药：口服药应按时按量服用；静脉注射速度应缓慢（腺苷除外），宜5~15分钟内注完；滴注药物可用输液泵调节速度。用药过程中及用药后要注意观察患者心律、心率、血压、呼吸及意识状况，以判断疗效。②观察药物不良反应（表5-1）。

表5-1　常用抗心律失常药物的适应证及不良反应

| 药名 | 适应证 | 不良反应 |
|---|---|---|
| 奎尼丁 | 房性与室性期前收缩；各种快速性心动过速；心房颤动和扑动；预防上述心律失常复发。 | 1. 消化道症状：厌食、呕吐、恶心、腹泻、腹痛等。血液系统症状：溶血性贫血、血小板减少。<br>2. 心脏方面：窦性停搏、房室阻滞、QT间期延长与尖端扭转性室速、晕厥、低血压。<br>3. 其他：视听觉障碍、意识模糊、皮疹、发热。 |
| 普鲁卡因胺 | | 1. 心脏方面：中毒浓度抑制心肌收缩力，低血压、传导阻滞与QT间期延长及多形性室速。<br>2. 胃肠道反应较奎尼丁少见，中枢神经系统反应较利多卡因少见。<br>3. 其他：可见发热、粒细胞减少症；药物性狼疮。 |
| 利多卡因 | 急性心肌梗死或复发性室性快速性心律失常；心室颤动复苏后防止复发。 | 1. 神经系统方面：眩晕、感觉异常、意识模糊、谵妄、昏迷。<br>2. 心脏方面：少数可引起窦房结抑制，房室传导阻滞。 |
| 美西律 | 急、慢性室性快速性心律失常（特别是QT间期延长者）；常用于小儿先天性心脏病及室性心律失常。 | 1. 心脏方面：低血压（发生于静脉注射时）、心动过缓。<br>2. 其他：呕吐、恶心、运动失调、震颤、步态障碍、皮疹。 |
| 普罗帕酮 | 室性期前收缩；各种类型室上性心动过速、难治性、致命性室速。 | 1. 心脏方面：窦房结抑制、房室传导阻滞、加重心力衰竭。<br>2. 其他：眩晕、味觉障碍、视力模糊；胃肠道不适；可能加重支气管痉挛。 |

续　表

| 药名 | 适应证 | 不良反应 |
|---|---|---|
| β受体阻滞剂 | 甲状腺功能亢进、嗜铬细胞瘤、麻醉、运动与精神诱发的心律失常；房颤与房扑时减慢心室率；室上性心动过速；洋地黄中毒引起的心动过速、期前收缩等；长QT间期延长综合征；心肌梗死后。 | 1. 心脏方面：低血压、心动过缓、充血性心力衰竭、心绞痛患者突然撤药引起症状加重、心律失常、急性心肌梗死。<br>2. 其他：加剧哮喘与慢性阻塞性肺疾病；间歇性跛行、雷诺现象、精神抑郁；糖尿病患者可能出现低血糖、乏力。 |
| 胺碘酮 | 各种快速心律失常；肥厚性心肌病，心肌梗死后室性心律失常、复苏后预防室性心律失常复发。 | 1. 最严重心外毒性为肺纤维化；转氨酶升高；光过敏，角膜色素沉着；甲状腺功能亢进或减退；胃肠道反应。<br>2. 心脏方面：心动过缓，致心律失常作用少。 |
| 维拉帕米 | 各种折返性室上性心动过速；房颤与房扑时减慢心室率，某些特殊类型的室速。 | 1. 增加地高辛浓度。<br>2. 心脏方面：低血压、心动过缓、房室阻滞、心搏停顿。禁用于严重心力衰竭、严重房室传导阻滞、房室旁路前传的房颤、严重窦房结病变、室性心动过速、心源性休克。 |
| 腺苷 | 折返环中含有房室结的折返性心动过速的首选药；心力衰竭、严重低血压适用。 | 潮红，短暂的呼吸困难、胸部压迫感（1分钟左右），可有短暂的窦性停搏、室性期前收缩或短阵室性心动过速。 |

（2）安置起搏器及心脏电复律的护理。

6. 心理护理　经常与患者交流，倾听心理感受，给予必要的解释与安慰，加强巡视。鼓励家属安慰患者，酌情增减家属探视时间。

（三）健康教育

心律失常的预后取决于有无器质性心脏病及心律失常的类型、严重程度。健康教育主要体现在以下几个方面。

1. 疾病知识宣教　向患者讲解心律失常的病因、诱因、临床表现及防治知识。教会患者及家属自测脉搏和心律，每天1次，每次1分钟，并做好记录。积极治疗原发病，遵医嘱服用抗心律失常药，不可自行增减或停药，同时注意药物的副作用。有晕厥史的患者应避免从事驾驶、高空作业等危险工作，出现头晕等脑缺血症状时，应立即平卧，下肢适当抬高。教会家属心肺复苏术，以备急用。

2. 避免诱因　注意休息，劳逸结合，情绪稳定，防止增加心脏负担。无器质性心脏病的患者应积极参与体育锻炼，改善自主神经功能。有器质性心脏病的患者根据心功能情况酌情活动。快速型心律失常患者应戒烟酒、避免摄入刺激性食物，如咖啡、浓茶、槟榔等；心动过缓者应避免屏气用力动作，如用力排便，以免兴奋迷走神经而加重心动过缓。

3. 及时就诊　①脉搏过缓，少于60次/分，并有头晕、目眩或黑矇。②脉搏过快，超过100次/分，休息及情绪稳定时仍不减慢。③脉律不齐，有漏搏、期前收缩超过5次/分。④原来整齐的脉搏出现脉搏忽强忽弱、忽快忽慢。⑤应用抗心律失常药物后出现不良反应。

4. 定期门诊复查ECG。

（沈　丹）

# 第三节 冠状动脉硬化性心脏病

冠状动脉粥样硬化性心脏病是冠状动脉粥样硬化后造成管腔狭窄、阻塞和（或）冠状动脉功能性痉挛，导致心肌缺血、缺氧引起的心脏病，简称冠心病，又称缺血性心脏病，是动脉硬化引起器官病变的最常见类型，也是严重危害人们健康的常见病。本病发病多在 40 岁以后，早期男性发病率多于女性。

根据本病的病理解剖和病理生理变化的不同和临床表现特点，1979 年世界卫生组织将冠状动脉粥样硬化性心脏病分为：隐匿型冠心病、心绞痛型冠心病、心肌梗死型冠心病、缺血性心肌病及猝死型冠心病五种临床类型。

近年来临床专家将冠状动脉粥样硬化性心脏病分为急性冠状动脉综合征和慢性缺血综合征两大类。急性冠状动脉综合征类型中包括不稳定型心绞痛、非 ST 段抬高性心肌梗死、ST 抬高性心肌梗死、猝死型冠心病。慢性缺血综合征类型中包括稳定型心绞痛、冠状动脉正常的心绞痛（X 综合征）、无症状性心肌缺血、缺血性心肌病。

## 一、心绞痛

心绞痛临床分型分为稳定型心绞痛和不稳定型心绞痛。稳定型心绞痛是指在冠状动脉粥样硬化的基础上，由于心肌负荷增加，发生冠状动脉供血不足，导致心肌急剧暂时的缺血、缺氧所引起的临床综合征。

### （一）病因与发病机制

当冠状动脉的供血与心肌需血量之间发生矛盾时，冠状动脉血流量不能满足心肌细胞代谢需要，造成心肌暂时的出现缺血、缺氧，心肌在缺血、缺氧情况下产生的代谢产物，刺激心脏内的传入神经末梢，颈$_{1\sim5}$胸交感神经节和相应的脊髓段，传入大脑，再与自主神经进入水平相同脊髓段的脊神经所分布的区域，即胸骨后、胸骨下段、上腹部、左肩、左臂前内侧与小指，产生疼痛感觉。由于心绞痛不是躯体神经传入，因此不能准确定位，常不是锐痛。

正常心肌耗氧的多少主要取决心肌张力、心肌收缩强度、心率，因此常用"心率×收缩压"，作为评估心肌耗氧的指标。心肌能量的产生需要心肌细胞将血液中大量的氧摄入，因此，当氧供需增加的时候，就难从血液中摄入更多的氧，只能增加冠状动脉的血流量提供。在正常情况下，冠状动脉血流量是随机体生理需要而变化，在剧烈体力活动、缺氧等情况时，冠状动脉就要扩张，使血流量增加，满足机体需要。

当冠状动脉粥样硬化所致的冠脉管腔狭窄和（或）部分分支闭塞时，冠状动脉扩张能力减弱，血流量减少，对心肌供血处于相对固定状态，一般休息状态可以无症状。当心脏负荷突然增加时，如劳累、情绪激动等，使心肌张力增加、心肌收缩力增加、心率增快，都可以引起心肌耗氧量增加，冠状动脉不能相应扩张以满足心肌需血量，引起心绞痛发作。另外如主动脉瓣膜病变、严重贫血、肥厚型心肌病等，由于血液携带氧的能力降低或是肥厚的心肌使心肌耗氧增加，或是心排血量过低/舒张压过低，均可造成心肌氧的供需失衡，心肌缺血、缺氧，引发心绞痛。各种原因引起冠状动脉痉挛，不能满足心肌需血量，亦可引发心绞痛。

稳定型心绞痛常发生于劳累、激动的当时，典型心绞痛在相似的情况下可重复出现，但是同样的诱因情况，可以只是在早晨而不在下午出现心绞痛，提示与早晨交感神经兴奋性增高等昼夜节律变化有关。当发作的规律有变化或诱因强度降低仍诱发心绞痛发作，常提示患者发生不稳定型心绞痛。

（二）临床表现

1. 症状　阵发性胸痛或心前区不适是典型心绞痛的特点。

（1）疼痛部位：胸骨体中上段、胸骨后可波及心前区，甚至整个前胸，边界表达不清。可放射至左肩、左臂内侧，甚至可达左手环指和小指，也可向上放射可至颈、咽部和下颊部，也可放射至上腹部甚至下腹部。

（2）疼痛性质：常为压迫感、发闷、紧缩感也可为烧灼感，偶可伴有濒死、恐惧感。患者可因疼痛而被迫停止原来的活动，直至症状缓解。

（3）持续时间：1~5 分钟，一般不超过 15 分钟。

（4）缓解方式：休息或含服硝酸甘油后几分钟内缓解。

（5）发作频率：发作频率不固定，可数天或数周发作 1 次，也可 1 天内多次发作。

（6）诱发因素：有体力劳动、情绪激动、饱餐、寒冷、吸烟、休克等情况。

2. 体征　发作时可有心率增快，暂时血压升高。有时出现第四或第三心音奔马律。也可有心尖部暂时性收缩期杂音，出现交替脉。

（三）辅助检查

1. 心电图检查　心电图检查是发现心肌缺血，诊断心绞痛最常用的检查方法。

（1）静息心电图检查：缓解期可无任何表现。心绞痛发作期特征性的心电图可见 ST 段压低>0.1mV，T 波低平或倒置，ST 段改变比 T 波改变更具有特异性。少部分患者发作时有低平、倒置的 T 波变为直立，也可以诊断心肌缺血。T 波改变对于心肌缺血诊断的特异性不如 ST 段改变，但发作时的心电图与发作前的心电图进行比较有明显差别，而且发作之后心电图有所恢复，有时具有诊断意义。

部分患者发作时可出现各种心律失常，最常见的是左束支传导阻滞和左前分支传导阻滞。

（2）心电图负荷试验：心电图负荷试验是最常用的运动负荷试验。心绞痛患者在运动中出现典型心绞痛，心电图有 ST 段水平型或下斜型压低≥0.1mV，持续 2 分钟即为运动负荷试验阳性。

2. 超声心动图　缓解期可无异常表现，心绞痛发作时可发现节段性室壁运动异常，可有一过性心室收缩、舒张功能障碍的表现。

超声心动图负荷试验是诊断冠心病的方法之一，敏感性和特异性高于心电图负荷试验，可以识别心肌缺血的范围和程度。

3. 放射性核素检查　$^{201}$TI（铊）静息和负荷心肌灌注显像，在静息状态可以见到心肌梗死后瘢痕部位的铊灌注缺损的显像。负荷心肌灌注显像是在运动诱发心肌缺血时，显示出冠状动脉供血不足而导致的灌注缺损。

4. 冠状动脉造影　冠状动脉造影目前是诊断冠心病的金标准。可发现冠状动脉系统病变的范围和程度，当管腔直径缩小 75% 以上时，将严重影响心肌供血。

### （四）治疗

心绞痛治疗的主要目的，一是预防心肌梗死及猝死，改善预后；二是减轻症状，提高生活质量。

1. 心绞痛发作期治疗

（1）休息：发作时立刻休息，一般在停止活动后 3～5 分钟症状即可消失。

（2）应用硝酸酯类药物：硝酸酯类药物是最有效、作用最快终止心绞痛发作的药物，如舌下含化硝酸甘油 0.3～0.6mg，1～2 分钟开始起效，作用持续 30 分钟左右，或舌下含化硝酸异山梨酯 5～10mg，2～5 分钟起效，作用持续 2～3 小时。

2. 缓解期治疗

（1）去除诱因：尽量避免已确知的诱发因素，保持体力活动，调整活动量，避免过度劳累；保持平和心态，避免心情紧张、情绪激动；调整饮食结构，严禁烟酒，避免饱餐。

控制血压，将血压控制在 130/80mmHg 以下；改善生活方式，控制体重；积极治疗糖尿病，控制糖化血红蛋白≤7%。

（2）应用硝酸酯制剂：硝酸酯制剂可以扩张容量血管，减少静脉回流，同时对动脉也有轻度扩张，降低心脏后负荷，进而降低心肌耗氧量。硝酸酯制剂可以扩张冠状动脉，增加心肌供血，改善需血氧与供血氧的矛盾，缓解心绞痛症状。

①硝酸甘油：舌下含服，起效快，常用于缓解心绞痛发作。

②硝酸甘油气雾剂：也常可用于缓解心绞痛发作，作用方式如同舌下含片。

③2%硝酸甘油贴剂：适用于预防心绞痛发作，贴在胸前或上臂，缓慢吸收。

④二硝酸异山梨酯：二硝酸异山梨酯口服，每次 5～20mg，3 次/天，服用后 30 分钟起效，作用维持 3～5 小时。舌下含服 2～5 分钟起效，每次可用 5～10mg，维持时间为 2～3 小时。

硝酸酯制剂不良反应有头晕、头部跳痛感、面红、心悸等，静脉给药还可有血压下降。硝酸酯制剂持续应用可以产生耐药性。

（3）应用 β 受体阻滞药：β 受体阻滞药是冠心病二级预防的首选药，应终身服用。如普萘洛尔、阿替洛尔、美托洛尔等。使用剂量应个体化，在治疗过程中以清醒时静息心率不低于 50 次/分为宜。从小剂量开始，逐渐增加剂量，以达到缓解症状，改善预后目的。如果必须停药应逐渐减量，避免突然停药引起症状反跳，甚至诱发急性心肌梗死。对于心动过缓、房室传导阻滞患者不宜使用。慢性阻塞性肺疾病、支气管哮喘、心力衰竭、外周血管病患者均应慎用。

（4）应用钙离子拮抗药：钙离子拮抗药抑制心肌收缩，扩张周围血管，降低动脉压，降低心脏后负荷，减少心肌耗氧量。还可以扩张冠状动脉，缓解冠状动脉痉挛，改善心内膜下心肌的供血。临床常用制剂有硝苯地平、地尔硫草等。

常见不良反应有胫前水肿、面色潮红、头痛、便秘、嗜睡、心动过缓、房室传导阻滞等。

（5）应用抑制血小板聚集的药物：冠状动脉内血栓形成是急性冠心病事件发生的主要特点，抑制血小板功能对于预防事件、降低心血管死亡具有重要意义。临床常用肠溶阿司匹林 75～150mg/d，主要不良反应是胃肠道症状，严重程度与药物剂量有关，引发消化道出血的年发生率为 1‰～2‰。如有消化道症状及不能耐受、过敏、出血等情况，可应用氯吡格雷和质子泵抑制药如奥美拉唑，替代阿司匹林。

（五）护理

1. 一般护理　发作时应立即休息，同时舌下含服硝酸甘油。缓解期可适当活动，避免剧烈运动，保持情绪稳定。秋、冬季外出应注意保暖。对吸烟患者应鼓励戒烟，以免加重心肌缺氧。

2. 病情观察　了解患者发生心绞痛的诱因，发作时疼痛的部位、性质、持续时间、缓解方式、伴随症状等。发作时应尽可能描记心电图，以明确心肌供血情况。如症状变化应警惕急性心肌梗死的发生。

3. 用药护理　应用硝酸甘油时，嘱咐患者舌下含服，或嚼碎后含服，应在舌下保留一些唾液，以利于药物迅速溶解而吸收。含药后应平卧，以防低血压的发生。服用硝酸酯类药物后常有头胀、面红、头晕、心悸等血管扩张的表现，一般持续用药数天后可自行好转。对于心绞痛发作频繁或含服硝酸甘油效果不好的患者，可静脉滴注硝酸甘油，但注意滴速，需监测血压、心率变化，以免造成血压降低。青光眼、低血压者禁忌。

4. 饮食护理　给予低热量、低脂肪、低胆固醇、少糖、少盐、适量蛋白质、丰富的维生素饮食，宜少食多餐，不饮浓茶、咖啡，避免辛辣刺激性食物。

5. 健康教育

（1）饮食指导：告诉患者宜摄入低热量、低动物脂肪、低胆固醇、少糖、少盐、适量蛋白质食物，饮食中应有适量的纤维素和丰富的维生素，宜少食多餐，不宜过饱，不饮浓茶，咖啡，避免辛辣刺激性食物。肥胖者控制体重。

（2）预防疼痛：寒冷可使冠状动脉收缩，加重心肌缺血，故冬季外出应注意保暖。告诉患者洗澡不要在饱餐或饥饿时进行，洗澡水温不要过冷或过热，时间不宜过长，不要锁门，以防意外。有吸烟习惯的患者应戒烟，因为吸烟产生的一氧化碳影响氧合，加重心肌缺氧，引发心绞痛。

（3）活动与休息：合理安排活动和休息缓解期可适当活动，但应避免剧烈运动（如快速登楼、追赶汽车），保持情绪稳定，避免过劳。

（4）定期复查：定期检查心电图、血脂、血糖情况，积极治疗高血压、控制血糖和血脂。如出现不适疼痛加重，用药效果不好，应到医院就诊。

（5）按医嘱服药：平时要随身携带保健药盒（内有保存在深色瓶中的硝酸甘油等药物）以备急用，并注意定期更换。学会自我监测药物的不良反应，自测脉率、血压，密切观察心率血压变化，如发现心动过缓应到医院调整药物。

## 二、急性心肌梗死

急性心肌梗死是在冠状动脉硬化的基础上，冠状动脉血供应急剧减少或中断，使相应的心肌发生严重持久的缺血导致心肌坏死。临床表现为持久的胸前区疼痛、发热、血白细胞计数增多、血清心肌坏死标记物增多和心电图进行变化，还可发生心律失常、休克或心力衰竭三大并发症，亦属于急性冠状动脉综合征的严重类型。

（一）病因与发病机制

基本病因是冠状动脉粥样硬化，造成一支或多支血管狭窄，在侧支循环未建立时，使心肌供血不足。也有极少数患者由于冠状动脉栓塞、炎症、畸形、痉挛和冠状动脉口阻塞为基本病因。

在冠状动脉严重狭窄的基础上，一旦心肌需血量猛增或冠状动脉血供锐减，使心肌缺血达 20~30 分钟或以上，即可发生急性心肌梗死。

研究证明，多数心肌梗死是由于粥样斑块破溃、出血、管腔内血栓形成，使管腔闭塞。还有部分患者是由于冠状动脉粥样斑块内或其下出血或血管持续痉挛，也可使冠状动脉完全闭塞。

促使粥样斑块破裂、出血、血栓形成的诱因有：①机体交感神经活动增高，应激反应性增强，心肌收缩力加强、心率加快、血压增高。②饱餐，特别在食用大量脂肪后，使血脂升高，血黏稠度增高。③剧烈活动、情绪过分紧张或过分激动、用力排便或血压突然升高，均可使左心室负荷加重。④脱水、出血、手术、休克或严重心律失常，可使心排血量减少，冠状动脉灌注减少。

急性心肌梗死发生并发症，均可使冠状动脉灌注量进一步降低，心肌坏死范围扩大。

（二）临床表现

1. 先兆表现　50% 以上的患者发病数日或数周前有胸闷、心悸、乏力、恶心、大汗、烦躁、血压波动、心律失常、心绞痛等前驱症状。以新发生的心绞痛，或原有心绞痛发作频繁且程度加重、持续时间长、服用硝酸甘油效果不好为常见。

2. 主要症状

（1）疼痛：为最早、最突出的症状，其性质和部位与心绞痛相似，但程度更剧烈，伴有烦躁、大汗、濒死感。一般无明显的诱因，疼痛可持续数小时或数天，经休息和含服硝酸甘油无效。少数患者症状不典型，疼痛可位于上腹部或颈背部，甚至无疼痛表现。

（2）全身症状：一般在发生疼痛 24~48 小时或以后，出现发热、心动过速。一般发热体温在 38℃ 左右，多在 1 周内恢复正常。可有胃肠道症状如恶心、呕吐、上腹胀痛，重者可有呃逆。

（3）心律失常：有 75%~95% 的患者发生心律失常，多发生于病后 1~2 天，前 24 小时内发生率最高，以室性心律失常最多见，如频发室性期前收缩，成对出现或呈短阵室性心动过速，常是出现室颤先兆。室颤是急性心肌梗死早期患者死亡的主要原因。

（4）心源性休克：疼痛时常见血压下降，如疼痛缓解时，收缩压 < 80mmHg（10.7kPa），同时伴有烦躁不安、面色苍白或发绀、皮肤湿冷、脉搏细速、尿量减少、反应迟钝，则为休克表现，约 20% 的患者常于心肌梗死后数小时至 1 周内发生。

（5）心力衰竭：约 50% 的患者在起病最初几天，疼痛或休克好转后，出现呼吸困难、咳嗽、发绀、烦躁等左侧心力衰竭的表现，重者可发生急性肺水肿，随后可出现颈静脉怒张、肝大、水肿等右侧心力衰竭的表现。右心室心肌梗死患者可发病开始即可出现右侧心力衰竭表现，同时伴有血压下降。

3. 体征　多数患者心率增快，但也有少数患者心率变慢，心尖部第一心音减低，出现第三、四心音奔马律。有 10%~20% 的患者在发病的 2~3 天，由于反应性纤维性心包炎，可出现心包摩擦音。可有各种心律失常。

除极早期血压可增高外，随之几乎所有患者血压下降，发病前高血压患者血压可降至正常，而且多数患者不再恢复起病前血压水平。

可有与心律失常、休克、心力衰竭相关体征。

4. 其他并发症　乳头肌功能不全或断裂、心室壁瘤、栓塞、心脏破裂、心肌梗死后综合征等。

（三）辅助检查

1. 心电图改变

（1）特征性改变：①面向坏死区的导联，出现宽而深的异常 Q 波。②在面向坏死区周围损伤区的导联，出现 ST 段抬高呈弓背向上。③在面向损伤区周围心肌缺氧区的导联，出现 T 波倒置。④在背向心肌梗死的导联则出现 R 波增高、ST 段压低、T 波直立并增高。

（2）动态性改变：起病数小时后 ST 段弓背向上抬高，与直立的 T 波连接成单向曲线；2 天内出现病理性 Q 波，R 波减低；数日后 ST 段恢复至基线水平，T 波低平、倒置或双向；数周后 T 波可倒置，病理性 Q 波永久遗留。

2. 实验室检查

（1）肌红蛋白：肌红蛋白敏感性高但特异性不高，起病后 2 小时内升高，12 小时内达到高峰，24~48 小时恢复正常。

（2）肌钙蛋白：肌钙蛋白 I 或肌钙蛋白 T 起病后 3~4 小时升高。肌钙蛋白 I 11~24 小时达到高峰，7~10 天恢复正常。肌钙蛋白 T 24~48 小时达到高峰，10~14 天恢复正常。

这些心肌结构蛋白含量增加是诊断心肌梗死的敏感指标。

（3）血清心肌酶：出现肌酸激酶同工酶 CK-MB、磷酸肌酸激酶、门冬氨酸氨基转移酶、乳酸脱氢酶升高，其中磷酸肌酸激酶是出现最早、恢复最早的酶，肌酸激酶同工酶CK-MB 诊断敏感性和特异性均极高，起病 4 小时内增高，16~24 小时达到高峰，3~4 天恢复正常。增高程度与梗死的范围呈正相关，其高峰出现时间是否提前有助于判断溶栓治疗是否成功。

（4）血细胞：发病 24~48 小时后白细胞升高（10~20）×10$^9$/L，中性粒细胞增多，嗜酸性粒细胞减少；红细胞沉降率增快；C 反应蛋白增高。

（四）治疗

急性心肌梗死治疗原则是尽快恢复心肌血流灌注，挽救心肌，缩小心肌缺血范围，防止梗死面积扩大，保护和维持心功能，及时处理各种并发症。

1. 一般治疗

（1）休息：急性期卧床休息 12 小时，若无并发症，24 小时内应鼓励患者床上活动肢体，第 3 天可床边活动，第 4 天起逐步增加活动量，1 周内可达到每日 3 次步行 100~150 米。

（2）监护：急性期进行心电图、血压、呼吸监护，密切观察生命体征变化和心功能变化。

（3）吸氧：急性期持续吸氧 4~6L/min，如发生急性肺水肿，按其处理原则处理。

（4）抗凝治疗：无禁忌证患者嚼服肠溶阿司匹林 150~300mg，连服 3 天，以后改为 75~150mg/d，长期服用。

2. 解除疼痛　哌替啶 50~100mg 肌内注射或吗啡 5~10mg 皮下注射，必要时 1~2 小时可重复使用 1 次，以后每 4~6 小时重复使用，用药期间要注意防止呼吸抑制。疼痛轻的患者可应用可待因或罂粟碱 30~60mg 肌内注射或口服。也可用硝酸甘油静脉滴注，但需注意心率、血压变化，防止心率增快、血压下降。

3. 心肌再灌注　心肌再灌注是一种积极治疗措施，应在发病 12 小时内，最好在 3~6 小时进行，使冠状动脉再通，心肌再灌注，使濒临坏死的心肌得以存活，坏死范围缩小，减轻梗死后心肌重塑，改善预后。

（1）经皮冠状动脉介入治疗（PCI）：实施 PCI 首先要有具备实施介入治疗条件，并建立急性心肌梗死急救的绿色通道，患者到院明确诊断之后，即要对患者给予常规治疗，又要做好术前准备的同时将患者送入心导管室。

①直接 PCI 适应证：ST 段抬高和新出现左束支传导阻滞。ST 段抬高性心肌梗死并发休克。非 ST 段抬高性心肌梗死，但梗死的动脉严重狭窄。有溶栓禁忌证，又适宜再灌注治疗的患者。

注意事项：a. 发病 12 小时以上患者不宜实施 PCI。b. 对非梗死相关的动脉不宜实施 PCI。c. 心源性休克需先行主动脉球囊反搏术，待血压稳定后方可实施 PCI。

②补救 PCI：对于溶栓治疗后仍有胸痛，抬高的 ST 段降低不明显，应实施补救 PCI。

③溶栓治疗再通后 PCI：溶栓治疗再通后，在 7~10 天行冠状动脉造影，对残留的狭窄血管并适宜的行 PCI，可进行 PCI。

（2）溶栓疗法：对于由于各种原因没有进行介入治疗的患者，在无禁忌证情况下，可尽早行溶栓治疗。

①适应证。溶栓疗法适应证有：a. 2 个以上（包括两个）导联 ST 段抬高或急性心肌梗死伴左束支传导阻滞，发病<12 小时，年龄<75 岁。b. ST 段抬高明显心肌梗死患者，>75 岁。c. ST 段抬高性心肌梗死发病已达 12~24 小时，但仍有胸痛、广泛 ST 段抬高者。

②禁忌证。溶栓疗法禁忌证有：a. 既往病史中有出血性脑卒中。b. 近 1 年内有过缺血性脑卒中、脑血管病。c. 颅内肿瘤。d. 近 1 个月有过内脏出血或已知出血倾向。e. 正在使用抗凝药。f. 近 1 个月有创伤史、>10 分钟的心肺复苏；近 3 周来有外科手术史；近 2 周内有在不能压迫部位的大血管穿刺术。g. 未控制高血压>180/110mmHg。h. 未排除主动脉夹层。

③常用溶栓药物。尿激酶（UK）在 30 分钟内静脉滴注 150 万~200 万 U；链激酶（SK）、重组链激酶（rSK）在 1 小时内静脉滴注 150 万 U。应用链激酶须注意有无过敏反应，如寒战、发热等。重组组织型纤溶酶原激活药（rt-PA）在 90 分钟内静脉给药 100mg，先静脉注射 15mg，继而在 30 分钟内静脉滴注 50mg，随后 60 分钟内静脉滴注 35mg。另外，在用 rt-PA 前后均需静脉滴注肝素，应用 rt-PA 前需用肝素 5 000U，用 rt-PA 后需每小时静脉滴注肝素 700~1 000U，持续使用 2 天。之后 3~5 天，每 12 小时皮下注射肝素 7 500U 或使用低分子肝素。

血栓溶解指标：a. 抬高的 ST 段 2 小时内回落 50%。b. 2 小时内胸痛消失。c. 2 小时内出现再灌注性心律失常。d. 血清 CK-MB 酶峰值提前出现。

4. 心律失常处理　室性心律失常常可引起猝死，应立即处理，首选给予利多卡因静脉注射，反复出现可使用胺碘酮治疗，发生室颤时立即实施电复律；对房室传导阻滞，可用阿托品、异丙肾上腺素等药物，严重者需安装人工心脏起搏器。

5. 控制休克　补充血容量，应用升压药物及血管扩张药，纠正酸碱平衡紊乱。如处理无效时，应选用在主动脉内球囊反搏术的支持下，积极行经皮冠状动脉成形术或支架置入术。

6. 治疗心力衰竭　主要是治疗急性左侧心力衰竭。急性心肌梗死 24 小时内禁止使用洋地黄制剂。

7. 二级预防　预防动脉粥样硬化、冠心病的措施属于一级预防，对于已经患有冠心病、心肌梗死患者预防再次梗死，防止发生心血管事件的措施属于二级预防。

二级预防措施有：①应用阿司匹林或氯吡格雷等药物，抗血小板集聚。应用硝酸酯类药物，抗心绞痛治疗。②预防心律失常，减轻心脏负荷。控制血压在 140/90mmHg 以下，合并糖尿病或慢性肾功能不全应控制在 130/80mmHg 以下。③戒烟、控制血脂。④控制饮食，治疗糖尿病，糖化血红蛋白应低于 7%，体重指数应控制在标准体重之内。⑤对患者及家属要普及冠心病相关知识教育，鼓励患者有计划、适当地运动。

（五）护理

1. 身心休息　急性期绝对卧床，减少心肌耗氧，避免诱因。保持安静，减少探视避免不良刺激，保证睡眠。陪伴和安慰患者，操作熟练，有条不紊，理解并鼓励患者表达恐惧。

2. 改善活动耐力　改善活动耐力，帮助患者制订逐渐活动计划。对于有固定时间和情境出现疼痛的患者，可预防性给药。若患者在活动后出现呼吸加快或困难、脉搏过快或停止后 3 分钟未恢复，血压异常、胸痛、眩晕应停止活动，并以此作为限制最大活动量的指标。

3. 病情观察　监护 5~7 天，监测心电图、心率、心律、血压、血流动力学，有并发症应延长监护时间。如心率、心律和血压变化，出现心律失常，特别是室性心律失常和严重的房室传导阻滞、休克的发生，及时报告医师处理。观察尿量、意识改变，以帮助判断休克的情况。

4. 吸氧　前 3 天给予高流量吸氧 4~6L/min，而后可间断吸氧。如发生急性肺水肿，按其处理原则护理。

5. 镇痛护理　遵医嘱给予哌替啶、吗啡、哌替啶等镇痛药物，对于烦躁不安的患者可给予地西泮肌内注射。观察疼痛性质及其伴随症状的变化，注意有无呼吸抑制、心率加快等不良反应。

6. 防止便秘护理　向患者强调预防便秘的重要性，食用富含纤维食物。注意饮水，1 500mL/d。遵医嘱长期服用缓泻药，保证排便通畅。必要时应用润肠药、低压灌肠等。

7. 饮食护理　给予低热量、低脂、低胆固醇和高维生素饮食，少量多餐，避免刺激性食品。

8. 溶栓治疗护理　溶栓前要建立并保持静脉通道畅通。仔细询问病史，除外溶栓禁忌证；溶栓前需检查血常规、凝血时间、血型，配血备用。

溶栓治疗中观察患者有无寒战、皮疹、发热等过敏反应。应用抗凝药物如阿司匹林、肝素，使用过程中应严密观察有无出血倾向。应用溶栓治疗时应严密监测出凝血时间和纤溶酶原，防止出血，注意观察有无牙龈、皮肤、穿刺点出血，观察尿、粪便的颜色。出现大出血时需立即停止溶栓，输鱼精蛋白、输血。

溶栓治疗后应定时记录心电图、检查心肌酶谱，观察胸痛有无缓解。

9. 经皮冠状动脉介入治疗后护理　防止出血与血栓形成，停用肝素 4 小时后，复查全血凝固时间，凝血时间在正常范围之内，拔除动脉鞘管，压迫止血，加压包扎，患者继续卧床 24 小时，术肢制动。同时，严密观察生命体征，有无胸痛。观察足背动脉搏动情况，鞘管留置部位有无出血、血肿。

10. 预防并发症

（1）预防心律失常及护理：急性期要持续心电监护，发现频发室性期前收缩，成对的、多源性的、呈 RonT 现象的室性期前收缩或发现房室传导阻滞时，应及时通知医师处理，遵医嘱应用利多卡因等抗心律失常药物，同时要警惕发生室颤、猝死。

电解质紊乱、酸碱失衡也是引起心律失常的重要因素，要监测电解质和酸碱平衡状态，准备好急救药物和急救设备如除颤器、起搏器等。

（2）预防休克及护理：遵医嘱给予扩容、纠酸、血管活性药物，避免脑缺血、保护肾功能，让患者平卧位或头低足高位。

（3）预防心力衰竭及护理：在起病最初几天甚至在心肌梗死演变期内，急性心肌梗死的患者可以发生心力衰竭，多表现左侧心力衰竭。因此要严密观察患者有无咳嗽、咳痰、呼吸困难、尿少等症状，观察肺部有无湿性啰音。避免情绪烦躁、饱餐、用力排便等加重心脏负荷的因素。如发生心力衰竭，即按心力衰竭护理进行护理。

11. 健康教育

（1）养成良好生活习惯：调整生活方式，缓解压力，克服不良情绪，避免饱餐、寒冷刺激。洗澡时应注意：不在饱餐和饥饿时洗，水温和体温相当，时间不要过长，卫生间不上锁，必要时有人陪同。

（2）积极治疗危险因素：积极治疗高血压、高血脂、糖尿病、控制体重于正常范围，戒除烟酒。自觉落实二级预防措施。

（3）按时服药：了解所服药物作用、不良反应，随身带药物和保健卡。按时服药、定期复查，终身随诊。

（4）合理饮食：食用低热量、低脂、低胆固醇，总热量不宜过高的饮食，以维持正常体重为度。清淡饮食，少量多餐。避免大量刺激性食品。多食含纤维素和果胶的食物。

（沈　丹）

# 第六章

# 消化内科疾病护理

## 第一节　急性胃炎

### 一、概述

#### （一）概念

急性胃炎是各种原因引起的胃黏膜的急性炎症。其主要病变是胃黏膜的水肿、充血、糜烂和出血。本病病程短，病理过程为自限性，如能及时祛除病因，短期内可治愈，少数可因大量出血或反复出血而危及生命。

#### （二）病因与发病机制

急性胃炎的病因众多，常见的如下。

1. 幽门螺杆菌感染引起的胃炎。

2. 除幽门螺杆菌之外的病原体感染引起的急性胃炎　常见致病微生物有沙门菌、嗜盐菌等。常见毒素有金黄色葡萄球菌及肉毒杆菌产生的毒素，主要通过进食被细菌或毒素污染的不洁食物而致病。

3. 急性糜烂性出血性胃炎的病因　①药物因素，如阿司匹林、吲哚美辛，肾上腺糖皮质激素、乙醇、铁剂、某些抗生素、抗肿瘤药物、利血平等均可引起胃黏膜糜烂、出血。②急性应激，如全身感染、严重创伤、严重烧伤、颅内高压、大手术、休克等，可使胃黏膜血流减少，黏膜缺血、缺氧而发生糜烂、出血。③乙醇，由于其具有亲脂和溶脂功能，可破坏胃黏膜屏障，引起上皮细胞损害而引起胃黏膜糜烂和出血。

### 二、护理评估

#### （一）健康史

询问患者饮食卫生情况、有无酗酒；近期有无服用阿司匹林、吲哚美辛、糖皮质激素等有损胃黏膜的药物；有无接受过大手术、休克、大面积烧伤及严重脏器疾病等病史。

#### （二）身体状况

轻者可无明显症状，或仅出现上腹部饱胀不适、隐痛、恶心、呕吐等。非类固醇类抗炎药或急性应激所致者，胃出血常见，甚至为首发症状，胃出血多为呕吐物略带血性，也可表现为呕血和黑便。若为沙门菌或金葡菌及其毒素所致，常在进食不洁食物数小时发病，多伴有发热、腹痛、恶心及呕吐，如伴有肠炎会伴随出现腹绞痛、水样便等症状。严重者出现水、电解质及酸碱平衡紊乱。体检时上腹部可有不同程度的压痛。

（三）心理社会状况

患者常因起病急，突然出现上腹痛、恶心、呕吐，甚至消化道出血而紧张、焦虑等心理。

（四）辅助检查

1. 粪便检查　大便隐血试验可呈阳性。

2. 纤维胃镜检查　急性胃镜检查通常在大量出血 24~48 小时内进行，对于急性糜烂出血性胃炎有诊断价值。

（五）治疗要点

本病以去除病因、对症处理、加强原发病防治为基本治疗措施。感染因素所致者应尽早使用有效抗生素；非甾体消炎药等药物引起者应立即停止用药，并给予抑制胃酸分泌药和 $H_2$ 受体拮抗剂、质子泵抑制剂、胃黏膜保护剂如硫糖铝、前列腺素等；有急性应激者，应积极治疗原发病，同时给予抑酸剂治疗。呕吐、腹泻剧烈，可暂禁食，静脉维持营养及纠正水、电解质及酸碱平衡紊乱；腹痛明显可给予阿托品或山莨菪碱以解痉止痛。一发生消化道大出血者应迅速进行抢救配合。

## 三、常见的护理诊断/问题

1. 疼痛：腹痛　与胃黏膜的急性炎症病变有关。
2. 有体液不足的危险　与胃黏膜炎症所致的出血、呕吐有关。
3. 潜在并发症　上消化道出血。

## 四、护理目标

患者腹痛、呕吐或呕血缓解或消失，心理负担解除，焦虑缓解，能说出疾病的病因及防治知识并能积极参与治疗、护理。

## 五、护理措施

（一）一般护理

1. 休息与活动　轻症患者注意休息，减少活动；重症者保持环境安静、舒适，卧床休息，以减少胃肠蠕动，有助于腹痛的减轻或缓解。

2. 饮食护理　轻症者可进流质或少渣、温凉的半流质饮食，少量多餐；少量出血者，可给牛奶、米汤等流质饮食以中和胃酸，有助于止血和胃黏膜修复；呕吐剧烈、大量出血或伴有明显腹泻，暂禁食，遵医嘱静脉维持营养及纠正水、电解质酸碱紊乱，待病情缓解后逐步恢复正常饮食。

（二）病情观察

观察上腹部疼痛的部位、性质及程度；有无呕吐、腹泻，严重者需记录 24 小时出入量，注意观察生命体征，皮肤弹性及温湿度改变；密切监测上消化道出血征象。

### （三）用药护理

遵医嘱给予抑制胃酸分泌药、胃黏膜保护药、解痉药和镇吐药，并注意药物的副作用。对呕吐剧烈伴腹泻或胃出血量大者，应迅速建立静脉通道，遵医嘱输液、补充电解质、纠正酸碱紊乱，并调整好输液的速度，必要时测定血型、配血、输血，以恢复有效循环血容量。

### （四）心理护理

解释本病的基本知识，增加与患者交谈的时间，鼓励患者说出其内心感受和忧虑，安慰患者和稳定患者情绪，消除其紧张、焦虑心理。

### （五）健康指导

1. 疾病知识指导　向患者及家属介绍疾病的基本知识，帮助他们掌握本病的防治知识和自我护理方法。对造成急性应激状态的原发疾病，应积极进行治疗。教育患者养好良好的生活习惯，注意劳逸结合，防止身心过劳，保持轻松愉快心情。

2. 饮食指导　注意饮食卫生，不吃不洁食物，饮食有规律，忌过饥、过饱，避免进过冷、过热、过硬、过粗糙、辛辣等刺激性食物及调味品，忌服浓茶、浓咖啡、烈性酒等。

3. 用药指导　告诉患者避免使用非甾体消炎药等对胃黏膜有刺激的药物，若必须要使用时应在医生指导下使用。

## 六、护理评价

患者腹痛、呕吐或呕血、腹泻等有无减轻或缓解，心理状态是否稳定，能否说出本病的病因及基本防治知识。

（闫宇霞）

# 第二节　慢性胃炎

## 一、概述

### （一）概念

慢性胃炎是由多种病因引起的胃黏膜慢性炎症性病变。本病发病率占各种胃病之首，其发病率和萎缩性病变发生率在 50 岁以上者高达 50%，男性多于女性，任何年龄段均可发病，但随着年龄增长，发病率逐渐升高。我国目前采用新悉尼系统的分类方法，将胃炎分为浅表性胃炎（又称非萎缩性）、萎缩性胃炎和特殊类型胃炎三大类。浅表性胃炎是指不伴有胃黏膜萎缩性改变，胃黏膜层以淋巴细胞和浆细胞为主的慢性炎症细胞浸润的慢性胃炎；萎缩性胃炎又分为多灶性胃炎和自身免疫性萎缩性胃炎两大类，是指胃黏膜已发生了萎缩性改变，常伴有肠上皮化生。少数萎缩性胃炎常伴中度以上的肠化生和异型增生，有癌变的可能性，应定期复查。

### （二）病因与发病机制

慢性胃炎的病因和发病机制目前尚未明了，主要致病因素如下。

1. 幽门螺杆菌（Hp）感染　Hp 感染是目前公认的导致慢性胃炎的最主要病因。其机制如下：①可能通过 Hp 的鞭毛运动及黏附直接侵袭胃黏膜。②产生的尿素酶分解尿素产生氨和氢氧化铵导致胃黏膜损害。③通过产生的酶降解胃液中的黏液糖蛋白、脂质和脂蛋白，破坏黏液层的完整性。④通过产生的毒素及炎症介质引起胃黏膜炎症反应。

2. 自身免疫　自身免疫性胃炎患者体内壁细胞损伤后，能作为自身抗原刺激机体产生壁细胞抗体和内因子抗体，破坏壁细胞，使胃酸分泌减少，还可影响维生素 $B_{12}$ 的吸收，导致恶性贫血。

3. 理化因素　长期吸烟、大量饮烈性酒、浓茶、浓咖啡，长期进食过冷、过热、过粗糙的食物，均可导致胃黏膜的反复损伤；常服用非类固醇类抗炎药、糖皮质激素等药物，可抑制胃黏膜前列腺素的合成，破坏胃黏膜屏障，为幽门螺杆菌和其他因素的致病创造条件。

4. 其他因素　如幽门功能不全造成的胆汁反流、老年人胃黏膜退行性病变、心力衰竭、肝硬化门静脉高压、尿毒症、高盐饮食等均可使胃黏膜受损。

## 二、护理评估

### （一）健康史

应了解患者的饮食方式和行为，饮食的规律情况，是否常饮酒、浓茶、咖啡、常食过冷、过热、过粗糙食物，吸烟嗜好；是否长期大量服用阿司匹林、吲哚美辛、糖皮质激素等药物；有无桥本甲状腺炎、白癜风等自身免疫性疾病，有无慢性肝硬化门静脉高压、慢性心力衰竭、口腔、鼻咽部慢性炎症等病史。

### （二）身体状况

慢性胃炎病程迁延，进程缓慢，缺乏特异性症状。多数患者常无症状，有症状者主要表现为非特异性的消化不良，如上腹不适，餐后较明显，无规律性上腹隐痛、食欲不振、嗳气、反酸、恶心和呕吐等。严重萎缩性胃炎，尤其自身免疫性胃炎可有厌食、贫血、消瘦、舌炎、腹泻等症状。少数可有上消化道出血。体征可见上腹部有轻微压痛。

### （三）辅助检查

1. 胃镜及胃黏膜活组织检查　胃镜及胃黏膜活组织检查是诊断慢性胃炎的可靠方法。①浅表性胃炎病变黏膜表现为充血水肿、黏液分泌增多，可有局限性糜烂和出血点；活检可见黏膜浅层慢性炎症细胞浸润，腺体多正常。②萎缩性胃炎胃黏膜可呈灰白色，黏膜皱襞变细或平坦，黏膜层变薄，可透见黏膜下树枝状或网状紫蓝色血管纹。活组织检查示腺体减少，伴不同程度的慢性炎症细胞浸润，可有肠腺化生、假幽门腺化生及异型增生等。

2. 幽门螺杆菌检查　通过胃镜检查获取的胃黏膜标本可作快速尿素酶试验、组织培养，也可检测血清特异性抗体等，阳性提示炎症的活动性。

3. 血清学检查　萎缩性胃体胃炎血清胃泌素水平常升高，壁细胞抗体、内因子抗体或胃泌素抗体可呈阳性。

4. 胃液分析　浅表性胃炎胃酸多正常。萎缩性胃炎胃酸缺乏，尤其是胃体胃炎更为明显。

5. X 线钡餐检查　萎缩性胃体胃炎可表现胃黏膜皱襞相对平坦、减少。萎缩性胃窦炎则表现为胃窦黏膜呈钝锯齿状及胃窦部痉挛等改变。

（四）心理社会状况

因本病呈慢性经过，反复发作，症状时轻时重，尤其少数患者因贫血、消瘦，常怀疑患"癌症"，易产生紧张、不安、焦虑等不良心理反应。

（五）治疗要点

1. 抗幽门螺杆菌治疗　对幽门螺杆菌感染引起的慢性胃炎尤其在活动期，目前多采用的治疗方案为一种胶体铋剂或一种质子泵抑制剂加上两种抗菌药物。

2. 对症治疗　浅表性胃炎患者，以反酸、腹痛为主要表现者，可给予黏膜保护剂如硫糖铝，$H_2$ 受体拮抗剂如雷尼替丁，或小剂量质子泵抑制剂；腹胀，饭后更甚者，给予胃复安、多潘立酮、西沙必利；胆汁反流明显者，可用胃动力药及中和胆汁的黏膜保护剂如碳酸镁、瑞巴派特等治疗。萎缩性胃炎伴恶性贫血者，可给予维生素 $B_{12}$ 和叶酸治疗。萎缩性胃炎伴重度异型增生者，宜采用预防性手术治疗，目前多采用的是内镜下胃黏膜切除术。

## 三、常见的护理诊断/问题

1. 慢性疼痛：腹痛　与胃黏膜炎性病变有关。
2. 营养失调：低于机体需要量　与食欲不振、厌食、消化吸收不良等有关。
3. 焦虑　与病程迁延、病情反复、担心癌变等有关。

## 四、护理目标

腹痛缓解或消失；食欲增加，能合理摄取营养，体重增加；能采取有效应对措施，正确面对疾病、保持稳定和乐观的心态。

## 五、护理措施

（一）一般护理

1. 休息与活动　轻症者可适当活动，但应避免过度劳累，生活有规律；慢性胃炎急性发作或伴上消化道出血者应卧床休息。

2. 饮食　以进食高热量、高蛋白、高维生素、清淡、易消化的食物为饮食原则。注意饮食卫生，宜少量多餐，定时定量、细嚼慢咽，忌暴饮暴食及餐后从事重体力劳动。避免粗糙、辛辣、过冷、过热等刺激性食物，尽量少吃或不吃烟熏、腌制食物，减少食盐摄入量，多吃蔬菜、水果。畏食患者，应鼓励患者进食，注意食物或食品的色、香、味调配，胃酸缺乏患者最好食用完全煮熟的食物，并多进可刺激胃酸分泌的食物如肉汤、鸡汤等，胃酸偏高者应避免进酸性、脂肪多的食物。鼓励患者晨起、睡前、进食前后刷牙或漱口，保持口腔清洁舒适、促进食欲。

（二）病情观察

观察疼痛的部位、性质、程度及其变化，观察呕吐物和粪便的颜色、性状与量，对长期慢性腹痛者应监测体重及大便隐血试验，定期做胃镜检查，及时发现病情变化。

（三）对症护理

对腹胀和腹痛患者，注意腹部保暖，避免腹部受凉，也可用热水袋局部热敷，腹部轻轻按摩；腹痛较重应遵医嘱给予解痉、抑酸药物。

（四）用药护理

遵医嘱使用根除幽门螺杆菌感染治疗药物及应用抑酸剂、胃黏膜保护剂时，应注意观察药物的疗效及不良反应。胃动力药如多潘立酮、西沙必利等应在餐前服用，不宜和阿托品、山莨菪碱等解痉药合用。胃酸缺乏者使用 1% 稀盐酸时，宜将药物送至舌根部咽下，服后温开水漱口。用抗胆碱药时，应注意口干、心率加快、汗闭、胃排空延缓等副作用。

（五）心理护理

关心、安慰患者，告诉本病的可能原因、疾病的经过与转归。向患者及家属介绍治疗有效的病例，使其树立治疗信心、配合治疗、消除忧虑、恐惧心理。

（六）健康指导

1. 疾病知识指导　帮助患者认识本病的病因，避免诱因，如不随意使用对胃黏膜有刺激的各种药物。告诉患者按医嘱正确用药，坚持治疗，向患者介绍有关治疗药物的作用，副作用及其防范措施。

2. 日常生活指导　生活要有规律，保持心情愉快，防止过度劳累。注意饮食卫生，戒烟、忌酒，合理饮食，保证足够营养。教会患者心理自我调整的方法，提高心理适应能力。保持愉悦、稳定的心态。

3. 定期复查　对胃黏膜萎缩严重伴肠腺上皮化生及重度异型增生者，告之定期到医院检查，以便早期发现癌变，及时手术治疗。

## 六、护理评价

疼痛是否减轻、缓解或消失；患者营养状况是否改善；情绪是否稳定。

（闫宇霞）

# 第三节　消化性溃疡

## 一、概述

（一）概念

消化性溃疡是指发生在胃和（或）十二指肠的慢性溃疡，即胃溃疡（GU）和十二指肠溃疡（DU）。因溃疡的形成与胃酸和胃蛋白酶的消化作用有关，故称为消化性溃疡。本病是消化系统疾病中的常见病、多发病，我国总发病率为 10%~12%。十二指肠溃疡比胃溃疡多见，两者发病率之比为 3∶1。本病可见于任何年龄，十二指肠溃疡多见于青壮年，胃溃疡多见于中老年人，后者发病高峰较前者约晚 10 年。男性略多于女性。

（二）病因与发病机制

1. 幽门螺杆菌感染　大量研究表明，幽门螺杆菌感染是消化性溃疡的主要病因。多数消化性溃疡黏膜可检出幽门螺杆菌，而杀灭幽门螺杆菌可促进溃疡愈合，并降低复发率。

2. 胃酸、胃蛋白酶　消化性溃疡的最终形成是由于胃酸/胃蛋白酶对黏膜的自身消化作用所致，在损害因素中，胃蛋白酶的蛋白水解作用和胃酸对胃和十二指肠的黏膜有侵袭作用，胃酸的作用占主导地位。胃酸分泌增多在十二指肠的发病机制中起主导作用，是起决定性作用的因素。

3. 非甾体消炎药（NSAID） 阿司匹林、吲哚美辛和布洛芬等除具有直接损伤胃和十二指肠黏膜的作用外，还能通过抑制前列腺素合成，从而削弱后者对黏膜的保护作用。

4. 其他因素 ①吸烟，不可忽视的重要因素之一，尤其是十二指肠溃疡。②饮食因素，如无规律饮食、暴饮暴食、高盐饮食、长期食用过冷、过热、过硬和刺激性强的食物及嗜酒等可引起黏膜的物理性或化学性损伤。③持久或过度精神紧张、情绪激动等因素可引起大脑皮质功能紊乱，使迷走神经兴奋和肾上腺皮质激素分泌增加，导致胃酸和胃蛋白酶分泌增多，促使溃疡形成。④遗传因素，研究表明胃溃疡有家庭聚集现象。

消化性溃疡的病因和发病机制较为复杂，基本原理是由于黏膜自身防御—修复因素与黏膜侵袭因素之间失去平衡的结果。

## 二、护理评估

### （一）健康史

询问患者有无溃疡病家族史；有无不良的饮食和生活习惯，如饮食无规律、长期食用过冷、过热、过硬、刺激性食物及烟酒嗜好等；有无长期服用阿司匹林类药物和糖皮质激素等；有无慢性充血性心力衰竭、肝硬化等慢性疾病；有无精神刺激、过度疲劳、气候变化等诱因。

### （二）身体状况

典型的消化性溃疡以慢性病程、周期性发作、节律性上腹痛为特点，一般春、秋季节易发作。

1. 症状

（1）上腹痛：反复发作的慢性、周期性及节律性上腹痛是消化性溃疡具有特征性的主要症状。①疼痛部位，胃溃疡疼痛多位于上腹部，剑突下正中或偏左，十二指肠溃疡疼痛则位于上腹正中或偏右。②性质，胃溃疡和十二指肠溃疡疼痛性质相似，可为灼痛、胀痛或有饥饿样不适感。③疼痛的节律性，胃溃疡的疼痛常在餐后 0.5~1 小时出现，至下次进餐前自行消失，即进食-疼痛-缓解；十二指肠溃疡的疼痛多在餐后 3~4 小时出现，若不服药或进食则持续至下次进餐后才缓解或消失，呈疼痛-进餐-缓解规律，故又称空腹痛、饥饿痛。约半数患者于半夜发生疼痛，称为"夜间痛"。

（2）胃肠道症状：表现为反酸、嗳气、恶心、呕吐等消化不良的症状。

（3）全身症状：表现为失眠、多汗、消瘦、贫血等症状。

2. 体征 溃疡活动期上腹正中偏右或偏左有轻度压痛，缓解期无明显特征。

3. 并发症

（1）出血：出血是本病最常见的并发症。大出血的溃疡多位于胃小弯或十二指肠后壁，由于溃疡侵蚀大血管所致，主要表现为呕血与黑便，常伴有头晕、无力和心悸等症状，当失血量超过 800mL 时出现失血性休克征象。

（2）穿孔：急性穿孔是本病最严重的并发症，常发生于饮食过饱和饭后剧烈运动，表现为骤起的上腹部刀割样剧痛并迅速向全腹弥散的持续性腹痛，患者疼痛难忍，可有面色苍白，出冷汗，脉搏细速，血压下降等表现，腹式呼吸减弱或消失；弥漫性腹部压痛、反跳痛、肌紧张呈板样强直；叩诊肝浊音消失，可有移动性浊音；站立位 X 线检查可见膈下新月状游离气体影；腹腔穿刺可抽出黄色浑浊液体。

（3）幽门梗阻：主要由十二指肠溃疡或幽门管溃疡引起。呕吐为主要症状，患者可感到上腹饱胀不适，餐后加重，呕吐量大，呕吐物为发酵酸性宿食，不含胆汁，有腐败酸臭味，重者出现失水和低钾、低氯性碱中毒。腹部检查有胃蠕动波、振水音等。

（4）癌变：少数胃溃疡可发生癌变，此时上腹痛的节律性消失，溃疡顽固不愈，粪便隐血试验持续阳性。

### （三）辅助检查

1. 胃镜及黏膜活组织检查　胃镜及黏膜活组织检查是确诊消化性溃疡首选的检查方法，可直接观察溃疡的部位、大小、性质，并可取活组织做病理检查和幽门螺杆菌检查。

2. X 线钡餐检查　龛影为溃疡的 X 线直接征象，是诊断溃疡病的可靠依据之一；十二指肠球部激惹和变形、胃大弯侧痉挛性切迹等为溃疡的间接征象。

3. 幽门螺杆菌检测　可做 $^{13}C$-尿素呼气试验，测量血中抗幽门螺杆菌抗体，或检测活组织标本确定有无幽门螺杆菌感染。此检查为常规检查项目，检测结果可作为指导治疗方案的依据。

4. 胃液分析　十二指肠溃疡患者常有胃酸分泌增高，胃溃疡患者胃酸分泌正常或低于正常。

5. 粪便隐血试验　消化性溃疡活动期粪便隐血试验可为阳性，持续阳性提示有癌变的可能。

### （四）心理社会状况

消化性溃疡有周期性发作和节律性疼痛的特点，患者易产生焦虑、抑郁等心理反应，当消化性溃疡合并出现消化道出血时患者会有紧张、恐惧等心理反应，另外癌变也是某些溃疡患者经常考虑的问题，患者也可因此有负面情绪的改变。

### （五）治疗要点

治疗原则是祛除病因、缓解症状、促进溃疡愈合、防止复发和避免并发症的发生。

1. 降低胃酸的药物　①抗酸药，使胃内酸度降低，常用药物有氢氧化铝、碳酸氢钠、铝碳酸镁等。②$H_2$ 受体拮抗剂，能阻止组胺与 $H_2$ 受体结合，使壁细胞分泌胃酸减少。常用药物有西咪替丁、雷尼替丁和法莫替丁等。③质子泵抑制剂，以奥美拉唑为代表，是目前最强的胃酸分泌抑制药，作用时间长，作用机制是抑制壁细胞分泌胃酸的关键酶 $H^+$-$K^+$-ATP 酶失去活性，从而阻滞壁细胞内的 $H^+$ 转移至胃腔而抑制胃酸分泌。

2. 保护黏膜的药物　枸橼酸铋钾、硫糖铝等。

3. 根除幽门螺杆菌治疗　目前推荐以质子泵抑制剂或胶体铋剂为基础加上两种抗生素组成的三联治疗方案，即奥美拉唑或枸橼酸铋钾加上克林霉素和阿莫西林或甲硝唑。

4. 手术治疗　适用于大量出血经内科治疗无效、并发急性穿孔、并发瘢痕性幽门梗阻、顽固性溃疡及胃溃疡有癌变的患者。

## 三、常见的护理诊断/问题

1. 疼痛：上腹痛　与胃酸刺激溃疡面或胃酸作用于溃疡引起化学性炎症有关。
2. 营养失调：低于机体需要量　与疼痛或食后饱胀不适致摄入量减少及消化吸收障碍有关。
3. 焦虑　与疾病反复发作，病程迁延等有关。
4. 潜在并发症　出血、穿孔、幽门梗阻、癌变。
5. 知识缺乏　缺乏自我护理和防治的相关知识。

## 四、护理目标

疼痛减轻或消失；恶心、呕吐减轻，食欲改善，体重增加；情绪稳定，焦虑减轻或消失。

## 五、护理措施

（一）一般护理

1. 休息与活动　溃疡活动期或粪便隐血试验阳性时患者应卧床休息，症状较轻的患者可边工作边治疗，注意劳逸结合，避免过度劳累、紧张，保持良好的心情。

2. 饮食护理

（1）溃疡病急性发作期：应给予温软、半流质且含蛋白质、糖类、维生素较高的食物，如大米粥、小米粥、蛋花汤、蒸鸡蛋、藕粉、烂挂面、蜂蜜、果汁等清淡易于消化的饮食，每日进食6~7次，使食物与胃酸经常保持结合状态，以缓解症状，促进溃疡愈合。此期应严格限制对胃黏膜有机械性刺激的食物，如生、硬、油炸、煎炒的食物等和有化学刺激的食物和药物，如酒类、酸性饮食、浓茶、咖啡、辛辣食物、过冷过热食物等，以保护胃黏膜。此期应适当限制肉汤、鸡汤、鱼汤，因含氮高的饮食能强烈刺激胃酸分泌，增加胃的代谢负担。

（2）好转恢复期：以清淡和无刺激性的易消化饮食为主，原则是定时定量、细嚼慢咽、少食多餐。每日进食5~6次，主食以面食为主，如馒头、面包、面条、面片等，不习惯面食者可用软米饭或米粥代替，两餐之间可摄取适量牛奶，因牛奶中的钙质可刺激胃酸分泌，不宜多饮。此期可适当增加蛋白质、糖、脂肪和食盐量。

（二）病情观察

注意观察疼痛的规律和特点，呕吐物及粪便性状，以尽早发现出血、幽门梗阻等并发症的出现；突发腹部疼痛时，应注意有无腹膜刺激征等穿孔迹象；注意监测患者的生命体征。

（三）疼痛的护理

疼痛患者要了解其疼痛特点，如有典型的节律，可按其特点指导缓解疼痛的方法，如十二指肠溃疡为空腹痛或午夜痛，指导患者准备碱性食物（如苏打饼干）在疼痛前进食或遵医嘱服用抗酸药物防止疼痛发生。局部热敷或针灸止痛均可采用。

（四）心理护理

忧虑、恐惧可刺激迷走神经兴奋导致胃酸分泌增多，从而加重对胃黏膜的损伤，因此，护士要稳定患者的情绪，保持病室安静，分散患者的注意力，并帮助患者通过精神放松法、呼吸控制训练法、气功松弛法、自我睡眠等消除患者的紧张感，告知患者情绪反应与疾病的发展及转归密切相关，提高患者情绪的自我调控能力及心理应急能力。向患者讲解消化性溃疡的有关知识，使患者消除恐惧心理，避免情绪波动，告诉患者及家属经过正规治疗，溃疡是可以痊愈的，让患者树立战胜疾病的信心，保持乐观的情绪，主动配合医生治疗。

（五）用药护理

1. 抗酸药　如氢氧化铝凝胶等应在饭后 1~2 小时和睡前服用，应避免与奶制品及酸性食物或饮料同时服用。

2. $H_2$ 受体拮抗剂　应在餐中或餐后即刻服用，若需同时服用抗酸药时，则两药应间隔 1 小时以上。静脉给药时应注意控制滴注速度，以免引起低血压和心律失常。常见的副作用有乏力、粒细胞减少、皮疹等。

3. 质子泵抑制剂　奥美拉唑可引起头晕，特别是用药初期，因此应嘱患者用药期间应避免从事高度集中注意力的工作。兰索拉唑的主要不良反应包括荨麻疹、皮疹、瘙痒及头痛等。

4. 其他药物　硫糖铝宜在餐前 1 小时服用，可有便秘、口干、皮疹、眩晕、嗜睡等不良反应。枸橼酸铋钾在酸性环境中方起作用，故亦在餐前 30 分钟服用，不可与抗酸药同服，因其可使齿、舌变黑，应用吸管直接吸入，部分患者服药后出现便秘或大便呈黑色，停药后可自行消失。服用阿莫西林时，应询问患者有无青霉素过敏史，服用过程中应注意是否有迟发性过敏反应。甲硝唑可引起恶心、呕吐等胃肠道反应，口腔金属味、舌炎和排尿困难等不良反应。

（六）并发症的护理

1. 上消化道出血　见本章相关内容。

2. 急性穿孔和瘢痕性幽门梗阻　应遵医嘱做好各项术前准备，做好呕吐物的观察与处理，指导患者禁饮食，行胃肠减压，保持口腔清洁。同时迅速建立静脉通道，输液，做好解痉药与抗生素的用药护理。

（七）健康指导

1. 疾病知识指导　向患者及家属介绍疾病基本知识、导致溃疡复发与加重的诱因。对嗜烟酒的患者说明烟酒对消化性溃疡的危害性，并与患者共同制订切实可行的戒烟酒计划，帮助其戒烟酒。合理安排休息与活动，睡眠充足，劳逸结合，精神放松，心态良好。

2. 饮食指导　合理饮食，纠正不良饮食习惯，定时进食，少食多餐，细嚼慢咽，避免餐间零食和睡前进食。忌暴饮暴食，忌过冷、过热饮食，禁辛辣、浓茶、咖啡、过酸或油炸食品。

3. 用药指导　指导患者按医嘱用药，学会识别药物的不良反应，避免应用使溃疡加重或复发的药物。

4. 及时识别并发症征象，定期复查　若上腹部疼痛节律发生改变或加剧、出现呕血或黑便时，应立即就诊。

# 六、护理评价

疼痛有无减轻或消失；食欲有无改善，体重是否增加；情绪是否稳定。

（闫宇霞）

# 第四节　肝硬化

## 一、概述

### （一）概念

肝硬化是由于一种或多种原因造成肝组织慢性、进行性、弥漫性损害，引起以肝功能障碍和门静脉高压为主要表现的一种常见的慢性肝病。发病高峰年龄在 35~48 岁，男女比例为（3.6~8）：1。

### （二）病因

引起肝硬化的原因很多，在国内以病毒性肝炎最为常见，国外为酒精中毒多见。

1. 病毒性肝炎　主要是乙型病毒性肝炎，其次是丙型病毒性肝炎，而甲型、戊型病毒性肝炎一般不发展为肝硬化。

2. 乙醇中毒　长期大量饮酒（每日摄入乙醇 80g 达 10 年以上），乙醇及中间代谢产物（乙醛）的毒性作用，引起酒精性肝炎，继而发展为肝硬化。

3. 胆汁淤积　持续肝内淤胆或肝外胆管阻塞时，可引起原发性或继发性胆汁性肝硬化。

4. 药物或化学毒物　长期服用某些药物如双醋酚丁、甲几多巴等，或长期接触某些化学毒物如磷、砷、四氯化碳等。

5. 其他　血吸虫病、循环障碍、营养失调等因素均可引起肝硬化。

### （三）发病机制

肝硬化的发展过程有 4 个方面：①广泛肝细胞变性坏死、肝小叶纤维支架塌陷。②不规则结节状肝细胞团（再生结节）的形成。③大量纤维结缔组织增生，假小叶的形成。④上述病理改变，使肝内血管缩小、闭塞、扭曲；肝内门静脉、肝静脉、肝动脉小支三者失去正常关系，出现吻合支。这既是形成门静脉高压的病理基础，更加重肝细胞的营养障碍，促使肝硬化进一步发展。

## 二、护理评估

### （一）健康史

询问患者有无病毒性肝炎史；是否长期大量饮酒、长期服用对肝脏有损害的药物；有无慢性充血性心力衰竭、胆汁淤积、长期或反复感染血吸虫等病史。

### （二）身体状况

肝硬化起病隐匿，病程进展较缓慢。临床上分为肝功能代偿期和失代偿期。

1. 代偿期　代偿期症状较轻，无特异性，甚至无任何不适，乏力、食欲减退出现较早、较突出，可伴有腹胀、恶心、厌油腻、上腹隐痛、轻度腹泻等，多呈间歇性，因劳累出现，经休息或治疗后可缓解。肝轻度肿大、质地较硬，脾轻或中度肿大。

2. 失代偿期　失代偿期主要为肝功能减退和门静脉高压所致的临床表现。

（1）肝功能减退的表现

①全身表现：患者一般情况及营养状况差，消瘦乏力，精神不振，皮肤干而粗糙，面色灰暗无光泽（肝病病容），常有不规则低热、夜盲及水肿等。

②消化道症状：食欲减退、甚至厌食，上腹饱胀不适、恶心、呕吐，对脂肪和蛋白质耐受性差，进油腻肉食易引起腹泻。这是因门静脉高压时胃肠道淤血水肿、消化吸收障碍和肠道菌群失调所致。半数以上患者有轻度黄疸，少数有中、重度黄疸，提示肝细胞有进行性或广泛性坏死。

③出血倾向和贫血：轻者可有鼻出血、牙龈出血、皮肤紫癜，重者胃肠道出血引起黑便。与肝合成凝血因子减少、脾功能亢进等有关。营养不良、肠道吸收障碍、失血和脾功能亢进等因素可致不同程度的贫血。

④内分泌失调：由于肝功能减退，肝脏对雌激素灭活能力减弱，使雌激素增多，通过负反馈抑制垂体前叶分泌功能，致雄激素、肾上腺糖皮质激素减少。男性患者表现为乳房发育、毛发脱落、性欲减退、睾丸萎缩等；女性患者有月经失调、闭经、不孕等；部分患者面部、颈、上胸、肩背和上肢等上腔静脉回流区出现蜘蛛痣；在手掌大鱼际、小鱼际等部位有充血发红，称为肝掌；面部皮肤可有色素沉着。肝功能减退也使肝对醛固酮和抗利尿激素的灭活作用减弱，致继发性醛固酮和抗利尿激素增多，促使水肿和腹腔积液形成。

（2）门静脉高压症表现

a. 脾大和脾功能亢进：脾因长期淤血而肿大，多为轻、中度肿大。晚期出现脾功能亢进可有红细胞、白细胞、血小板计数减少。

b. 侧支循环建立与开放：由于门静脉压力增高，导致门静脉与腔静脉吻合支逐渐扩张，形成门-体侧支循环。主要的侧支循环如下。①食管下段和胃底静脉曲张，常因门静脉压力突然增高、粗硬食物机械损伤或腹内压突然升高而使曲张静脉破裂发生上消化道大出血，出现呕血、黑便及休克等症状。②腹壁和脐周静脉曲张，在脐周与腹壁可见纡曲的静脉。③痔静脉曲张，形成痔核，破裂时可引起便血。

c. 腹腔积液：肝硬化最突出的临床表现。患者常有腹胀，大量腹腔积液时腹部膨隆，呈蛙腹状，膈肌抬高，可出现呼吸困难、心悸。腹腔积液形成是多种因素作用的结果，主要有①门静脉高压，组织液回流减少而进入腹腔。②低蛋白血症，血浆胶体渗透压降低，导致使血浆外渗。③肝淋巴液生产过多，超过胸导管的引流能力，使淋巴液渗出至腹腔。④继发抗利尿激素、醛固酮增多，水、钠重吸收增加。⑤有效循环血容量不足，肾血流量减少，致肾小球滤过降低所致。

（3）肝脏体征：早期肝脏肿大，表面光滑，质地稍硬；晚期缩小，表面可呈结节状，质地硬；一般无压痛。

3. 并发症

（1）上消化道出血：这是肝硬化最常见的并发症，食管胃底静脉曲张破裂可导致失血性休克或诱发肝性脑病。

（2）肝性脑病：这是本病最严重的并发症，也是最常见的死亡原因。

（3）感染：肝硬化患者抵抗力低下易并发感染，如肺炎、胆道感染、大肠杆菌败血症及自发性腹膜炎等。

（4）原发性肝癌：患者短期内出现肝脏迅速增大、肝表面出现肿块、持续性肝区疼痛或腹腔积液呈血性应考虑并发原发性肝癌，需作进一步检查。

（5）肝肾综合征：肝硬化失代偿期大量腹腔积液时，由于有效循环血容量不足可发生功能性肾衰竭，又称肝肾综合征。表现为自发性少尿或无尿、氮质血症、稀释性低钠血症和低尿钠。

（6）水、电解质和酸碱平衡紊乱：常见低钠血症，与长期钠摄入不足、利尿和大量放腹腔积液有关；也常出现低钾、低氯血症和代谢性碱中毒，与摄入不足、呕吐和腹泻、利尿及继发性醛固酮增多有关。

（三）辅助检查

1. 血常规　失代偿期有轻重不等的贫血。当脾功能亢进时，红细胞、白细胞、血小板均见减少。

2. 肝功能检查　代偿期正常或轻度异常；失代偿期血清总蛋白正常、降低或增高，但清蛋白降低、球蛋白升高，清/球蛋白比例降低或倒置，丙氨酸氨基转移酶、天门冬氨酸氨基转移酶常轻、中度增高。凝血酶原时间延长。

3. 腹腔积液检查　腹腔积液一般为漏出液，如并发自发性腹膜炎，则为渗出液。

4. 影像学检查　B超、CT检查可显示脾静脉和门静脉增宽、肝脾大小和质地的改变、以及腹腔积液情况。食管吞钡X线检查显示食管胃底静脉曲张呈现虫蚀样充盈缺损。

（四）心理社会状况

肝硬化患者常因疾病带来工作和生活上的限制，易产生角色适应不良；因病情重或病程漫长需长期住院治疗，经济负担重，常使患者出现悲观绝望、焦虑、恐惧等心理；家属对患者关心和支持不足，或医疗费用保障不足，会使患者产生紧张、烦躁，甚至不配合治疗。

（五）治疗要点

肝硬化应采取综合治疗措施使病情缓解并延长其代偿期。首先针对病因治疗，注意休息和饮食。代偿期患者可服用抗纤维化的药物（如秋水仙碱）及中药，不宜滥用护肝药，避免使用对肝脏有损害的药物；失代偿期患者主要是对症治疗、改善肝功能和防治并发症；有手术适应证者进行手术治疗，晚期肝硬化患者可行肝移植术。

## 三、常见的护理诊断/问题

1. 营养失调：低于机体需要量　与肝功能减退引起食欲减退、消化和吸收障碍有关。
2. 体液过多　与肝功能减退、门静脉高压引起水、钠潴留有关。
3. 活动无耐力　与肝功能减退致营养障碍和大量腹腔积液有关。
4. 有感染的危险　与营养障碍、白细胞减少致机体抵抗力降低有关。
5. 有皮肤完整性受损的危险　与营养障碍、水肿、皮肤干燥及长期卧床有关。
6. 潜在并发症　上消化道出血、肝性脑病。

## 四、护理目标

患者能按饮食计划增加摄入，营养状态改善；腹腔积液、水肿减轻；能遵循休息和活动计划，增加活动耐力；无皮肤破损或感染。

## 五、护理措施

### (一) 休息与活动

休息可减轻患者能量消耗,减轻肝脏代谢的负担,增加肝脏的血流量,有助于肝细胞修复。代偿期患者可参加轻体力工作,减少活动量;失代偿期患者应以卧床休息为主。

### (二) 饮食护理

给予患者高热量、高蛋白、高维生素、易消化的饮食,并随病情变化及时调整。热量以碳水化合物为主;蛋白质(肝性脑病除外)1~1.5g/(kg·d),应以鸡蛋、牛奶、鱼、鸡肉、猪瘦肉为主,蛋白质是肝细胞修复和维持血清清蛋白正常水平的重要物质基础,应保证其摄入量,但肝功能显著损害或有肝性脑病先兆时应限制蛋白质,待病情好转后再逐渐增加蛋白质的摄入量,并应选择植物蛋白;多食新鲜蔬菜和水果,如西红柿、柑橘等富含维生素C,以保证维生素需求;必要时遵医嘱静脉补充足够的营养,如高渗葡萄糖液、复方氨基酸、清蛋白或新鲜血。戒烟酒,避免进食刺激性强、粗纤维多和较硬的食物,食物应以菜泥、肉末、汤类等为主,进食时应细嚼慢咽,以避免损伤曲张的静脉;食欲不振、恶心呕吐的患者应于进食前给予口腔护理以促进食欲,在允许范围内尽量照顾患者的饮食习惯和口味。

### (三) 病情观察

准确记录每日液体出入量,定期测量腹围和体重,以观察腹腔积液消长情况。密切监测血清电解质和酸碱变化,如有水、电解质和酸碱平衡紊乱,及时报告医生。注意有无呕血、黑便,有无精神异常,有无腹痛、腹胀、发热及短期内腹腔积液迅速增加,有无少尿、无尿等表现,及时发现上消化道出血、肝性脑病、自发性腹膜炎及肝肾综合征,若发现上述异常,立即报告医生并协助处理。

### (四) 腹腔积液患者的护理

1. 体位  轻度腹腔积液尽量取平卧位,以增加肝肾血流量,提高肾小球滤过率。大量腹腔积液患者取半卧位,以使横膈下降,增加肺活量,减轻呼吸困难和心悸,同时应避免腹内压突然剧增的因素,例如剧烈咳嗽、打喷嚏、便秘等。抬高下肢,以减轻下肢水肿。阴囊水肿者可用托带托起阴囊,以利于水肿消退。

2. 限制钠、水摄入  钠限制在每天 500~800mg(氯化钠 1.2~2.0g)。进水量限制在约每天 1 000mL,如有显著低血钠,应限制在每天 500mL 之内。嘱患者少食高钠食物如咸肉、酱菜、酱油、罐头食品、含钠味素等。限钠饮食常使患者感到食物无味,可适量添加橘汁、食醋等,以增进食欲。

3. 加强皮肤的护理  保持床铺干燥、平整,指导和协助患者定时变换体位,臀部、足部及其他水肿部位可用棉垫,并给予热敷和按摩,预防压疮的发生。黄疸患者皮肤瘙痒时,外用炉甘石洗剂止痒,嘱患者不搔抓皮肤以免引起皮肤破损、出血和感染。

4. 用药护理  主要使用利尿剂螺内酯和呋塞米,利尿前可输注清蛋白以增加腹腔积液消退。利尿速度不宜过猛,每日体重减轻以不超过 0.5kg 为宜。注意观察有无钾的紊乱。

5. 协助腹腔穿刺放腹腔积液或腹腔积液浓缩回输  对大量腹腔积液引起呼吸困难、心悸,且利尿效果不佳者,可酌情放腹腔积液和腹腔积液浓缩回输,后者可避免蛋白质丢失。

（五）心理护理

护士应鼓励患者说出其内心感受和忧虑，增加与患者交谈的时间，与患者一起讨论其可能面对的问题，给予精神上的安慰和支持。向患者及家属介绍治疗有效的病例，增加治疗信心，勿过多考虑病情，遇事豁达开朗。引导患者家属在情感上关心支持患者，使之能从情感宣泄中减轻沉重的心理压力。对表现出严重焦虑和抑郁的患者，应加强观察并及时进行干预，以免发生意外。可帮助家属与相关机构联系，为患者争取社会的经济支持和援助。

（六）健康指导

1. 生活指导　合理安排休息时间，保证身心两方面的休息，睡眠充足，心情愉快，把护理计划落实到日常生活中。向患者和家属说明饮食治疗的重要意义及原则，切实遵循饮食治疗的原则和计划，严格限制饮酒和吸烟，少进食粗糙食物并防止便秘。患者因皮肤干燥、水肿、黄疸时出现皮肤瘙痒，又因长期卧床等因素，易发生皮肤破损和继发感染。沐浴时应避免水湿过高，勿用有刺激性的皂类和浴液，沐浴后可使用性质柔和的润肤品；皮肤瘙痒者给予止痒处理，嘱患者勿用手抓挠，以免皮肤破损。

2. 用药指导　嘱患者遵医嘱用药，指导其认识常用的对肝脏有害的药物，告知患者勿滥用"保肝药物"，以免服药不当而加重肝脏负担和肝功能损害，介绍患者所用药物的不良反应，如服用利尿剂者出现软弱无力、心悸等症状时，提示低钠血症、低钾血症，应及时就医。

3. 疾病知识指导　肝硬化为慢性病程，护士应向患者和家属介绍肝硬化的基本知识，帮助他们掌握本病的防治知识和自我护理方法。指导家属理解和关心患者，给予精神支持和生活照顾。让家属和患者学会识别各种并发症的征兆，及早发现病情变化，如患者出现性格、行为改变等肝性脑病的前驱症状，或呕血、黑便等消化道出血表现时，应及时就诊。

# 六、护理评价

患者营养状况是否改善；腹腔积液、水肿是否减轻；活动耐力和生活自理能力是否增加；有无皮肤损伤和感染；有无并发症发生及发生后患者恢复的情况。

（闫宇霞）

# 第七章

# 内分泌科疾病护理

## 第一节 甲状腺功能减退症

甲状腺功能减退症（简称甲减）是由各种原因导致的低甲状腺激素血症或甲状腺激素抵抗而引起的全身性低代谢综合征。按起病年龄分为三型，起病于胎儿或新生儿，称为呆小病；起病于儿童者，称为幼年性甲减；起病于成年，称为成年性甲减。前两者常伴有智力障碍。

### 一、病因

1. 原发性甲状腺功能减退 由于甲状腺腺体本身病变引起的甲减，占全部甲减的95%以上，且90%以上原发性甲减是由自身免疫、甲状腺手术和甲亢$^{131}$I治疗所致。

2. 继发性甲状腺功能减退症 由下丘脑和垂体病变引起的促甲状腺激素释放激素（TRH）或者促甲状腺激素（TSH）产生和分泌减少所致的甲减，垂体外照射、垂体大腺瘤、颅咽管瘤及产后大出血是其较常见的原因；其中由于下丘脑病变引起的甲减称为三发性甲减。

3. 甲状腺激素抵抗综合征 由于甲状腺激素在外周组织实现生物效应障碍引起的综合征。

### 二、临床表现

1. 一般表现 易疲劳、怕冷、体重增加、记忆力减退、反应迟钝、嗜睡、精神抑郁、便秘、月经不调、肌肉痉挛等。体检可见表情淡漠，面色苍白，皮肤干燥发凉、粗糙脱屑，颜面、眼睑和手部皮肤水肿，声音嘶哑，毛发稀疏、眉毛外1/3脱落。由于高胡萝卜素血症，手脚皮肤呈姜黄色。

2. 肌肉与关节 肌肉乏力，暂时性肌强直、痉挛、疼痛，嚼肌、胸锁乳突肌、股四头肌和手部肌肉可有进行性肌萎缩。腱反射的弛缓期特征性延长，超过350毫秒（正常为240~320毫秒），跟腱反射的半弛缓时间明显延长。

3. 心血管系统 心肌黏液性水肿导致心肌收缩力损伤、心动过缓、心排血量下降。ECG显示低电压。由于心肌间质水肿、非特异性心肌纤维肿胀。左心室扩张和心包积液导致心脏增大，有学者称之为甲减性心脏病。冠心病在本病中高发。10%患者伴发高血压。

4. 血液系统　由于下述四种原因发生贫血：①甲状腺激素缺乏引起血红蛋白合成障碍。②肠道吸收铁障碍引起铁缺乏。③肠道吸收叶酸障碍引起叶酸缺乏。④恶性贫血是与自身免疫性甲状腺炎伴发的器官特异性自身免疫病。

5. 消化系统　厌食、腹胀、便秘，严重者出现麻痹性肠梗阻或黏液水肿性巨结肠。

6. 内分泌系统　女性常有月经过多或闭经。长期严重的病例可导致垂体增生、蝶鞍增大。部分患者血清催乳素（PRI）水平增高，发生溢乳。原发性甲减伴特发性肾上腺皮质功能减退和 1 型糖尿病者，属自身免疫性多内分泌腺体综合征的一种。

7. 黏液性水肿昏迷　本病的严重并发症，多在冬季寒冷时发病。诱因为严重的全身性疾病、甲状腺激素替代治疗中断、寒冷、手术、麻醉和使用镇静药等。临床表现为嗜睡、低体温（T<35℃）、呼吸徐缓、心动过缓、血压下降、四肢肌肉松弛、反射减弱或消失，甚至昏迷、休克、肾功能不全危及生命。

## 三、辅助检查

1. 血常规　多为轻、中度正细胞正色素性贫血。

2. 生化检查　血清三酰甘油、总胆固醇、LDL-C 增高，HDL-C 降低，同型半胱氨酸增高，血清 CK、LDH 增高。

3. 甲状腺功能检查　血清 TSH 增高、$T_4$、$FT_4$ 降低是诊断本病的必备指标。在严重病例血清 $T_3$ 和 $FT_3$ 减低。亚临床甲减仅有血清 TSH 增高，但是血清 $T_4$ 或 $FT_4$ 正常。

4. TRH 刺激试验　主要用于原发性甲减与中枢性甲减的鉴别。静脉注射 TRH 后，血清 TSH 不增高者提示为垂体性甲减；延迟增高者为下丘脑性甲减；血清 TSH 在增高的基值上进一步增高，提示原发性甲减。

5. X 线检查　可见心脏向两侧增大，可伴心包积液和胸腔积液，部分患者有蝶鞍增大。

## 四、治疗

1. 替代治疗　左甲状腺素（L-$T_4$）治疗，治疗的目标是将血清 TSH 和甲状腺激素水平恢复到正常范围内，需要终身服药。治疗的剂量取决于患者的病情、年龄、体重和个体差异。补充甲状腺激素，重新建立下丘脑-垂体-甲状腺轴的平衡一般需要 4~6 周，所以治疗初期，每 4~6 周测定激素指标。然后根据检查结果调整 L-$T_4$ 剂量，直到达到治疗的目标。治疗达标后，需要每 6~12 个月复查 1 次激素指标。

2. 对症治疗　有贫血者补充铁剂、维生素 $B_{12}$、叶酸等胃酸低者补充稀盐酸，并与 TH 合用疗效好。

3. 黏液水肿性昏迷的治疗

（1）补充甲状腺激素：首选 TH 静脉注射，直至患者症状改善，至患者清醒后改为口服。

（2）保温、供氧、保持呼吸道通畅，必要时行气管切开、机械通气等。

（3）氢化可的松 200~300mg/d 持续静滴，患者清醒后逐渐减量。

（4）根据需要补液，但是入水量不宜过多。

（5）控制感染，治疗原发病。

## 五、护理措施

1. 观察病情　监测生命体征变化，观察精神、神志、语言状态、体重、乏力、动作、皮肤情况，注意胃肠道症状，如大便的次数、性状、量的改变，腹胀、腹痛等麻痹性肠梗阻的表现有无缓解等。

2. 用药护理　甲状腺制剂从小剂量开始，逐渐增加，注意用药的准确性。用药前后分别测脉搏、体重及水肿情况，以便观察药物疗效；用药后若有心悸、心律失常、胸痛、出汗、情绪不安等药物过量的症状时，要立即通知医师处理。

3. 对症护理　对于便秘患者，遵医嘱给予轻泻剂，指导患者每天定时排便，适当增加运动量，以促进排便。注意皮肤防护，及时清洗并用保护霜，防止皮肤干裂。适量运动，注意保护，防止外伤的发生。

4. 黏液性水肿昏迷的护理

（1）保持呼吸道通畅，吸氧，备好气管插管或气管切开设备。

（2）建立静脉通道，遵医嘱给予急救药物，如 L-T$_3$，氢化可的松静滴。

（3）监测生命体征和动脉血气分析的变化，观察神志，记录出入量。

（4）注意保暖，主要采用升高室温的方法，尽量不给予局部热敷，以防烫伤。

（郭银欢）

# 第二节　糖尿病

## 一、概述

糖尿病是一组由遗传和环境因素相互作用而引起的临床综合征。由于胰岛素相对或绝对不足及靶组织细胞对胰岛素敏感性降低而引起糖、蛋白质、脂肪、水和电解质代谢的紊乱。以葡萄糖耐量减低、血糖增高和糖尿为特征，临床表现有多饮、多尿、多食、疲乏及消瘦等，并可并发心血管、肾、视网膜及神经的慢性病变，病情严重或应激时可发生急性代谢紊乱。

### （一）胰腺的分泌功能

胰腺横卧于 L$_{1-2}$ 腰椎前方，前面被后腹膜所覆盖，固定于腹后壁，它既是外分泌腺，也是内分泌腺。胰腺的外分泌功能是由腺泡细胞和导管壁细胞来完成的，这些细胞分泌出能消化蛋白质、糖类和脂肪的消化酶；内分泌来源于胰岛，胰岛是大小不一、形态不定的细胞集团，散布在腺泡之间，在胰体、尾部较多。胰岛有多种细胞，其中以 β 细胞较多，产生胰岛素，有助于蛋白质、糖类和脂肪的代谢；α 细胞产生胰高血糖素，通过促进肝糖分解成葡萄糖来升高血糖。

### （二）影响糖代谢的激素

影响糖代谢作用的激素包括胰岛素、胰高血糖素、促肾上腺皮质激素（ACTH）、皮质激素、肾上腺素及甲状腺激素。

1. 胰岛素和胰高血糖素　胰岛素和胰高血糖素是控制糖代谢的两种主要激素，均属小分子蛋白质。胰岛素是体内降血糖的唯一激素，并有助于调节脂肪和蛋白质的新陈代谢。

（1）刺激葡萄糖主动运输进入肌肉及脂肪组织细胞内，为能穿过细胞膜，葡萄糖必须与胰岛素结合，而且必须与细胞上的受体连接在一起。有些糖尿病患者虽然有足够的胰岛素，但是受体减少，因此减少了胰岛素送入细胞的量。其他的人则是胰岛素分泌不足，当胰岛素分泌不足时，葡萄糖就留在细胞外，使血糖浓度升高，超过正常值。

（2）调节细胞将糖类转变成能量的速率。

（3）促进葡萄糖转变成肝糖原贮存起来，并抑制肝糖原转变成葡萄糖。

（4）促进脂肪酸转变成脂肪，形成脂肪组织贮存起来，且能抑制脂肪的破坏、脂肪的利用及脂肪转换成酮体。

（5）刺激组织内的蛋白质合成作用，且能抑制蛋白质转变成氨基酸。

总之，正常的胰岛素可主动地促进以上过程，以降低血糖，抑制血糖升高。

胰岛 β 细胞分泌胰岛素的速率是由血中葡萄糖的量来调节的，当血糖升高时，胰岛细胞就分泌胰岛素进入血中，从而使葡萄糖进入细胞内，并将葡萄糖转变成肝糖原；当血糖降低时，胰岛分泌胰岛素的速率降低；当食物消化吸收后，胰岛细胞再分泌胰岛素。

当胰岛素分泌不足时，血糖浓度便高于正常值；当胰岛素过量时，如体外补充胰岛素过量时，血糖过低会发生胰岛素诱发的低血糖反应（胰岛素休克）。

胰高血糖素的作用与胰岛素相反，当血糖降低时，刺激胰高糖素分泌，胰高糖素通过促进肝糖原转化为葡萄糖的方式来升高血糖。糖尿病患者常常同时有胰岛素与胰高血糖素分泌异常的情况，单独影响胰岛 α 细胞的疾病（胰高血糖素的分泌过量或不足）非常罕见。下面通过进餐后血糖的变化，来说明胰岛素与胰高血糖素相反而互补的作用。

如当一个人早上 7：00 用早餐，血糖开始升高，胰岛素约在 7：15 开始分泌，大约在上午 9：30 血糖升到最高值，稍后胰岛素的分泌将减少，到了上午 11：00，因为胰岛素促进葡萄糖进入到细胞内，因此机体会利用这些葡萄糖作为两餐间的能量来源。胰岛素与胰高血糖素的合成及释放依赖以下三种要素。

（1）健全的胰脏：具有正常功能的 α 细胞及 β 细胞。

（2）含有充分蛋白质饮食：胰岛素和胰高血糖素都是蛋白质物质。

（3）正常的血钾浓度：低血钾会使胰岛素分泌减少，当胰岛素或胰高血糖素分泌不足对，患者可由胃肠以外的途径补充。因为胃肠中的蛋白溶解酶可使它们失去活性，注射胰高血糖素可逆转因注射过量胰岛素导致的低血糖。

2. 其他激素的作用

（1）肾上腺皮质所分泌的糖皮质激素刺激蛋白质转换成葡萄糖，使血糖升高。在身体处于应激情况下，或血糖非常低时，这些激素便可分泌。

（2）肾上腺素在人体处于应激时，可将肝糖原转换成葡萄糖而使血糖升高。

（3）甲状腺素和生长激素也可使血糖升高。

（三）糖尿病分型

目前国际上通用 WHO 糖尿病专家委员会提出的病因学分型标准。此标准将糖尿病分成四大类型，包括 1 型糖尿病（胰岛素依赖性糖尿病）、2 型糖尿病（非胰岛素依赖性糖尿病）、其他特殊类型糖尿病和妊娠期糖尿病。

## 二、病因与发病机制

糖尿病的病因和发病机制目前尚未完全阐明，不同类型的糖尿病其病因也不相同。

（一）1 型糖尿病

1. 遗传易感性　糖尿病病因中遗传因素可以肯定，1 型糖尿病患者的父母患病率为 11%，三代直系亲属中遗传 6%，这主要是因为基因异常所致人类白细胞组织相容抗原（HLA）与自身免疫相关的这些抗原是糖蛋白，分布在全身细胞（红细胞和精子除外）的细胞膜上。研究发现，携带 $HLA-DR_3$ 和/或 $HLA-DR_4$ 的白种人和携带 $HLA-DR_3$、$HLA-DR_9$ 的中国人易患糖尿病。

2. 病毒感染　1 型糖尿病与病毒感染有明显关系。已发现的病毒有柯萨奇 B 病毒、腮腺炎病毒、风疹病毒、巨细胞病毒。病毒感染可直接损伤胰岛组织引起糖尿病，也可能损伤胰岛组织后，诱发自身免疫反应，进一步损伤胰岛组织引起糖尿病。

3. 自身免疫　目前发现 90% 新发生的 1 型糖尿病患者，其循环血中有多种胰岛细胞自身抗体。此外，细胞免疫在发病中也起重要作用。临床观察 1 型患者常伴有其他自身免疫病，如 Graves 病、桥本病、重症肌无力等。

总之，HIA-D 基因决定了 1 型糖尿病的遗传易感性，易感个体在环境因素的作用下，通过直接或间接的自身免疫反应，引起胰岛 β 细胞破坏，体内可检测出各种胰岛细胞抗体，胰岛 β 细胞数目开始减少，但仍能维持糖耐量正常。当胰岛 β 细胞持续损伤达一定程度（通常只残存 10%β 细胞），胰岛素分泌不足，糖耐量降低或出现临床糖尿病，需用胰岛素治疗，最后胰岛 β 细胞完全消失，需依赖胰岛素维持生命。

（二）2 型糖尿病

2 型糖尿病与遗传和环境因素的关系更为密切，其遗传方式与 1 型糖尿病患者不同，不存在特殊的 HLA 单型的优势。中国人与 2 型糖尿病关联的基因有 4 个，即胰岛素受体基因载脂蛋白 $A_1$ 和 B 基因、葡萄糖激酶基因。不同的糖尿病患者可能与不同的基因缺陷有关此为 2 型糖尿病的遗传异质性特点。2 型糖尿病有明显的家族史，其父母糖尿病患病率达 85%，单卵双生子中，两人同患糖尿病的比例达 90% 以上。环境因素中，肥胖是 2 型糖尿病发病的重要诱因，肥胖者因外周靶组织细胞膜胰岛素受体数目减少，亲和力降低，周围组织对胰岛素敏感性降低，即胰岛素抵抗，胰岛 β 细胞长期超负荷，其分泌功能将逐渐下降一旦胰岛 β 细胞分泌的胰岛素不足以代偿胰岛素抵抗，即可发生糖尿病。此外，感染、应激、缺乏体力活动、多次分娩均可能是 2 型糖尿病的诱因。胰高血糖素、肾上腺素等胰岛素拮抗激素分泌过多，对糖尿病代谢紊乱的发生也有重要作用。2 型糖尿病早期存在胰岛素抵抗而胰岛 β 细胞代偿性分泌胰岛素增多时，血糖可维持正常；当 β 细胞功能出现缺陷而对胰岛素抵抗不能代偿时，可进展为葡萄糖调节受损和糖尿病。

## 三、病理

1 型患者胰腺的病理改变明显，β 细胞数量减少，仅为正常的 10% 左右，50%～70% 可出现胰岛 β 细胞周围淋巴细胞和单核细胞浸润，另外还有胰岛萎缩和 β 细胞变形。2 型的主要病理改变有胰岛玻璃样变，胰腺纤维化，β 细胞空泡变性和脂肪变性。

糖尿病患者的大、中血管病变主要是动脉粥样硬化，微血管的基本病变为毛细血管基底膜增厚。神经病变的患者有末梢神经纤维轴突变性，继以节段性或弥漫性脱髓鞘改变，病变可累及神经根、椎旁交感神经节和颅神经。糖尿病控制不良时，常见的病理改变为肝脏脂肪沉积和变性。

由于胰岛素生物活性作用绝对或相对不足而引起糖、脂肪和蛋白质代谢的紊乱，葡萄糖在肝、肌肉和脂肪组织的利用减少，肝糖输出增多，因而发生高血糖。升高的血糖使细胞内液进入血液，从而导致细胞内液不足，当血糖浓度升高超过 10mmol/L 时，便超过肾糖阈，葡萄糖进入尿中，而引起糖尿。尿中葡萄糖的高渗透作用，阻止肾小管对水分的再吸收，引起细胞外液不足。脂肪代谢方面，因胰岛素不足，脂肪组织摄取葡萄糖及血浆清除甘油减少，脂肪合成减少，脂蛋白酶活性低下，使血浆游离脂肪酸和三酰甘油浓度升高。在胰岛素极度缺乏时，储存脂肪动员和分解加速，可使血游离脂肪酸浓度更高。脂肪代谢障碍，可产生大量酮体（包括乙酰乙酸、β 羟丁酸、丙酮酸）。当酮体生成超过组织利用和排泄能力时，大量酮体堆积形成酮症或进一步发展为酮症酸中毒。蛋白质代谢方面，肝、肌肉等组织摄取氨基酸减少，蛋白质合成减少，分解代谢加速，而出现负氮平衡。血浆中生糖氨基酸浓度降低，同时血中生酮氨基酸水平增高，导致肌肉摄取氨基酸合成蛋白质的能力下降，患者表现为消瘦、乏力，组织修复能力和抵抗力降低，儿童生长发育障碍、延迟。1 型患者和 2 型患者在物质代谢紊乱方面是相同的，但 2 型患者一般症状较轻，不少患者可在相当长时期内无代谢紊乱，有的患者基础胰岛素分泌正常，有的患者进食后胰岛素分泌高峰延迟。

## 四、护理评估

### （一）健康史

评估患者家族中糖尿病的患病情况，详细询问患者的生活方式、饮食习惯、食量、妊娠次数、新生儿出生体重、身高等。

### （二）身体评估

1. 代谢紊乱症状群　本病典型症状是"三多一少"，即多饮、多尿、多食及体重减轻，此外还有糖尿病并发症的症状。

（1）多尿：由于血糖升高，大量葡萄糖从肾脏排出，引起尿渗透压增高，阻碍水分在肾小管被重吸收，大量水分伴随葡萄糖排出，形成多尿，患者的排尿次数和尿量明显增多，每日排尿量 2~10L。血糖越高，排糖越多，尿量也越多。

（2）烦渴多饮：多尿使机体失去大量水分，因而口渴，饮水量增多。

（3）易饥多食：葡萄糖是体内能量及热量的主要来源，由于胰岛素不足，摄入的大量葡萄糖不能被利用而随尿丢失，机体处于半饥饿状态，为补偿失去的葡萄糖，大多患者有饥饿感，从而导致食欲亢进，易饥多食。

（4）消瘦（体重减轻）、乏力：由于机体不能充分利用葡萄糖，故需用蛋白质和脂肪来补充能量和热量，使体内蛋白质和脂肪消耗增多，加之水分的丧失，患者体重减轻，消瘦乏力。1 型糖尿病患者体型均消瘦，2 型糖尿病患者发病前多有肥胖，病后虽仍较胖，但较病前体重已有减轻。

（5）其他：患者常有皮肤疖肿及皮肤瘙痒，由于尿糖浓度较高和尿糖的局部刺激，患者外阴部瘙痒较常见，有时因局部湿疹或真菌感染引起。此外还可见腰背酸痛，视物模糊，月经失调等。

2. 并发症

（1）酮症酸中毒：为最常见的糖尿病急症。糖尿病加重时，脂肪分解加速，大量脂肪酸在肝脏经 β 氧化产生酮体（包括乙酰乙酸、β 羟丁酸、丙酮酸），血酮升高时称酮血症，尿酮排出增多时称酮尿，统称酮症。乙酰乙酸和 β 羟丁酸的酸性较强，故易产生酸中毒。病情严重时可出现糖尿病昏迷，1 型糖尿病患者多见，2 型糖尿病患者在一定诱因作用下也可发生酮症酸中毒，尤其是老年人常因并发感染而易患此症。

酮症酸中毒的诱发因素很多，如急、慢性感染，以呼吸道、泌尿系、胃肠感染最常见。胰岛素突然中断或减量过多、饮食失调、过多摄入甜食和脂肪的食物或过分限制糖类，应激如外伤、手术麻醉、精神创伤、妊娠分娩均可诱发此病。

酮症酸中毒时患者可表现出糖尿病症状加重，如明显的软弱无力，极度口渴，尿量较前更多，食欲减退，恶心呕吐以至不能进水和食物。当 pH 值<7.2 或血浆 $CO_2$ 结合力低于 15mmol/L 时，呼吸深大而快（Kussmaul 呼吸），患者呼气中含丙酮，故有烂苹果味。失水加重可致脱水表现，如尿量减少，皮肤干燥无弹性，眼球下陷，严重者出现休克，表现为心率加快，脉细速，血压下降，四肢厥冷等。患者早期有头晕、头痛、精神萎靡，继而嗜睡，烦躁不安，当病情恶化时，患者反应迟钝、消失，最后陷入昏迷。

（2）高血糖高渗状态：是糖尿病急性代谢紊乱的另一临床类型。多见于老年 2 型糖尿病患者。发病前多无糖尿病史或症状轻微未引起注意，患者有严重高血糖、脱水及血渗透压增高而无显著的酮症酸中毒，可表现为突然出现神经精神症状，表现为嗜睡、幻觉、定向障碍、昏迷等，病死率高达 40%。

（3）大血管病变：大、中动脉粥样硬化主要侵犯主动脉、冠状动脉、脑动脉、肾动脉和肢体外周动脉等，引起冠心病、缺血性或出血性脑血管病，肾动脉硬化、肢体动脉硬化等。

（4）微血管病变：微血管病变是糖尿病的特异性并发症，其典型改变是微循环障碍和微血管基底膜增厚。其主要病变主要表现在视网膜、肾、神经和心肌组织，其中尤以糖尿病肾病和视网膜病为重要。

①糖尿病肾病：常见于病史超过 10 年的患者。包括肾小球毛细血管间硬化症、肾动脉硬化病和慢性肾盂肾炎。糖尿病肾损害的发生、发展分为 Ⅰ ～ Ⅴ 五期，患者可表现为蛋白尿、水肿和高血压，晚期伴氮质血症、肾衰竭。

②糖尿病视网膜病变：大部分病程超过 10 年的患者可并发不同程度的视网膜病变，是失明的主要原因之一。视网膜病变可分为六期，Ⅰ ～ Ⅲ 期为背景性视网膜病变，Ⅳ ～ Ⅵ 期为增殖性视网膜病变。出现增殖性病变时常伴有糖尿病肾病及神经病变。

（5）神经病变：多发性周围神经病变最常见，患者出现对称性肢体隐痛、刺痛或烧灼样痛，夜间及寒冷时加重，一般下肢比上肢明显。肢端呈手套、袜子状分布的感觉异常。自主神经损害表现为瞳孔改变、排汗异常、便秘、腹泻、尿潴留、尿失禁、直立性低血压、持续心动过速、阳痿等。

（6）糖尿病足：与下肢远端神经异常和不同程度周围血管病变相关的足部溃疡、感染和/或深层组织破坏。轻者表现为足部皮肤干燥苍白和发凉，重者可出现足部溃疡、坏疽。

糖尿病足是糖尿病患者截肢、致残的主要原因。

（7）感染：糖尿病患者易感染疖、痈等皮肤化脓性疾病，皮肤真菌的感染也较常见，如足癣、甲癣、体癣等。女性患者常并发真菌性阴道炎、肾盂肾炎和膀胱炎等常见的泌尿系感染，常反复发作，多转为慢性肾盂肾炎。

（8）其他：糖尿病患者还容易出现白内障、青光眼、屈光改变和虹膜睫状体病变等其他眼部并发症。皮肤病变也很常见，大多数为非特异性，但临床表现和自觉症状较重。

（三）辅助检查

1. 尿糖测定　轻症患者空腹尿糖可阴性，但饭后尿糖均为阳性。每日尿糖总量一般与病情平行，因而是判断治疗控制程度的指标之一。但患有肾脏病变者血糖虽高但尿糖可为阴性，妊娠时血糖正常，但尿糖可阳性。

2. 尿酮体　并发酮症酸中毒时，尿酮体阳性。

3. 血糖测定　空腹及饭后 2 小时血糖是诊断糖尿病的主要依据，同时也是判断糖尿病病情和疗效的主要指标。血糖值反映的是瞬间血糖状态。当空腹血糖 ≥7.0mmoL/L（126mg/dl）和/或餐后 2 小时血糖≥11.1mmol/L（200mg/dl）时，可确诊为糖尿病。酮症酸中毒时，血糖可达 16.7～33.3mmol/L（300～600mg/dl）；高血糖高渗状态时，血糖高至 33.3mmol/L（600mg/dl）。空腹静脉血血糖正常值为 3.9～6.4mmol/L（70～115mg/dl）。诊断糖尿病时必须用静脉血浆测定血糖，随访血糖控制情况可用便携式血糖仪。

4. 口服葡萄糖耐量试验（OGTT）　对怀疑患有糖尿病，而空腹或饭后血糖未达到糖尿病诊断标准者，应进行本试验。OGTT 应在清晨进行。目前葡萄糖负荷量成人为 75g，溶于 250～300mL 水中，5 分钟内饮完，2 小时后测静脉血浆糖。儿童为 1.75g/kg，总量不超过 75g。

5. 糖化血红蛋白测定（GHbA1）　糖化血红蛋白的量与血糖浓度呈正相关，分为 A、B、C 三种，其中以 GHbA1C 最为主要，正常人 A1C 占血红蛋白总量的 3%～6%，可反映近 8～12 周内血糖总的水平，为糖尿病控制情况的主要监测指标之一。

6. 病情未控制的患者，常见血三酰甘油、胆固醇、β 脂蛋白增高。并发肾脏病变者尿常规可见不同程度的蛋白质、白细胞、红细胞、管型等，并可有肾功能减退；并发酮症酸中毒时，血酮阳性，重者可>4.8mmol/L（50mg/dl），$CO_2$ 结合力下降，可至 13.5～9.0mmol/L（40～20vol%）或以下，血 pH 值在 7.35 以下，外周血中白细胞增高。高血糖高渗状态者血钠可达 155mmol/L，血浆渗透压达 330～460mOsm/（kg·$H_2O$）。

（四）心理-社会状况

1. 评估患者对疾病的反应　如否认、愤怒、悲伤。

2. 评估家庭成员情况　是否有家庭、社区的支持，家庭成员是否协助患者进行饮食控制，督促患者按时服药，胰岛素注射，定期进行血尿糖检验。

3. 评估家庭的经济状况　是否能够保证患者的终生用药。

4. 评估患者对疾病治疗的态度　有的患者认识不到糖尿病的危害，不注意饮食控制。继续吸烟、饮酒等不良生活习惯。对于 1 型糖尿病患者，能否坚持餐前胰岛素注射，2 型糖尿病患者是否按时服药，自觉地自测血糖、尿糖等。

## 五、常见的护理诊断/问题

1. 知识缺乏　与缺乏糖尿病疾病及治疗、护理知识有关。

2. 营养失调：低于机体需要量　与胰岛素分泌绝对或相对不足引起糖、蛋白质、脂肪代谢紊乱有关。

3. 有感染的危险　与糖、蛋白质、脂肪代谢紊乱所致的机体抵抗力下降和微循环障碍有关。

4. 潜在并发症　糖尿病酮症酸中毒、低血糖。

5. 焦虑　与疾病的慢性过程有关。

## 六、护理措施

通过治疗与护理，患者情绪状态稳定，焦虑程度减轻，患者能够遵循医嘱按时用药，控制饮食、有运动计划。患者多饮、多尿、多食的症状缓解，体重增加，血糖正常或趋于正常。患者在健康教育之后，能够进行自我照顾、病情监测，如进行足部护理、胰岛素注射、正确测量血糖、尿糖等，护士能够及时发现并发症，及时通知医师，使并发症得到及时处理。患者顺利接受手术，术后无感染的发生。

### （一）用药护理

护士在患者用药过程中应指导患者按时按量服药，不可随意增量或减量；用药后注意观察药物疗效，监测血糖、尿糖、尿量、体重变化，并观察药物不良反应。护士应给患者讲解胰岛素和口服降糖药对糖尿病控制的重要性，药物的作用及不良反应，演示胰岛素注射方法，说明用药与其他因素的关系，如饮食、锻炼等，保证患者及家属了解低血糖症状和治疗方法及持续高血糖、酮症酸中毒的处理方法。指导的对象包括患者及其家庭成员。

1. 胰岛素治疗患者的护理

（1）胰岛素治疗的适应证：①1 型糖尿病患者尤其是青少年、儿童，无论有否酮症酸中毒，都必须终身坚持用胰岛素替代治疗。②显著消瘦的成年糖尿病患者，与营养不良相关的糖尿病患者，及生长发育迟缓者，均应采用胰岛素治疗。③2 型糖尿病患者经严格饮食控制，适当运动及口服降糖药物未获良好控制者，可补充胰岛素治疗，以便减轻 β 细胞负担，尽快控制临床症状和高血糖。但胰岛素用量不宜过大，以免发生胰岛素抵抗性。④2 型糖尿病患者在严重感染、创伤、手术、结核病等消耗性疾病以及应激状态如急性心肌梗死等情况下，为预防酮症酸中毒或其他并发症的发生，宜用胰岛素治疗，待病情好转后可停用。⑤糖尿病伴有酮症酸中毒，高血糖高渗状态或乳酸性酸中毒等急性并发症的患者，都必须使用胰岛素治疗。⑥妊娠期糖尿病或糖尿病妇女妊娠期间，为了纠正代谢紊乱，保证胎儿正常发育，防止出现胎儿先天性畸形，宜采用胰岛素治疗。⑦糖尿病患者伴有视网膜病变、肾脏病变、神经病变、心脏病变或肝硬化、肝炎、脂肪肝、下肢坏疽等，宜采用胰岛素治疗。⑧外科手术前后患者，须采用胰岛素治疗。⑨成年或老年糖尿病患者起病很急，体重明显减轻，可采用胰岛素治疗。⑩伴重度外阴瘙痒，宜暂时用胰岛素治疗，有继发性糖尿病如垂体性糖尿病、胰源性糖尿病时，亦应采用。

（2）胰岛素制剂类型及作用时间：按作用快慢和维持作用时间，胰岛素制剂可分为速（短）效、中效、长（慢）效三类。短效胰岛素可皮下、肌内、静脉注射，注射后吸收快、作用迅速，维持时间短。中效胰岛素又称中性鱼精蛋白锌胰岛素，只能皮下注射，其作用较慢，维持时间较长，可单独使用，也可与短效胰岛素合用。长效胰岛素又称鱼精蛋白锌胰岛素，只供皮下注射，不能做静脉注射，吸收速度慢，维持时间长。

（3）胰岛素贮存：胰岛素的贮存温度为 2~3℃，贮存时间不宜过长，过期会影响胰岛素的效价，不能存放冰冻层，同时要避免剧烈晃动，不要受日光照射，短效胰岛素如不清亮或中、长效胰岛素呈块状时，不能使用。

（4）胰岛素的抽吸：我国常用胰岛素制剂的浓度有每毫升 40IU 或 100IU，使用时应看清浓度。一般用 1mL 注射器抽取胰岛素以保证剂量准确，当患者需要长、短效胰岛素混合使用时，应先抽短效，再抽长效胰岛素，然后轻轻混匀，不可反向操作，以免将长效胰岛素混入短效胰岛素瓶内，影响其疗效。某些患者需混用短、中效胰岛素，现有各种比例的预混制作，最常用的是含 30% 短效和 70% 中效的制剂。胰岛素"笔"型注射器使用装满预混胰岛素笔芯，使用方便且便于携带。目前经肺、口腔黏膜和鼻腔黏膜吸收的 3 种胰岛素吸入剂已开始上市。

（5）给药时间：生理性胰岛素分泌有两种模式，包括持续性基础分泌和进餐后胰岛素分泌迅速增加，胰岛素治疗应力求模拟生理性胰岛素分泌的模式。使用短效胰岛素，每次餐前半小时皮下注射一次，有时夜宵前再加一次，每日 3~4 次。使用中效胰岛素，早餐前 1 小时皮下注射一次，或早餐及晚餐前分别皮下注射一次。使用长效胰岛素，每日于早餐前 1 小时皮下注射一次。

（6）胰岛素强化治疗：即强化胰岛素治疗法，目前较普遍应用的方案是餐前多次注射短效胰岛素加睡前注射中效或长效胰岛素。采用胰岛素强化治疗的患者有时早晨空腹血糖仍高，可能原因为夜间胰岛素作用不足、"黎明"现象和"苏木杰"效应，夜间多次测定血糖有助于鉴别上述原因。另外采用胰岛素强化治疗时，低血糖症发生率增加，应注意预防、早期识别和及时处理。

（7）常见不良反应及护理：①低血糖反应，由于胰岛素使用剂量过大、饮食失调或运动过量，患者可出现低血糖反应，表现为饥饿、头昏、心悸多汗甚至昏迷。对于出现低血糖反应的患者，护士应及时检测血糖，根据患者的具体情况给患者进食糖类食物，如糖果、饼干、含糖饮料，或静脉推注 50% 葡萄糖 40~100mL，随时观察病情变化。②变态反应，胰岛素变态反应是由 IgE 引起，患者首先出现注射部位瘙痒，随之出现荨麻疹样皮疹，可伴有恶心、呕吐、腹泻等胃肠症状。如出现变态反应，应立即更换胰岛素制剂的种类，使用抗组胺药物和糖皮质激素及脱敏疗法等，严重变态反应者需停止或暂时中断胰岛素治疗。③局部反应，胰岛素注射后可出现局部脂肪营养不良，在注射部位呈皮下脂肪萎缩或增生，停止该部位注射后自然恢复。护士在进行胰岛素注射时，应注意更换注射部位。另外，通过使用高纯度胰岛素制剂可明显减少脂肪营养不良。胰岛素注射部位包括前臂、大腿前侧、外侧、臀部和腹部（脐周不要注射），两周内同一个注射部位不能注射两次，每个注射点相隔2cm。

（8）护士应教会患者进行自我胰岛素注射方法，自我监测注射后的反应，讲解注意事项。先指导患者准确抽吸药液，注射前，用左拇指及示指将皮肤夹住提起，右手持注射器与皮肤成 45°~60° 角的方向，迅速刺进皮肤，抽吸回血，确定无回血后，注入胰岛素。注射完毕后，用棉签轻压穿刺点，以防止少量胰岛素涌出，但不要按摩局部。

2. 口服降糖药患者的护理

（1）促胰岛素分泌剂

①磺脲类：此类药物作用机制为通过作用于胰岛 β 细胞表面的受体，促进胰岛素释放。主要适用于通过饮食治疗和体育活动不能很好控制病情的 2 型糖尿病患者。1 型糖尿病、有严重并发症或晚期 β 细胞功能很差的 2 型糖尿病、对磺脲类过敏或有严重不良反应等是本药的禁忌证或不适应证。药物主要的不良反应为低血糖反应，当剂量过大、饮食过少、使用长效制剂或同时应用增强磺脲类降血糖的药物时，可发生低血糖反应。患者还可出现胃肠反应，如恶心、呕吐、消化不良等，偶尔可出现药物变态反应如荨麻疹、白细胞减少等。常见的第二代药物有：a. 格列本脲（优降糖），具有较强而迅速的降糖作用，剂量范围为 2.5 ～ 20mg/d，分 1～2 次餐前半小时口服。b. 格列吡嗪（美吡达），剂量范围为 2.5～30mg/d，分 1～2 次口服，于餐前半小时口服。c. 格列齐特（达美康），剂量范围为 80～240mg/d，分 1～2 次口服，于餐前半小时口服。d. 格列喹酮（糖适平），剂量范围为 30～180mg/d，分 1～2 次服用，于餐前半小时口服，肾功能不全时仍可使用。

②格列奈类：此类药物的作用机制、禁忌证或不适应证与磺脲类大致相同。降血糖作用快而短，主要用于控制餐后高血糖。低血糖症发生率低、程度较轻。较适用于餐后高血糖为主的老年 2 型糖尿病患者。常用药物为瑞格列奈（每次 0.5～4mg）和那格列奈（每次 60～120mg），于餐前或进餐时口服。

（2）双胍类：此类药物的作用机制为通过促进肌肉等外周组织摄取葡萄糖加速无氧酵解、抑制葡萄糖异生、抑制或延缓葡萄糖在胃肠道吸收等作用改善糖代谢，与磺脲类联合使用，可增强降血糖作用。此类药物适用于肥胖或超重的 2 型糖尿病患者，常见的不良反应是胃肠反应，服药后患者出现口干苦、金属味、厌食、恶心、呕吐、腹泻等，偶见皮肤红斑、荨麻疹等。常用药物为甲福明（又称二甲双胍），每日剂量 500～1 500mg，分 2～3 次服，进餐中口服。

（3）α-葡萄糖苷酶抑制剂：此类药物的作用机制为通过抑制小肠黏膜上皮细胞表面的 α 葡萄糖苷酶，延缓糖类的吸收，从而降低餐后高血糖。常见药物有阿卡波糖，开始服用剂量为 25mg。每日 3 次，进食第一口饭时服药，若无不良反应，剂量可增至 50mg，每日 3 次。最大剂量可增至 100mg，每日 3 次。常见的不良反应有腹胀、腹泻、肠鸣音亢进、排气增多等胃肠反应。

（4）噻唑烷二酮：格列酮类药物。其作用机制是增强靶组织对胰岛素的敏感性，减轻胰岛素抵抗，被视为胰岛素增敏剂。此类药物有罗格列酮，用法为 4～8mg/d，每日 1 次或分次服用；吡格列酮，剂量为 15mg，每日 1 次。

（二）饮食护理

糖尿病治疗除采用必要的口服降糖药或胰岛素注射外，饮食治疗是治疗糖尿病的重要措施。适当节制饮食可减轻胰岛 β 细胞的负担。对于老年人，肥胖者而无症状或轻型患者，尤其是空腹及餐后血浆胰岛素不低者，饮食控制非常重要。护士可组织患者、家属、营养师共同参与制定饮食计划，在制定计划过程中，要考虑患者的种族、宗教、文化背景及饮食习惯。

糖尿病患者的饮食原则是在合理控制热量的基础上，合理分配糖类、脂肪、蛋白质的进量，以纠正糖代谢紊乱引起的血糖、尿糖、血脂异常等。

1. 合理控制总热量 人体所需总热量由基础代谢、体力劳动及食物在消化吸收代谢过程所需热量三部分组成。

总热量＝基础代谢热量＋体力劳动热量＋食物消化吸收代谢所需热量

患者总热量的摄入以能维持标准体重为宜，热量的需要应根据患者的具体情况而定。肥胖者应先减少热量的摄入，减轻体重；消瘦者应提高热量的摄入，增加体重，使之接近标准体重；孕妇、乳母、儿童需增加热量摄入，维持其特殊的生理需要和正常生长发育。

糖尿病患者每日所需总热量应根据标准体重和每日每千克体重所需热量来计算。标准体重由身高来定，而每日每千克所需热量与患者的体型和活动性质有关。

标准体重（kg）＝身高（cm）－105

每日所需总热量（kJ）＝标准体重（kg）×热量（kJ/kg体重）

2. 糖尿病患者所需三大营养素量及其分配比例

（1）糖类：应根据患者的实际情况限制糖类的摄入量，但不能过低。饮食中糖类太少，患者不易耐受。大量实验和临床观察表明，在控制热能的基础上提高糖类进量，不但可以改善葡萄糖耐量，而且还可以提高胰岛素的敏感性。机体因少糖而利用脂肪代谢供给能量，更易发生酸中毒。对于空腹血糖高于11.2mmol/L（200mL/dl）的患者，不宜采用高糖类饮食，但每日摄入量不应少于150g；对于空腹血糖正常或同时应用磺脲类降糖药患者，及某些使用胰岛素的患者，糖类的供给量应占总热量的50%~65%，折合主食250~400g/d。

有利于患者血糖控制的糖类食品有：燕麦片、莜麦粉、荞麦粉、玉米渣、白芸豆饭、绿豆、海带、粳米、二合一面或三合一面窝头。

（2）蛋白质：蛋白质是人体细胞的重要组成部分，对人体的生长发育、组织的修补和更新起着极为重要的作用。在糖尿病患者的饮食中，蛋白质摄入量应比正常人高一些。这主要因为糖尿病患者蛋白质代谢紊乱，如果蛋白质摄入不足，出现负氮平衡，会出现消瘦、乏力、抵抗力差、易感染、创口不易愈合、小儿生长发育受阻等。蛋白质摄入量成人按每日每千克体重0.8~1.2g供给，占总热量的15%~20%；孕妇、乳母、营养不良及消耗性疾病患者，酌情加至1.5g/（kg·d），个别可达2.0g/（kg·d）；小儿2~4g/（kg·d）。

蛋白质食物的选择包括动物性和植物性两类。其中至少应选用1/3的优质蛋白质，优质蛋白质的主要来源有瘦肉、鱼、虾、鸡、鸭、鸡蛋、牛奶、豆类等。

（3）脂肪：脂肪是人体结构的重要材料，在体内起着保护和固定作用，是体内热量的储存部分，有利于维生素A、维生素D、维生素E的吸收。脂肪可增加饱腹感，但可导致动脉粥样硬化。糖尿病患者每日进食脂肪量为每千克体重1.0g，占总热量的30%~35%。饮食中要限制动物性脂肪如羊、牛、猪油的进量，少吃胆固醇含量高的食物，如肝、肾、脑、蛋黄、鱼子等，偏向选用植物油。

3. 糖尿病患者的食物选择和禁忌 糖尿病患者主食可选用大米、白面、玉米面、小米、莜面，每日控制在250~450g。副食可选用富含蛋白质的食物，如瘦肉、鸡蛋、鱼、鸡、牛奶、豆类等。烹调油宜用豆油、菜籽油、花生油、玉米油、芝麻油、葵花子油等，这类植物油含不饱和脂肪酸较高，有预防动脉粥样硬化的作用，但也不能大量食用。如按膳食单的标准吃完后，仍有饥饿感，可加食含糖3%以下的蔬菜，如芹菜、白菜、菠菜、韭菜、黄瓜、西红柿、生菜等。

糖尿病患者禁止食用含糖过高的甜食如红糖、白糖、冰激凌、甜饮料、糖果、饼干、糕点、蜜饯、红薯等。如想吃甜味食品可采用木糖醇、山梨醇或甜叶菊等调味品；如想吃土豆、藕粉、胡萝卜等，则需从主食中相应减量。

### （三）运动指导

体力活动或体力锻炼是糖尿病治疗的重要组成部分。运动可使身体强壮，改善机体的代谢功能，促进能量消耗，减少脂肪组织的堆积，提高机体对胰岛素的敏感性，增加肌肉对血糖的利用，改善血液循环，从而降低血糖，使肥胖者减轻体重，减少糖尿病并发症的发生。同时运动使糖尿病患者保持良好的心态，树立战胜疾病的信心，从而提高生存质量。

适用于糖尿病患者的锻炼方式多种多样，如散步、步行、健身操、太极拳、打球、游泳、滑冰、划船、骑自行车等。选择运动的方式应根据患者的年龄、性别、性格、爱好及糖尿病控制程度、身体状况和是否有并发症等具体情况而定。运动的强度应掌握在运动后收缩压不超过 24.0kPa，中青年心率达 130~140 次/分，老年人不超过 120 次/分。运动每天可进行 1~2 次，每周不少于 5 天。

糖尿病患者运动时要做好自我防护，如穿厚底防滑运动鞋、戴护膝、保护足跟等，随手携带易吸收的糖类食品，如糖果、饮品等，若感觉血糖过低，立即进食。运动宜在饭后 1 小时左右开始，可从短时间的轻微活动开始，逐渐增加运动量。切忌过度劳累，每次活动以 15~30 分钟为宜。不适合运动的情况包括：血糖太高、胰岛素用量太大、病情波动较大；有急性感染、发热；有酮症酸中毒，严重的心、肾病变，高血压，腹泻，反复低血糖倾向等。

### （四）病情监测

1. 四次尿、四段尿糖 四次尿即早、午、晚餐前和睡觉前的尿液，做尿糖定性检查。应注意留尿前 30 分钟先把膀胱排空，然后收集半小时的尿液，这样才能根据每次尿糖多少，比较真实地反映和推测血糖水平。四段尿糖是指将 24 小时分为四段。

（1）第一段：早饭后到午饭前（7：30am~11：30am）。

（2）第二段：午饭后到晚饭前（11：30am~5：30pm）。

（3）第三段：晚饭后晚睡前（5：30pm~10：30pm）。

（4）第四段：睡觉后到次日早饭前（10：30pm~次日 7：30am）。

每段尿不论排尿几次，全放在一个容器内混匀，四段尿分别留在四个瓶子里，分别记录，做尿量定性检查，并将结果详细记录。

烧尿糖的方法用滴管吸班氏液 20 滴，放于玻璃试管中，再滴 2 滴尿，将试管放沸水中煮沸 5 分钟后，观察颜色改变。不要用火烧液面以上的试管，防止将试管烧裂。

2. 使用尿糖试纸法和酮体试纸法 ①尿糖试纸法，将纸浸入尿液中，湿透（约 1 分钟）后取出，1 分钟后观察试纸颜色，并与标准色板对照，即能测得结果。使用时注意试纸的有效期，把一次所需的试纸取出后，立即将瓶盖紧，保存于阴凉干燥处，以防受潮变质。②酮体试纸法，将酮体试纸浸于新鲜尿中后当即取出，多余尿液于容器边缘除去，3 分钟后在白光下与标准色板比较判断结果。

3. 血糖自测 ①血糖仪的种类，目前血糖仪的类型较多，较具代表性的新产品有德国 BM 公司血糖仪。BM 公司产品准确、可靠、便携、简便。测试时间仅 12 秒，测试血糖范围 0.33~27.75mmol/L。美国强生公司生产的 ONE TOUCH Ⅱ 血糖仪，液晶显示，不需擦血，经济实惠，患者可根据自身情况进行选择。②自测血糖注意事项，采血前用温水、肥皂清洁双手，用酒精消毒手指，待酒精完全挥发后，方可采血。采血前手臂下垂 10~15 秒使局部充血，有利于采血，每次更换采血部位。采血量要严格控制，血滴一定要全部覆盖试纸垫或试纸孔。

试纸拿出后随时盖紧瓶盖，不要使用过期或变质的试纸，采血针不可重复使用，用后加针帽再丢弃。

（五）足部护理

1. 每日检查足部是否有水泡、裂口、擦伤及其他改变。细看趾间及足底有无感染征象，一旦发现足部有伤口，特别是当足部出现水泡、皮裂和磨伤、鸡眼和胼胝及甲沟炎时，要及时进行有效处理，以预防糖尿病足的发生。

2. 每日晚上用温水（不超过 40℃）及软皂洗脚，并用柔软且吸水性强的毛巾轻柔地擦干双脚，特别要擦干足趾缝间，但注意不要擦得太重以防任何微小创伤，每次洗脚不要超过 10 分钟。

3. 将脚擦干后，用羊毛脂或植物油涂抹，轻柔而充分地按摩皮肤，以保持皮肤柔软，清除鳞屑，防止干燥。

4. 汗多时，可用少许滑石粉放在趾间、鞋里及袜中。

5. 不要赤足行走，以免受伤。

6. 严禁使用强烈的消毒药物如碘酒等，不要用药膏抹擦鸡眼及胼胝，以免造成溃疡。

7. 禁用热水袋温热足部，不用电热毯或其他热源，避免暴晒于日光下，足冷时可多穿一双袜子。

8. 糖尿病患者早晚起床或晚睡前可穿拖鞋，平时不穿，最好不穿凉鞋。鞋要合脚，鞋尖宽大且够长，使脚在鞋内完全伸直，并可稍活动。鞋的透气性要好，以布鞋为佳，不穿高跟鞋。最好有两双鞋轮换穿用，保证鞋的干爽。袜子要穿吸水性好的毛袜或线袜，袜子要软、合脚，每日换洗，汗湿后及时更换。不要穿有松紧口的袜子，以免影响血液循环。不穿有洞或修补不平整的袜子，袜子尖部不要太紧。糖尿病患者应禁止吸烟。

（六）心理护理

糖尿病的慢性病程及疾病的治疗过程中，会给患者造成许多心理问题，如精神紧张、忧虑、发怒、恐惧、孤独、绝望、忧郁、沮丧等，而这些不良的心理问题使病情加重，甚至发生酮症酸中毒。相反，当消除紧张情绪时，血糖下降，胰岛素需要量也减少。因此糖尿病患者保持乐观稳定的情绪，对糖尿病的控制是有利的。护士应鼓励患者说出自己的感受，支持其恰当的应对行为。为了摆脱不良情绪的困扰，糖尿病患者可采用以下几种方法。

1. 加强健身运动　现代研究证实，人在运动之后，由于大脑血液供应的改善及血中电解质的不断置换，使人的精神状态趋向安逸、宁静，不良情绪得到发泄。运动引起舒畅心情的作用，是药物所达不到的。所以糖尿病患者在病情允许的情况下，在医师指导下，可根据自己的爱好去选择运动方式，如散步、慢跑、打太极拳、骑车、游泳等。每日一次，每次至少 30 分钟，以不感到明显疲劳为标准。

2. 观赏花草　许多研究表明，花香有益于健康，利于精神调节。糖尿病患者在心情烦闷时多到公园散步，多看看大自然的景色。若条件允许，也可自己栽培花卉以供观赏。

3. 欣赏音乐疗法  糖尿病的音乐保健必须根据不同的年龄、病情和情绪而有所选择。

4. 多接触自然光线  人的心态受着自然光线照射的影响，自然光线照射太少令人缺乏生气，照射充分令人充满朝气和信心。故居室要明亮，多采用自然光线。要多到野外，室外活动，多沐浴阳光，这样可使患者心情舒畅，有利于疾病的治疗。

5. 进行自我安慰法  当糖尿病患者因患病而感到烦恼时，可想一想遭受更多不幸的人们，或许会感到一些安慰，进而从"精神胜利法"中增添治疗和战胜疾病的信心。

6. 培养有益的兴趣与爱好  有益的兴趣与爱好可消除不良情绪，使人愉快乐观、豁达、遇事心平气和，有利于心身健康。糖尿病患者尤其是老年患者，可根据自己的爱好，听听京剧，欣赏音乐，练习书法、绘画，养鸟，培育花草，或散步、打太极拳等，生活增添了乐趣，精神上有了寄托，心情愉快，情绪稳定，以利于糖尿病的康复。

7. 外出旅游  旅游是调剂精神的最好办法，但糖尿病患者外出旅游必须注意以下几点。

（1）胰岛素必须随身携带：胰岛素有效时间通常在 24 小时以内，所以注射胰岛素的患者必须坚持每天定时注射，否则会产生严重的后果，即使是病情稳定的患者，1~2 天不注射，血糖也会上升。因此糖尿病患者外出旅游，应该随身携带足够的胰岛素，胰岛素是比较稳定的激素，在室温 25℃ 以下不会影响其性能，即使温度稍高也不影响太大。旅途中没有冰箱冷藏也没有关系，可放在随身携带的皮包或行李箱内。

（2）携带甜食以备低血糖：在旅游时必须把握饮食定时定量的原则。最好在平时进食时间的 30 分钟以前，就找好用餐场所。患者可随身携带面包、饼干等，以备错过吃饭时间时随时补充。吃饭时间不得已需要延迟时，以每延误 1 小时，摄食 20g 食物为原则，如半个苹果、半个香蕉或 6 片全麦饼干等。还应随身准备巧克力或糖果等，以便在轻微低血糖时食用。另外，需根据活动量，随时补充些食物，以减少低血糖的发生。

（3）携带病历卡：患者外出旅游，最好随身携带病历卡，联络电话，目前所使用的药物及使用剂量，及"一旦意识障碍，请目击者即送医院急诊"的字条，以备一旦发生意外，可立即送往医院，及时得到救治。

（4）准备好舒适的鞋袜：旅游时比平时走路时间长得多，为防止足部的损伤，应准备适宜的鞋袜。为了确保途中不出问题，绝对不要穿新鞋上路，即使穿新鞋，也应在旅行前至少 2 周开始试穿。袜子最好买没有松紧带的袜子，以免阻碍下肢的血流。在旅途中，如有机会就把鞋袜脱掉，光着足抬高摆放，使足部血流通畅。

（七）密切观察病情，及时发现并处理并发症

密切观察患者有无酮症酸中毒的表现，如恶心、呕吐、疲乏、多尿、皮肤干燥或潮红，黏膜干燥、口渴、心动过速、嗜睡等。定时监测呼吸、血压、心率，准确记录出入量。如怀疑酮症酸中毒，立即通知医师，协助医师做好各项检查，定时留血、尿标本，送检血糖、尿糖、尿酮体、血电解质及 $CO_2$ 结合力。嘱患者绝对卧床休息，注意保暖，使体内消耗能量达到最低水平，以减少脂肪、蛋白质分解。昏迷患者按照昏迷护理常规进行，定时翻身、拍背，预防压疮及继发感染，并保持口腔、皮肤、会阴的清洁卫生。及时准确执行医嘱，保证液体、胰岛素输入。

（八）接受手术的糖尿病患者护理

1. 术前及术中护理  糖尿病患者手术前的护理目标是，在进手术室之前，尽量控制好

血糖。1 型糖尿病患者在择期手术前数天甚至数周即需住院调节血糖，以减少手术的危险性。有时会遇到 1 型糖尿病患者在血糖控制不好的情况下必须进行急诊手术，那么该努力将血糖、电解质、血气和血压等情况控制好，术中与术后需严密监测患者的生命体征，做好实验室检查。2 型糖尿病患者，在血糖控制好的情况下，其手术的危险性仅比没有糖尿病的手术患者稍大一些。手术尽量安排在清晨，使患者的饮食及胰岛素疗法中断时间尽量减少。

术前护士需协助医师做好各种实验室及其他辅助检查，包括空腹血糖及餐后血糖、尿糖及尿酮体检查，$CO_2$ 结合力，血中尿素氮，心电图及胸部 X 线等。

在手术日晨，患者需禁食一切食物、水、胰岛素、口服降糖药，长效降糖药物需在术前两天停药。手术前 1 小时要测血糖，并告知医师，以确保患者在术中不会发生低血糖。如果患者血糖值低，应在麻醉诱导前给患者静脉滴注葡萄糖。手术开始之后，所有的措施需根据糖尿病的严重程度及手术范围大小而定，轻微糖尿病且接受小手术的患者，在回恢复室之前，通常不需胰岛素或静脉注射葡萄糖。假如患者接受的是大手术，或患者中度甚至严重的糖尿病时，术中应给予患者葡萄糖静脉输入，同时给予正常剂量一半的胰岛素并严密监测血糖。

2. 手术后护理　术后的护理目标是稳定患者的生命体征，重建糖尿病控制，预防伤口感染，促进伤口愈合。护士应遵医嘱静脉输入 5% 葡萄糖及胰岛素直到患者能经口进食。患者能进食后，除一天正常的三餐外，还要依据血糖控制的情况，餐间加点心。每天查三次血糖值，留尿查尿糖及尿酮体。一旦血糖控制，应给予术前所规定的胰岛素种类及剂量。尽量避免导尿，防止膀胱感染。换药时严格无菌操作，以防伤口感染。

（郭银欢）

# 第八章

## 血液内科疾病护理

## 第一节　血液系统疾病患者常见症状体征的护理

血液系统由血液和造血器官及组织所组成。血液由血浆及悬浮在其中的血细胞（红细胞、白细胞和血小板）组成。造血器官及组织包括骨髓、胸腺、肝脏、脾脏及淋巴结等。其中骨髓是人出生后主要的造血器官，由造血干细胞和造血微环境构成。造血干细胞是各种血细胞的起始细胞，具有不断自我更新、多向分化与增殖的能力。造血微环境对造血干细胞起调控、诱导和支持作用。成熟的红细胞具有结合与输送氧及二氧化碳的功能。白细胞具有变形、趋化、游走与吞噬等生理特性，是机体防御系统的重要组成部分。血小板则参与机体的止血与凝血过程，保持毛细血管内皮的完整性。血浆中含有多种物质如多种蛋白质、凝血因子、抗凝血因子、补体、抗体、酶、电解质、各种激素及营养物质。血液系统疾病（简称血液病）种类较多，包括红细胞疾病、白细胞疾病、出血性及血栓性疾病等。其共同特点多表现为外周血中的细胞和血浆成分的病理性改变，机体免疫功能低下，出、凝血机制的功能紊乱及骨髓、脾及淋巴结等造血组织和器官的结构和功能异常。

近年来，血液病在发病机制的阐明、诊断的确立、治疗策略的选择与制订、病情的监测、药物疗效的观察与评价以及治疗手段上达到更新的水平。在配合新技术及新疗法的实施过程中，血液病的专科护理水平也发展迅速，如饮食指导、心理护理、预防和控制感染、出血的护理、成分输血的护理、各种化疗药物的配制与应用等。护理水平的提高对控制疾病发展、减少患者痛苦、降低死亡率、延长生存期及改善生存质量发挥了重要作用。

血液系统疾病常见症状和体征有贫血、出血或出血倾向和发热。

### 一、贫血

贫血是指单位容积外周血中血红蛋白（Hb）浓度、红细胞（RBC）计数和（或）血细胞比容（HCT）低于相同年龄、性别和地区正常范围下限的一种常见临床症状。其中以血红蛋白浓度降低最为重要。我国血液病专家认为在海平面地区，成年男性 Hb 低于 120g/L，成年女性（非妊娠）Hb 低于 110g/L，孕妇 Hb 低于 100g/L 就可诊断为贫血。

贫血按原因与发病机制可分为红细胞生成减少性贫血、红细胞破坏过多性贫血和失血性贫血；根据血红蛋白浓度分为轻、中、重及极重度贫血；根据红细胞形态特点分为大细胞性贫血、正常细胞性贫血及小细胞低色素性贫血；根据骨髓红系增生情况分为骨髓增生不良性贫血和骨髓增生性贫血。

（一）护理评估

1. 健康史　询问患者有无下列贫血的常见病因。①红细胞生成减少：常见于缺铁性贫血、巨幼细胞贫血、再生障碍性贫血及白血病等疾病。②红细胞破坏过多：常见于各种溶血性贫血，如遗传性球形红细胞增多症、红细胞葡萄糖-6-磷酸脱氢酶缺乏症、自身免疫性溶血性贫血及脾功能亢进症等疾病。③急、慢性失血：常见于消化性溃疡出血、痔出血、功能性子宫出血等疾病。

2. 身体状况　贫血患者由于血红蛋白含量减少，血液携氧能力降低，引起全身各器官和组织缺氧与功能障碍，其临床表现与贫血发生发展的速度、贫血的严重程度、个体的代偿能力及其对缺氧的耐受性有关。

（1）一般表现：疲乏、困倦和软弱无力是贫血最常见和最早出现的症状；皮肤黏膜苍白是贫血最突出的体征，常为患者就诊的主要原因。一般以睑结膜、口唇、舌质、甲床及手掌等部位较明显。

（2）神经系统：因脑组织对缺氧很敏感，患者常出现头晕、头痛、耳鸣、眼花、失眠、多梦、记忆力减退及注意力不集中等症状，严重者可出现晕厥。

（3）呼吸系统：多见于中度以上贫血的患者，主要表现为呼吸加快以及不同程度的呼吸困难。

（4）循环系统：心悸、气短，活动后加重，是贫血患者心血管系统的主要表现。严重或长期贫血者，由于心脏超负荷工作而供血不足，会导致贫血性心脏病，表现为心率变化、心律失常、心脏扩大，甚至全心衰。

（5）消化系统：贫血时导致消化功能降低，出现食欲减退、腹胀、大便规律和性状的改变等。

（6）泌尿生殖系统：可出现血红蛋白尿、少尿、无尿、急性肾损伤等。女性可有月经失调或闭经，男性可表现为男性特征的减弱。

3. 心理-社会状况　由于缺血、缺氧引起的不适和乏力，影响学习和工作及社交活动，患者可产生烦躁、易怒等心理；原发于骨髓造血功能障碍所致的贫血，由于治疗难度大、费用高及预后不良，给患者及家属常带来严重的精神和经济负担。

4. 辅助检查

（1）血常规检查：血红蛋白及红细胞计数可以确定有无贫血及严重程度；血涂片检查可判断贫血的性质与类型；网织红细胞计数可反映骨髓红系增生情况和判断贫血的疗效。

（2）骨髓检查：是判断贫血病因的必要检查项目，可反映骨髓细胞的增生程度、细胞成分和形态变化等。包括骨髓细胞涂片分类和骨髓活检。

（二）常见护理诊断/问题

1. 活动无耐力　与贫血导致机体组织缺氧有关。

2. 营养失调　低于机体需要量：与各种原因导致的造血物质摄入不足、消耗增加或丢失过多有关。

（三）护理目标

患者的缺氧症状减轻或消失，日常活动耐力恢复正常；造血物质的缺乏得到纠正。

（四）护理措施

1. 活动无耐力

（1）休息与活动：根据贫血的程度、发生的速度及原发疾病等情况，与患者共同制订休息与活动计划。轻度贫血者，应注意休息，避免过度劳累；中度贫血者，增加卧床休息时间，若病情允许，应鼓励患者生活自理，活动量以不加重症状为度。若脉搏≥100次／分或出现明显心悸、气促时，应停止活动；重度贫血者，需卧床休息，采取舒适体位（如半坐卧位），做好生活护理，减少不必要的活动，以减轻心脏负荷及氧的消耗。改变体位时宜缓慢，避免体位性低血压致头晕或摔伤。

（2）给氧：严重贫血患者应予氧气吸入，以改善组织缺氧。

2. 营养失调：低于机体需要量

（1）饮食护理：给予高蛋白、高热量、丰富维生素及易消化食物。有造血原料缺乏者应做相应补充，以保证全面营养。

（2）输血或成分输血的护理：遵医嘱输全血或输浓缩红细胞，以缓解机体缺氧和减轻贫血症状。输血前，必须做好配型及查对工作；输血过程中应注意加强监测，控制输血速度，严重贫血者，输入速度应低于 1mL／（kg·h），以防止心脏负荷过重而诱发心力衰竭；及时发现和处理输血反应。

（五）护理评价

患者的缺氧症状是否减轻或消失，日常活动耐力是否恢复正常；造血营养素的缺乏是否得到纠正。

# 二、出血或出血倾向

出血或出血倾向是指机体止血和凝血功能障碍引起的自发性出血或轻微创伤后出血不止的一种症状。血小板数目减少及其功能异常、毛细血管脆性或通透性增加、血浆中凝血因子缺乏以及循环血液中抗凝物质增加，均可导致出血。常见原因有：①血液系统疾病。②非血液系统疾病或某些急性传染病。③凝血功能障碍。

（一）护理评估

1. 健康史　询问患者有无下列出血或出血倾向的常见原因。①血小板数量和（或）质量异常：如特发性血小板减少性紫癜、白血病、再生障碍性贫血、血小板无力症等。②血管壁异常：如遗传性出血性毛细血管扩张症、过敏性紫癜等。③凝血功能障碍：如血友病、严重肝病等。④某些传染病：如流行性脑脊髓膜炎、钩端螺旋体病、登革热以及肾综合征出血热等。⑤非血液系统疾病：如重症肝病、尿毒症等。⑥其他：如蛇毒咬伤、抗凝药或溶栓药过量、接触放射性物质和化学毒物等。

2. 身体状况

（1）出血部位：皮肤黏膜瘀点、紫癜及瘀斑，多见于血管性疾病及血小板异常；关节腔出血、软组织血肿和内脏出血等，多见于凝血机制异常；颅内出血最严重，多危及患者生命。

（2）出血程度：内脏出血量低于 500mL 为轻度出血，无明显症状；出血量达 500～1 000mL 为中度出血，收缩压低于 90mmHg；出血量超过 1 000mL 为重度出血，收缩压低于

60mmHg，心率每分钟 120 次以上。

（3）伴随症状：伴口腔黏膜血疱，提示血小板明显减少，是严重出血的征兆；伴呕血和黑粪者，提示消化道出血；突然出现视物模糊、呼吸急促、喷射性呕吐、颈项强直，甚至昏迷，提示颅内出血；伴贫血、肝脾淋巴结肿大及骨骼疼痛者，提示血液系统恶性肿瘤；伴头昏、乏力、心悸、心动过速、血压下降及大汗淋漓者，提示失血性休克。

3. 心理-社会状况　反复出血，尤其是大出血，患者可出现焦虑及恐惧等不良心理反应。慢性出血患者，因不易根治，易产生抑郁、悲观等不良心理反应。

4. 辅助检查　出血时间测定、凝血时间测定、血小板计数及束臂试验等检查有助于病因诊断。

（二）常见护理诊断/问题

1. 有受伤的危险：出血　与止血、凝血机制障碍导致皮肤黏膜出血有关。

2. 恐惧　与反复出血尤其是大出血有关。

3. 潜在并发症　颅内出血。

（三）护理目标

患者不发生出血或出血能被及时发现，并得到及时而有效的处理；患者恐惧程度减轻或消失，情绪稳定；并发症得到有效防治。

（四）护理措施

1. 有受伤的危险：出血

（1）休息与活动：合理安排休息与活动，避免增加出血的危险或加重出血。若出血局限于皮肤黏膜且较轻微者，无需严格限制；若血小板计数低于 $50 \times 10^9/L$，应减少活动，增加卧床休息时间；严重出血或血小板计数低于 $20 \times 10^9/L$ 者，必须绝对卧床休息，协助患者做好各种生活护理。

（2）饮食护理：鼓励患者进食高蛋白、高维生素、易消化的软食或半流质，禁食过硬、粗糙及辛辣等刺激性食物。保持大便通畅，避免用力排便腹压骤增而诱发内脏出血，尤其颅内出血。便秘时可使用开塞露或缓泻剂。避免灌肠和测肛温等操作，以防刺破肠黏膜而引起出血。

（3）出血的预防及护理：重点在于避免人为的损伤而导致或加重出血。保持床单位平整，被褥衣着轻软；避免肢体的碰撞或外伤；勤剪指甲，避免搔抓皮肤；保持皮肤清洁，避免水温过高和用力擦洗皮肤；用软毛牙刷刷牙，忌用牙签剔牙，以防牙龈损伤；若牙龈出血时，可用凝血酶或 0.1% 肾上腺素棉球、明胶海绵贴敷牙龈或局部压迫止血；忌用手挖鼻痂，用液状石蜡滴鼻软化鼻痂，以防鼻出血；若鼻出血时，可用 0.1% 肾上腺素或凝血酶棉球填塞鼻腔并局部冷敷，后鼻腔出血不止时可用凡士林油纱条行后鼻腔填塞术。各项护理操作动作轻柔；尽可能减少注射次数；静脉输液时，避免用力拍打及揉擦局部，压脉带结扎不宜过紧、过久，选用小针头，拔针后适当延长按压时间，防止皮下出血。高热患者禁用乙醇或温水拭浴降温。

2. 恐惧　加强与患者和家属的沟通，及时了解其需求与忧虑，给予必要的解释与疏导。向患者介绍治疗成功的病例，增强战胜疾病的信心，减轻恐惧感。当患者出血突然加重时，护士应保持镇静，迅速报告医生并配合做好止血、救治工作。及时清除血迹，安抚患者，避免引起紧张。

3. 潜在并发症：颅内出血　密切观察病情变化，发现颅内出血征兆时，如头痛、视物模糊等，应立即报告医生，做好抢救配合。立即去枕平卧，头偏向一侧；保持呼吸道通畅，吸氧；体温 39℃ 以上时，头部置冰袋或戴冰帽；迅速建立 2 条静脉通道，遵医嘱给予脱水剂如 20% 甘露醇或 50% 葡萄糖等降低颅内压，同时进行成分输血；观察并记录生命体征、意识状态、瞳孔、尿量等变化。

（五）护理评价

患者各部位的出血是否能被及时发现并得到处理，出血逐渐得到控制；患者恐惧感是否减轻或消失，情绪是否稳定；并发症是否得到有效防治。

# 三、发热

发热是指血液病患者由于成熟白细胞减少、白细胞功能缺陷、免疫抑制剂的应用以及贫血或营养不良等，使机体抵抗力下降，继发各种感染而发生的症状。具有持续时间长、热型不定、一般抗生素治疗效果不理想的特点。感染一般不易控制，是血液病患者常见的死亡原因之一。

（一）护理评估

1. 健康史　询问患者有无白血病、再生障碍性贫血、淋巴瘤及粒细胞缺乏症等病史；有无长期使用糖皮质激素及免疫抑制剂等药物；有无过度疲劳、受凉、进食不洁饮食、皮肤黏膜损伤、肛裂、感染性疾病接触史（如感冒等）、各种治疗与护理导管的放置（如导尿管、留置针）等诱发因素。

2. 身体状况

（1）感染的部位及症状：发热是感染最常见的症状。感染部位以口腔、牙龈、咽峡最常见，其次是肺部感染、肛周炎及肛旁脓肿、皮肤或皮下软组织化脓性感染等，尿路感染以女性居多，严重时可发生败血症。

（2）伴随症状/体征：发热伴口腔黏膜溃疡或糜烂者，提示口腔炎；伴咽部充血、扁桃体肿大者提示细菌性咽-扁桃体炎；伴咳嗽、咳痰，肺部干湿啰音提示呼吸道感染；伴尿频、尿急和尿痛提示泌尿系感染；伴寒战、高热者多提示菌血症、败血症；伴肝、脾及淋巴结肿大者多提示白血病。

3. 心理-社会状况　反复发热及治疗效果不佳，常使患者产生忧郁和焦虑心理。

4. 辅助检查　外周血象检查及骨髓象检查有助于血液病病因的诊断。不同感染部位分泌物、渗出物或排泄物培养加药敏试验有助于明确致病菌。

（二）常见护理诊断/问题

体温过高与感染有关。

（三）护理目标

患者体温恢复正常。

（四）护理措施

1. 休息　卧床休息，协助患者采取舒适的体位，减少机体的消耗，必要时可吸氧。

2. 饮食护理 鼓励患者进食高蛋白、高热量、丰富维生素及易消化的食物，以补充机体的需要，增强机体抵抗力。鼓励患者多饮水，每日至少2 000mL以上。必要时遵医嘱静脉输液，维持水和电解质平衡。对重症贫血和慢性心力衰竭患者，需限制液体输入量，并严格控制输液速度。

3. 降温 高热患者给予物理降温，有出血倾向者禁用乙醇擦浴，以免局部血管扩张而进一步加重出血。必要时遵医嘱应用药物降温，慎用解热镇痛药，因其可影响血小板数量及功能，诱发出血。

4. 口腔护理 餐前、餐后、睡前及晨起时，可用生理盐水、1%过氧化氢、3%碳酸氢钠或复方硼酸溶液交替漱口，口腔黏膜溃疡于漱口后可涂擦冰硼散或锡类散等；真菌感染时，可用2.5%制霉菌素液含漱或涂擦克霉唑甘油。

5. 皮肤护理 患者宜穿着透气的棉质内衣，勤洗澡勤换内衣。高热患者应及时擦洗和更换汗湿的衣裤及被褥，保持皮肤清洁。长期卧床者，应每日温水擦浴，按摩受压部位，协助其翻身，预防压疮。勤剪指甲，以免抓伤皮肤。

6. 肛周皮肤及会阴部护理 睡前及便后应洗净肛周皮肤，用1∶5 000高锰酸钾溶液坐浴，每次15分钟以上，以防局部感染；女性患者每日清洗会阴2次，经期要增加清洗次数。

7. 预防感染 保持室温在20~24℃，湿度55%~60%，经常通风换气，定期进行空气消毒，用消毒液擦拭家具和地面。谢绝探视，以防止交叉感染。外出时应根据气候变化及时调整衣着，预防呼吸道感染。若患者白细胞数低于$1\times10^9$/L，中性粒细胞低于$0.5\times10^9$/L时，应实行保护性隔离。

（五）护理评价

患者体温是否下降或恢复正常。

（王嘉颐）

# 第二节 出血性疾病患者的护理

## 一、特发性血小板减少性紫癜

特发性血小板减少性紫癜（ITP），又称原发性免疫性血小板减少症（ITP），是一种复杂的多种机制共同参与的获得性自身免疫性疾病。因血小板受到免疫性破坏和血小板生成受抑制，出现血小板减少，伴或不伴皮肤黏膜出血。ITP的发病率约为（5~10）/10万，其中半数以上是儿童，男女发病率相近，育龄期女性发病率高于同年龄段男性。本病病因未明，目前认为与感染、免疫因素、肝、脾与骨髓作用及雌激素水平增高等有关。

（一）护理评估

1. 健康史 询问患者起病前1~2周有无呼吸道感染史；有无应用对血小板有影响的药物；女性患者的月经情况等。

2. 身体状况 主要表现为出血倾向。成人ITP一般起病隐匿，多数出血较轻且局限，但易反复发生。常表现为皮肤、黏膜出血，如瘀点、紫癜、瘀斑及外伤后出血不止等，严重内脏出血较少见。但女患者月经过多较常见，甚至是部分患者唯一的临床症状，长期月经过多可出现失血性贫血。病情恶化时，可出现广泛、严重的皮肤黏膜及内脏出血。

3. 心理-社会状况　反复广泛出血或出血不止，患者易出现紧张、恐惧心理；随着病情迁延，患者常出现烦躁易怒、悲观、抑郁等心理状态。

4. 辅助检查

（1）血象：血小板计数减少、平均体积偏大，血小板的功能一般正常。

（2）骨髓象：骨髓巨核细胞正常或增加，但有血小板形成的巨核细胞显著减少，巨核细胞发育成熟障碍。

5. 治疗要点　治疗原则为控制出血，减少血小板破坏及提高血小板数量。药物治疗首选糖皮质激素，必要时行脾脏切除术或免疫抑制剂治疗。危重患者可输注血小板悬液、丙种球蛋白和大剂量甲泼尼龙。

（二）常见护理诊断/问题

1. 有受伤的危险：出血　与血小板减少有关。
2. 有感染的危险　与糖皮质激素及免疫抑制剂治疗有关。
3. 恐惧　与血小板过低，随时有出血的危险有关。
4. 潜在并发症　颅内出血。

（三）护理措施

1. 一般护理　血小板计数>$50×10^9$/L 时，可适当活动，避免外伤；血小板计数<$50×10^9$/L 时，应减少活动，增加卧床休息时间；血小板计数<$20×10^9$/L 时，应卧床休息。选用清淡、少刺激、易消化的流质、半流质或普食。

2. 病情观察　观察出血部位、范围和出血量，及时发现新的出血病灶或内脏出血征象。监测血小板计数变化，一旦血小板计数<$10×10^9$/L，出血严重而广泛，疑有或已发生颅内出血者，要及时通知医生并协助处理。

3. 用药护理　长期使用糖皮质激素会引起身体外形的变化、胃肠道反应或出血、诱发感染、骨质疏松及高血压等，嘱患者餐后服药、自我监测粪便颜色、预防各种感染、监测骨密度及血压等。长春新碱可引起骨髓造血功能抑制、末梢神经炎，环磷酰胺可致出血性膀胱炎，用药期间应注意观察。使用免疫抑制剂、大剂量丙种球蛋白时，易出现恶心、头痛、寒战及发热等，应减慢滴速，保护局部血管，预防和及时处理静脉炎。

4. 心理护理　安慰患者静心休养，稳定情绪。加强与患者和家属有效沟通。告知患者因药物的不良反应所带来的身体不适，可随着停药逐渐消失，消除患者顾虑，缓解其心理压力，树立战胜疾病的信心，积极配合治疗与护理。

5. 健康指导

（1）疾病知识指导：向患者介绍本病的有关知识，指导患者避免人为损伤而诱发或加重出血；教会患者和家属识别出血征象，一旦发现严重的皮肤黏膜出血或内脏出血，应及时就诊。

（2）用药指导：告知患者遵医嘱按时、按量、按疗程服药，不可自行减量或停药，用药期间注意监测血压、尿糖、血象等。嘱患者避免服用阿司匹林等影响血小板功能的药物。

（3）生活指导：注意保暖，避免感冒。缓解期，积极锻炼身体，增强机体抵抗力。告知病人睡眠充足、情绪稳定和大小便通畅，是预防颅内出血的有效措施。

## 二、过敏性紫癜

过敏性紫癜是一种常见的血管变态反应性疾病。因机体对某些致敏物质产生变态反应，导致毛细血管脆性及通透性增加，血液外渗，引起皮肤、黏膜及某些器官出血。主要表现为皮肤紫癜、腹痛、便血、关节痛、血尿、荨麻疹等，多为自限性。本病多见于青少年，春秋季多发。目前认为本病是免疫因素介导的一种全身血管炎症，与感染、食物和药物等致敏因素有关。

（一）护理评估

1. 健康史　询问患者起病前有无细菌、病毒和寄生虫感染史；有无食物，如鱼、虾、蟹、蛋、鸡、牛奶等食物；有无服用青霉素、头孢菌素类抗生素、解热镇痛药及磺胺类药物等；有无花粉、尘埃、疫苗接种及寒冷刺激等因素。

2. 身体状况　多数患者起病前1~3周有全身不适、低热、乏力及上呼吸道感染等前驱症状，之后出现典型临床表现。

（1）单纯型（紫癜型）最常见的临床类型：主要表现为皮肤紫癜，局限于四肢，尤其是下肢及臀部。紫癜呈对称分布、分批出现、大小不等，初呈深红色，压之不褪色，数日内渐变成黄褐色、淡黄色，经1~2周逐渐消退。

（2）腹型：最具潜在危险和最易误诊的临床类型。除皮肤紫癜外，腹痛是最常见的症状，呈阵发性绞痛，多位于脐周、下腹或全腹，伴恶心、呕吐、呕血、腹泻、便血，肠鸣音亢进等。腹部症状、体征多与皮肤紫癜同时出现，偶可发生于紫癜之前。

（3）关节型：除皮肤紫癜外，可累及关节部位的血管，出现关节肿胀、疼痛、压痛及功能障碍等，多见于膝、踝、肘、腕等大关节，呈游走性、反复发作性，经数日而愈，不遗留关节畸形。

（4）肾型：最严重且预后相对较差的临床类型。在皮肤紫癜的基础上出现血尿、蛋白尿及管型尿。多数患者在3~4周内恢复，少数发展为慢性肾炎或肾病综合征。

（5）混合型：皮肤紫癜合并上述两种以上临床类型。

3. 心理-社会状况　患者反复出血，易出现焦虑、恐惧等心理反应；腹型、肾型因病情严重复杂，患者易产生悲观、抑郁等心理状态。

4. 辅助检查　本病缺乏特异性实验室检查。血小板计数、出血时间测定及各项凝血试验均正常，半数以上患者束臂试验阳性。肾型或混合型可有血尿、蛋白尿及管型尿，肾穿刺活组织检查有助于肾型的临床诊断、病情和预后的判断及指导治疗。

5. 治疗要点

（1）病因防治：寻找并去除各种致病因素，如消除感染病灶，避免再次接触可能引起过敏的药物及食物。

（2）药物治疗：遵医嘱应用抗组织胺类药物（如异丙嗪、氯苯那敏）、改善血管通透性药物（维生素C、曲克芦丁、卡巴克络等）、糖皮质激素、免疫抑制剂等。

（二）常见护理诊断/问题

1. 有受伤的危险　出血与血管壁的通透性和脆性增加有关。

2. 疼痛　腹痛、关节痛与局部过敏性血管炎性病变有关。

3. 知识缺乏　缺乏有关过敏性紫癜病因预防的知识。

4. 潜在并发症　慢性肾炎、肾病综合征。

（三）护理措施

1. 一般护理

（1）休息与活动：对发作期各型过敏性紫癜患者，均应增加卧床休息时间，有助于症状的缓解，避免过早或过多的行走活动。腹痛者宜取屈膝平卧位，关节肿痛者注意局部关节的制动与保暖。

（2）饮食护理：避免摄入易引起过敏的食物，如鱼、虾、蟹等，多吃蔬菜、水果，选择清淡、少刺激、易消化的半流食、软食、普食。有消化道出血，避免过热饮食，必要时禁食。

2. 病情观察　观察皮肤紫癜的分布、范围、有无增多或消退，及时发现新的出血病灶。有腹痛患者，注意评估疼痛的部位、性质、严重程度及持续时间；评估腹部有无压痛、反跳痛、腹壁紧张度及肠鸣音的变化等；注意粪便的颜色和性状。有关节痛的患者，评估受累关节的部位、数目、局部有无肿胀、压痛与功能障碍等。观察尿液的颜色变化，注意尿常规检查结果。

3. 用药护理　遵医嘱正确、规律给药。应用糖皮质激素时，向患者或家属说明可能出现的不良反应，并加强护理，预防感染。嘱应用环磷酰胺的患者多饮水，并注意观察尿量及色泽的改变。

4. 健康指导

（1）疾病知识指导：向患者介绍本病的有关知识，指导患者避免接触与发病有关的食物和药物，是预防过敏性紫癜的重要措施。花粉季节，过敏体质者宜减少外出，或外出时应戴口罩。对患者食用后曾发生过敏的食物，如鸡蛋、牛奶、鱼、虾、蟹及其他海产品等应绝对禁忌，过敏体质者应避免食用。指导患者参加体育锻炼，增强体质，避免上呼吸道感染。

（2）病情监测指导：教会患者加强出血情况、伴随症状或体征的自我监测。发现新的出血病灶、明显腹痛、便血、关节疼痛、血尿等，多提示病情复发或加重，应及时就诊。

# 三、血友病

血友病是一组因遗传性凝血活酶生成障碍引起的出血性疾病。分为：①血友病 A，又称 FⅧ缺乏症，是临床上最常见的遗传性出血性疾病。②血友病 B，又称遗传性 FⅨ缺乏症。血友病以阳性家族史、幼年发病、自发或轻度外伤后出血不止、血肿形成及关节出血为特征。血友病 A 和 B 均属 X 连锁隐性遗传性疾病。

（一）护理评估

1. 健康史　询问患者起病年龄、性别特征、是否符合 X 连锁隐性遗传性疾病家族史；对有家族史的患者，询问是否做过婚前或产前检查。

2. 身体状况　血友病的主要表现为出血和局部血肿形成所致的压迫症状与体征，其严重程度取决于血友病的类型及相关凝血因子缺乏的程度。

（1）出血：是本病最主要的表现，血友病 A 较血友病 B 出血严重。多为自发性出血或轻微外伤、小手术（如拔牙）后出血不止，且具备以下特征。①与生俱来，伴随终身。

②常表现为软组织或深部肌肉内血肿。③负重关节，如膝、踝关节等反复出血甚为突出，最终可导致关节肿胀、僵硬、畸形，可伴骨质疏松、关节骨化及肌肉萎缩。

（2）血肿压迫症状及体征：血肿压迫周围神经可致局部疼痛、麻木；口腔底部、咽后壁、喉及颈部出血可致呼吸困难甚至窒息。

3. 心理-社会状况　负重关节反复出血，影响学习、活动，患者易产生烦躁、易怒等心理反应。本病尚无法根治，且替代治疗的费用高，给患者及家属带来严重的精神和经济负担。

4. 辅助检查

（1）筛选试验：出血时间、凝血酶原时间和血小板计数正常。部分凝血活酶时间（APTT）延长。

（2）确诊试验：FⅧ活性测定辅以FⅧ：Ag测定和FⅨ活性测定辅以FⅨ：Ag测定可以确诊血友病A和血友病B。

5. 治疗要点　治疗原则是以替代治疗为主的综合治疗：①加强自我保护，预防损伤出血极为重要。②尽早有效地处理患者出血，避免并发症的发生和发展。③禁用非甾体消炎药及其他可能干扰血小板集聚的药物。④家庭治疗及综合性血友病诊治中心的定期随访。⑤出血严重病人提倡预防治疗。其中，补充缺失的凝血因子的替代疗法是防治血友病出血最重要的措施。

（二）常见护理诊断/问题

1. 有受伤的危险：出血　与缺乏凝血因子有关。
2. 有失用综合征的危险　与反复多次关节腔出血有关。
3. 恐惧　与害怕出血不止、危及生命有关。
4. 潜在并发症　颅内出血。

（三）护理措施

1. 一般护理　平日可适量活动，行走、慢跑时间不可过长，避免关节过度负重或进行剧烈的接触性运动（足球、篮球、穿硬底鞋或赤脚走路）。不食带骨、刺及油炸食物，避免刺伤消化道黏膜。

2. 病情观察　定期监测生命体征，观察肌肉、关节出血的严重情况。及时发现内脏出血尤其是颅内出血的征象，如有无呕血、咯血、头痛、呕吐、瞳孔不对称，甚至昏迷等，一旦发现，及时通知医生。

3. 出血的护理　预防出血，避免外伤。尽量避免肌肉、静脉注射及深部组织穿刺，必须穿刺时，须选小针头，拔针后延长按压时间（不少于5分钟），直至出血停止；禁止使用静脉留置套管针，以免针刺点出血。尽量避免手术，必须手术时，应根据手术大小调节补充凝血因子的用量。早期关节出血者宜卧床休息，并用弹力绷带加压包扎，局部冷敷，抬高患肢、制动并保持其功能位，出血停止后可作适当体疗以防关节畸形。

4. 用药护理　出血较重的患者遵医嘱尽快输注凝血因子，凝血因子取回后立即输注；输注冷冻血浆或冷沉淀物时，应在37℃温水中解冻、融化，并尽快输入。输注过程中密切观察有无输血反应。禁忌使用阿司匹林、双嘧达莫等抑制血小板聚集或使血小板减少的药物，以免加重出血。

5. 健康指导　重视遗传咨询、婚前检查和产前诊断，是减少血友病发病率的重要举措。指导患者日常、适度的运动是有益的，如游泳、散步、骑自行车等，但应避免剧烈的接触性运动。注意口腔卫生，防龋齿，防止因拔牙而引起出血。教会患者及家属出血的急救处理方法，一旦发生出血，常规处理效果不好或出血严重者，应及时就医。

# 四、弥散性血管内凝血

弥散性血管内凝血（DIC）是由多种致病因素激活机体的凝血及纤溶系统，导致全身微血管血栓形成，凝血因子大量消耗并继发纤溶亢进，引起全身出血及微循环衰竭的临床综合征。本病起病急，进展快、死亡率高，是临床急重症之一。

许多疾病可导致 DIC 的发生。其中严重感染最多见，包括革兰阴性菌、革兰阳性菌、病毒、立克次体等感染。恶性肿瘤诱发的 DIC 近年来有上升趋势，病理产科，手术及创伤、输血反应、移植排斥也可导致 DIC。

（一）护理评估

1. 健康史　询问患者及家属起病前有无脑膜炎球菌、大肠埃希菌、金黄色葡萄球菌等严重细菌感染；有无流行性出血热、重症肝炎、斑疹伤寒、脑型疟疾、钩端螺旋体病等病史；有无恶性肿瘤，如急性白血病、淋巴瘤、肝癌等；有无羊水栓塞、感染性流产、死胎滞留、重度妊娠高血压综合征等病理产科；有无手术及创伤；有无毒蛇咬伤、输血反应、移植排斥等病史；有无恶性高血压、急性胰腺炎、糖尿病酮症酸中毒、系统性红斑狼疮等病史。

2. 身体状况　除原发病的症状体征外，DIC 常见的临床表现有出血、休克、栓塞与溶血，具体表现因原发病、DIC 类型、分期不同而有较大差异。

（1）出血：发生率为 84%~95%。特点为自发性、多发性出血，可遍及全身，多见于皮肤、黏膜、伤口及注射部位；其次为某些内脏出血，如呕血、便血、咯血、阴道出血及血尿，严重者可发生颅内出血。

（2）低血压、休克或微循环障碍：轻症多表现为一过性或持续性血压下降，重症则出现休克或微循环障碍，早期即出现肾、肺、大脑等器官功能不全，表现为四肢皮肤湿冷、发绀、少尿或无尿、呼吸困难及神志改变等。休克程度与出血量不成比例。顽固性休克是 DIC 病情严重、预后不良的征兆。

（3）微血管栓塞：与全身微血管血栓形成有关。浅层的皮肤、消化道黏膜栓塞可使浅表组织缺血，但较少出现局部坏死和溃疡；内脏栓塞常见于肾、肺、脑等，可引起肾衰竭、呼吸衰竭、颅内高压等。

（4）微血管病性溶血：溶血一般较轻，早期不易察觉。可表现为进行性贫血，贫血程度与出血量不成比例，偶见皮肤、巩膜黄染。

3. 心理-社会状况　突然发生的多发性出血，患者易出现焦虑、恐惧等心理反应；患者出现休克、肾衰竭、呼吸衰竭、颅内高压等表现预示病情严重而复杂，易产生悲观、绝望等心理状态。

4. 辅助检查

（1）消耗性凝血障碍方面的检测：血小板计数减少；血浆纤维蛋白原含量下降；凝血酶原时间（PT）延长；部分凝血活酶时间（APTT）延长。

（2）继发性纤溶亢进方面的检测：血浆鱼精蛋白副凝试验（3P 试验）阳性；纤维蛋白

（原）降解产物（FDP）明显增多；D-二聚体水平升高或定性阳性。

5. 治疗要点　DIC 治疗原则是序贯性、及时性、个体性及动态性。

（1）治疗基础疾病及消除诱因：如控制感染，治疗肿瘤，治疗羊水栓塞、感染性流产、死胎滞留、重度妊娠高血压综合征等病理产科及外伤；纠正缺氧、缺血及酸中毒等。是终止 DIC 病理过程的最为关键和根本的治疗措施。

（2）抗凝治疗：是终止 DIC 病理过程，减轻器官损伤，重建凝血，抗凝平衡的重要措施。临床常用的抗凝药物为肝素，主要包括普通肝素和低分子量肝素。

（3）替代治疗：包括新鲜冷冻血浆等血液制品、血小板悬液、纤维蛋白原等。

（4）其他：如纤溶抑制药物、溶栓疗法、糖皮质激素等。

（二）常见护理诊断/问题

1. 有受伤的危险：出血　与凝血因子被消耗、继发性纤溶亢进、肝素应用等有关。

2. 潜在并发症　休克、多发性微血管栓塞、呼吸衰竭、急性肾损伤。

（三）护理措施

1. 一般护理　卧床休息，根据病情选择合适的体位，如休克患者取中凹位，呼吸困难者取坐位或半卧位；加强皮肤护理，预防压疮；协助排便，必要时留置导尿。遵医嘱进食流质或半流质，必要时禁食。遵医嘱吸氧。

2. 病情观察　严密观察病情变化，监测生命体征、神志和尿量的变化，记 24 小时出入液量；观察皮肤的颜色、温度与湿度，及时发现休克或重要器官功能衰竭。注意出血部位、范围及出血量的观察，持续、多部位的出血或渗血，尤其是伤口、穿刺点和注射部位，是 DIC 的特征。正确采集、及时送检各类标本，监测各项实验室指标，及时报告医生。

3. 抢救配合与护理　迅速建立两条静脉通道，维持静脉通路的通畅，及时补充液体。熟悉常用药物的名称、给药方法、主要不良反应及其预防和处理，遵医嘱正确配制和应用有关的药物，如肝素。肝素的主要不良反应是出血。在治疗过程中注意观察患者的出血状况；监测凝血功能有关的实验室指标，其中部分凝血活酶时间（APTT）为肝素应用最常见的临床监测指标，使其较正常参考值延长 60%～100% 为最佳剂量。若肝素过量而致出血，可用鱼精蛋白静注中和肝素。

4. 健康指导　向患者尤其是家属介绍本病的成因、主要表现、诊断及治疗情况、预后等。解释反复进行实验室检查的重要性和必要性，特殊治疗的目的、意义和不良反应。建议家属多关心、鼓励、支持患者，以缓解患者焦虑、悲观、绝望等负性情绪，提高战胜疾病的信心，并能主动配合治疗。保证充足的休息与睡眠，加强营养，循序渐进地增加运动，促进身体的康复。

（王嘉颐）

# 第三节　非霍奇金淋巴瘤

非霍奇金淋巴瘤（NHL）是恶性淋巴瘤的一大类型，除来源于中枢神经淋巴瘤组织的原始淋巴细胞淋巴瘤是来源于胸腺内前 T 细胞，以及组织细胞淋巴瘤以外，NHL 均来源于在接触抗原后处于不同转化或发育阶段，属于周围淋巴组织的 T 或 B 淋巴细胞的恶性淋巴瘤。

非霍奇金淋巴瘤男性比女性更多见，白人比其他种族也更多见，这种情况的原因不明或部分可能是因为遗传因素种族差异在某些 NHL 亚型中非常明显，如网状组织淋巴瘤它在西方国家占很大比例而在发展中国家很少见。新加坡于 1996 年对 1968—1992 年的 1988 例 NHL 病例进行了分析：中国人和马来西亚人的 NHL 发病率都呈增长趋势，每年在美国，约有 5 万例 NHL 发病，在所有肿瘤中占 4%而且每年在所有肿瘤引起的死亡的比例中 NHL 占 4%。在过去几十年中 NHL 的发病率呈持续稳定性升高每年约增长 3%比大部分肿瘤增长快，部分原因与 AIDS 流行有关，另外也可能与其他未知的原因有关。

## 一、病因

大多数情况下非霍奇金淋巴瘤为散发疾病病因不明。但是，流行病学研究揭示非霍奇金淋巴瘤主要的风险因素与环境因素、化学物质、饮食因素、免疫状态、病毒感染和细菌感染有关。已知 EB 病毒与高发区 Burkitt 淋巴瘤和结外 T/NK 细胞淋巴瘤鼻型有关成人 T 细胞淋巴瘤/白血病与人类亲 T 细胞病毒 I 型（HTLV1）感染密切关联；胃黏膜相关淋巴组织淋巴瘤是由幽门螺旋杆菌感染的反应性病变起始而引起的恶性变放射线接触如核爆炸及核反应堆意外的幸存者、接受放疗和化疗的肿瘤患者非霍奇金淋巴瘤发病危险增高；艾滋病某些遗传性获得性免疫缺陷疾病或自家免疫性疾病如共济失调——毛细血管扩张症联合免疫缺损综合征、类风湿性关节炎系统性红斑狼疮、低 γ 球蛋白血症以及长期接受免疫抑制药治疗（如器官移植等疾病）所致免疫功能异常均与非霍奇金淋巴瘤发病有关。

## 二、诊断

1. 症状

（1）以淋巴结肿大为首发症状：多数见于浅表淋巴结，NHL 较 HL 少见。受累淋巴结以颈部最多见，其次是腋窝、腹股沟。一般多表现为无痛性，进行性淋巴结肿大，早期可活动，晚期多个肿大淋巴结，易发生粘连并融合成块。

部分 NHL 患者为深部淋巴结起病，以纵隔淋巴结肿大较常见，如纵隔大 B 细胞淋巴瘤。肿大的淋巴结可压迫上腔静脉，引起上腔静脉综合征；也可压迫气管、食管、喉返神经产生相应的症状如呼吸困难、吞咽困难和声音嘶哑等，原发于腹膜后淋巴结的恶性淋巴瘤亦以 NHL 多见，可引起长期不明原因发热，临床诊断比较困难。

韦氏环也是发生结外淋巴瘤的常见部位，NHL 多见，发生部位最多在软腭、扁桃体，其次为鼻腔、鼻窦，鼻咽部和舌根较少见，常伴随膈下侵犯，患者可表现为咽痛、咽部异物感、呼吸不畅和声音嘶哑等。原发于脾和肝脏的 NHL 较少见，但 NHL 合并肝、脾浸润者较常见，尤以脾脏受累更为多见，临床表现为肝脾肿大、黄疸等，少数患者可发生门脉高压，需与肝硬化鉴别。

（2）器官受累的表现：除淋巴组织外，NHL 可发生于身体任何部位，其中以原发于胃肠道 NHL 最为常见，累及胃、十二指肠时患者可表现为上腹痛、呕吐等；发生于小肠、结肠等部位时患者常伴有慢性腹泻、脂肪泻、肠梗阻等表现；累及肾脏导致肾炎。

原发于皮肤的 NHL 并不常见（如蕈样真菌病），但 NHL 累及皮肤较常见，包括特异性和非特异性两种表现。特异性表现有皮肤肿块、结节、浸润斑块、溃疡、丘疹等；非特异性表现有酒精痛、皮肤瘙痒、带状疱疹、获得性鱼鳞癣、干皮症、剥脱性红皮病、结节性红斑、皮肤异色病等。

（3）全身症状：淋巴瘤患者常有全身无力、消瘦、食欲减退、盗汗及不规则发热等全身症状。临床上也有少数患者仅表现为持续性发热，较难诊断。

2. 体征　非霍奇金淋巴瘤体征早期不明显，中晚期常有不明原因浅表淋巴结，持续性体温等体征。

3. 检查

（1）实验室检查：①外周血，早期患者血象多正常继发自身免疫性溶血或肿瘤累及骨髓可发生贫血、血小板减少及出血。9%～16%的患者可出现白血病转化，常见于弥漫型小淋巴细胞性淋巴瘤、滤泡型淋巴瘤淋巴母细胞性淋巴瘤及弥漫型大细胞淋巴瘤等。②生化检查，可有血沉血清乳酸脱氢酶、$\beta_2$-微球蛋白及碱性磷酸酶升高，单克隆或多克隆免疫球蛋白升高，以上改变常可作为肿瘤负荷及病情检测指标。③血沉，血沉在活动期增快缓解期正常，为测定缓解期和活动期较为简单的方法。④骨髓象，早期正常晚期浸润骨髓时骨髓象可发生变化如找到淋巴瘤细胞，此时可称为淋巴瘤白血病。

（2）病理活检：是诊断 NHL 及病理类型的主要依据。

（3）免疫学表型检测：①单克隆抗体免疫表型检查可识别淋巴瘤细胞的细胞谱系及分化水平用于诊断及分型常用的单克隆抗体标记物包括 CD45（白细胞共同抗原）用于鉴定其白细胞来源。②CD19、CD20、CD22、CD45RA、CD5、CD10、CD23 免疫球蛋白轻链 κ 及 γ 等用于鉴定 B 淋巴细胞表型。③CD2、CD3CD5、CD7、CD45R0、CD4、CD8 等鉴定 T 淋巴细胞表型。④CD30 和 CD56 分别用于识别间变性大细胞淋巴瘤及 NK 细胞淋巴瘤 CD34 及 TdT 常见于淋巴母细胞淋巴瘤表型。

（4）遗传学：90%的非霍奇金淋巴瘤存在非随机性染色体核型异常，常见为染色体易位部分缺失和扩增等。不同类型的非霍奇金淋巴瘤多有各自的细胞遗传学特征。非霍奇金淋巴瘤是发生于单一亲本细胞的单克隆恶性增殖，瘤细胞的基因重排高度一致。IgH 基因重排常作为 B 细胞淋巴瘤的基因标志 TCR γ 或 β 基因重排常作为 T 细胞淋巴瘤的基因标志，阳性率均可达 70%～80%细胞遗传学及基因标志可用于非霍奇金淋巴瘤的诊断、分型及肿瘤微小病变的检测。

（5）影像学检查：胸正侧位片、腹盆腔 CT 扫描、胸部 CT 扫描、全消化道造影、胸腹部 MRI、脑、脊髓 MRI。胸腹部彩超、淋巴结彩超、骨扫描、淋巴造影术和胃肠镜检查。

4. 诊断　本病的确诊有赖于组织学活检（包括免疫组化检查及分子细胞遗传学检查）。这些组织学免疫学和细胞遗传学检查不仅可确诊，还可做出分型诊断这对了解该病的恶性程度、估计预后及选择正确的治疗方案都至关重要。凡无明显原因淋巴结肿大，应考虑到本病，有的患者浅表淋巴结不大但较长期有发热盗汗体重下降等症状也应考虑到本病。

5. 鉴别诊断　不少正常健康人也可在颈部、腹股沟及某些浅表部位触肿大的淋巴结，应注意鉴别。但应以下具体疾病相鉴别。

（1）慢性淋巴结炎：一般的慢性淋巴结炎多有感染灶。在急性期感染如足癣感染可致同侧腹股沟淋巴结肿大，或伴红肿、热痛等急性期表现或只有淋巴结肿大伴疼痛，急性期过后，淋巴结缩小，疼痛消失。通常慢性淋巴结炎的淋巴结肿大较小，0.5～1.0cm，质地较软、扁多活动而恶性淋巴瘤的淋巴结肿大具有较大丰满、质韧的特点必要时切除活检。

（2）淋巴结结核：为特殊性慢性淋巴结炎，肿大的淋巴结以颈部多见，多伴有肺结核，如果伴有结核性全身中毒症状，如低热盗汗、消瘦乏力等则与恶性淋巴瘤不易区别；淋巴结结核之淋巴结肿大，质较硬、表面不光滑质地不均匀或因干酪样坏死而呈囊性，或与皮肤粘连，活动度差 PPD 试验呈阳性反应。但要注意恶性淋巴瘤患者可以患有结核病可能是由于较长期抗肿瘤治疗机体免疫力下降从而罹患结核等疾患因此临床上应提高警惕凡病情发生改变时，应尽可能再次取得病理或细胞学证据以免误诊误治。

（3）结节病：多见于青少年及中年人多侵及淋巴结，可以多处淋巴结肿大，常见于肺门淋巴结对称性肿大或有气管旁及锁骨上淋巴结受累淋巴结多在 2cm 直径以内，质地一般较硬，也可伴有长期低热结节病的确诊需取活检可找到上皮样结节，Kvein 试验在结节病 90% 呈阳性反应，血管紧张素转换酶在结节病患者的淋巴结及血清中均升高。

（4）急性化脓性扁桃体炎：除有不同程度的发热外，扁桃体多为双侧肿大红、肿、痛且其上附有脓苔扪之质地较软炎症控制后扁桃体可缩小。而恶性淋巴瘤侵及扁桃体可双侧也可单侧，也可不对称地肿大，扪之质地较硬韧，稍晚则累及周围组织，有可疑时可行扁桃体切除或活检行病理组织学检查。

（5）组织细胞性坏死性淋巴结炎：该病在中国多见，多为青壮年临床表现为持续高热，但周围血白细胞数不高，用抗生素治疗无效酷似恶性网织细胞增生症组织细胞性坏死性淋巴结炎的淋巴结肿大，以颈部多见直径多在 1~2cm。质中或较软。不同于恶性淋巴瘤的淋巴结确诊需行淋巴结活检本病经过数周后退热而愈。

（6）中央型肺癌侵犯纵隔、胸腺肿瘤：有时可与恶性淋巴瘤混淆，诊断有赖于肿块活检。

（7）与霍奇金淋巴瘤相鉴别：非霍奇金淋巴瘤的临床表现与霍奇金淋巴瘤十分相似，只有组织病理学检查才能将两者明确区别诊断。

## 三、治疗

非霍奇金淋巴瘤的治疗目前崇尚个体化治疗。

## 四、护理

1. 患者的疾病的对症护理　非霍奇金淋巴瘤的日常护理，患者发热时按发热护理常规执行。呼吸困难时给予高流量氧气吸入，半卧位，适量镇静剂。骨骼浸润时要减少活动，防止外伤，发生病理性骨折时根据骨折部位作相应处理。

2. 患者的一些日常饮食护理　早期患者可适当活动，有发热、明显浸润症状时应卧床休息以减少消耗，保护机体。给予高热量、高蛋白、丰富维生素、易消化食物，多饮水。以增强机体对化疗、放疗承受力，促进毒素排泄，保持皮肤清洁，每日用温水擦洗，尤其要保护放疗照射区域皮肤，避免一切刺激因素如日晒、冷热、各种消毒剂、肥皂、胶布等对皮肤的刺激，内衣选用吸水性强柔软棉织品，宜宽大。放疗、化疗时应观察治疗效果及不良反应。

3. 非霍奇金淋巴瘤患者的健康指导　注意个人清洁卫生，做好保暖，预防各种感染。加强营养，提高抵抗力。遵医嘱坚持治疗，定期复诊。

4. 非霍奇金淋巴瘤的病情观察　观察全身症状如贫血、乏力、消瘦、盗汗、发热、皮肤癌痛、肝脾肿大等。观察淋巴结肿大所累及范围、大小。严密观察有无深部淋巴结肿大引起的压迫症状，如纵隔淋巴结肿大引起咳嗽、呼吸困难、上腔静脉压迫症，腹膜后淋巴结肿大可压迫输尿管引起肾盂积水。观察有无骨骼浸润，警惕病理性骨折、脊髓压迫症发生。

（王嘉颐）

# 第四节　霍奇金淋巴瘤

霍奇金淋巴瘤（HL）是恶性淋巴瘤的一个独特类型。其特点为：临床上病变往往从一个或一组淋巴结开始，逐渐由邻近的淋巴结向远处扩散。原发于结外淋巴组织的少见；瘤组织成分多样，但都含有一种独特的瘤巨细胞即 Reed-Sternmberg 细胞（R-S 细胞）；R-S 细胞来源于 B 淋巴细胞。

霍奇金淋巴瘤在欧美各国发病率高（1.6~3.4）/10 万；在我国发病率较低男性（0~0.6）/10 万，女性（0.1~0.4）/10 万。

## 一、病因

霍奇金淋巴瘤病因不明，可能与以下因素有关：EB 病毒的病因研究最受关注，约 50% 患者的 RS 细胞中可检出 EB 病毒基因组片段，细菌因素，环境因素，遗传因素和免疫因素有关。

## 二、诊断

霍奇金淋巴瘤（HL）主要侵犯淋巴系统，年轻人多见，早期临床进展缓慢，主要表现为浅表淋巴结肿大。与 NHL 病变跳跃性发展不同，HL 病变沿淋巴结引流方向扩散。由于病变侵犯部位不同，其临床表现各异。

1. 症状

（1）初发症状与淋巴结肿大：慢性、进行性、无痛性浅表淋巴结肿大为最常见的首发症状，中国医学科学院肿瘤医院 5 101 例 HL 统计表明，HL 原发于淋巴结内占 78.2%，原发于结外者占 20.2%。结内病变以颈部和隔上淋巴结肿大最为多见，其次见于腋下和腹股沟，其他部位较少受侵。有文献报道，首发于颈部淋巴结者可达 60%~80%。淋巴结触诊质韧、饱满、边缘清楚，早期可活动，晚期相互融合，少数与皮肤粘连可出现破溃等表现；体积大小不等，大者直径可达数十厘米，有些患者淋巴结可随发热而增大，热退后缩小。根据病变累及的部位不同，可出现相应淋巴结区的局部症状和压迫症状；结外病变则可出现累及器官的相应症状。

（2）全身症状：主要为发热、盗汗和体重减轻，其次为皮肤瘙痒和乏力。发热可以表现为任何形式，包括持续低热、不规则间歇性发热或偶尔高热，抗感染治疗多无效。约 15% 的 HL 患者表现为周期性发热，也称为 Murchison-Pel-Ebstern 热。其特点为：体温逐渐上升，波动于 38~40℃数天，不经治疗可逐渐降至正常，经过 10 天或更长时间的间歇期，体温再次上升，如此周而复始，并逐渐缩短间歇期。患者发热时周身不适、乏力和食欲减退，体温下降后立感轻快。盗汗、明显消瘦和皮肤瘙痒均为较常见的症状，瘙痒初见于局部，可渐发展至全身，开始轻度瘙痒，表皮脱落，皮肤增厚，严重时可因抓破皮肤引起感染和皮肤色素沉着。饮酒痛为另一特殊症状，即饮酒后出现肿瘤部位疼痛，常于饮酒后数分钟至几小时内发生，机制不清。

（3）压迫症状：深部淋巴结肿大早期无明显症状，晚期多表现为相应的压迫症状。如纵隔淋巴结肿大，可以压迫上腔静脉，引起上腔静脉压迫综合征；也可压迫食管和气管，引起吞咽受阻和呼吸困难；或压迫喉返神经引起麻痹声嘶等；病变也可侵犯肺和心包。腹腔淋巴结肿大，可挤压胃肠道引起肠梗阻；压迫输尿管可引起肾盂积水，导致尿毒症。韦氏环（包括扁桃体、鼻咽部和舌根部）肿大，可有破溃或疼痛，影响进食、呼吸或出现鼻塞，肿块触之有一定硬度，常累及颈部淋巴结，抗炎治疗多无效。

（4）淋巴结外受累：原发结外淋巴瘤（PENL）由于受侵部位和器官不同临床表现多样，并缺乏特异性症状、体征，容易造成误诊或漏诊。有人曾报 PENL 误诊率高达 50%~60%，直接影响正确诊断与治疗，应引起足够重视。原发于结外的 HL 是否存在一直有争议，HL 结外受累率明显低于 NHL，以脾脏、肺脏等略多见。

①脾脏病变：脾原发性淋巴瘤占淋巴瘤发病率不到 1%，且多为 NHL，临床诊断脾脏原发 HL 应十分小心，HL 脾脏受累较多见，约占 1/3。临床上判断 HL 是否累及脾脏可依据查体及影像学检查，确诊往往要采用剖腹探查术和脾切除，但由于是有创操作，多数患者并不接受此方式，临床也较少采用。

②肝脏病变：首发于肝的 HL 极罕见，随病程进展，晚期侵犯肝者较多见，可出现黄疸、腹水。因肝脏病变常呈弥漫性，CT 检查常不易诊断；有时呈占位性病变，经肝穿刺活检或剖腹探查可确诊。临床表现为肝脏弥漫性肿大，质地中等硬度，少数可扪及结节，肝功检查多正常，严重者可有肝功异常。

③胃肠道病变：HL 仅占胃肠道 ML 的 1.5% 左右。其临床表现与胃肠道其他肿瘤无明显区别。病变多累及小肠和胃，其他如食管、结肠、直肠、胰腺等部位较少见。临床症状常为腹痛、腹部包块、呕吐、呕血、黑便等。胃 HL 可形成较大肿块，X 射线造影显示广泛的充盈缺损和巨大溃疡。与胃 HL 相比，小肠 HL 病程较短，症状也较明显，80% 表现为腹痛；晚期可有小肠梗阻表现，甚至可发生肠穿孔和肠套叠。

④肺部病变：HL 累及肺部较 NHL 常见，以结节硬化型（NS）多见，女性和老年患者多见。病变多见于气管或主支气管周围淋巴结，原发 HL 累及肺实质或胸膜，病变压迫淋巴管或致静脉阻塞时可见胸腔积液。临床患者可表现呼吸道和全身症状，如刺激性干咳、黏液痰、气促和胸闷、呼吸困难、胸痛、咯血，少数可出现声音嘶哑或上腔静脉综合征；约一半患者出现体重减轻、发热、盗汗等症状。由于肺 HL 形态多变，应注意与放射治疗及化疗所致的肺损伤，以及肺部感染相区别。肺原发 HL 极少见，必须有病理学典型 HL 改变，病变局限于肺，无肺门淋巴结或仅有肺门小淋巴结以及排除其他部位受侵才可诊断。

⑤心脏病变：心脏受侵极罕见，但心包积液可由邻近纵隔 HL 直接浸润所致。可出现胸闷、气促、上腔静脉压迫综合征、心律失常及非特异性心电图等表现。

⑥皮肤损害：皮肤 HL 多继发于系统性疾病，原发者罕见。有报道 HL 合并皮肤侵犯的发生率为 0.5%，而原发性皮肤霍奇金淋巴瘤（PCHL）约占霍奇金淋巴瘤的 0.06%。HL 累及皮肤通常表明病变已进入第Ⅳ期，预后很差。而 PCHL 临床进展缓慢，一般不侵及内脏器官，预后相对较好。

⑦骨骼、骨髓病变：骨的 HL 甚少见，占 0%~5%。见于疾病进展期血源性播散，或由

于局部淋巴结病变扩散到邻近骨骼。多见于胸椎、腰椎、骨盆，肋骨和颅骨次之，病变多为溶骨性改变。临床主要表现为骨骼疼痛，部分病例可有局部发热、肿胀或触及软组织肿块。HL 累及骨髓较 NHL 少见，文献报道为 9%～14%，但在尸检中可达 30%～50%。多部位穿刺可提高阳性率。

⑧神经系统病变：多见于 NHL，HL 少见。HL 引起中枢神经系统损害多发生在晚期，其中以脊髓压迫症最常见，也可有脑内病变。临床可表现为头痛、颅内压增高、癫痫样发作、脑神经麻痹等。

⑨泌尿系统病变：HL 较 NHL 少见。肾脏受侵多为双侧结节型浸润，可引起肾肿大、高血压及尿毒症。原发于膀胱病变也很少见。

⑩其他部位损害：少见部位还有扁桃体、鼻咽部、胸腺、前列腺、肾上腺等器官，而生殖系统恶性淋巴瘤几乎皆为 NHL。类脂质肾病的肾脏综合征是一种霍奇金淋巴瘤的少见表现，并且偶尔伴有免疫复合物沉积于肾小球，临床上表现为血尿、蛋白尿、低蛋白血症、高脂血症、水肿。

2. 体征 慢性、进行性、无痛性淋巴结肿大为主要体征。

3. 检查

（1）血液和骨髓检查：HL 常有轻或中等贫血，少数白细胞轻度或明显增加，伴中性粒细胞增多。约 1/5 患者嗜酸性粒细胞升高。骨髓被广泛浸润或发生脾功能亢进时，可有全血细胞减少。骨髓涂片找到 RS 细胞是 HL 骨髓浸润依据。骨髓浸润大多由血源播散而来，骨髓穿刺涂片阳性率仅 3%，但活检法可提高至 9%～22%。

NHL 白细胞数多正常，伴有淋巴细胞绝对和相对增多。晚期并发急性淋巴瘤细胞白血病时可呈现白血病样血象和骨髓象。

（2）化验检查：疾病活动期有血沉加快，血清乳酸脱氢酶活性增高。乳酸脱氢酶升高提示预后不良。当血清碱性磷酸酶活力或血钙增加，提示骨骼累及。B 细胞 NHL 可并发抗人球蛋白试验阳性或阴性的溶血性贫血，少数可出现单克隆 IgG 或 IgM。必要时可行脑脊液的检查。

（3）彩超检查：浅表淋巴结的检查，腹腔、盆腔的淋巴结检查。

（4）胸部摄片检查：了解纵隔增宽、肺门增大、胸水及肺部病灶情况。

（5）胸部、腹腔和盆腔的 CT 检查：胸部 CT 可确定纵隔与肺门淋巴结肿大。CT 阳性符合率 65%，阴性符合率 92%。因为淋巴造影能显示结构破坏，而 CT 仅从淋巴结肿大程度上来判断。但 CT 不仅能显示腹主动脉旁淋巴结，而且还能显示淋巴结造影所不能检查到的脾门，肝门和肠系膜淋巴结等受累情况，同时还显示肝、脾、肾受累的情况，所以 CT 是腹部检查首选的方法。CT 阴性而临床上怀疑时，才考虑做下肢淋巴造影。彩超检查准确性不及 CT，重复性差，受肠气干扰较严重，但在无 CT 设备时仍不失是一种较好检查方法。

（6）胸部、腹腔和盆腔的 MRI 检查：MRI 检查只能查出单发或多发结节，对弥漫浸润或粟粒样小病灶难以发现。一般认为有两种以上影像诊断同时显示实质性占位病变时才能确定肝脾受累。

（7）PET-CT 检查：PET-CT 检查可以显示淋巴瘤或淋巴瘤残留病灶。是一种根据生化影像来进行肿瘤定性诊断的方法。

（8）病理学检查

①淋巴结活检、印片：选取较大的淋巴结，完整地取出，避免挤压，切开后在玻片上做淋巴结印片，然后置固定液中。淋巴结印片 wright's 染色后做细胞病理形态学检查，固定的淋巴结经切片和 HE 染色后作组织病理学检查。深部淋巴结可依靠 B 超或 CT 引导下细针穿刺涂片做细胞病理形态学检查。

②淋巴细胞分化抗原检测：测定淋巴瘤细胞免疫表型可以区分 B 细胞或 T 细胞免疫表型，NHL 大部分为 B 细胞性。还可根据细胞表面的分化抗原了解淋巴瘤细胞的成熟程度。

③染色体易位检查：有助 NHL 分型诊断。t（14；18）是滤泡细胞淋巴瘤的标记，t（8；14）是 Burkitt 淋巴瘤的标记，t（11；14）是外套细胞淋巴瘤的标记，t（2；5）是 $kH^+$（$CD30^+$）间变性大细胞淋巴瘤的标记，3q27 异常是弥漫性大细胞淋巴瘤的染色体标志。

④基因重排：确诊淋巴瘤有疑难者可应用 PCR 技术检测 T 细胞受体（TCR）基因重排和 B 细胞 H 链的基因重排。还可应用 PCR 技术检测 bcl-2 基因等为分型提供依据。

（9）剖腹探查：一般不易接受，但必须为诊断及临床分期提供可靠依据时，如发热待查病例，临床高度怀疑淋巴瘤，彩超发现有腹腔淋巴结肿大，但无浅表淋巴结或病灶可供活检的情况下，为肯定诊断，或准备单用扩大照射治疗 HL 前，为明确分期诊断，有时需要剖腹探查，在取淋巴结标本同时切除脾做组织病理学检查。

4. 诊断　霍奇金淋巴瘤的诊断主要依靠淋巴结肿大的临床表现和组织活检结果。霍奇金淋巴瘤的诊断应包括病理诊断和临床分期诊断。

（1）结节性淋巴细胞为主型霍奇金淋巴瘤（NLPHL）病理诊断要点

①满足 HL 的基本标准，即散在大细胞+反应性细胞背景。

②至少有一个典型的大结节。

③必须见到 L&H 细胞。

④背景中的细胞是小淋巴细胞和组织细胞，没有嗜中性和嗜酸粒细胞。

⑤L&H 细胞总是呈 $LCA^+$、$CD20^+$、$CD15$、$CD30^-$，L&H 细胞周围有大量 $CD3^+$ 和 $CD57^+$ 细胞围绕。

（2）经典型霍奇金淋巴瘤 CHL 病理诊断要点

①散在大细胞+反应性细胞背景。

②大细胞（HRS 细胞）：主要为典型 RS 细胞、单核型和多核型 RS 细胞。

③混合性反应性背景：中性粒细胞、嗜酸粒细胞、组织细胞和浆细胞等。

④弥漫性为主，可有结节样结构，但无硬化纤维带包绕和包膜增厚。

⑤HRS 细胞总是 $CD30^+$，多数呈 $CD15^+$，少数呈 $CD20^+$，极少出现 $EMA^+$。

⑥绝大多数有 EBV 感染，即 $EBER^+$ 和 $LMPI^+$。

5. 鉴别诊断

（1）病理鉴别诊断

①结节性淋巴细胞为主型霍奇金淋巴瘤 NLPHL 与富于淋巴细胞型霍奇金淋巴瘤 LRHL 相鉴别。

LRHL 有两种组织形式：结节性和弥漫性。当呈结节性生长时很容易与 NLPHL 混淆。

②富于 T 细胞的 B 细胞淋巴瘤 TCRBCL 与结节性淋巴细胞为主型霍奇金淋巴瘤 NLPHL

相鉴别。

NLPHL 的结节明显时，鉴别很容易。根据现在 WHO 的标准，在弥漫性病变中只要找到一个具有典型 NLPHL 特征的结节就足以排除 TCRBCL。但结节不明显或完全呈弥漫性生长时，应与 TCRBCL 鉴别。

③生发中心进行性转化（PTGC）与结节性淋巴细胞为主型霍奇金淋巴瘤 NLPHL 相鉴别。

由于 PTGC 结节形态与 NLPHL 结节相似，二者也常出现在同一淋巴结，因此应做鉴别。PTGC 是由于长期持续的淋巴滤泡增生而变大的，套区小淋巴细胞突破并进入生发中心，生发中心内原有的中心细胞和中心母细胞被分割挤压，但常能见到残留的生发中心细胞（CD10⁺），没有 L&H 细胞。

④结节性淋巴细胞为主型霍奇金淋巴瘤 NLPHL 与经典型霍奇金淋巴瘤 CHL 相鉴别。

结节性淋巴细胞为主型与经典 HL 不同，NLPHL 的 RS 细胞为 CD45⁺，表达 B 细胞相关抗原（CD19，CD20，CD22 和 CD79）和上皮膜抗原，但不表达 CD15 和 CD30。应用常规技术处理，NLPHL 病例中免疫球蛋白通常为阴性。L&H 细胞也表达由 bcl-6 基因编码的核蛋白白质，这与正常生发中心的 B 细胞发育有关。

NLPHL 结节实际上是转化的滤泡或生发中心。结节中的小淋巴细胞是具有套区表型（IgM⁺ 和 IgG⁺）的多克隆 B 细胞和大量 T 细胞的混合物，很多 T 细胞为 CD57⁺，与正常或 PTGC 中的 T 细胞相似。NLPHL 中的 T 细胞含有显著增大的不规则细胞核，类似中心细胞，往往呈小灶性聚集，使滤泡呈破裂状或不规则轮廓。NLPHL 中的 T 细胞多聚集在肿瘤性 B 细胞周围，形成戒指状、玫瑰花结状或项圈状。尽管几个报道表明，围绕爆米花样细胞的 T 细胞大多为 CD57⁺，但玫瑰花结中缺乏 CD57⁺ 细胞也不能否定 NLPHL 的诊断。在结节中，滤泡树突状细胞（FDC）组成了明显的中心性网。滤泡间区含有大量 T 细胞，当出现弥散区域时，背景淋巴细胞仍然主要是 T 细胞，但 FDC 网消失。Ig 和 TCR 基因为胚系，EBV 常阴性。但是，经典型霍奇金淋巴瘤常常没有这些特征，具体见表 8-1。

表 8-1 NLPHL 和 CHL 的形态学及免疫学特征比较

| 特征 | CHL | NLPHL |
|---|---|---|
| 形态 | 弥散性，滤泡间，结节性 | 结节性，至少部分结节性 |
| 肿瘤细胞 | 诊断性 RS 细胞，单核或腔隙细胞 | 淋巴细胞和（或）组织细胞或爆米花样细胞 |
| 背景细胞 | 组织细胞，嗜酸粒细胞，浆细胞 | 淋巴细胞，组织细胞 |
| 纤维化 | 常见 | 少见 |
| CD20 | −/+ | + |
| CD15 | + | − |
| CD30 | + | − |
| EMA | − | |
| EBV（在 RS 细胞中） | +（<50%） | − |
| 背景淋巴细胞 | T 细胞>B 细胞 | B 细胞>T 细胞 |
| CD57⁺ | 细胞 | − |
| Ig 基因 | 重排的，克隆性，突变的，无活性 | 重排的，克隆性，突变的，活性的，功能性的 |

注：NLPHL，结节性淋巴细胞为主 HL；CHL，经典 HL。

（2）临床鉴别诊断：传染性单核细胞增多症（IM）IM 是 EBV 的急性感染性疾病，起病急，突然出现头痛、咽痛、高热，接着淋巴结肿大伴压痛，血常规白细胞不升高，甚至有些偏低，外周血中可见异型淋巴细胞，EBV 抗体滴度可增高。患者就诊时病史多在 1~2 周，有该病史者发生 HL 的危险性增高 2~4 倍，病变中可出现 HRS 样的细胞、组织细胞等，可与 LRHL 和 MCHL 混淆，应当鉴别。IM 淋巴结以 T 区反应性增生为主，一般结构没有破坏，淋巴滤泡和淋巴窦可见，不形成结节样结构，没有纤维化。T 区和淋巴窦内有较多活化的淋巴细胞、免疫母细胞，有的甚至像单核型 RS 细胞，但呈 CD45$^+$（LCA）、CD20$^+$、CD15$^-$，部分细胞 CD30$^+$。如鉴别仍困难可进行短期随访，因 IM 是自限性疾病，病程一般不超过 1 个月。

# 三、治疗

目前 HL 的治疗主要是根据患者的病理分型、预后分组、分期来进行治疗选择，同时还要考虑患者的一般状况等综合因素，甚至还要考虑经济、社会方面的因素，最终选择最理想的方案。综合治疗是治疗 HL 的发展方向，对中晚期 HL 单纯放疗疗效不理想，常以化疗为主，辅以放疗。复发性、难治性霍奇金淋巴瘤的治疗已较多考虑造血干细胞移植。

1. 早期霍奇金淋巴瘤的治疗　早期霍奇金淋巴瘤的治疗近年来有较大进展，主要是综合治疗代替了放疗为主的经典治疗。早期霍奇金淋巴瘤是指Ⅰ、Ⅱ期患者，其治疗方针以往以放疗为主，国内外的经验均证明了其有效性，可获得 70%~90% 的 5 年总生存率。近年来国外的大量研究表明，综合治疗（化疗加受累野照射）可以获得更好的无病生存率，大约提高 15%，但总生存率相似，预期可以明显减轻放疗的远期不良反应。因此，目前化疗结合受累野照射的方法是治疗早期霍奇金淋巴瘤的基本原则。但是国内尚没有大组病例的相关研究资料。

（1）放射治疗

①经典单纯放射治疗的原则和方法：早在 1950 年以后，$^{60}$Co 远治疗机和高能加速器出现后，解决了深部肿瘤的放射治疗问题。对于常常侵犯纵隔、腹膜后淋巴结的霍奇金淋巴瘤来说，为其行根治治疗提供了技术设备条件。由于该病沿着淋巴结蔓延的生物学特性，扩大野照射解决了根治治疗的方式方法问题。对于初治的早期患者来说，行扩大野照射，扩大区 DT 30~36Gy，受累区 DT 36~44Gy，就可以获得满意疗效，5 年总生存率 80%~90%，这是单纯放疗给患者带来的利益。

扩大野照射的方法包括斗篷野、锄形野、倒 Y 野照射，以及由此组合产生的次全淋巴区照射和全淋巴区照射等放疗方法。特点是照射面积大，疗效可靠满意，近期毒性不良反应可以接受。因此，对于有化疗禁忌证以及拒绝化疗的患者，还是可以选择单纯放疗。

②单纯放疗的远期毒性不良反应：人们对单纯放疗的优缺点进行了较长时间的研究，发现随着生存率的提高，生存时间的延长，缺点逐渐显现，主要是放疗后的不良反应，特别是远期不良反应，如肺纤维化，心包积液或胸腔积液，心肌梗死，第二肿瘤的发生（乳腺癌，肺癌，消化道癌等）。Stanford 报道了 PSⅠA~ⅢB 期治疗后死亡情况分析情况，总的放疗或化疗死亡率为 32.8%（107/326），死亡原因：a. 死于 HL，占 41%。b. 死于第二肿瘤，占 26%。c. 死于心血管病，占 16%。d. 其他原因死亡，占 17%。可见 59% 的患者不是死于 HL 复发，而是死于其他疾病，这些疾病的发生与先前的高剂量大面积放疗相关。VanLeeuwen

等 2000 年报道的研究发现第二肿瘤的发生与患者治疗后存活时间和接受治疗时年龄有关。患者治疗后存活时间越长，接受治疗时年龄越小，第二肿瘤的发病危险性越大。

③放疗、化疗远期并发症的预防：国外对预防放疗、化疗远期并发症已经有了一定研究，制订了两级预防的措施。初级预防，a. 限制放射治疗的放射野和剂量。b. 先行化疗的联合治疗模式。c. 避免用烷化剂和 VP-16。d. 避免不必要的维持化疗。e. 用博来霉素的患者应监护其肺功能。二级预防，a. 停止吸烟。b. 放疗后 5~7 年内常规行乳腺摄片。c. 限制日光暴露。d. 避免引起甲状腺功能低下的化学药物。e. 有规律的体育运动。f. 注意肥胖问题。g. 心脏病预防饮食。

（2）综合治疗

①综合治疗的原则：先进行化疗，选用一线联合方案，然后行受累野照射。但要根据患者的预后情况确定化疗的周期数和放疗剂量。

A. 预后好的早期霍奇金淋巴瘤：指临床Ⅰ~Ⅱ期，没有不良预后因素者。选用一线联合化疗方案 2~4 周期，然后行受累野照射，剂量为 20~36Gy。而早期结节性淋巴细胞为主型 HL 可以采用单纯受累野照射。

B. 预后不好的早期霍奇金淋巴瘤：指临床Ⅰ~Ⅱ期，具有 1 个或 1 个以上不良预后因素的患者。选用一线联合化疗方案治疗 4~6 周期，然后受累野照射 30~40Gy。

②综合治疗和经典单纯放疗的比较：尽管单纯放疗可以治愈早期霍奇金淋巴瘤，疗效满意，但其远期并发症是降低患者生活质量和增加死亡率的重要问题。常规化疗的远期毒性不良反应较放疗轻，因此有人提出化疗后减少放疗面积和剂量，以减少远期并发症的发生，结合两者的优点进行综合治疗。最近 30 年大量临床研究已证明综合治疗模式可以代替单纯放疗治疗早期霍奇金淋巴瘤。

2. 进展期、复发性难治性霍奇金淋巴瘤的治疗

（1）进展期 HL 的治疗：进展期患者成为复发性和难治性 HL 的风险因素。进展期（Ⅲ、Ⅳ期）HL 患者，疗效不如早期患者，更容易变为复发性和难治性的患者。20 世纪 90 年代哥伦比亚研究机构对 711 例 HL 患者进行研究，虽然发现进展期患者复发率和难治性发生率较早期高，但分析后发现有 7 个风险因素对预后影响明显，包括男性，年龄>45 岁，Ⅳ期，血红蛋白<105g/L，白细胞计数>15×10⁹/L，淋巴细胞计数<0.6×10⁹/L 或淋巴细胞分类<8%，血浆蛋白<40g/L。其中 0~1 个风险因素的进展期患者成为复发性和难治性 HL 的风险小于 20%，而还有 4 个或更多风险因素的进展期患者成为复发性和难治性 HL 的风险大于 50%。

（2）复发性和难治性霍奇金淋巴瘤

①定义和预后：1990 年以后霍奇金淋巴瘤经一线治疗，80% 患者达到治愈，所以对于 HL 的临床研究主要集中在复发性和难治性 HL。有专家提出难治性 HL 的定义为，在初治时淋巴瘤进展，或者虽然治疗还在进行，但是通过活组织检查已经证实肿瘤的存在和进展。复发性 HL 的定义为，诱导治疗达到完全缓解（CR）至少 1 个月以后出现复发的 HL。哥伦比亚研究机构对 701 例 HL 患者进行标准治疗，214 例为早期患者，其中有 6 例复发，460 例进展期患者中 87 例复发，34 例为难治性 HL，可见复发性和难治性 HL 主要集中在进展期的患者。

经联合化疗达到 CR 后复发有 2 种情况：a. 经联合化疗达到 CR，但缓解期<1 年，即早

期复发。b. 联合化疗达到 CR 后缓解期＞1 年，即晚期复发。有报道早期复发和晚期复发的 20 年存活率分别为 11% 和 22%，晚期复发者约 40%，可以使用常规剂量化疗而达到治愈。难治性 HL 预后最差，长期无病存活率在 0%～10%。GHSG 最近提出了对于难治性患者的预后因素，KPS 评分高的、一线治疗后有短暂缓解的、年龄较小患者的 5 年总存活率为 55%，而年龄较大的、全身状况差且没有达到缓解的患者 5 年总存活率为 0。复发和难治的主要原因是难以克服的耐药性、肿瘤负荷大、全身情况和免疫功能差等。

②复发性和难治性霍奇金淋巴瘤的挽救治疗：解救治疗的疗效与患者年龄、复发部位、复发时疾病严重程度、缓解持续时间和 B 症状有关。

A. 放疗缓解后复发病例的解救治疗：初治用放疗达到 CR 后，复发患者对解救化疗敏感，NCI 长期随访资料表明用放疗达 CR 后复发患者经解救化疗，90% 达到第二次 CR，70% 以上可长期无病存活，疗效与初治病例相似。所以放疗缓解后复发病例一般不首选大剂量化疗（HDCT）和自体干细胞移植（ASCT）。研究证实，用 ABVD 方案解救疗效优于 MOPP 方案。

B. 解救放疗（SRT）：对于首程治疗未用放疗的复发患者，若无全身症状，或仅有单个孤立淋巴结区病变及照射野外复发的患者 SRT 治疗有效。Campbell 等对 80 例化疗失败后的 HL 患者进行挽救性放疗，27 例（34%）达到完全缓解；7 例（9%）在 SRT 后仍未缓解；46 例（58%）复发。实际中位无进展生存期为 2.7 年，5 年 OS 为 57%。SRT 对化疗失败后 HL 患者的局部病灶效果好，长期缓解率高；对于不适合大剂量化疗加自体干细胞移植的患者，SRT 仍是一个很好的选择。

C. 复发性和难治性霍奇金淋巴瘤的解救方案：目前尚不能确定复发性和难治性 HL 的多种解救方案中哪个解救方案更好。有报道 Mini-BEAM 方案（卡莫司汀、依托泊苷、阿糖胞苷、苯丙氨酸氮芥）反应率 84%，Dexa-BEAM 方案（地塞米松、卡莫司汀、依托泊苷、阿糖胞苷、苯丙氨酸氮芥）反应率 81%，DHAP 方案（顺铂、大剂量阿糖胞苷、地塞米松）反应率 89%。Mini-BEAM 方案的疗效肯定，但是此方案影响干细胞动员，一般在 HDC/HSCT 之前要进行最低限度的标准剂量化疗，其原因是安排干细胞采集和移植之前需要使淋巴瘤得到控制；促进有效外周血干细胞的采集。Koln 研究组认为在应用大剂量化疗前使用标准剂量的解救方案疗效最佳，如大剂量 BEAM 化疗前应用 3～4 个疗程 Dexa-BEAM。其他常用的药物包括足叶乙苷、铂化物和异环磷酰胺，这些药物既有抗 HL 疗效又具有较好的干细胞动员效果。

3. 大剂量化疗和放疗加造血干细胞移植（HDC/HSCT）在治疗霍奇金淋巴瘤中的应用

（1）HDC/HSCT 的必要性、有效性和安全性：霍奇金淋巴瘤经标准的联合化疗、放疗可获良好疗效，5 年生存率已达 70%，50% 的中晚期患者也可获长期缓解。但仍有部分患者经标准治疗不能达完全缓解，或治疗缓解后很快复发，预后不佳。现代的观点认为霍奇金淋巴瘤首次缓解时间的长短至关重要。如＞12 个月，接受常规挽救性方案治疗常可再次获得缓解；如＜12 个月，则再次缓解的机会大大下降。美国国立肿瘤研究所（NCI）的一项长期随访发现初次缓解时间长的复发患者，85% 可获再次缓解，24% 存活 11 年以上；而首次缓解时间短的复发患者，仅 49% 获得再次缓解，11% 存活 11 年。其他一些研究中初治不能缓解或短期复发者几乎无长期无病生存，实际生存率为 0%～8%。另外，难以获得满意疗效的患者其不良预后因素包括年龄≥50 岁、大包块（肿瘤最大直径≥患者的 30%，其生存率明显下降。10cm，或巨大纵隔肿块）、B 组症状、ESR ≥ 30mm/h（伴有 B 组症状）或 ESR ≥ 50mm/h（不伴有 B 组症状），3 个以上部位受侵，病理为淋巴细胞消减型和混合细胞型，Ⅲ、Ⅳ期患者。这部分患者约占初治经过几十年的努力，自体造血干细胞移植结合大剂量化疗、放疗治疗技术已经成熟，其安全性和有效性已经被临床医师接受，使得挽救这部分患者成为可能。目前主要希望通过这一疗法改善那些初治难以缓解和复发（特别是首次复发）患者的预后状况。大约 25% 的中晚期患者初治时不能达到缓解，强烈治疗结合造血干细胞移植的疗效优于常规挽救治疗。Chopra 等报道造血干细胞移植治疗 46 例难以缓解的患者，8 年无病生存率 33%，其他研究结果为 27%~42%；同法治疗复发（缓解期 <12 个月）患者疗效也优于常规解救化疗，8 年无病生存率是 43%；而其他研究组的无病生存率为 32%~56%。

另一前瞻性研究的结果证明，强烈治疗结合造血干细胞移植的疗效优于常规治疗，此研究中高剂量 BEAM（BCNU，VP16，Ara-C，Mel）组与常规剂量 BEAM 组比较，3 年无病生存率分别为 53% 和 0%。还有一项随机研究对比了 Dexa-BEAM 方案与 HDT/HSCT 方案，HDC/HSCT 方案的无治疗失败生存率（FF-TE）为 55%，Dexa-BEAM 方案为 34%。对多种方案均无效或耐药的难治性 HL 患者，HDC/HSCT 提供了几乎是最后的治疗机会，故认为 HDC/HSCT 是复发和耐药霍奇金淋巴瘤患者标准解救治疗的手段。

（2）自体骨髓移植（ABMT）与自体外周血干细胞移植（APBSCT）：造血干细胞移植最初是从 ABMT 开始的，并取得了较好疗效。Chopra 等报道 155 例原发难治性或复发性 HL 患者接受高剂量 BEAM 化疗后进行自体骨髓移植，5 年 PFS 为 50%，OS 为 55%。最近 Lumley 等使用相似的预处理方案对 35 例患者进行骨髓移植，EFS 为 74%。

近年来 APBSCT 已逐渐代替 ABMT，因外周血干细胞的采集已变得较为容易；采集过程痛苦较轻，可避免全身麻醉；可以门诊进行干细胞的采集；造血重建和免疫重建较 ABMT 快；采集的费用降低，降低了住院移植的费用；适用于以前进行过盆腔照射和骨髓受侵的患者。意大利一研究组报道 92 例 HL 患者进行 APBSCT 的多中心研究结果，90% 完成了 HDC 方案，5 例发生移植相关死亡，6 例出现继发性的恶性疾病，5 年 EFS 和 OS 分别为 53%、64%。首次复发者疗效最好，5 年 EFS 和 OS 分别为 63% 和 77%。难治性 HL 结果最差，5 年 EFS 和 OS 分别为 33% 和 36%。美国 Argiris 等对 40 例复发性或难治性 HL 患者进行 HD-BEAM/APBSCT，37 例达到 CR，3 年 EFS 69%，3 年 OS 77%。无论是 ABMT 或是 APBSCT，其总生存率相似，A R perry 报道两者的 3 年总生存率分别为 78.2% 和 69.6%；无进展生存率分别为 58.1% 和 59.4%，均无显著差别。两者的区别主要在方便程度、造血重建、免疫重建等方面，APBSCT 较 ABMT 更有优势。

首次复发的 HL 是否应采用自体造血干细胞移植尚存争议，特别是仅未照射的淋巴结复发及初治达 CR 持续 1 年以上复发者。前者经扩大范围的照射治疗，加或不加用化疗，40%~50% 的患者仍可再次达到治愈；而后者应用非交叉方案再次进行化疗，可加或不加放疗，也有 20%~40% 患者治愈。很多研究表明，首次复发的 HL 患者采用 HDC/ASCT 疗法，长期生存率可以达到 90%。GHSG 的研究表明，HDC/ASCT 对 HL 复发患者疗效很好，可提高长期生存率。复发者包括：初次化疗达到 CR 状态，但 1 年以内复发者；复发时伴有 B 症状者；结外复发者；照射过的淋巴结复发者。

复发性和难治性 HL 患者进行自体干细胞移植时应注意如下情况：①经检查确认骨髓中无肿瘤细胞侵犯时才可采集干细胞。②化疗次数越多，患者采集干细胞成功的可能性越低，尤其是应用细胞毒性药物时，如应用 Mini-BEAM 或 Dexa-BEAM 方案时。③新移植患者获得较完善的造血重建需要一个较长的过程，故移植后一段时间内不应该化疗，移植后可根据患者情况行放射治疗。④移植时肿块越小预后越好，CR 后再进行移植治疗的预后最好。

（3）异基因造血干细胞移植

①清髓性异基因造血干细胞移植在复发性和难治性 HL 治疗中的应用：异基因造血干细胞移植治疗难治性霍奇金淋巴瘤的疗效似乎优于自体造血干细胞移植，其优点是输入的造血干细胞不含肿瘤细胞，移植物抗淋巴瘤效应可减低复发率。Anderson 等报道的研究结果中，全组异体移植 53 例，自体移植 63 例，治疗后复发率分别为 43% 和 76%。但很多研究证明异基因移植的移植相关死亡率高，同胞间移植的移植相关死亡率为 20%~30%，主要死因为感染、肺毒性和 GVHD，抵消了异体移植低复发率的优点，而且治疗费用昂贵，配型困难，故一般霍奇金淋巴瘤治疗中采用者较少。

无关供者移植和单倍体移植的移植相关死亡率更高。最近一国际骨髓移植注册处（IBMTR）和欧洲外周血及骨髓移植组（EBMT）研究表明，进行异基因造血干细胞移植的 HL 患者，治疗相关死亡率高达 60%。T 细胞去除的异基因移植可以降低死亡率，但这样又会增加复发率和植入失败率。所以目前自体外周血干细胞移植是治疗 HL 的首选方法，而异基因造血干细胞移植仍然应用较少，主要用于如下情况：a. 患者因各种原因导致缺乏足够的干细胞进行自体移植。b. 患者具有较小病变，病情稳定但骨髓持续浸润。c. ASCT 后复发的患者。

②非清髓异基因外周血干细胞移植（NST）或小移植：NST 是对传统异基因造血干细胞移植的一个改良，但这方面报道例数少，随访时间短，患者条件、GVHD 的预防、患者与供者之间组织相容性的不同可导致不同的结果。NST 的预处理造成充分的免疫抑制和适当的骨髓抑制，以允许供者和受者造血细胞共存，形成嵌合体，但最终被供者细胞所代替。Carella 等提出了 NST 免疫抑制预处理方案包括一个嘌呤类似物（如氟达拉滨）和一个烷化剂（如环磷酰胺或苯丙氨酸氮芥）。欧洲骨髓移植组（EBMT）收集了 94 例接受 NST 治疗的 HL 病例，大部分患者接受的是同一家族的 HL 相同供者提供的造血干细胞，有 10 例接受的是无关供者或不匹配的供者的干细胞。80 例患者 4 年 OS 为 50%，PFS 39%，治疗相关死亡率 20%，4 年复发率 50%。Paolo 等治疗 58 例难治复发性 HL，其中 83% 是 ASCIT 失败的患者，其中 33 例采用了无关供者。结果 100 天和 2 年移植相关死亡率分别是 7%、15%，与采用无关供者无关。100 天急性 GVHD（Ⅱ~Ⅳ度）的发生率是 28%，慢性 GVHD 的发生率是 73%，预期 2 年 OS 和 PFS 分别为 64%（49%~76%）、32%（20%~45%），2 年疾病进展或复发率为 55%（43%~70%）。

从 EBMT 和其他机构的研究可以看出，NST 的移植相关死亡率较低，总生存率提高，NST 拓宽了恶性淋巴瘤患者异基因移植的适应证，特别是对一些惰性的类型。与 HDT/HSCT 比较，NST 预处理的强度较低，使用药物的细胞毒性是否充分达到异基因 T 细胞控制残留肿瘤细胞寿命的水平尚不确定，而且 NST 的严重感染发生率和慢性 GVHD 并未减少，故对难治性 HL，NST 的应用仍有一定限制。治疗 HL 还需要大样本和长期随访的临床研究，以确定 NST 最佳时机、最佳适合人群、最佳的预处理方案以及最佳 GVHD 的预防；并需要与 HDT/ASCT 进行大样本及长时间多中心前瞻性比较，才能确定 NST 治疗 HL 的效果。

（4）小结：造血干细胞移植疗法给复发难治性霍奇金淋巴瘤病例提供了重要方法，获得了明显的疗效，其中自体造血干细胞移植的应用更为成功。异基因造血干细胞移植虽然复发率略低于自体造血干细胞移植，但移植相关死亡率较高、供者困难、费用高等问题，抵消了其优点。非清髓异基因外周血干细胞移植还在研究之中。

4. 靶向治疗　靶向治疗是近些年来发展迅速的新型治疗方法，目前研究较多包括抗体治疗（单抗或多抗）、肿瘤疫苗（DNA 疫苗和细胞疫苗）、反义核酸、特异性配体携带治疗物（抗肿瘤药物、免疫毒素、放射性核素）等。现在较为成熟的治疗方法是单克隆抗体治疗，抗 CD20 单抗治疗 CD20 阳性的 B 细胞淋巴瘤取得较大成功，在惰性 NHL 中单药治疗可达到 50% 缓解率；对淋巴细胞为主型霍奇金淋巴瘤 CD20 单抗也有尝试，反应率可达到 50% 或更好。这种治疗方法毒性小，与其他方案联合使用可提高疗效。其原理可能是经典型 HL 损伤中浸润 B 淋巴细胞在体内促进 HRS 细胞生存并调节细胞因子和趋化因子的表达。CD20 在经典 HL 恶性细胞的表达占 25%~30%，而在 LPHL 中 100% 表达，所以使用抗 CD20 单克隆抗体治疗这类患者应该有效。NLPHL 没有经典 HL 典型的 HRS 细胞，也不表达 CD30 和 CD15，但是却像 HL 那样具有明显的炎症背景，表达 CD20 标记，也有人尝试应用不良反应相对较好的抗 CD20 单抗治疗本病。2002 年，德国 HL 研究组报道 Rituximab 单药治疗 12 例 NLPHL，主要为复发病例，结果 CR 7 例，PR 5 例，OR 100%，9 例持续缓解时间 9~12 个月。2003 年，Bradley 等报道用 Rituximab 单药治疗 22 例 NLPHL，其中 10 例复发病例，10 例为初治病例，结果 100% 缓解，CR 9 例，CRU 1 例，PR 12 例，中位随访时间 13 个月，9 例中位复发时间为 9 个月，预期无复发生存时间 10.3 个月。

## 四、护理

1. 基础护理　积极预防口腔、皮肤、呼吸道及肠道感染的发生，加强口腔及皮肤的护理，保持病室环境清洁、舒适，经常通风，限制探视人数，严格无菌操作，保持皮肤清洁，定时测体温，预防感染的发生。

2. 饮食护理　嘱患者加强营养，进食高热量、高蛋白、丰富维生素、易消化饮食，多饮水，避免进食油炸、生冷、油腻及容易产气的食物。

3. 休息与活动　指导患者保持充足的睡眠与休息，早期患者可适当活动，有发热、明显浸润症状时应卧床休息以减少消耗，胸闷、气促者应遵医嘱给予抗生素、激素治疗及氧气吸入，并根据病人病情采取舒适体位。

4. 心理护理　做好家属和患者的心理护理，告知患者淋巴瘤是可以治愈的疾病，消除恐惧感，提高治愈信心，使患者积极主动配合治疗。

5. 放、化疗观察与护理

（1）放疗期间应注意观察患者皮肤及黏膜的反应，若出现皮肤发红、瘙痒等不适应及时给予处理；

（2）化疗期间应注意保护患者的血管，防止化疗药物外渗损伤皮肤。化疗前要做好患者的心理疏导，化疗期间要注意观察化疗药物的不良反应，及时发现及时处理。

6. 淋巴结肿大的护理

（1）纵隔淋巴结受累时，根据患者的情况采取舒适卧位，呼吸困难时取半卧位，并给予高流量氧气吸入。床旁备气管切开包。

（2）咽淋巴结病变时，鼓励患者进食流质饮食，对于严重吞咽困难的患者，给予鼻饲饮食。对于鼻塞的患者经口呼吸，应注意保护口腔黏膜。

（王嘉颐）

# 第五节 贫血

## 一、概述

贫血是指外周血中单位体积内血红蛋白（Hb）浓度、红细胞计数（RBC）和（或）血细胞比容（HCT）低于相同年龄、性别和地区正常值低限的一种常见的临床症状。贫血不是一种独立的疾病，治疗上主要是对症、对因治疗。我国血液病学家认为在我国海平面地区，成年男性 Hb 小于 120g/L，成年女性（非妊娠）Hb 小于 110g/L，孕妇 Hb 小于 100g/L 为贫血。

### （一）分类

1. 根据贫血发病机制及其病因，可将贫血分为红细胞生成减少性贫血、红细胞破坏过多性贫血和失血性贫血三大类。

（1）红细胞生成减少性贫血：红细胞的生成减少主要是由于造血干细胞异常（如再生障碍性贫血、纯红细胞再生障碍性贫血、骨髓增生异常综合征、白血病、多发性骨髓瘤等）、造血调节异常（如白血病、淋巴瘤、多发性骨髓瘤、慢性肾功能不全、严重肝病等）与造血原料不足或利用障碍（如叶酸或维生素 $B_{12}$ 缺乏或利用障碍、缺铁或铁的利用障碍等）三大因素所引起，任何一个因素发生异常，均可导致红细胞生成减少而导致贫血。

（2）红细胞破坏过多性贫血：可见于各种原因引起的溶血，主要是由于红细胞本身的缺陷，导致红细胞寿命缩短，如地中海贫血、遗传性球形红细胞增多症；也可由于化学、物理以及生物等因素导致红细胞大量破坏，如自身免疫性溶血、脾功能亢进、人工瓣膜术后等。

（3）失血性贫血：常见于各种原因引起的急性失血和慢性失血。慢性失血性贫血往往并发缺铁性贫血。失血性贫血可分为出凝血性疾病（如免疫性血小板减少性紫癜、血友病和严重肝病等）和非出凝血性疾病（如外伤、肿瘤、结核、支气管扩张、消化性溃疡、痔和妇科疾病等）两类。

2. 根据血红蛋白浓度可将贫血分为轻度、中度、重度和极重度，见表8-2。

表8-2 按血红蛋白浓度分类

| 类型 | 血红蛋白浓度/（g/L） | 临床表现 |
| --- | --- | --- |
| 轻度 | >90 | 症状轻微 |
| 中度 | 60~90 | 活动后感心悸、气促 |
| 重度 | 30~60 | 静息状态下仍感心悸、气促 |
| 极重度 | <30 | 常并发贫血性心脏病 |

3. 根据红细胞形态分为大细胞性贫血、正常细胞性贫血和小细胞低色素性贫血三类，见表8-3。

4. 根据骨髓红系增生情况分为骨髓增生性贫血和骨髓增生不良性贫血，见表8-4。

表 8-3　按红细胞形态分类

| 类型 | MCV/fL | MCHC/（%） | 常见疾病 |
|---|---|---|---|
| 大细胞性贫血 | >90 | 32~35 | 巨幼细胞性贫血、骨髓增生异常综合征 |
| 正常细胞性贫血 | 80~90 | 32~35 | 再生障碍性贫血、急性失血性贫血、溶血性贫血 |
| 小细胞低色素性贫血 | <80 | <32 | 缺铁性贫血、铁粒幼细胞性贫血 |

注：MCV，平均红细胞体积；MCHC，平均红细胞血红蛋白浓度。

表 8-4　按骨髓增生程度分类

| 分类 | 相关疾病 |
|---|---|
| 骨髓增生性贫血 | 再生障碍性贫血 |
| 骨髓增生不良性贫血 | 除再生障碍性贫血以外的贫血 |

## （二）临床表现

贫血的临床表现与 5 个因素有关，分别是贫血的病因，贫血时血容量下降的程度，贫血导致血液携氧能力下降的程度，发生贫血的速度，以及血液、循环和呼吸等系统对贫血的代偿和耐受能力。

1. 皮肤黏膜　困倦、疲乏和软弱无力是贫血最常见和最早出现的症状，而皮肤黏膜苍白是贫血最突出的体征，常为患者就诊的主要原因。其产生的机制主要是在贫血的状态下，机体为保证重要器官的供血、供氧（如心、脑、肾），皮肤黏膜供血相对减少。

2. 神经系统　由于脑组织缺血、缺氧，无氧代谢增强，能量合成减少，患者常会出现头昏、耳鸣、头痛、失眠、多梦、记忆减退、注意力不集中等。小儿贫血时可哭闹不安、躁动甚至影响智力发育。

3. 循环系统　轻度贫血无明显表现，仅活动后引起呼吸加快、加深，并有心悸、心率加快。贫血越严重，活动量越大，症状越明显。重度贫血时，即使在平静状态也可能有气短甚至端坐呼吸。长期贫血，心脏超负荷增加且供氧不足，会导致贫血性心脏病，此时不仅有心率变化，还可有心律失常、心绞痛和心功能不全，甚至造成全心衰竭。

4. 呼吸系统　轻度贫血患者平静时无明显表现，活动后会引起呼吸加深加快，重度贫血时，即使平静状态也可能出现气短，若并发心力衰竭导致肺淤血，患者会出现咳嗽、咳痰甚至是端坐呼吸。

5. 消化系统　贫血本身就可以影响消化系统，导致患者出现食欲不振、恶心、腹泻、便秘、舌炎等。

6. 泌尿生殖系统　由于肾脏、生殖系统缺氧，部分患者可出现轻度蛋白尿及尿浓缩功能减退，表现为夜尿增多。长期贫血影响睾酮的分泌，减弱男性特征；对女性，因影响女性激素的分泌而导致月经异常，如闭经或月经过多。

## （三）实验室检查

1. 血常规检查　血常规检查可以确定患者有无贫血。血红蛋白和红细胞计数可以为患者贫血的严重程度提供依据。MCV、MCHC 有助于贫血的形态学分类及其病因的诊断。网织红细胞计数可以鉴别诊断及疗效。外周血涂片可以观察红细胞、白细胞及血小板数量与形态的改变以及有无异常细胞和疟原虫等。

2. 骨髓检查 骨髓检查包括骨髓活检和骨髓细胞涂片。骨髓活检反映骨髓造血组织的结构、增生程度、细胞成分和形态变化。骨髓细胞涂片提示骨髓细胞的增生程度、细胞成分、比例和形态变化。

（四）治疗

1. 药物治疗 如巨幼细胞性贫血补充叶酸或维生素 $B_{12}$，缺铁性贫血积极补充铁剂等。

2. 病因治疗 积极寻找病因，去除原发病（如功能性子宫出血、消化性溃疡出血等），才能达到纠正贫血并彻底治愈的目的。

3. 对症支持治疗 输血是纠正贫血的有效治疗措施，重度贫血患者、老年或并发心肺功能不全的贫血患者应输红细胞，改善体内缺氧状况，纠正贫血；急性大量失血患者应及时输注红细胞及血浆，迅速恢复血容量并纠正贫血；贫血并发出血者，应根据出血的机制采取相应的止血治疗，例如，血小板过低应输注血小板，弥散性血管内凝血应纠正凝血机制障碍等。

（五）护理措施

1. 休息与活动 根据患者的贫血程度和造成贫血的基础疾病，指导患者合理安排休息与活动，减少机体的耗氧量。轻度贫血者，应注意休息，避免过度疲劳；中度贫血者，应多休息，在病情允许的情况下可以进行适当的活动，若出现心慌、气促应立即停止活动；重度贫血者多伴有贫血性心脏病，缺氧症状明显，指导吸氧，可采取半坐卧位来缓解患者的呼吸困难和缺氧状况。

2. 饮食的护理 指导患者进食高蛋白、高维生素、清淡易消化饮食，如猪肝、瘦肉、奶制品、豆类、大米、苹果、绿叶蔬菜等。巨幼细胞性贫血患者可以通过多饮茶来补充叶酸、维生素 $B_{12}$。但缺铁性贫血者不宜饮茶，因为饮茶不利于人体对铁剂的吸取，可以适当补充酸性食物以利于铁剂的吸取。

3. 输血的护理 遵医嘱输注压积红细胞，以减轻贫血和机体的缺氧状况。在输血前必须由两名护士认真做好核对工作，输血时注意控制输血的速度，注重患者的主诉，密切观察有无输血反应，若出现输血反应则立即停止输血，通知医生并配合医生做出相应的处理。

# 二、缺铁性贫血

缺铁性贫血（IDA）是指机体对铁的需求与供给失衡，导致体内贮铁耗尽，继之红细胞内铁缺乏从而引起的使血红素合成量减少而形成的一种小细胞低色素性贫血。缺铁性贫血是最常见的贫血。需铁量增加而铁摄入不足、铁吸收障碍、铁丢失过多等均可引起缺铁性贫血，患者可有乏力、易倦、头晕、感染等症状，儿童可表现为生长发育迟缓、智力低下，应积极防治。

据世界卫生组织调查，成年男性缺铁性贫血发病率为10%，女性为20%，孕妇为40%，以妇女、儿童铁缺乏和缺铁性贫血的发生率较高。

（一）病因与发病机制

1. 病因

（1）需铁量增加而铁摄入不足：多见于婴幼儿、青少年、妊娠和哺乳期妇女。婴幼儿需铁量较加，若不补充蛋类、肉类等含铁量较高的辅食，易造成缺铁。青少年偏食易导致缺铁。女性月经增多、妊娠或哺乳，需铁量增加，若不补充高铁食物，易造成缺铁性贫血。

（2）铁吸收障碍：常见于胃大部切除术后，胃酸分泌不足且食物快速进入空肠，绕过铁的主要吸收部位（十二指肠），使铁吸收减少。此外，多种原因造成的胃肠道功能紊乱，如长期不明原因的腹泻、慢性肠炎、克隆氏病等均可因铁吸收障碍而发生缺铁性贫血。

（3）铁丢失过多：慢性长期铁丢失而得不到纠正则会造成缺铁性贫血。如慢性胃肠道失血（包括痔疮、胃十二指肠溃疡、食管裂孔疝、消化道息肉、胃肠道肿瘤、寄生虫感染、食管胃底静脉曲张破裂等），月经量过多（宫内放置节育环、子宫肌瘤及月经失调等妇科疾病）、咯血和肺泡出血（肺含铁血黄素沉着症、肺出血-肾炎综合征、肺结核、支气管扩张、肺癌等），血红蛋白尿（阵发性睡眠性血红蛋白尿、冷抗体型自身免疫性溶血、心脏人工瓣膜等）及其他（遗传性出血性毛细血管扩张症、慢性肾功能衰竭行血液透析、多次献血等）。

2. 发病机制

（1）缺铁对铁代谢的影响：当体内贮铁减少，不足于补偿功能状态的铁时，铁代谢指标发生异常。贮铁指标（铁蛋白、含铁血黄素）减低、血清铁和转铁蛋白饱和度减低、总铁结合力和未结合铁的转铁蛋白升高、组织缺铁、红细胞内缺铁。转铁蛋白受体表达于红系造血细胞膜表面，其表达量与红细胞内 Hb 合成所需的铁代谢密切相关，当红细胞内铁缺乏时，转铁蛋白受体脱落进入血液，成为血清可溶性转铁蛋白受体（sTfR）。

（2）缺铁对造血系统的影响：红细胞内缺铁，血红素合成障碍，大量原卟啉不能与铁结合成为血红素，以游离原卟啉（FEP）形式积累在红细胞内或与锌原子结合成为锌原卟啉（ZPP），血红蛋白生成减少，红细胞胞质少、体积小，发生小细胞低色素性贫血；严重时，粒细胞、血小板的生成也受影响。

（3）缺铁对组织细胞代谢的影响：组织缺铁，细胞中含铁酶和铁依赖酶活性降低，进而影响患者精神、行为、体力、免疫功能及患儿的生长发育和智力；缺铁可引起黏膜组织病变和外胚叶组织营养障碍。

（二）临床表现

1. 缺铁原发病表现　如妇女月经量多，消化道溃疡、肿瘤、痔疮导致的黑便、血便、腹部不适，肠道寄生虫感染导致的腹痛、大便性状改变，血管内溶血的血红蛋白尿等。

2. 贫血表现　表现为：乏力、易倦，头晕、头痛、眼花、耳鸣，心悸、气短，苍白、心率增快，食欲不振、恶心、腹胀、便秘或腹泻，月经不调、性功能减退，多尿、少量蛋白尿，肝脾肿大等。

3. 组织缺铁表现　表现为：精神行为异常，如烦躁、易怒、注意力不集中、异食癖；体力、耐力下降；易感染；儿童生长发育迟缓、智力低下；口腔炎、舌炎、舌乳头萎缩、口角皲裂、吞咽困难；毛发干枯、脱落；皮肤干燥、皱缩；指（趾）甲缺乏光泽、脆薄易裂，重者指（趾）甲变平，甚至凹下呈勺状（反甲）。

（三）实验室检查

1. 血常规　呈小细胞低色素性贫血。平均红细胞体积（MCV）小于80fL，平均红细胞血红蛋白含量（MCH）小于27pg，平均红细胞血红蛋白浓度（MCHC）<0.32。血片中可见红细胞体积小、中心浅染区扩大。网织红细胞计数多正常或轻度增高。白细胞和血小板计数

可正常或减低。

2. 骨髓象 增生活跃或明显活跃；以红系增生为主，粒系、巨核系无明显异常；红系中以中、晚幼红细胞为主，其体积小、核染色质致密、胞质少、边缘不整齐，有血红蛋白形成不良表现。

3. 铁代谢 骨髓涂片用亚铁氰化钾（普鲁士蓝反应）染色后，在骨髓小粒中无深蓝色的含铁血黄素颗粒，在幼红细胞内铁小粒减少或消失，铁粒幼细胞少于 0.15；血清铁蛋白降低（<12μg/L）；血清铁降低（<8.95μmol/L），总铁结合力升高（>64.44μmol/L），转铁蛋白饱和度降低（<15%）。sTfR 浓度超过 8mg/L。

4. 其他检查 主要涉及与缺铁性贫血的原因或原发病诊断的相关检查，如大便常规、尿常规、肝肾功能、凝血功能、胃镜、肠镜及妇科 B 超等。

### （四）治疗

治疗原则：根除病因，补足贮铁。

1. 病因治疗 婴幼儿、青少年和妊娠妇女营养不足引起的缺铁性贫血，应改善饮食。月经过多引起的缺铁性贫血看妇科调理月经。寄生虫感染引起的缺铁性贫血应驱虫治疗。恶性肿瘤引起的缺铁性贫血应手术或放、化疗。上消化道溃疡引起的缺铁性贫血应进行抑酸治疗等。

2. 补铁治疗 ①治疗性铁剂有无机铁剂和有机铁剂两类。无机铁剂以硫酸亚铁为代表，有机铁剂则包括右旋糖酐铁、葡萄糖酸亚铁、山梨醇铁、富马酸亚铁和多糖铁复合物等。无机铁剂的副反应较有机铁剂明显。②首选口服铁剂。如：硫酸亚铁 0.3g，3 次/天；或右旋糖酐铁 50mg，2~3 次/天。餐后服用，胃肠道反应小且易耐受。进食谷类、乳类和茶，抑制铁剂吸收，鱼、肉类、维生素 C 可加强铁剂吸收。口服铁剂有效的表现先是外周血网织红细胞增多，高峰出现在开始服药后 5~10 天，2 周后血红蛋白浓度上升，一般 2 个月左右恢复正常。铁剂治疗应在血红蛋白恢复正常后持续 4~6 个月，待贮铁指标正常后停药。③若口服铁剂不能耐受或胃肠道正常解剖部位发生改变而影响铁的吸收，可用铁剂肌内注射。右旋糖酐铁是最常用的注射铁剂，首次给药须用 0.5mL 作为试验剂量，若 1 小时后无过敏反应，可给足量治疗，第一天给 50mg，以后每天或隔天给 100mg，直至总需量。注射用铁的总需量按公式计算：（需达到的血红蛋白浓度−患者的血红蛋白浓度）×0.33×患者体重（kg）。

### （五）护理措施

1. 病情观察 观察患者原发病及贫血的症状和体征，生命体征的变化，了解红细胞计数、血红蛋白浓度和网织红细胞，铁代谢的指标变化等。

2. 饮食护理 导致铁摄入不足的主要原因是不良的饮食习惯，如偏食、挑食等，因此，应指导患者养成良好的饮食习惯，避免挑食、偏食，定时、定量，细嚼慢咽，减少进食刺激性强的食物。鼓励患者多吃含铁丰富且易吸收的食物，如动物肉类、肝脏、血，以及蛋黄、海带、菠菜、豆制品和富含维生素 C 的食物等，尽可能避免同时进食或饮用可减少食物中铁吸收的食物或饮料，如浓茶、咖啡、牛奶等。

3. 用药护理 ①口服铁剂的护理：口服铁剂常见的不良反应有恶心、呕吐、胃部不适和黑便等胃肠道反应，因此为预防和减轻不良反应，可以指导患者餐后或者餐中服用。为保证铁剂能够有效吸收，应避免与牛奶、茶、咖啡和抗酸药（碳酸钙和硫酸镁）同时服用，可以服用维生素 C、乳酸或稀盐酸等酸性药物或食物。口服液体铁剂时需使用吸管，避免牙齿染黑，服用铁剂期间粪便会变成黑色，因此须向患者做好解释工作。强调要按剂量、疗程服药，定期复查，以保证治疗能够有效地进行。②注射铁剂的护理：注射铁剂的不良反应主要有注射部位疼痛、形成硬结，皮肤发黑和过敏反应。为避免不良反应，可以采取以下的措施：首次用药需用 0.5mL 的试验剂量进行深部肌内注射，同时备用肾上腺素，做好急救的准备，若 1 小时后无过敏反应，即可按医嘱给予常规剂量治疗。抽取药液后，更换注射器针头，注射铁剂时，应采用"Z"形注射法或留空气注射法，行深部肌内注射，并经常更换部位，可以有效地减少或避免局部疼痛和硬结的形成。

4. 心理护理　向患者讲解缺铁性贫血的病因、临床表现、相关的治疗与护理等，提高患者及其家属对疾病的认识，耐心解释缺铁性贫血是可以治愈的，且治愈后对身体无不良影响，神经精神症状是暂时的，在积极治疗消除病因后，不良症状均会消失，安慰患者，解除其心理压力。

5. 健康指导　提倡均衡饮食，荤素结合，保证足够的热量、蛋白质、维生素和铁的摄入。家庭烹饪时，可以使用铁制器皿，从中也可以得到一定量的无机铁。积极防治原发病，如慢性胃炎、消化性溃疡、长期腹泻、痔疮或月经量过多等。学会自我监测病情，例如，在静息状态下呼吸与心跳频率的变化，能否平卧，有无水肿、尿量减少等，若自觉症状加重，应及时就医。

## 三、巨幼细胞性贫血

巨幼细胞性贫血（MA）是指由于叶酸和（或）维生素 $B_{12}$ 缺乏或某些影响核苷酸代谢药物的作用，导致细胞核脱氧核苷酸（DNA）合成障碍所引起的贫血。在我国，叶酸缺乏者多见于陕西、山西、河南等地进食新鲜蔬菜、肉类较少的人群。而在欧美，维生素 $B_{12}$ 缺乏或有内因子抗体者多见。

（一）病因和发病机制

1. 叶酸缺乏的原因

（1）摄入减少：主要原因是食物加工不当，如烹调时间过长或温度过高，破坏大量叶酸；其次是偏食，缺少富含叶酸的蔬菜、肉蛋类食物。

（2）需要量增加：婴幼儿、青少年、妊娠和哺乳妇女需要量增加而未及时补充；甲状腺功能亢进症、慢性感染、肿瘤等消耗性疾病患者，叶酸的需要量也增加。

（3）吸收障碍：腹泻、小肠炎症、肿瘤和手术及某些药物（抗癫痫药物、柳氮磺吡啶）、乙醇等均会影响叶酸的吸收。

（4）利用障碍：抗核苷酸合成药物如甲氨蝶呤、甲氧苄啶、氨苯蝶啶、氨基蝶呤和乙胺嘧啶等均可干扰叶酸的利用；一些先天性酶缺陷（甲基 $FH_4$ 转移酶、N，N-甲烯基 $FH_4$ 还原酶、$FH_2$ 还原酶和亚氨甲基转移酶）可影响叶酸的利用。

2. 维生素 $B_{12}$ 缺乏的原因

（1）摄入若减少：完全素食者因维生素 $B_{12}$ 摄入减少导致维生素 $B_{12}$ 缺乏。

（2）吸收障碍：这是维生素 $B_{12}$ 缺乏最常见的原因，可见于①内因子缺乏，如恶性贫血、胃切除、胃黏膜萎缩等。②胃酸和胃蛋白酶缺乏。③胰蛋白酶缺乏。④肠道疾病。⑤先天性内因子缺乏或维生素 $B_{12}$ 吸收障碍。⑥药物（对氨基水杨酸、新霉素、二甲双胍、秋水仙碱和苯乙双胍等）影响。⑦肠道寄生虫（如阔节裂头绦虫病）或细菌大量繁殖可消耗维生素 $B_{12}$。⑧利用障碍，如先天性 TC II 缺乏引起维生素 $B_{12}$ 输送障碍。⑨麻醉药氧化亚氮可将钴胺氧化而抑制甲硫氨酸合成酶。

（二）临床表现

1. 血液系统表现　起病缓慢，常有面色苍白、乏力、耐力下降、头昏、心悸等贫血症状。重者全血细胞减少，反复感染和出血。少数患者可出现轻度黄疸。

2. 消化系统表现　口腔黏膜、舌乳头萎缩，舌面呈"牛肉样舌"，可伴舌痛。胃肠道黏膜萎缩可引起食欲不振、恶心、腹胀、腹泻或便秘。

3. 神经系统表现和精神症状　因脊髓侧束和后束有亚急性联合变性，可出现对称性远端肢体麻木，深感觉障碍如振动感和运动感消失；共济失调或步态不稳；锥体束征阳性、肌张力增加、腱反射亢进。患者味觉、嗅觉降低，视力下降，出现黑矇征；重者可有大小便失禁。叶酸缺乏者有易怒、妄想等精神症状。维生素 $B_{12}$ 缺乏者有抑郁、失眠、记忆力下降、谵妄、幻觉、妄想，甚至精神错乱、人格变态等。

（三）实验室检查

1. 血常规　呈大细胞性贫血，MCV、MCH 均增高，MCHC 正常。网织红细胞计数可正常。严重者全血细胞减少。血片中可见红细胞大小不等、中央淡染区消失，有大椭圆形红细胞、点彩红细胞等；中性粒细胞核分叶过多（5 叶核占 5% 以上或出现 6 叶以上的细胞核），亦可见巨杆状核粒细胞。

2. 骨髓象　骨髓增生活跃，骨髓铁染色常增多，红系增生显著，胞体大，核大，核染色质疏松细致，胞质较胞核成熟，呈"核幼质老"。粒系可见巨中、晚幼粒细胞，巨杆状核粒细胞，成熟粒细胞分叶过多；巨核细胞体积增大，分叶过多。

3. 血清维生素 $B_{12}$、叶酸及红细胞叶酸含量测定　血清维生素 $B_{12}$、叶酸及红细胞叶酸含量为诊断叶酸及维生素 $B_{12}$ 缺乏的重要指标。红细胞叶酸浓度小于 227nmol/L（100ng/mL），血清叶酸浓度小于 6.8nmol/L（3ng/mL），血清维生素 $B_{12}$ 浓度小于 74pmol/L（100ng/mL）可诊断为贫血。

4. 其他　如胃液分析、内因子抗体测定、维生素 $B_{12}$ 吸收试验等，对恶性贫血的临床诊断有参考价值。

（四）治疗

1. 原发病的治疗　有原发病（如胃肠道疾病、自身免疫病等）的巨幼细胞性贫血，应积极治疗原发病；用药后继发的巨幼细胞性贫血，应酌情停药。

2. 补充缺乏的营养物质　①叶酸缺乏者口服叶酸，每次 5~10mg，2~3 次/天，直至贫血表现完全消失。若无原发病，不需维持治疗；如同时有维生素 $B_{12}$ 缺乏，则需同时注射维生素 $B_{12}$，否则可加重神经系统损伤。②维生素 $B_{12}$ 缺乏者肌内注射维生素 $B_{12}$，每次 500μg，2 次/周；无维生素 $B_{12}$ 吸收障碍者可口服维生素 $B_{12}$ 片剂 500μg，1 次/天；若有神经系统表现，治疗维持半年到 1 年；恶性贫血患者，治疗维持终身。

（五）护理措施

1. 饮食的护理　改变不良的饮食习惯，避免挑食，长期素食，多进食富含叶酸和维生素 $B_{12}$ 的食物，如水果、蔬菜、谷类、动物肉类、肝及禽蛋等，婴幼儿和妊娠妇女根据需要量及时补充。为了避免食物中叶酸的破坏，在烹饪时不宜温度过高或者时间过长。对于食欲降低或吸收不良的患者可以指导其少吃多餐、细嚼慢咽，以及进食清淡易消化的饮食。

2. 用药的护理　根据医嘱正确用药，并注意观察药物疗效及不良反应，肌内注射维生素 $B_{12}$ 偶有过敏反应，甚至休克，需密切观察并及时处理。在治疗过程中，要特别关注老年患者、心血管疾病患者、进食过少者，需密切观察血钾的含量，血钾低于下限时，需及时补充。同时还应观察患者用药后的自觉症状和外周血常规的变化。

3. 健康指导　向患者讲解巨幼细胞性贫血的病因、临床表现、对机体的危害性、相关检查的目的，提高患者及其家属对疾病的认识，从而减轻心理负担，积极主动地参与疾病的治疗。当患者四肢麻木无力、出现末梢神经炎时，应注意保暖、活动、行走时需有人陪伴，预防跌倒，避免受伤。婴幼儿要及时添加辅食，孕妇和处于发育期的青少年要多进食富含叶酸的蔬菜、水果和富含维生素 $B_{12}$ 的动物性食物。指导患者学会自我监测，如皮肤黏膜情况和神经精神症状，贫血症状明显时要注意卧床休息，保证充足的睡眠。同时要注意口腔和皮肤的清洁。

# 四、再生障碍性贫血

再生障碍性贫血（AA，简称再障）是一种骨髓造血功能衰竭症，主要表现为骨髓造血功能低下、全血细胞减少和贫血、出血、感染综合征。临床上骨髓穿刺及骨髓活检等检查用于确诊再障。再障罕有自愈者，一旦确诊，应积极治疗。再障年发病率在欧美为（4.7~13.7）/$10^6$，日本为（14.7~24.0）/$10^6$，我国为 7.4/$10^6$，总体来说亚洲的发病率高于欧美；发病年龄呈现 10~25 岁及大于 60 岁两个发病高峰，没有明显的男女性别差异。

（一）病因和发病机制

1. 病因

（1）药物及化学物质：药物及化学物质为再障最常见的致病因素。已知具有高度危险性的药物有抗癌药、抗癫痫药、氯霉素、磺胺药、保泰松、阿司匹林、异烟肼等，其中以氯霉素最多见，但近年来随着氯霉素应用的减少，其在再障发病中的意义已不突出，氯霉素是否引发再障与剂量和疗程无关，而与个体的敏感性有关，后果较为严重，此种情况还见于应用磺胺类药及接触杀虫剂。化学物质以苯及其衍生物最常见，如油漆、塑料、杀虫剂等，这类化学品的致病作用与剂量有关，只要接受了足够的剂量，任何人都有发病的危险。长期与苯及其衍生物接触者，比一次性大剂量接触的危险性更大。

（2）物理因素：如长期接触电离辐射，如 X 射线、γ 射线及其他放射性物质。

（3）病毒感染：风疹病毒、EB 病毒、流感病毒和肝炎病毒均可引起再障。其中病毒性肝炎与再障的关系较为明确，主要与丙型肝炎有关，其次是乙型肝炎，临床上又称为病毒性肝炎相关性再障，预后较差。

（4）其他因素：少数阵发性睡眠性血红蛋白尿、系统性红斑狼疮、慢性肾功能衰竭等疾病可演变成再障。

2. 发病机制 传统学说认为，在一定遗传背景下，再障作为一组异质性"综合征"可能通过三种机制发病：原、继发性造血干/祖细胞（"种子"）缺陷、造血微环境（"土壤"）及免疫（"虫子"）异常。目前认为 T 淋巴细胞功能亢进在原发性获得性再障发病机制中占重要地位，再障是 T 淋巴细胞介导的以造血系统为靶器官的自身免疫性疾病。

（二）临床表现

再障的临床表现与全血细胞减少有关，主要为进行性贫血、出血、感染，但多无肝、脾、淋巴结肿大。见表 8-5。

表 8-5　重型再障和非重型再障的临床表现

| 分类 | 重型再障（SAA） | 非重型再障（NSAA） |
| --- | --- | --- |
| 起病与进展 | 起病急，进展快 | 起病缓慢、进展慢 |
| 首发症状 | 感染，出血 | 贫血为主，偶有出血 |
| 感染的严重程度 | 重 | 轻 |
| 感染的表现 | 多有急性发热，难有效控制 | 高热少见且易控制 |
| 败血症 | 常见，主要死因之一 | 少见 |
| 感染的部位 | 依次为呼吸道、消化道、泌尿生殖道和皮肤黏膜 | 上呼吸道、口腔、牙龈 |
| 主要致病菌 | G⁻杆菌、金黄色葡萄球菌、真菌 | G⁻杆菌及各类球菌 |
| 出血的严重程度 | 重、不易控制 | 轻、易控制 |
| 出血的部位 | 早期皮肤黏膜可见出血，严重时颅内出血而致死 | 皮肤黏膜为主，内脏出血少见，极个别可出现颅内出血 |
| 贫血的严重程度 | 重，多呈进行性加重 | 轻，慢性过程 |
| 贫血的表现 | 症状明显，易发生心力衰竭 | 轻，少有心力衰竭发生 |
| 病程与预后 | 病程短，预后差，多于 1 年内死亡 | 病程长，预后较好，少数死亡 |

（三）实验室检查

1. 血常规 SAA 呈重度全血细胞减少，网织红细胞绝对值低于正常，其中网织红细胞小于 1.0%，绝对值小于 $15×10^9/L$，中性粒细胞小于 $0.5×10^9/L$，白细胞计数小于 $2×10^9/L$，血小板计数小于 $20×10^9/L$。NSAA 也呈全血细胞减少，但是较 SAA 好。

2. 骨髓象 骨髓象为确诊再障的主要依据，骨髓涂片可见较多脂肪滴。SAA 骨髓增生低下或极度低下，粒细胞、红细胞和巨核细胞明显减少，淋巴细胞和非造血细胞比例明显增高。NSAA 骨髓细胞增生降低，粒细胞、红细胞和巨核细胞减少，淋巴细胞相对增多。

（四）治疗

1. 控制感染 因感染造成高热的患者，应多次进行血液、尿液、大便的细菌培养和药敏试验，并根据检验结果给予相应的抗生素。对于重症患者，为控制病情、防止感染加重，多主张早期、足量、联合用药。若发生真菌感染可以同时给予抗真菌治疗。

2. 纠正贫血 当患者血红蛋白低于 60g/L 时可遵医嘱给予输血治疗，并指导吸氧，改善患者的缺氧状况。

3. 控制出血 可根据患者的情况选用不同的止血方法和止血药物，如女性月经过多可以肌内注射丙酸睾酮。当患者血小板计数小于 $20×10^9/L$，和（或）出现全身紫癜、出血点、内脏出血、颅内出血等，指导其输注血小板。若效果不佳可以改输与 HLA 配型相配的血小板。

4. 免疫抑制治疗 抗胸腺细胞免疫球蛋白/抗淋巴细胞免疫球蛋白（ATG/ALG）具有抑制 T 淋巴细胞或非特异性自身免疫反应的作用，主要用于 SAA 的治疗。ATG（兔）3~5mg/（kg·d），连用 5 天；ALG（马）10~15mg/（kg·d），连用 5 天，用药前需要做过敏试验，在用药过程中可以使用糖皮质激素以防止过敏反应的发生，静脉滴注 ATG 需维持 12~16 小时。环孢素（CsA）适用于任何类型的再障，剂量为 6mg/（kg·d），疗程一般在 1 年以上，使用时应根据患者的具体情况，调整剂量和疗程。

5. 雄激素类药物 雄激素类药物为目前治疗再障的首选药物，适用于全部再障。常见的雄激素类药物有：①丙酸睾酮 100mg 肌内注射，每天或隔天使用 1 次。②达那唑，0.2g/d，3 次/天。③十一酸睾酮（安特尔），每天 40~120mg，3 次/天。疗程与剂量根据患者的效果和不良反应调整。

6. 造血细胞因子 造血细胞因子主要用于 SAA，一般在免疫抑制治疗后使用。常用的药物包括粒细胞集落刺激因子、促红细胞生成素和白细胞介素-3 等。

7. 造血干细胞移植 对于 40 岁以下、无感染及其他并发症、有合适供体的 SAA 患者，可考虑造血干细胞移植。

（五）护理措施

1. 病情监测 密切观察患者的体温变化，若出现发热，应及时报告医生，准确、及时地给予抗生素治疗，并配合医生做好血液、痰液、尿液及大便等标本的采集工作。

2. 预防感染 定时开窗通风，保持病房内空气新鲜，注意保暖，防止受凉感冒，限制人员探视，避免到人群密集的地方。由于高热状态下唾液分泌较少及长期使用抗生素等，易造成细菌在口腔内滋长，因此必须注意口腔清洁，饭前、饭后、睡前、晨起时漱口。保持皮肤清洁干燥，勤换衣裤，勤剪指甲，避免造成皮肤黏膜的损伤，睡前使用 1∶5 000 的高锰酸钾溶液坐浴，每次 15~20 分钟，保持大便的通畅，避免用力排便、咳嗽，女性患者同时要注意会阴部的清洁。

3. 饮食的护理 鼓励患者进食高热量、高蛋白、富含维生素的清淡易消化食物，必要时遵医嘱静脉补充营养，对于发热的患者应鼓励多饮水。

4. 用药护理 丙酸睾酮为油剂，不易吸收，局部注射时可形成硬块，因此注射时采取深部、缓慢、分层肌内注射，并且要更换注射部位。长期应用雄激素类药物可对肝脏造成损害，用药期间应定期检查肝功能。ATG/ALG 治疗过程中可能会出现过敏反应，因此，在用药过程中应注意观察患者的病情变化，若出现不良反应及时通知医生，配合医生进行相应的处理。定期检查血常规，了解血常规变化，必要时遵医嘱给予刺激因子。当患者输血时，要认真核对，密切观察患者有无不良反应，如出现过敏反应应立即停止输血，通知医生后给予相应的处理。

5. 心理护理 再障患者常会出现一系列的负面情绪，注意观察患者的情绪及行为，注重患者的主诉，给予相应的心理疏导。向患者及家属解释雄激素类药物应用的目的、不良反应，说明待病情好转后，随着药物剂量的减少，不良反应会逐渐消失，鼓励患者与亲友、病友多交谈，保持心情愉悦，减少孤独感，增强信心，积极配合治疗。

6. 健康指导 指导患者保证充足的睡眠和休息，学会自我监测，是否出现如头晕、心慌、气促，皮肤黏膜有无出血，有无便血、血尿等，若出现上述症状或者呈进行性加重，应及时告知医生及护士。若血小板过低时应绝对卧床休息，预防跌倒，防止出血。

# 五、溶血性贫血

溶血性贫血（HA）是指红细胞寿命缩短，破坏加速，而骨髓造血功能代偿不足时发生的一类贫血。骨髓有相当于正常造血能力 6~8 倍的代偿潜力，当红细胞破坏增加而骨髓造血功能足以代偿时，可以不出现贫血，称为溶血性疾病。

## （一）病因和发病机制

1. 病因

（1）红细胞自身异常所致的溶血性贫血

①红细胞膜异常：a. 遗传性红细胞膜缺陷，如遗传性球形细胞增多症、遗传性椭圆形细胞增多症、遗传性棘形细胞增多症、遗传性口形细胞增多症等。b. 获得性血细胞膜糖基磷脂酰肌醇（GPI）锚连膜蛋白异常，如阵发性睡眠性血红蛋白尿（PNH）。

②遗传性红细胞酶缺乏：a. 戊糖磷酸途径酶缺陷，如葡萄糖-6-磷酸脱氢酶（G-6-PD）缺乏症等。b. 无氧糖酵解途径酶缺陷，如丙酮酸激酶缺乏症等。

③遗传性珠蛋白生成障碍：a. 珠蛋白肽链结构异常不稳定血红蛋白病，血红蛋白病 S、D、E 等。b. 珠蛋白肽链数量异常地中海贫血。

④血红素异常：a. 先天性红细胞卟啉代谢异常，如红细胞生成性血卟啉病，根据生成的卟啉种类，又分为原卟啉型、尿卟啉型和粪卟啉型。b. 铅中毒影响血红素合成可发生溶血。

（2）红细胞外部异常所致的溶血性贫血

①免疫性溶血性贫血：a. 自身免疫性溶血性贫血，温抗体型或冷抗体型（冷凝集素型、D-L 抗体型），原发性或继发性（如 SLE、病毒或药物等）。b. 同种免疫性溶血性贫血，如血型不符的输血反应、新生儿溶血性贫血等。

②血管性溶血性贫血：a. 微血管病性溶血性贫血，如血栓性血小板减少性紫癜、溶血尿毒症综合征（TTP/HUS）、弥散性血管内凝血（DIC）、败血症等。b. 瓣膜病如钙化性主动脉瓣狭窄及人工心瓣膜、血管炎等。c. 血管壁受到反复挤压，如行军性血红蛋白尿。

③生物因素：如蛇毒、疟疾、黑热病等。

④理化因素：如大面积烧伤，血浆中渗透压改变和化学因素（如苯肼、亚硝酸盐类等中毒），可因引起获得性高铁血红蛋白血症而溶血。

2. 发病机制

（1）红细胞破坏、血红蛋白降解

①血管内溶血：血型不合输血、输注低渗溶液或阵发性睡眠性血红蛋白尿时，溶血主要在血管内发生。受损的红细胞发生溶血，释放游离血红蛋白形成血红蛋白血症。血红蛋白有时可引起肾小管阻塞、细胞坏死。游离血红蛋白能与血液中的结合珠蛋白相结合。结合体分子质量大，不能通过肾小球排出，而是由肝细胞从血中清除。未被结合的游离血红蛋白能够从肾小球滤出，形成血红蛋白尿排出体外。部分血红蛋白在近端肾小管被重吸收，在近曲小管上皮细胞内分解为卟啉、铁及珠蛋白。反复血管内溶血时，铁以铁蛋白或含铁血黄素的形式沉积在上皮细胞内。如近曲小管上皮细胞脱落随尿排出，即形成含铁血黄素尿。

②血管外溶血：见于遗传性球形细胞增多症和温抗体型自身免疫性溶血性贫血等，起病缓慢。受损红细胞主要在脾脏由单核-巨噬细胞系统吞噬消化，释出的血红蛋白分解为珠蛋白和血红素。珠蛋白被进一步分解利用，血红素则分解为铁和卟啉。铁可再利用，卟啉则分解为游离胆红素，后者经肝细胞摄取，与葡萄糖醛酸结合形成结合胆红素从胆汁中排出。胆汁中结合胆红素经肠道细菌作用，被还原为粪胆原，大部分随粪便排出。少量粪胆原又被肠道重吸收进入血循环，重吸收的粪胆原多再次通过肝细胞重新随胆汁排泄到肠腔中去，形成"粪胆原的肠肝循环"，小部分粪胆原通过肾随尿排出，称为尿胆原。巨幼细胞性贫血、骨髓增生异常综合征等因造血有缺陷，幼红细胞在成熟前已在骨髓内破坏，称为无效性红细胞生成或原位溶血，可伴有溶血性黄疸，是一种特殊的血管外溶血。

（2）红系代偿性增生：循环红细胞减少，可引起骨髓红系代偿性增生。此时外周血网织红细胞比例增加。血涂片检查可见有核红细胞，在严重溶血时尚可见到幼粒细胞。骨髓涂片检查显示骨髓增生，红系比例增高，以中幼和晚幼红细胞为主，粒红比例可以倒置。

（3）红细胞具有缺陷或寿命缩短：可通过针对各类溶血性贫血发病机制的实验室检查来发现红细胞的缺陷。红细胞的寿命可以用放射性核素 Cr 标记红细胞的方法进行测定。

（二）临床表现

急性溶血性贫血短期内在血管内大量溶血。起病急骤，临床表现为严重的腰背及四肢酸痛，伴头痛、呕吐、寒战，随后出现高热、面色苍白、血红蛋白尿和黄疸。严重者出现周围循环衰竭和急性肾功能衰竭。

慢性溶血性贫血临床表现有贫血、黄疸、脾肿大。长期高胆红素血症可并发胆石症和肝功能损害。慢性重度溶血性贫血时，长骨部分的黄髓可以变成红髓。儿童时期骨髓都是红髓，严重溶血时骨髓腔可以扩大，X 线摄片示骨皮质变薄，骨骼变形。髓外造血可致肝、脾肿大。

（三）实验室检查

1. 血常规　红细胞计数和血红蛋白有不同程度的下降；网织红细胞比例明显增加，甚至可见有核红细胞。

2. 尿液检查　急性溶血的尿液颜色加深；可呈浓茶色或酱油色；尿胆原呈强阳性而尿胆素呈阴性，这是溶血性贫血的特殊表现；血管内溶血的隐血试验可为阳性，甚至是强阳性，但无镜下或肉眼血尿。

3. 血清胆红素测定　总胆红素水平增高，游离胆红素含量增高，结合胆红素/总胆红素小于20%。

4. 骨髓象　骨髓增生活跃或极度活跃，以红系增生为主，可见大量幼稚红细胞，以中幼或晚幼细胞为主，形态多正常。

（四）治疗

1. 病因治疗　去除病因和诱因极为重要。如冷抗体型自身免疫性溶血性贫血应注意防寒保暖；蚕豆病患者应避免食用蚕豆和具氧化性质的药物；药物引起的溶血，应立即停药；感染引起的溶血，应给予积极抗感染治疗；继发于其他疾病者，要积极治疗原发病。

2. 糖皮质激素和其他免疫抑制剂　如自身免疫性溶血性贫血、新生儿同种免疫溶血病、阵发性睡眠性血红蛋白尿等，给予每日泼尼松（强的松）1mg/kg，每日清晨顿服，或氢化可的松每日 200~300mg，静脉滴注；如自身免疫性溶血性贫血可用环磷酰胺、硫唑嘌呤或达那唑等。

3. 脾切除术　脾切除术适应证：①遗传性球形红细胞增多症经脾切除术有良好疗效。②自身免疫性溶血性贫血应用糖皮质激素治疗无效时，可考虑脾切除术。③地中海贫血伴脾功能亢进者可做脾切除术。④其他溶血性贫血，如丙酮酸激酶缺乏、不稳定血红蛋白病等，亦可考虑做脾切除术，但效果不肯定。

4. 输血　贫血明显时，输血是主要疗法之一。但在某些溶血情况下，也具有一定的危险性，例如，给自身免疫性溶血性贫血患者输血可发生溶血反应，给阵发性睡眠性血红蛋白尿患者输血也可诱发溶血，大量输血还可抑制骨髓自身的造血功能，所以应尽量少输血。有输血必要者，最好输红细胞或用生理盐水洗涤三次后的红细胞。一般情况下，若能控制溶血，可借自身造血功能纠正贫血。

5. 其他　并发叶酸缺乏者，口服叶酸制剂；因长期血红蛋白尿而有缺铁表现者应补铁。但对 PNH 患者补充铁剂时应谨慎，因铁剂可诱使 PNH 患者发生急性溶血。

（五）护理措施

1. 病情监测　密切观察患者的生命体征、神智、自觉症状的变化，注意贫血、黄疸有无加重，尿量、尿色有无改变，记录 24 小时出入量。及时了解各项检查结果，一旦出现尿少甚至无尿，要及时通知医生，并配合医生进行相应的处理。

2. 饮食护理　避免进食一切可能加重溶血的食物或药物，不宜吃酸性食物，宜吃碱性食物，如豆腐、海带、奶类及各种蔬菜、水果等，鼓励患者多喝水，勤排尿，促进溶血后所产生的毒性物质排泄，同时也有助于减轻药物引起的不良反应。

3. 用药护理　遵医嘱正确用药，注意观察及预防药物的不良反应，如应用糖皮质激素应注意预防感染；应用环孢素应定期检查肝、肾功能等。

4. 输血的护理　输血前，由两名护士认真核对患者的床号、姓名、住院号、血型、交叉配血结果、有效期，血袋号、血量、血液种类。输血时，必须严格执行操作规程，密切观察病情，及时发现各种不良反应，并协助医生处理。

5. 健康指导　向患者及家属介绍疾病的相关知识，使患者增强预防意识，避免加重溶血的发作；加强输血管理，预防输异型血而导致溶血的发生；避免接触或服用可以引发溶血的化学物质和药物；阵发性睡眠性血红蛋白尿患者禁食酸性食物和药物，如维生素 C、阿司匹林、磺胺等。鼓励患者进行体育锻炼，增强体质和抗病能力，保证充足的休息和睡眠。溶血发作期间应卧床休息，注意保暖，多饮水，进食高蛋白、高维生素食物。

（王嘉颐）

# 第九章

## 感染性疾病护理

### 第一节　病毒性肝炎

病毒性肝炎是由多种肝炎病毒引起的，以肝脏损害为主的一组全身性传染病。按病原学分为甲型、乙型、丙型、丁型、戊型5型肝炎病毒。临床以疲乏、食欲减退、肝大、肝功能异常为主要特征，部分病例出现黄疸。

### 一、病原学

目前已明确的导致病毒性肝炎的肝炎病毒有甲、乙、丙、丁、戊5种，近年发现的庚型肝炎病毒、输血传播病毒等是否引起肝炎尚没有确切定论。

1. 甲型肝炎病毒　甲型肝炎病毒（HAV）属于微小RNA病毒科的嗜肝病毒属，呈球形，直径27~32nm，无包膜。电镜下可见实心和空心两种颗粒，前者为具有传染性的完整的HAV颗粒，后者有抗原性而无传染性。HAV对外界抵抗力较强，耐酸碱，室温下可生存1周，加热至60℃30分钟仍具有活性，80℃5分钟或1 000℃1分钟才能完全灭活。对紫外线、氯、甲醛等敏感。

2. 乙型肝炎病毒　乙型肝炎病毒（HBV）属于嗜肝DNA病毒科。电镜下可见3种病毒颗粒：①大球形颗粒，又名Dane颗粒，为完整的HBV一颗粒，直径42nm，由包膜与核心组成，包膜内含表面抗原（HBsAg）、糖蛋白及细胞脂质；核心内含环状双股DNA、DNA聚合酶（DNAP）、核心抗原（HBcAg），是病毒复制的主体。②小球形颗粒。③丝状或核状颗粒。后两种是不完整的病毒颗粒，仅含包膜蛋白，无感染性。HBV的抵抗力很强，能耐受热、低温、干燥、紫外线及一般浓度的消毒剂，对0.2%苯扎溴铵及0.5%过氧乙酸敏感，65℃10小时、100℃10分钟或高压蒸汽灭菌可灭活。

HBV基因组易变异，可影响血清学指标的检测，并可能与疫苗接种失败、病毒耐药、肝炎慢性化、重型肝炎和肝细胞癌的发生等有关。

3. 丙型肝炎病毒　丙型肝炎病毒（HCV）属于黄病毒科丙型肝炎病毒属。呈球形颗粒，直径30~60nm，外有脂质的外壳、囊膜和棘突结构，内由核心蛋白及核酸组成核衣壳。HCV基因组为线状单股正链RNA，具有显著的变异性。同一患者血中的HCV相隔数月即可出现变异。目前可将HCV分为6个不同基因型，同一基因型中可再分为不同亚型。基因型分布有显著的地区差异，我国以1型为主。10%氯仿、煮沸、紫外线可使HCV灭活。血清经 60℃ 10 小时或 1：1 000 甲醛 37℃ 6 小时可使其传染性消失。

4. 丁型肝炎病毒　丁型肝炎病毒（HDV）是一种缺陷病毒，必须有 HBV 或其他嗜肝 DNA 病毒辅助才能复制、表达抗原并引起肝损害。HDV 为直径 30~37nm 的球形颗粒，外壳为 HBsAg，内含单股环状闭合负链 RNA 和 HDVAg。

5. 戊型肝炎病毒　戊型肝炎病毒（HEV）是 α 病毒亚组的成员，为二十面对称体球形颗粒，直径 27~38nm，无包膜，基因组为单股正链 RNA。抗 HEV IgM 阳性是近期 HEV 感染的标志。HEV 在碱性环境下较稳定，对高热、氯仿、氯化铯敏感。

## 二、流行病学

1. 传染源

（1）甲型、戊型肝炎：急性肝炎患者和隐性感染者为其传染源。患者在发病前 2 周和起病后 1 周，传染性最强，其中隐性感染者为重要的传染源。

（2）乙、丙、丁型肝炎：急、慢性患者和病毒携带者为其传染源。急性患者在潜伏期末及急性期有传染性。慢性患者和 HBsAg 携带者是乙型肝炎最主要的传染源。丙型肝炎的重要传染源之一为 HCV 携带者，但其主要传染源是慢性患者。丁型肝炎也以慢性患者和携带者为主要传染源。

2. 传播途径

（1）甲型、戊型肝炎：以粪-口传播为主。日常生活接触是常见的传播方式，水源或食物污染可引起暴发流行。

（2）乙型肝炎：①血液和体液传播，输血和血制品、手术、注射、针刺、共用剃刀和牙刷、血液透析、器官移植等均可传播；唾液、汗液、精液、阴道分泌物、乳汁等体液含有 HBV，密切的生活接触、性接触等亦是可能的传播途径。②母婴传播，主要经胎盘、产道及分娩、哺乳和喂养等方式传播。

（3）丙型肝炎：与乙型肝炎相似。主要通过血液传播。

（4）丁型肝炎：与乙型肝炎传播途径相似。输血和血制品是最重要的传播途径之一。生活密切接触也可传播，母婴传播少见。

3. 人群易感性　对各型肝炎普遍易感。甲型肝炎以幼儿、学龄前儿童发病最多。暴发流行时各年龄组均有发病。HBV 感染多发生于婴儿及青少年。丙型肝炎多见于成年人。戊型肝炎以中老年发病居多。

4. 流行特征　甲型肝炎有明显的秋冬季发病高峰，戊型肝炎多发生于雨季或洪水后。乙型、丙型、丁型肝炎的发病无明显季节性。我国是病毒性肝炎高发区，以乙型、丙型肝炎为主。男性多于女性，农村高于城市，南方高于北方。

## 三、发病机制与病理

目前对各型病毒性肝炎的发病机制尚未完全阐明。

1. 甲型肝炎　HAV 经口由肠道进入血液，引起短暂的病毒血症，继而进入肝细胞内复制，再由胆汁排出体外。HAV 引起肝细胞损伤的机制可能与病毒诱发的免疫反应有关，如细胞毒性 T 细胞攻击感染的肝细胞。

2. 乙型肝炎　发病机制非常复杂，目前认为，HBV 并不直接引起明显的肝细胞损伤，肝细胞病变主要取决于机体的免疫应答。HBV 进入机体后，迅速通过血液到达肝脏和肝外组织，引起相应的病理改变和免疫功能改变，大多以肝脏病变最为突出。机体的免疫反应在清除 HBV 的过程中造成肝细胞损伤。乙型肝炎的肝外损伤主要由免疫复合物引起。乙型肝炎的慢性化发展可能与免疫耐受有关，还可能与免疫抑制、遗传因素等有关。

3. 丙型肝炎　HCV 进入人体后首先引起病毒血症，且病毒血症间断存在于整个病程。HCV 引起肝细胞损伤的机制与 HCV 的直接致病作用及免疫损伤有关。HCV 的直接致病作用可能是急性丙型肝炎中肝细胞损伤的主要原因，而慢性丙型肝炎则以免疫损伤为主要原因。

4. 丁型肝炎　HDV 的复制效率高，感染的肝细胞内含大量 HDV。目前认为 HDV 本身及其表达产物对肝细胞有直接作用。此外，宿主免疫反应亦参与了肝细胞的损伤。

5. 戊型肝炎　目前认为其发病机制与甲型肝炎相似。

除了甲型和戊型肝炎无慢性肝炎的病理改变外，其他各型肝炎的病理改变基本相同。其基本病理改变为肝细胞变性、坏死，伴有不同程度的炎症细胞浸润。慢性肝炎可见肝纤维增生形成纤维间隔。重型肝炎可见肝细胞大量坏死。

## 四、临床表现

各型病毒性肝炎的潜伏期不同：甲型肝炎 2~6 周，平均 4 周；乙型肝炎 1~6 个月，平均 3 个月；丙型肝炎 2 周~6 个月，平均 40 天；丁型肝炎 4~26 周，平均 6 周；戊型肝炎 2~9 周，平均 6 周。

1. 急性肝炎　各型肝炎病毒均可引起急性肝炎，包括急性黄疸型肝炎和急性无黄疸型肝炎。

（1）急性黄疸型肝炎：典型临床表现有阶段性，分 3 期，病程 2~4 个月。①黄疸前期：甲型、戊型肝炎起病较急，大多数患者有畏寒、发热。乙、丙、丁型肝炎起病较缓，发热少见。此期主要症状有乏力、食欲减退、厌油、恶心、呕吐、腹胀、肝区痛、尿色加深等。本期持续 5~7 天。②黄疸期：自觉症状好转，发热消退，尿黄加深，巩膜和皮肤出现黄疸，1~3 周达到高峰，部分患者可有一过性粪色变浅、皮肤瘙痒等梗阻性黄疸的表现。部分病例有轻度脾大。本期持续 2~6 周。③恢复期：症状逐渐消失，黄疸消退，肝、脾回缩，肝功能逐渐恢复正常。本期持续 1~2 个月。

（2）急性无黄疸型肝炎：较黄疸型肝炎多见，除无黄疸外，其他表现与黄疸型相似。通常起病较缓慢，症状较轻，主要表现为全身乏力、食欲下降、腹胀、恶心、肝区痛、肝大、有叩痛及轻压痛等。病程多在 3 个月以内。

2. 慢性肝炎　是指急性肝炎病程超过 6 个月，或原有乙、丙、丁型肝炎或有 HBsAg 携带史而因同一病原再次出现肝炎症状、体征及肝功能异常者。根据病情轻重分为轻度、中度和重度。轻度病情较轻，症状不明显；重度主要表现为全身不适、乏力、食欲减退、厌油、腹胀等，体检见肝病面容、肝掌、蜘蛛痣、脾大，实验室检查 ALT、AST 反复或持续升高。A/G 比例异常；中度病情严重程度介于轻度、重度之间。

3. 重型肝炎（肝衰竭）　是病毒性肝炎最严重的一种类型，病死率高。

（1）临床表现：①黄疸进行性加深，血总胆红素高于 171μmol/L。②肝脏进行性缩小，出现肝臭。③出血倾向，凝血酶原活动度（PTA）≤40%。④迅速出现腹水、中毒性鼓肠。⑤神经精神系统症状（肝性脑病），早期可出现计算能力下降、定向障碍、精神行为异常、烦躁不安、嗜睡、扑翼样震颤等，晚期可发生昏迷、深反射消失。⑥肝肾综合征，出现少尿甚至无尿，电解质酸碱平衡紊乱，血尿素氮升高等。

（2）分型：可分为4型，以慢性重型肝炎最为常见。

①急性重型肝炎（急性肝衰竭，acute liver failure，ALF）：又称暴发型肝炎，起病急，早期即出现上述重型肝炎的临床表现。尤其是发病2周内出现以Ⅱ度以上肝性脑病为特征的肝衰竭群。发病多有诱因。本病病死率高，病程不会超过3周。

②亚急性重型肝炎（亚急性肝衰竭，subacute liver failure，SALF）：又称亚急性肝坏死，起病较急，发病15天~26周内出现肝衰竭症候群。首先出现Ⅱ度以上肝性脑病，称脑病型；首先出现腹水及相关症候（包括胸腔积液等）者，称为腹水型。此型病程可长达数月，易发展成为坏死后肝硬化。

③慢加急性（亚急性）重型肝炎：是在慢性肝病基础上出现的急性或亚急性肝功能失代偿。

④慢性重型肝炎（慢性肝衰竭，chronic liver failure，CLF）：是在肝硬化基础上，肝功能进行性减退导致的以腹水或门静脉高压、凝血功能障碍和肝性脑病等为主要表现的慢性肝功能失代偿。

（3）重型肝炎发生的诱因：①病后未适当休息。②并发各种感染，常见胆系感染、原发性腹膜炎等。③长期大量嗜酒或在病后嗜酒。④服用对肝脏有损害的药物。⑤合并妊娠。

4. 淤胆型肝炎　又称毛细胆管炎型肝炎，是以肝内淤胆为主要表现的一种特殊临床类型。临床表现类似急性黄疸型肝炎，有梗阻性黄疸临床表现。可出现皮肤瘙痒，粪便颜色变浅或灰白色，肝大和梗阻性黄疸的实验室检查指标异常，血清总胆红素明显升高。

5. 肝炎后肝硬化　根据肝脏炎症情况分为活动性与静止性两型。①活动性肝硬化：有慢性肝炎活动的表现，伴有腹壁及食管静脉曲张、腹水、肝缩小及质地变硬、脾进行性增大及门静脉高压表现。②静止性肝硬化：无肝炎活动的表现，症状轻或无特异性，可有上述体征。根据肝组织病理及临床表现分为代偿性肝硬化和失代偿性肝硬化。

# 五、实验室及其他检查

1. 肝功能检查

（1）血清酶测定：谷丙转氨酶（AIT）是目前临床上肝功能检查最常用的指标。急性肝炎时明显升高，黄疸出现后开始下降。慢性肝炎和肝硬化时轻度至中度升高或反复异常。重型肝炎患者可出现ALT快速下降，胆红素不断升高的"胆酶分离"现象，提示肝细胞大量坏死。谷草转氨酶（AST）升高提示线粒体损伤，且与肝病严重程度呈正相关，急性肝炎时AST持续在高水平则可能转变为慢性肝炎。胆碱酯酶降低提示肝细胞损伤，其值愈低表明病情愈严重。其他血清酶类，如乳酸脱氢酶（IDH）、γ-氨酰转肽酶（γ-T）、碱性磷酸酶（ALP）可升高。

（2）血清蛋白测定：中度以上的慢性肝炎、肝硬化、重型肝炎时白蛋白下降，球蛋白升高，A/G比值下降甚至倒置。

（3）胆红素测定：胆红素含量是反映肝细胞损伤严重程度的重要指标。黄疸型肝炎时，直接和间接胆红素均升高。淤胆型肝炎以直接胆红素升高为主。

（4）凝血酶原活动度（PTA）测定：PTA高低与肝细胞损伤程度成反比。PTA≤40%是诊断重型肝炎的重要依据，也是判断重型肝炎预后的最敏感的实验室指标。

（5）血氨浓度测定：重型肝炎、肝性脑病患者可有血氨升高。

2. 尿常规检查　肝细胞性黄疸时尿胆红素和尿胆素原均为阳性，溶血性黄疸以尿胆素原为主，梗阻性黄疸以尿胆红素为主。深度黄疸或发热患者尿胆红素阳性，尿中还可出现少量蛋白质以及红、白细胞或管型。

3. 病原学检查

（1）甲型肝炎：①抗 HAV IgM 阳性表明有近期感染，是早期诊断甲型肝炎最简便而可靠的血清学标志。②抗 HAV IgG 为保护性抗体，见于甲型肝炎疫苗接种后或曾感染过 HAV 的患者。

（2）乙型肝炎：①HBsAg 与抗 HBs：HBsAg 阳性见于 HBV 感染者，阴性不能排除 HBV 感染。抗 HBs 为保护性抗体，阳性表明对 HBV 有免疫力。②HBeAg 与抗 HBe：HBeAg 阳性表明病毒复制活跃且有较强的传染性。抗 HBe 阳性临床上有两种可能，一是病毒复制减少或停止，患者病情稳定；二是 HBV 基因发生变异，病毒复制活跃，仍具有较强的传染性。③HBcAg 与抗 HBc：HBcAg 阳性表明 HBV 处于复制状态，有传染性。因检测难度较大，较少用于临床常规检测。抗 HBc IgM 在 HBV 感染后出现。抗 HBc IgG 在血清中可长期存在，高效价的抗 HBc IgG 表明现症感染，常与 HBsAg 并存；低效价的抗 HBc IgG 表示过去感染，常与抗 HBs 并存。④HBV DNA，是病毒复制和传染性的直接标志。

（3）丙型肝炎：①抗 HCV IgM 阳性表明现症 HCV 感染，抗 HCV IgG 阳性提示现症感染或既往感染。②HCV RNA 阳性表明病毒感染和复制。

（4）丁型肝炎：血清或肝组织中 HDV RNA 和/或 HDVAg 阳性可以确诊为 HDV 感染。抗 HDV IgG 阳性是现症感染的标志，高效价抗 HDV IgG 表明感染的持续存在，低效价表明感染静止或终止。

（5）戊型肝炎：抗 HEV IgM 阳性或抗 HEV IgG 阳性均可诊断为 HEV 感染。两者均为阴性时不能排除戊型肝炎，因少数患者始终不产生抗 HEV IgM 和抗 HEV IgG。

## 六、诊断要点

根据有进食未煮熟的海产品，尤其是贝壳类食物等，或饮用污染的水源和食用其他不洁食物史，有助于甲、戊型肝炎的诊断。有不洁注射史、手术史及输血和血制品史、肝炎密切接触史等，有助于乙、丙、丁型肝炎的诊断。临床表现为食欲减退、恶心、呕吐等消化道症状，黄疸，肝脾大，肝功能损害者应考虑本病。确诊有赖于肝炎病原学的检查。

## 七、护理诊断/问题

1. 主要护理诊断/问题

（1）活动无耐力与肝功能受损、能量代谢障碍有关。

（2）营养失调：低于机体需要量与食欲下降、呕吐、腹泻、消化和吸收功能障碍有关。

（3）潜在并发症：上消化道出血、肝性脑病。

2. 其他相关护理诊断/问题

（1）体温过高与肝炎病毒感染、继发感染、重型肝炎大量肝细胞坏死有关。

（2）有皮肤完整性受损的危险与胆盐沉着刺激皮肤神经末梢引起瘙痒、重型肝炎大量腹水形成、长期卧床有关。

（3）有感染的危险与免疫功能低下有关。

（4）潜在并发症：肝肾综合征、肝肺综合征。

# 八、护理措施

1. 一般护理

（1）隔离措施：甲型和戊型肝炎患者采取消化道隔离，乙型、丙型、丁型肝炎采取血液、体液隔离。室温维持在 20~24℃，湿度 55%~60% 为宜，经常通风换气。急性肝炎、慢性肝炎活动期、重型肝炎应卧床休息，协助患者做好生活护理。当症状减轻、黄疸好转、肝功能改善后，逐步增加活动量，以不感到疲劳为度。肝功能正常 1~3 个月后可恢复日常活动及工作，仍应避免过度劳累和重体力劳动。

（2）饮食护理：补充营养及液体。各型肝炎患者都应避免长期摄入高糖、高热量饮食，腹胀时控制产气食物（如牛奶、豆制品）的摄入，禁饮酒。①急性期患者：宜进食清淡、易消化、富含维生素的流质。进食过少不能满足生理需要时，可遵医嘱静脉补充葡萄糖、脂肪乳和维生素。黄疸消退期患者可逐步增加饮食，少食多餐，避免暴饮暴食。②慢性期患者：卧床或休息者能量摄入以每天 84~105kJ/kg 为宜，中度活动者以每天 126~147kJ/kg 为宜。蛋白质每天 1.5~2.0g/kg，以优质蛋白为主，如鸡肉、瘦猪肉、牛奶、鱼等；碳水化合物 300~400g/d，保证足够热量；脂肪 50~60g/d，多选用植物油；多食水果、蔬菜等富含维生素的食物。③肝炎后肝硬化、重型肝炎患者：如血氨升高、有肝性脑病倾向及症状时应限制蛋白质的摄入，供给足够的热量和维生素，以碳水化合物为主，可进食葡萄糖、果汁、蜂蜜、面条、稀饭等。昏迷患者可鼻饲 25% 葡萄糖液供给热量，以减少体内蛋白质的分解。患者神志清楚后，应逐步增加蛋白质饮食每天 20g，以后每 3~5 天增加 10g，注意短期内不能超过 40~50g/d，以植物蛋白为宜。因脂肪延缓胃的排空，应尽量少用。维生素 $B_6$ 可影响多巴胺进入脑组织，减少中枢神经系统的正常传导递质，故不宜使用。

2. 病情观察　监测生命体征及肝功能。对急性肝炎患者应评估其消化道症状、黄疸情况，观察尿液的颜色变化。密切观察重型肝炎患者的精神和意识状况，凝血酶原时间，血小板计数，血红蛋白，血尿素氮，血肌酐，血清钾、钠，24 小时尿量，尿常规，尿比重及尿钠等。

3，用药护理　遵医嘱使用改善和恢复肝功能的药物、免疫增强剂、抗肝纤维化药、抗病毒药物等。

（1）改善和恢复肝功能的药物：①非特异性护肝药，如各种维生素、葡醛内酯（肝泰乐）、还原型谷胱甘肽等。②降酶药，如甘草酸、甘草酸二铵、垂盆草、五味子制剂等。

（2）免疫增强剂：常用药物有胸腺素等。胸腺素 100~160 毫克/天，静脉滴注，3 个月为 1 个疗程。胸腺素 $\alpha_1$ 每次 1.6mg，皮下注射，每周 2 次，6 个月为 1 个疗程。不良反应有一过性低热，少数患者可有头晕、乏力、口干等。

（3）抗肝纤维化：主要有丹参、冬虫夏草、核仁提取物、γ 干扰素等。

（4）抗病毒治疗

①干扰素 α（IFN-α）：可用于慢性乙型肝炎和丙型肝炎的抗病毒治疗。干扰素对于最大限度降低乙肝患者肝癌发生率具有重要意义。治疗慢性乙型肝炎时，普通干扰素推荐剂量

为每次 SMU，每周 3 次，皮下或肌内注射，疗程 1 年；聚乙二醇化干扰素每周 1 次，疗程 1 年。治疗慢性丙型肝炎时，联合利巴韦林可提高疗效。

IFN-α 常见不良反应及处理：①类流感综合征，如发热、头痛、肌肉痛等症状，应嘱患者多饮水、卧床休息，必要时遵医嘱给予解热镇痛药对症处理，多数患者的体温在 24 小时内可恢复正常，不必停用干扰素。②骨髓抑制，表现为粒细胞及血小板计数减少，一般停药后可自行恢复。当白细胞计数 $<3.0\times10^9/L$ 或中性粒细胞 $<0.75\times10^9/L$，或血小板 $<50\times10^9/L$ 时，应减少剂量甚至停药。待血常规恢复后可重新恢复治疗，但需密切观察。③神经精神症状，如焦虑、抑郁、易怒、兴奋等，出现抑郁及精神症状时应停药。④脱发、失眠、轻度皮疹，如出现癫痫、肾病综合征、间质性肺炎和心律失常时应停药观察。⑤自身免疫性疾病，如出现甲状腺炎、血小板减少性紫癜、溶血性贫血、风湿性关节炎、1 型糖尿病时应停药。

②核苷类似物：主要用于乙型肝炎的抗病毒治疗。常用的药物有拉米夫定 100mg/d，替比夫定 600mg/d，顿服。其他核苷类药物有阿德福韦酯、恩替卡韦等；不良反应主要有头痛、疲乏、胃痛、腹泻等，偶见过敏反应。

4. 对症护理

（1）黄疸的护理：患者出现黄疸时应卧床休息，注意观察黄疸的变化；保持皮肤清洁，剪短指甲，切勿搔抓皮肤，以免皮肤破损引起感染和皮下出血。用温水清洗皮肤，忌用刺激性的洗浴用品。

（2）腹水的护理：大量腹水患者应取半卧位。记录 24 小时出入量，限制水钠的摄入，定期测量体重、腹围，监测尿量的变化，注意维持水、电解质、酸碱平衡。加强皮肤护理，防止压疮。

（3）腹胀的护理：观察患者腹胀的程度，避免进食豆制品、牛奶等产气食物。协助患者变换体位，鼓励患者在床上进行肢体的屈伸活动。协助患者进行腹部按摩，必要时遵医嘱行肛管排气。

5. 并发症的护理

（1）上消化道出血的护理

①病情监测：监测生命体征；严密观察患者出血部位、表现、程度，及时发现新的出血及其先兆征象，记录出血量；监测血型、凝血酶原时间、血小板计数、血红蛋白，必要时备血。

②一般护理：急性出血期给予禁食，出血停止后遵医嘱给予冷流质，逐步改为半流质。指导患者稳定期进食易消化的软食，避免过硬、过于粗糙、刺激性食物，进餐时应细嚼慢咽，咽下的食团宜小且外表光滑，以免损伤曲张的静脉导致出血。保持大便通畅，不可用力排便，以防腹压骤增而诱发出血。便秘者遵医嘱使用开塞露或缓泻剂。

③用药护理：遵医嘱使用维生素 K、垂体后叶素、生长抑素等止血药物；给予新鲜血浆或凝血因子复合物补充凝血因子；使用 $H_2$ 受体拮抗剂防治消化道出血；有消化道溃疡者可用质子泵抑制剂；必要时内镜下直接止血；出现弥散性血管内凝血（DIC）时慎用肝素。

（2）肝性脑病的护理

①病情监测：监测患者生命体征及瞳孔的变化，密切注意肝性脑病的早期征象，如是否出现性格、行为异常，扑翼样震颤，思维及认知的改变等情况，评估患者意识障碍的程度，

定期复查血氨、肝功能、肾功能、电解质，若有异常应及时通知医生并协助处理。

②一般护理：绝对卧床休息，专人守护，躁动患者防坠床等意外；肝昏迷时禁蛋白饮食，病情好转后予低蛋白饮食，不能进食者可鼻饲饮食；注意口腔、皮肤护理；保持大便通畅，忌用肥皂水灌肠。

③用药护理：遵医嘱给予口服乳果糖、诺氟沙星等抑制肠道细菌；合理应用抗生素、微生态制剂，调节肠道微环境；给与醋谷胺、谷氨酸钠、精氨酸、门冬氨酸钾镁降血氨；可用左旋多巴纠正假性神经递质；快速静脉滴注 20% 甘露醇和呋塞米减轻脑水肿，注意维持电解质平衡。

# 九、健康指导

1. 对患者的指导　向患者及家属讲解病毒性肝炎的家庭护理和自我保健知识。慢性乙型和丙型肝炎反复发作的诱因常为过度劳累、感染、暴饮暴食、酗酒、不合理用药、不良情绪等。保持乐观情绪，正确对待疾病。生活规律，劳逸结合，恢复期患者可选择散步、体操等轻微体育活动，待体力完全恢复后参加正常工作。加强营养，适当增加蛋白质摄入，但要避免长期高热量、高脂肪饮食。戒烟酒。避免使用吗啡、苯巴比妥类、磺胺类及氯丙嗪等药物，以免加重肝损害。实施适当的家庭隔离，如患者的食具、用具和洗漱用品应专用，患者的排泄物、分泌物可用 3% 漂白粉消毒后弃去。患者应养成良好卫生习惯，防止唾液、血液及其他排泄物污染环境。家中密切接触者应进行预防接种。急性肝炎患者出院后第 1 个月复查 1 次，以后每 1~2 个月复查 1 次，半年后每 3 个月复查 1 次，定期复查 1~2 年。慢性肝炎患者出院后遵医嘱定期复查肝功能、病毒的血清学指标、肝脏 B 超和与肝纤维化有关的指标，及时调整治疗方案。

2. 疾病预防指导

（1）管理传染源：肝炎患者和病毒携带者是本病的传染源。急性期患者应隔离治疗至病毒消失。对供血者应严格筛查，做好血源监测。现症感染者禁止从事托幼、餐饮等工作。

（2）切断传播途径：甲型和戊型肝炎应预防消化道传播，加强粪便管理，保护水源，严格饮用水的消毒，加强食品卫生和食品消毒。乙型、丙型、丁型肝炎应预防血液和体液传播。凡接受输血、大手术及应用血制品的患者，应定期检测肝功能及肝炎病毒标记物，以便早期发现由血液和血制品所致的各型肝炎。推广一次性注射用具，重复使用的医疗器械要严格消毒灭菌。生活用具应专用。接触患者后用肥皂和流动水洗手。采取主动和被动免疫以阻断母婴传播。

（3）保护易感人群：甲型肝炎易感者可接种甲型肝炎减毒活疫苗，对接触者可预防注射人血清免疫球蛋白进行被动免疫。我国预防和控制乙型肝炎流行的最关键措施是接种乙型肝炎疫苗。新生儿应进行普种，易感者均可接种。与 HBV 感染者密切接触者、医务人员、保育员、同性恋者、药瘾者等高危人群及从事餐饮服务、食品加工等职业的人群为主要接种对象。母亲为 HBV 感染的新生儿及暴露于 HBV 的易感者，应及早注射乙型肝炎免疫球蛋白（HBIG），保护期约 3 个月。

（李婧雯）

# 第二节 流行性乙型脑炎

流行性乙型脑炎简称乙脑，是由乙型脑炎病毒引起的以脑实质炎症为主要病变的中枢神经系统急性传染病。临床以高热、意识障碍、抽搐、病理反射及脑膜刺激征为主要特征，病死率高，部分患者留有后遗症。

## 一、病原学

乙脑病毒属黄病毒科，核心为单股正链为 RNA，球状，直径为 40~50nm。适宜在神经细胞内生长繁殖。乙型脑炎病毒抵抗力不强，容易被常用消毒剂（如含氯制剂等）所杀灭，对乙醚、酸及一般消毒剂均敏感，不耐热，100℃ 2 分钟或 56℃30 分钟即可灭活，但耐低温和干燥，用冰冻干燥法在 4℃冰箱中可保存数年。

## 二、流行病学

1. 传染源　乙脑是人畜共患的自然疫源性疾病，人与动物（猪、牛、马、羊、鸡、鸭、鹅等）都可成为本病的传染源。猪是本病的主要传染源，仔猪经过一个流行季节几乎 100% 受到感染。人感染后因血中病毒数量少、病毒血症期短，不是主要的传染源。

2. 传播途径　乙脑主要通过蚊虫叮咬而传播。三带喙库蚊为主要传播媒介。蚊感染后可携带病毒越冬或经卵传播，成为乙脑病毒的长期贮存宿主。

3. 人群易感性　人对乙脑病毒普遍易感，病例主要集中在 10 岁以下儿童，尤其以 2~6 岁组儿童发病率最高。感染后多以隐性感染最为常见，感染后可获较持久的免疫力。

4. 流行特征　乙脑在热带地区全年均可发生，在亚热带和温带地区有明显的季节性，80%~90%病例集中在 7 月、8 月、9 月三个月，这与蚊虫繁殖、气候和雨量等因素有关。东南亚和西太平洋地区是乙脑的主要流行区。在我国除东北、青海、新疆及西藏外均有本病流行，发病率农村高于城市。

## 三、发病机制与病理

带有病毒的蚊虫叮咬人后，病毒进入人体内，在单核—吞噬细胞系统内繁殖，继而进入血液循环引起病毒血症。若不侵入中枢神经系统则呈阴性或轻型感染，仅在少数情况下如机体免疫力低下、病毒数量多、毒力强时，病毒才通过血–脑屏障进入中枢神经系统，引起脑炎。

乙脑的病变范围较广，可累及整个中枢神经系统，尤其以大脑皮质、间脑和中脑最为严重。主要病理变化有：①神经细胞变性、坏死。②软化灶形成。③血管变化和炎症反应。④胶质细胞增生。

## 四、临床表现

潜伏期4~21 天，一般 10~14 天。典型的临床表现可分为 4 期。

1. 初期　起病急，体温在 1~2 天内上升至 39~40℃，伴有头痛、恶心、呕吐、精神倦怠或嗜睡。少数患者可有颈项强直及抽搐。此期持续 1~3 天。

2. 极期　除初期症状加重外，主要表现为脑实质受损的症状，此期病程 4~10 天。

（1）持续高热：为乙脑患者最常见的临床表现，体温常高达 40℃ 以上，多呈稽留热，一般持续 7~10 天。发热越高，热程越长，则病情越严重。

（2）意识障碍：为乙脑最主要的临床表现，表现为不同程度的意识障碍，如谵妄、定向力障碍、嗜睡、昏迷等。与病情的严重程度平行。常持续 1 周，重型者可达 1 个月以上。

（3）惊厥或抽搐：为乙脑病情严重的表现，可有局部小抽搐、肢体阵挛性抽搐，重型者可有全身强直性抽搐，持续数分钟至数十分钟，伴有意识障碍。频繁或长时间的抽搐可加重缺氧和脑实质损伤，导致呼吸衰竭。

（4）呼吸衰竭：常见于乙脑重症患者，是最严重的表现，也是乙脑患者死亡的主要原因。常因脑实质炎症、脑水肿、脑疝和低血钠脑病等所致，其中以脑实质病变为主要原因。主要为中枢性呼吸衰竭，其特点为呼吸节律不规则及幅度不均，可为呼吸表浅、双吸气、叹息样呼吸、潮式呼吸等，直至呼吸停止。此外，因脊髓病变导致呼吸肌瘫痪可发生周围性呼吸衰竭。其特点为：呼吸先快后慢，呼吸表浅，但呼吸节律规则。

高热、抽搐和呼吸衰竭是乙脑极期的严重表现，三者相互影响。

（5）其他神经系统症状和体征：多在病程 10 天内出现，第 2 周后很少出现新的神经系统表现。主要表现为：①浅反射减弱或消失，深反射先亢进后消失，病理征阳性。②大脑椎体束受损表现可有肢体强直性瘫痪，肌张力增强，巴宾斯基征阳性等。③不同程度的脑膜刺激征。④其他，颞叶受损可有失语，听觉障碍。

（6）循环衰竭：常与呼吸衰竭同时出现，但较少见，表现为血压下降、脉搏细速、休克和消化道出血等。

3. 恢复期　多数患者于病程 8~11 天进入恢复期，体温逐渐下降，神经、精神症状和体征逐渐好转，一般于 2 周左右可完全恢复，重型患者常需 1~6 个月才能逐渐恢复。此阶段的表现可伴有持续性低热、多汗、失眠、失语、流涎、吞咽困难、肢体强直性瘫痪等。

4. 后遗症期　患病 6 个月后仍留有神经、精神症状者称为后遗症；5%~20% 重型乙脑患者留有后遗症，主要表现为意识障碍、痴呆、失语、强直性瘫痪等。如给予积极治疗可有不同程度的恢复。

## 五、实验室及其他检查

1. 血常规检查　白细胞总数增高，一般在（10~20）×$10^9$/L，中性粒细胞在 80% 以上。

2. 脑脊液检查　为无菌性脑膜炎改变。表现为压力增高，外观清亮或微浊，白细胞多在（50~500）×$10^6$/L，少数可达 1 000×$10^6$/L 以上。分类早期以中性粒细胞为主，蛋白轻度增高，糖正常或偏，氯化物正常。

3. 血清学检查　①特异性 IgM 抗体检查：在病程第 3-4 天即可检查出，2 周时达高峰，约 80% 患者入院时脑脊液特异性抗体呈阳性，可用于早期诊断。②补体结合试验：补体结合抗体为 IgG 抗体，具有较高的特异性，多在病后 2 周出现，5~6 周达到高峰。③血凝抑制试验：血凝抑制抗体出现较早，一般在病后 4~5 天出现，2 周时达高峰。主要用于流行病学调查。

4. 病原学检查　可用组织培养法获得病毒。

## 六、诊断要点

根据夏、秋季发病，患者为 10 岁以下儿童等流行病学资料，临床表现为急起高热、头痛、呕吐、意识障碍、昏迷和感染性休克，严重患者有呼吸衰竭，病理反射及脑膜刺激征阳性。结合实验室检查白细胞及中性粒细胞计数均增高，脑脊液呈无菌性脑膜炎改变，可作为临床诊断。血清学检查乙脑 IgM 抗体阳性为确诊依据。

## 七、护理诊断/问题

1. 主要护理诊断/问题
(1) 体温过高与病毒血症和脑实质性炎症有关。
(2) 意识障碍与中枢神经系统、脑实质损害、抽搐、惊厥有关。
2. 其他相关护理诊断/问题 气体交换功能受损与呼吸衰竭有关。

## 八、护理措施

1. 一般护理
(1) 隔离措施：采取虫媒隔离，应有防蚊设备和灭蚊措施。患者应卧床休息，病房环境安静、光线应柔和，防止强光、强声的刺激，避免抽搐或惊厥诱发因素。昏迷、抽搐患者应防止坠床。
(2) 饮食护理：初期及极期应给予清淡流质饮食，成人每天补液量为 1 500~2 000mL，并注意水、电解质平衡。昏迷及有吞咽困难患者给予鼻饲或静脉输液，以保证足够的水分和营养。恢复期应逐渐增加高蛋白、高热量饮食。
2. 病情观察 ①密切观察生命体征，特别是体温及呼吸的变化，每 1~2 小时测体温 1 次，观察呼吸的频率、节律、幅度的改变，及时判断有无呼吸衰竭。②观察意识障碍是否继续加重。③观察惊厥发作先兆、频率、发作持续时间、间隔时间、抽搐的部位、方式及伴随的症状。④观察颅内压增高及脑疝的先兆，重点观察瞳孔的大小、形状、两侧是否对称、对光反射等。⑤准确记录 24 小时出入量。⑥并发症的观察，如肺部感染及压疮等。
3. 用药护理 遵医嘱用药。①氯丙嗪、异丙嗪：适用于持续高热伴反复抽搐者，具有降温、镇静、止痉的作用。成人每次各 25~50mg，儿童每次各 0.5~1mg/kg，肌内注射，每 4~6 小时 1 次，疗程 3~5 天。因该药可抑制呼吸中枢咳嗽反射，静脉注射可引起直立性低血压，故在用药过程中应保持呼吸道通畅，密切观察生命体征。②20% 甘露醇：具有脱水、利尿的作用。用于脑水肿，是降低颅内压安全有效的首选药。每次 1~2g/kg，静脉滴注或静脉注射（20~30 分钟内），根据病情可 4~6 小时重复使用，必要时可加用 50% 葡萄糖、呋塞米、肾上腺皮质激素静脉注射。静脉给药过快可致一过性头痛、眩晕、视力模糊、心悸、水、电解质失调等，应密切观察。③因脑实质病变引起的抽搐，可使用镇静剂。常用的镇静剂为地西泮（安定）：具有镇静、止惊的作用。成人每次 10~20mg，儿童每次 0.1~0.3mg/kg（每次不超过 10mg），肌内注射或缓慢静脉注射。常见的不良反应有呼吸抑制、头晕、嗜睡、乏力等。④尼可刹米、洛贝林：具有兴奋呼吸中枢的作用，使呼吸频率加快、幅度加深、通气量增大、呼吸功能改善。中枢性呼吸衰竭时首选洛贝林，成人每次 3~6mg，儿童每次 0.15~0.2mg/kg，肌内注射或静脉滴注，亦可选用尼可刹米，成人每次 0.375~0.75g，儿童每次 5～10mg/kg，肌内注或静脉滴注。尼可刹米、洛贝林不良反应过量可引起血压升高、心动过速，甚至惊厥等。

4. 对症护理　呼吸衰竭的护理：①保持呼吸道通畅，应及时、彻底吸痰，并鼓励协助翻身、拍背，痰液黏稠者遵医嘱雾化吸入，痰液阻塞者行机械吸痰。②吸氧，选用鼻导管或面罩持续吸氧，纠正患者的缺氧状态。③用药护理，中枢性呼吸衰竭时遵医嘱肌内注射或静脉滴注呼吸兴奋剂，使用东莨菪碱或山莨菪碱等血管扩张药，改善脑微循环、减轻脑水肿、接触脑血管痉挛和兴奋呼吸中枢。注意监测心率、血压以防心动过速、血压升高等不良反应。④急救物品的准备，如需行气道插管、气管切开或应用人工呼吸机的患者，应做好相应的术前准备，此外还可使用纳洛酮、阿托品、酚妥拉明。

## 九、健康指导

1. 对患者的指导讲解乙脑发病原因、主要临床特点、治疗方法、病程及预后等。如在乙脑流行季节患者有高热、头痛、意识障碍者，应考虑乙脑的可能性，应及时诊治。康复期患者，应加强运动和保证营养的供给。

2. 疾病预防的指导

（1）管理传染源：及时隔离和治疗，患者隔离至体温正常。加强家畜的管理，尤其是幼猪，搞好饲养场所的环境卫生，人畜居住地分开。

（2）切断传播途径：积极开展防蚊、灭蚊工作是预防乙脑病毒传播的主要措施，应消灭蚊虫孳生场所。乙脑流行季节使用驱蚊剂、蚊帐等措施防止蚊虫叮咬；

（3）保护易感人群：预防接种是保护易感人群的根本措施。目前我国使用的是地鼠肾细胞灭活和减毒活疫苗，保护率可达 60%～90%。对 10 岁以下儿童和初进入流行区域的人员进行疫苗接种。一般接种两次，间隔 7～10 天，第二年加强注射 1 次，3 次加强后不必再注射，可获得较持久的免疫力。疫苗接种应在流行前 1 个月完成。

（李婧雯）

# 第三节　狂犬病

狂犬病又名恐水症，是由狂犬病毒引起的一种侵犯中枢神经系统为主的急性人畜共患传染病，人因被携带狂犬病病毒的畜咬伤而感染。临床表现有狂躁型和麻痹型，狂躁型症状为特有的恐水、怕风、恐惧不安、咽肌痉挛、进行性瘫痪等为主要特征。病死率达 100%。

## 一、病原学

狂犬病毒属弹状病毒科，形如子弹，大小约 75nm×180nm。从患者和病畜体内分离的病毒称为野毒株或街毒株，其特点是致病力强、潜伏期长，能在唾液腺中繁殖。该毒株连续多次在家兔脑内传代后获得的病毒株称为固定毒株，其毒力减弱，潜伏期短，对人和犬失去致病力，故可供制备疫苗之用。狂犬病毒易被紫外线、碘酒、苯扎溴铵、高锰酸钾、乙醇、甲醛等灭活。加热 100℃2 分钟即可灭活。

## 二、流行病学

1. 传染源　携带狂犬病毒的动物是本病的传染源，我国狂犬病的主要传染源是病犬，其次是猫、猪、牛、马等家畜。一般来说，狂犬病患者因其唾液中所含病毒量少，不是传染源，不形成人与人之间的传染。

2. 传播途径　主要通过病畜咬伤而传播，也可经过各种抓破黏膜和皮肤入侵体内。

3. 人群易感性　人群普遍易感，尤其是兽医与动物饲养员。被病畜咬伤而未做预防接种者，其发病率为 15%～20%。若及时处理伤口及接种疫苗后，发病率可明显下降为 0.15%。

## 三、发病机制与病理

狂犬病毒自皮肤或黏膜破损处侵入人体后，对神经组织有强大的亲和力，可分为三个阶段①组织内病毒小量增殖期：病毒先在伤口附近的肌肉小量增殖，并在局部停留 3 天或，更久，然后侵入近处的末梢神经。②侵入中枢神经：病毒沿中枢神经的轴突向中枢神经向心性扩展，至脊髓的背根神经节再大量繁殖，入侵脊髓并很快到达脑部，侵犯脑干、小脑等处。③向各器官扩散期：病毒从中枢神经向周围神经扩散，侵入各神经组织。尤以唾液腺、舌部味蕾、嗅神经上皮等病毒较多。由于迷走、舌咽及舌下脑神经核受损，导致吞咽肌及呼吸肌痉挛，故出现恐水、吞咽困难等症状。交感神经受累时可出现唾液分泌和出汗增多。而迷走神经节、交感神经和心脏神经节受损时可引起心血管功能紊乱或者猝死。

主要病理变化为急性弥漫性脑脊髓炎。具有特征性的病变是在神经细胞浆内可见嗜酸性包涵体，称为内基小体，为狂犬病毒的集落，具有诊断意义。

## 四、临床表现

潜伏期一般为 1～3 个月，最长者可达 10 年以上。潜伏期的长短与年龄、伤口部位、伤口深浅、入侵机体病毒的数量和毒力有关。典型临床经过分为 3 期。

1. 前驱期　本期持续 2～4 天，症状常有低热、倦怠、头痛、恶心、全身不适，继之恐惧不安、烦躁失眠，对水、风、光等刺激敏感，并有喉头紧缩感。50%～80% 的病例在愈合的伤口附近及其神经支配的区域有痒、痛、麻及蚁走等异样感觉，是最具有诊断意义的早期症状。

2. 兴奋期　本期持续 1～3 天，临床特点：①高度兴奋，表情极度恐惧，发作性咽肌痉挛和呼吸困难，可为多种刺激而加重，又恐水、怕风、怕光、怕声。其中恐水为本病特征。典型患者虽极度口渴但不敢饮水，甚至闻水声、见水、饮水或仅提及饮水时均可引起咽肌严重痉挛，严重发作时可出现全身肌肉阵发性抽搐，因呼吸肌痉挛致呼吸困难和发绀。②体温常升高，达到 38～40℃。③交感神经功能亢进，患者可出现流涎、多汗、心率增快、血压升高、瞳孔散大，对光反应迟钝等。多数患者神志清楚，少数患者可出现精神失常、幻视、幻听等。

3. 麻痹期　本期持续时间短，为 6～18 小时。肌肉痉挛发作停止，全身弛缓性瘫痪，患者由安静转为昏迷状态，最后因呼吸、循环衰竭而死亡。

本病全程一般不超过 6 天，除上述狂躁型表现外，尚有以脊髓或延髓受损为主的麻痹型，患者无兴奋期和典型恐水表现，呈横断性脊髓炎或上行性麻痹等症状。

## 五、实验室及其他检查

1. 血常规及脑脊液检查　外周血白细胞总数轻中度增高，中性粒细胞占80%以上。脑脊液检查示压力增高，细胞数及蛋白质轻度增高，糖及氯化物正常。

2. 病原学检查

（1）抗原检查：可取患者脑脊液或唾液直接涂片检测抗原，阳性率可达98%。

（2）病毒分离：取患者脑脊液、唾液、皮肤或脑组织进行细胞培养，可分离病毒。

（3）内基小体检查：取病畜或死亡患者脑组织做切片染色，镜检找到内基小体，阳性率为70%～80%。

（4）核酸测定：采用反转录—聚合酶链反应（RT-PCR）法测定狂犬病毒RNA。

## 六、并发症

可并发肺炎、气胸、心律失常、心力衰竭、动静脉栓塞、上消化道出血、急性肾衰竭。

## 七、诊断要点

患者有被狂犬或病畜咬伤、抓伤史，临床出现典型恐水、怕风、怕光、怕声、咽肌痉挛、流涎、多汗、伤口处有痒痛麻及蚁走异样感觉等典型表现，可做出临床诊断。通过检测病毒抗原、病毒核酸或尸检脑组织中的内基小体进行确诊。

## 八、护理诊断/问题

1. 主要护理诊断/问题

（1）皮肤完整性受损　与带狂犬病病毒的动物咬伤或抓伤有关。

（2）体温过高与患者高度兴奋、交感神经功能亢进、感染有关。

（3）有窒息的危险与病毒损害中枢神经系统致呼吸肌痉挛有关。

2. 其他相关护理诊断/问题

（1）营养失调：低于机体需要量与吞咽困难不能进食有关。

（2）恐惧与疾病引起死亡的威胁有关。

## 九、护理措施

1. 一般护理

（1）隔离措施：严格隔离患者，防止唾液污染。应将患者置于安静、避光的单人房间内，卧床休息。避免一切不必要的刺激如水、光、声、风等，尤其与水有关的刺激。对躁动不安、恐怖、幻视、幻听患者，加床档保护或适当约束，防止外伤或坠床。

（2）心理护理：患者有恐水、怕风、怕光、怕声、抽搐等症状，担心病情加重而异常痛苦。但此时多数患者神志清楚，患者常常表现为恐惧、紧张等心理功能障碍，做好其心理护理，使之产生一种安全感。

2. 病情观察　①密切观察生命体征及意识、瞳孔。尤其是呼吸频率、节律改变、观察有无缺氧征如发绀、呼吸困难等。②观察有无恐水、恐风、怕声、多汗、流涎等表现。③密切观察患者伤口及其相应的神经支配区域有无痒、麻、痛和蚁走等异样感觉。④若患者发生抽搐，观察并记录抽搐部位、发作次数、持续时间、间隔时间及伴随症状。

3. 用药护理 遵医嘱给药，常用抗病毒药物，如干扰素、阿糖胞苷、大剂量人抗狂犬病免疫球蛋白治疗。持续抽搐者可用地西泮，肌内注射或缓慢静脉注射，常见不良反应有头昏、嗜睡、乏力、呼吸抑制等表现。有脑水肿者、颅内高压时脱水、降压，常用20%甘露醇1~2g/kg，快速静脉滴注。常见的不良反应有一过性头痛、眩晕、视力模糊、心悸及水电解质失衡等。

4. 对症护理

（1）防止窒息的护理：及时清除口腔及呼吸道分泌物，以保持呼吸道通畅。呼吸肌持续痉挛者，给予氧气吸入及镇静剂，必要时行气管切开术或气管插管术或使用人工呼吸机辅助呼吸。

（2）伤口护理：迅速有效的处理伤口是降低狂犬病发病率最有效的措施之一。尽快用20%肥皂水或0.1%苯扎溴铵（新洁尔灭）反复冲洗伤口30分钟以上，尽量去除犬涎，挤出污血。彻底冲洗后用2%碘酒或75%乙醇消毒伤口，伤口一般不予缝合、包扎和止血，以便排血引流。如伤口较深或咬伤部位在头部、颈部者，清创后应在伤口底部和周围行局部浸润注射狂犬病免疫球蛋白或免疫血清。

## 十、健康指导

1. 对患者的指导 狂犬病患者及时隔离、消毒、对症治疗等，并进行狂犬病知识的教育，被犬咬伤后及时有效地处理伤口。讲解狂犬病发展过程，恐水、怕风、兴奋、狂躁等原因，强调避免刺激患者，积极配合治疗。

2. 疾病预防指导

（1）管理传染源：严格犬的管理为主。管理和免疫家犬，对病犬、猫及其他狂畜进行捕杀，并立即焚毁或深埋处理。

（2）切断传播途径：严密接触隔离，咬伤的伤口进行严格的处理。

（3）保护易感人群：预防免疫，主动免疫可用于暴露后预防，也可用于暴露前预防。①暴露前预防：主要对高危人群如兽医、山洞探险者、相关实验员、动物管理员应暴露前预防接种。共接种3次，每次1mL肌内注射分别于0、7、28天进行；1~3年加强注射1次。②暴露后预防：主要对被犬、猫或患狂犬病的动物咬伤、抓伤者，或医务人员的皮肤破损处被狂犬病患者唾液沾污时均需要尽早预防接种。共接种5次，每次2mL，肌内注射，分别于0、3、7、14天和28天完成，如严重咬伤者疫苗可全程注射10针，分别于当日到第6天每天一针，随后分别于10、14、30、90天各注射1次。③被动免疫：被动免疫制剂有狂犬病免疫血清、人抗狂犬病免疫球蛋白，以后者为佳。

（李婧雯）

## 第四节 流行性感冒

流行性感冒简称流感，是由流感病毒引起的急性呼吸道传染病。临床主要表现为急起高热、全身酸痛、乏力等全身中毒症状，而呼吸道症状相对较轻。老年人和慢性病患者则可引起严重的并发症。

## 一、病原学

人流感病毒属正黏病毒科的单链负链 RNA 病毒。病毒结构自外向内可分为包膜、基质蛋白及核心三部分。核心部分含核蛋白（NP），基质蛋白构成病毒外壳骨架，包膜中有两种重要糖蛋白，即血凝素（H）和神经氨酸酶（N）。人流感病毒根据其 NP 抗原性可分为甲（A）、乙（B）、丙（C）3 型。甲型流感病毒按 H 与 N 抗原特异性的不同，分为若干个亚型（H1~H16，N1~N9）。抗原变异是流感病毒独特的和显著的特征。在感染人类的三种流感病毒中，甲型流感病毒变异性极强，常引起流感大流行，乙型次之，丙型流感病毒的抗原性非常稳定。

流感病毒不耐热，在 100℃ 1 分钟或 56℃ 30 分钟即失去致病力。对酸、乙醚、乙醇、甲醛及紫外线均敏感。但对干燥及低温有相当强的耐受力。

## 二、流行病学

1. **传染源**　流感患者和隐性感染者是主要传染源。自潜伏期即有传染性，发病 3 天内传染性最强，病毒可从鼻涕、口涎、痰液等分泌物排出。

2. **传播途径**　主要通过人与人之间飞沫传播。也可通过接触被污染的手、茶具、食具、毛巾等间接传播。

3. **人群易感性**　人群普遍易感。感染后获得同型病毒免疫力，各型及亚型间无交叉免疫性，病毒变异后人群无免疫力。

4. **流行特征**　在我国流行以冬春季节为主。大流行主要由甲型流感病毒引起，一般每 10~15 年可有一次世界性大流行，2~3 年一次小流行。乙型流感以局部流行为主，5~6 年发生一次。丙型流感则为散发。

## 三、发病机制与病理

病毒侵入呼吸道表面纤毛柱状上皮细胞并进行复制。被感染的宿主细胞发生变性、坏死、溶解或脱落，产生炎症反应，引起发热、全身酸痛、头痛等症状。当病毒侵袭全部呼吸道，可致流感病毒性肺炎。可见肺呈暗红色，黏膜充血，黏膜下有灶性出血、水肿和轻度白细胞浸润，肺泡细胞出血、脱落，甚至有肺水肿及毛细血管血栓形成。

## 四、临床表现

潜伏期通常 1~3 天。

1. **典型流感（单纯型）**　起病急，高热、头痛、寒战、肌肉酸痛、乏力等全身症状较重，而呼吸道症状较轻。查体可见结膜充血，肺部可闻及干啰音。病程 4~7 天。

2. **轻型流感**　急性起病。轻中度发热，全身及呼吸道症状轻，与普通感冒极为相似。病程 2~3 天。

3. **肺炎型流感**　多发生于老年人、婴幼儿、慢性病患者及其他免疫力低下者。可见高热、全身衰竭、烦躁不安、剧烈咳嗽、血性痰液、呼吸困难及发绀，可伴心、肝、肾功能衰竭。双肺听诊满布干、湿啰音，但无肺实变体征。多于 5~10 天内发生呼吸循环衰竭，预后较差。

4. 其他类型 胃肠型伴消化道症状,中毒型伴神经系统和心血管系统症状。

5. 并发症 呼吸系统并发症主要有急性鼻窦炎、急性化脓性扁桃体炎、继发性细菌性气管炎和继发性细菌性肺炎等。肺外并发症可见瑞氏综合征、中毒性休克、中毒性心肌炎等。

## 五、实验室及其他检查

1. 血常规检查 白细胞计数多减少,淋巴细胞相对增多。
2. 病毒分离 患者上呼吸道分泌物接种于鸡胚或组织培养进行病毒分离。
3. 血清学检查 进行血凝抑制试验或补体结合试验,抗体滴度 4 倍以上增长为阳性。

## 六、诊断要点

冬、春季节在同一地区,1~2 天内即有大量上呼吸道感染患者集体发病,临床表现为起病急骤,持续高热、肌肉关节酸痛等全身中毒症状较重,呼吸道表现如鼻塞、流涕、咽痛等症状出现较晚且较轻应考虑流感。病毒分离、血凝抑制试验或补体结合试验阳性有助于确诊。

## 七、护理诊断/问题

1. 主要护理诊断/问题
(1) 体温过高与病毒感染有关。
(2) 疼痛:头痛与病毒感染导致的毒血症、发热等有关。
2. 其他护理诊断/问题 气体交换受损 与病毒性肺炎或合并细菌性肺炎有关。

## 八、护理措施

1. 一般护理
(1) 隔离措施:流感暴发时,应及时向疾病控制部门报告。采取呼吸道隔离,按要求隔离患者 1 周或至主要症状消失。隔离期避免外出,外出时需戴口罩。急性期应卧床休息,协助患者做好生活护理。
(2) 饮食护理:发热期宜多饮水,给予清淡易消化、富含维生素的流质或半流质饮食。伴呕吐或严重腹泻者,可适当增加静脉营养的供给。
2. 病情观察 严密观察患者的生命体征,注意有无高热不退、咳嗽、咳痰、呼吸急促、发绀、血氧饱和度下降;观察咳嗽的诱因、时间、节律、性质、音色。
3. 用药护理 遵医嘱应用抗病毒药物及抗生素。
(1) 抗病毒药物:金刚烷胺和金刚乙胺现已基本耐药。奥司他韦(达菲)能特异性抑制甲、乙型流感,成人每次 75mg,每天 2 次,5 天为 1 个疗程。儿童体重 15kg 者每次 30mg,15~23kg 者每次 45mg,24~40kg 者每次 60mg,大于 40kg 者可用 75mg,1 岁以下儿童不推荐使用。
(2) 抗生素的应用:并不常规使用,当出现继发细菌感染时可根据送检标本培养结果合理使用抗菌药物。

4. 对症护理 ①高热者可行物理降温，必要时用解热镇痛药物。②患者出现咳嗽、咳痰、胸闷、气急、发绀等肺炎症状时，应取半坐卧位，吸氧，必要时吸痰，严重时可予以呼吸机辅助呼吸。

# 九、健康指导

1. 对患者的指导 平日要注意锻炼身体，增强机体的抵抗力。流感流行季节根据天气变化增减衣物。房间经常通风换气，保持清洁。

2. 疾病预防的指导

（1）管理传染源：早期发现疫情，及早对流感患者进行呼吸道隔离和早期治疗，隔离至病后 1 周或退热后 2 天。流感流行时，尽量减少公众集会和集体娱乐活动。

（2）切断传播途径：室内每天开窗通风或进行空气消毒，患者用过的食具应煮沸消毒，衣物可用含氯消毒液浸泡消毒或阳光下暴晒 2 小时。

（3）保护易感人群：预防流感的最有效措施是接种疫苗，裂解疫苗是目前使用较为普遍的流感疫苗。重点接种人群包括 65 岁以上老人，严重心肺疾病患者，慢性肾病、糖尿病、免疫缺陷病患者，接受激素及免疫抑制剂治疗者以及医疗卫生机构工作者。不宜接种的人群有：对疫苗中的成分或鸡蛋过敏者、吉兰-巴雷综合征患者、妊娠 3 个月以内的孕妇、严重过敏体质者等。除了疫苗接种，接近患者时应当戴口罩，避免密切接触，注意个人卫生。

## 附：人感染高致病性禽流感

人感染高致病性禽流感简称人禽流感，是由甲型流感病毒某些感染禽类亚型中的毒株引起的人类急性呼吸道传染病。通常禽流感病毒不感染人类，但自 1997 年香港 1 名 3 岁的男童因感染禽甲型流感病毒 H5N1 亚型而死亡后，临床证据显示它已经跨越了禽类的范围，开始侵袭人类，引起人禽流感。人禽流感主要临床表现为高热、咳嗽、呼吸急促。病情轻重不一，其中高致病性禽流感常由 H5N1 亚型引起，病情严重，并可出现多种并发症而致人死亡。

# 一、病原学

禽流感病毒属正黏病毒科甲型流感病毒属。甲型流感病毒常见形状为球形，直径平均为 100nm，有囊膜。目前已鉴定出 16 个 H 亚型和 9 个 N 亚型，由禽鸟感染人类的禽流感病毒有 H5N1、H9N2、H7N7、H7N2 及 H7N3 等多种亚型。其中感染 H5N1 亚型的患者病情较重，病死率高。

禽流感病毒对乙醚、氯仿等有机溶剂均敏感，可被常用消毒剂如氧化剂、漂白粉、碘剂等灭活。对热亦较敏感，56℃ 30 分钟或 100℃ 2 分钟即可将病毒灭活。自然条件下存在于口腔、鼻腔和粪便中的病毒受到有机物的保护，具有较大的抵抗力。病毒对低温抵抗力较强。

# 二、流行病学

1. 传染源 主要为患禽流感或携带禽流感病毒的鸡、鸭、鹅等家禽类，尤其是鸡；野禽在禽流感的自然传播中扮演了重要角色。

2. 传播途径　病毒主要通过呼吸道传染给人，人通过密切接触感染的家禽及其粪便、羽毛、呼吸道分泌物、血液等而被感染，也可通过眼结膜和破损皮肤引起感染。目前尚缺乏人与人之间传播的确切证据。

3. 人群易感性　人群普遍易感。12 岁以下儿童发病率较高，病情较重。从事家禽养殖业者，与不明原因病死家禽或感染、疑似感染禽流感家禽密切接触以及接触禽流感病毒的实验室工作人员属高危人群。

## 三、发病机制

人禽流感的发病机制与一般流感的发病机制基本相同。

## 四、临床表现

潜伏期通常为 2~4 天，一般在 7 天以内。不同亚型的病毒感染可引起不同的临床症状。感染 H9N2 和 H10N7 亚型者通常仅有一过性流感症状。感染 H7N7 亚型的患者常表现为结膜炎。重症患者一般均为 H5N1 亚型病毒感染。临床表现为起病急，早期类似普通型流感，主要为发热，体温大多持续在 39℃以上，热程 1~7 天，多为 3~4 天，可伴有流涕、鼻塞、咳嗽、咽痛、头痛、肌肉酸痛和全身不适。部分患者可有恶心、腹痛、腹泻、稀水样便等消化道症状。重症患者病情发展迅速，进展为呼吸窘迫，可有肺部实变体征，最终发展为呼吸衰竭而导致死亡。还可出现肺炎、急性呼吸窘迫综合征、肺出血、胸腔积液、全血细胞减少、败血症、肾衰竭、感染性休克及瑞氏综合征等多种并发症。

## 五、实验室及其他检查

1. 血常规检查　外周血白细胞计数一般正常或降低。重症患者多有白细胞总数及淋巴细胞下降，并有血小板降低。

2. 病毒抗原及基因检测　取患者呼吸道标本采用免疫荧光法（IFA）或 ELISA 检测甲型流感病毒核蛋白抗原（NP）及禽流感病毒 H 亚型抗原。还可用 RT-PCR 检测禽流感病毒亚型特异性 H 抗原基因。

3. 病毒分离　可从患者呼吸道标本（如鼻咽分泌物、口腔含漱液、气管吸出物或呼吸道上皮细胞）中分离禽流感病毒。

4. 血清学检查　发病初期和恢复期双份血清抗禽流感病毒抗体滴度有 4 倍或以上升高，可作为回顾性诊断的参考指标。

5. 影像学检查　胸部 X 线检查缺乏特异性，重症患者胸部 X 线检查呈大片毛玻璃状或肺实变影像，少数可伴有胸腔积液等。

## 六、诊断要点

根据流行病学史、临床表现及实验室检查结果，排除其他疾病后，可以做出人禽流感的诊断。

流行病学史是指发病前 1 周内曾到过禽流感暴发疫点，或与病禽及其分泌物、排泄物有密切接触史，或为禽流感病毒实验室工作人员。

1. 医学观察病例　有流行病学史，1 周内出现临床表现者。

2. 疑似病例  有流行病学史，发热（体温≥38℃），有咳嗽、咽喉痛、呼吸急促一种或一种以上的症状。呼吸道分泌物标本甲型流感病毒和 H 亚型单克隆抗体抗原检测阳性或RT-PCR 扩增出 H 亚型基因。

3. 确诊病例  有流行病学史及临床表现，患者呼吸道分泌物或尸检肺标本中病毒分离出甲型流感病毒或 RT-PCR 检测到 H 亚型病毒基因，且双份血清抗禽流感病毒抗体滴度恢复期较发病期上升 4 倍或以上者。

## 七、健康指导

1. 对患者的指导  注意饮食卫生，不喝生水，不吃未熟的肉类及蛋类等食品；勤洗手，养成良好的个人卫生习惯；养成早晚洗鼻的良好卫生习惯，保持呼吸道健康，增强呼吸道抵抗力。

2. 预防疾病指导

（1）管理传染源：加强禽类疾病的监测，一旦发现禽流感疫情，动物防疫部门立即按有关规定进行处理；受感染动物立即销毁，将高致病性禽流感疫点周围半径 3km 范围划为疫区，捕杀疫区内全部家禽，对疫源地进行封锁消毒，并对疫区 5km 范围内的易感禽类进行强制性疫苗紧急免疫接种。人禽流感实行专病报告管理，已发现人禽流感疑似或确诊病例的县（区），须以县（区）为单位实行人禽流感疫情日报告和"零"报告制度。

（2）切断传播途径：接触人禽流感患者应戴口罩、戴手套、穿隔离衣，接触后应洗手；加强检测标本和实验室禽流感病毒毒株的管理，严格执行操作规范，防止医院感染和实验室的感染及传播。

（3）保护易感人群：养殖及相关人员做好防护工作，加强对密切接触禽类人员的监测，并采取相应的防治措施；对密切接触者必要时可试用抗流感病毒药物或按中医药辨证施防。

（李婧雯）

# 第五节  流行性腮腺炎

流行性腮腺炎是由腮腺炎病毒引起的急性呼吸道传染病，临床上以腮腺非化脓性炎症、腮腺区肿痛为特征，腮腺炎病毒除侵犯腮腺外，可累及全身多个腺体和器官，引起脑膜炎、脑膜脑炎、睾丸炎、卵巢炎和胰腺炎等。

## 一、病原学

腮腺炎病毒属于副黏病毒科的单股 RNA 病毒。该病毒抗原结构稳定，只有一个血清型，存在于患者唾液、血液、尿液及脑脊液中。

腮腺炎病毒抵抗力弱，对物理和化学因素敏感。乙醇、甲醛等加热至 55～60℃10～20 分钟即可灭活，紫外线照射也可将其杀灭，但 4℃时能存活 2 个月。

## 二、流行病学

1. 传染源  患者及隐性感染者是本病的主要传染源。患者腮腺肿大前 7 天到肿大后 2 周，可从可唾液中分离出病毒，此时患者具有高度的传染性。

2. 传播途径 主要通过飞沫传播，也可通过接触而传播。

3. 人群易感性 人群普遍易感，90%病例为1~15岁的少年儿童。

4. 流行特征 呈全球性分布，一年四季均可发病，以冬春季为主。患者主要是学龄儿童，无免疫力的成人亦可发病，感染后可获持久性免疫。

## 三、发病机制与病理

腮腺炎病毒通过呼吸道侵入人体后，在上呼吸道黏膜上皮细胞和局部淋巴结中复制，导致局部炎症和免疫反应，然后进入血液，引起病毒血症，播散到腮腺和中枢神经系统，引起脑膜炎和腮腺炎。病毒在进一步繁殖复制后，再次进入血液，形成第二次病毒血症，侵犯第一次毒血症时未累及的器官，如颌下腺、舌下腺、睾丸、胰腺等，从而引起相应的临床表现。

其病理变化为非化脓性炎症。腺体呈肿胀发红，可见间质水肿、点状出血，淋巴浸润和腺泡坏死等。

## 四、临床表现

潜伏期为8~30天，平均18天。大部分患者无前驱期症状，少部分病例有发热、头痛、乏力、纳差等。典型病例常以腮腺肿大为首发症状。通常先一侧腮腺肿大2~4天后累及对侧，双侧腮腺肿大者约占75%。局部疼痛，过敏，张口咀嚼或吃酸性食物促使唾液分泌时疼痛加剧。腮腺肿大以耳垂为中心，向前后下发展，边缘不清，表面灼热但多不发红。触之有疼痛及感觉过敏，腮腺肿大2~3天达高峰，持续4~5天后逐渐消退。腮腺导管开口在早期有红肿，腮腺肿胀时，常波及邻近的颌下腺和舌下腺，并出现吞咽困难。

腮腺炎病毒有嗜腺体和嗜神经性，常侵入中枢神经系统和其他腺体或器官而出现相应症状。①脑膜脑炎：发生于15%的病例，患者出现头痛，嗜睡和脑膜刺激征。一般发生在腮腺炎发病后4~5天，脑膜脑炎患者常表现为发热、头痛、呕吐、颈项强直、谵妄、抽搐、昏迷。脑脊液白细胞计数在$25 \times 10^6$/L左右，主要是淋巴细胞增高。严重者可导致死亡。②睾丸炎：常见于腮腺炎肿大开始消退时，出现发热、睾丸明显肿胀和疼痛。多为单侧，是男孩最常见的并发症。急性症状持续3~5天，10天左右逐渐消退。③卵巢炎：发生于5%的成年妇女，较少见，可出现下腹疼痛。④急性胰腺炎：常于腮腺肿大数天后发生，可有恶心、呕吐和中上腹疼痛和压痛。⑤其他：可在腮腺炎发生前后出现心肌炎，乳腺炎和甲状腺炎等。

## 五、实验室及其他检查

1. 血常规检查 白细胞计数一般正常，有睾丸炎者白细胞可以增高。

2. 血清和尿液中淀粉酶测定 90%患者血、尿淀粉酶增高，其增高的程度与腮腺炎肿胀程度成正比。血脂肪酶增高有助于胰腺炎的诊断。

3. 特异性抗体检查 血清特异性IgM的抗体阳性提示近期感染。

4. 脑脊液检查 有腮腺炎而无脑膜炎症状和体征的患者，约半数脑脊液中白细胞计数轻度升高，且能从脑脊液中分离出腮腺炎病毒。

5. 病毒分离 能从患者唾液、脑脊液或尿液中分离出腮腺炎病毒。

## 六、诊断要点

根据流行情况和发病前 2~3 周有接触史，结合发热和以耳垂为中心的腮腺肿大等临床表现，可做出临床诊断。确诊依赖于血清学检查和病毒分离。

## 七、护理诊断/问题

1. 主要护理诊断/问题

（1）疼痛　与腮腺非化脓性炎症有关。

（2）体温过高　与病毒感染致毒血症有关。

2. 其他相关护理诊断/问题

（1）营养失调：低于机体需要量与腮腺肿大不能张口进食有关。

（2）潜在并发症：脑膜炎、睾丸炎、胰腺炎。

## 八、护理措施

1. 一般护理

（1）隔离措施：呼吸道严格隔离至腮腺肿胀完全消退为止，保持病室内空气流通。发热并伴有并发症者应卧床休息至体温下降。

（2）饮食护理：给予富有营养、易消化的半流质或软食，鼓励患者多饮水，避免进食酸辣、干硬的食物，以免因咀嚼和唾液分泌使疼痛加剧。

2. 病情观察　密切监测生命体征，观察患者意识状态，观察腮腺肿大疼痛程度、颜色，腮腺导管有无红肿及脓性分泌物。判断有无脑膜炎、睾丸炎、急性胰腺炎的表现。

3. 用药护理　遵医嘱用药，发病早期可使用抗病毒药物利巴韦林，成人每天 1g，儿童 15mg/kg，静脉滴注。疗程 5~7 天。常见的不良反应有头痛、皮疹、白细胞减少等。

4. 疼痛护理　局部选用紫金锭、青黛散或如意金黄散外敷减轻腮腺肿胀。疼痛较重时可给予镇痛剂。

5. 并发症的护理　睾丸炎时，遵医嘱可用丁字带托起阴囊，局部间歇冷敷以减轻疼痛，疼痛剧烈时可用 2% 普鲁卡因做精索封闭。脑膜脑炎颅内高压者，遵医嘱静脉注射 20% 甘露醇，重症可短期应用肾上腺皮质激素治疗。

## 九、健康指导

1. 对患者的指导　无并发症的患者一般在家中进行隔离治疗以防传播，进行饮食、用药指导，做好口腔、皮肤护理指导。

2. 疾病预防指导

（1）管理传染源：隔离患者至腮腺消肿后 5 天，有接触史的易感者应观察 3 周。

（2）切断传播途径：流行期间避免去公共场所或人员聚集的地方，出入应戴上口罩。居室空气应流通，对患者口鼻分泌物及污染用品都应进行消毒处理。

（3）保护易感人群：对易感患者可预防性应用腮腺炎减毒活疫苗，90% 接种者可产生抗体。

（李婧雯）

# 第六节 麻疹

麻疹是由麻疹病毒引起的急性呼吸道传染病。在我国法定的传染病中属于乙类传染病。临床以发热、上呼吸道炎（咳嗽、流涕）、结膜炎、口腔麻疹黏膜斑（又称柯氏斑，Koplik spots）及全身皮肤特殊斑丘疹为主要特征。本病传染性极强，易并发肺炎。

## 一、病原学

麻疹病毒属于副黏病毒科，呈圆颗粒状，抗原性稳定。麻疹病毒体外抵抗力弱，对热、紫外线及一般消毒剂敏感，56℃30分钟即可灭活。但在低温下能长期存活。

## 二、流行病学

1. 传染源　患者是唯一的传染源，急性期的患者是最重要的传染源。在发病前2天至出疹前后5天均具有传染性。前驱期传染性最强，出疹后逐渐减弱二

2. 传播途径　主要通过呼吸道飞沫传播。密切接触者亦可经污染病毒的手而传播。

3. 人群易感性　人群普遍易感，接触患者后90%以上均可发病，病后可获得持久免疫力。

4. 流行特征　发病季节以冬春季为多。好发于6个月至5岁的小儿。

## 三、发病机制与病理

麻疹病毒侵入易感者的呼吸道上皮细胞、口咽部或眼结合膜及局部淋巴结，繁殖后入血，引起第一次病毒血症。此后病毒在全身单核-巨噬细胞系统内大量复制、增殖，再次侵入血液，形成第二次病毒血症。同时病毒由白细胞携带播散到全身各大组织器官，导致广泛性损害而出现一系列临床表现如发热、皮疹等。

其病理特征是感染部位数个单细胞浸润融合成多核巨细胞，可见于皮肤、眼结合膜、呼吸道、胃肠道黏膜、全身淋巴结、肝脾等处。皮疹为病毒或免疫损伤致皮肤浅血管内皮细胞肿胀、增生、渗出、真皮淋巴细胞浸润、充血肿胀所致。由于崩解的红细胞和血浆渗出，使皮疹消退后遗留色素沉着、表皮细胞坏死及退行性变形成脱屑。口腔麻疹黏膜斑是口腔黏膜内血管内皮肿胀、坏死及淋巴细胞浸润的结果。

## 四、临床表现

1. 典型麻疹临床过程可以分为4期

（1）潜伏期：6~21天，平均10天左右，曾接受过被动或主动免疫者可以延长至3~4周。在潜伏期末可出现轻度发热、精神萎靡、全身不适等中毒症状。

（2）前驱期（也称出疹前期）：从发热到出疹一般3~4天，以中度以上发热首发症状。出现卡他症状，如咳嗽、喷嚏流涕、咽部充血、眼结合膜充血、畏光、流泪等。在病程的2~3天，约90%以上患者在双侧第二磨牙对面的颊黏膜上出现0.5~1mm针尖样大小的灰白色小点，周围有红晕，称麻疹黏膜斑，是麻疹前驱期的特征性体征。1~2天内黏膜斑迅速增多融合，于出疹后逐渐消失。

（3）出疹期：发病 3~4 天出现典型皮疹，持续 1 周左右。从耳后、发际、渐及前额、面、颈部，自上而下至胸、腹、背及四肢，最后达到手掌与足底，2~3 天遍及全身。皮疹初为淡红色斑丘疹，直径 2~5mm，压之褪色，疹间皮肤正常。出疹高峰期皮疹增多密集而融合成片，颜色转为暗红色。此时全身毒血症状加重，体温可高达 40℃，伴有嗜睡或烦躁、呕吐、腹泻等。

（4）恢复期：皮疹达高峰后 1~2 天内迅速好转，体温下降，全身症状明显减轻。随之按出疹顺序皮疹依次消退，并有米糠样脱屑及褐色色素沉着，经 1~2 周后消失。

2. 非典型麻疹　①轻型麻疹：症状轻，麻疹黏膜斑不典型，无并发症。多见于 6 个月前婴儿、近期接受过被动免疫或曾接种过麻疹疫苗者。②重型麻疹：中毒症状严重，常有严重并发症，死亡率高。分中毒性、休克性、出血性和疱疹性麻疹 4 种类型。多见于体弱、免疫力低下或严重继发感染者。

3. 并发症　主要有肺炎、喉炎、心肌炎、脑炎。其中肺炎是最常见的并发症，占麻疹患儿死因的 90% 以上。

## 五、实验室及其他检查

1. 血常规检查　白细胞总数减少，淋巴细胞相对增多。
2. 血清学检查　皮疹出现 1~2 天内检出特异性 IgM 抗体，可作为早期诊断。
3. 病原学检查　从早期患者呼吸道分泌物中检测或分离出麻疹病毒，可做出特异性诊断。

## 六、诊断要点

在麻疹流行期间有麻疹接触史，出现急起高热、上呼吸道卡他症状、眼结合膜充血、畏光、流泪、口腔麻疹黏膜斑及皮疹等典型临床表现可做出临床诊断。确诊依赖于检出特异性 IgM 抗体或检出麻疹病毒。

## 七、护理诊断/问题

1. 主要护理诊断/问题
（1）体温过高与病毒血症、继发感染有关。
（2）有皮肤完整性受损的危险与皮疹瘙痒有关。
2. 其他相关护理诊断/问题　潜在并发症：肺炎、喉炎等。

## 八、护理措施

1. 一般护理
（1）隔离措施：呼吸道严格隔离。保持室内空气清新、通风，室内温度保持于 18~22℃ 为宜，室内光线宜柔和。患者急性期应绝对卧床休息至皮疹消退、体温正常或至少出疹后 5 天。

（2）饮食护理：发热期间给予清淡、易消化、营养丰富的流质或半流质饮食，少食多餐。补充水分，必要时静脉补液。恢复期应给予高蛋白、高维生素的饮食。

2. 病情观察，观察生命体征及神志变化。出疹期应注意观察出疹顺序、皮疹颜色及分布情况，如出疹过程不顺利，提示可能出现并发症。如出现体温过高或下降后又升高、呼吸困难、发绀、躁动不安等，提示可能出现并发症。

3. 用药护理　遵医嘱及时用药，常用的药物有解热剂如安乃近滴鼻，咳嗽时可用祛痰镇咳药，体弱的患儿可早期注射丙种球蛋白。并发喉炎时使用抗生素，重症者可用肾上腺皮质激素。药物治疗后应密切观察其疗效及不良反应。

4. 对症护理

（1）发热的护理：在处理麻疹发热时需兼顾透疹，在前驱期尤其是出疹期，如体温不超过 39℃ 不予处理。降温时因体温骤降可引起末梢循环障碍而使皮疹突然隐退，禁用冷敷及乙醇擦浴。如体温过高为防止惊厥可给予物理降温和小剂量退热剂，使体温略降为宜。

（2）保持皮肤黏膜的完整性：及时评估出疹情况，如出疹不畅，可用中药或鲜芫荽煎服或外用，帮助透疹。如出疹瘙痒，遵医嘱给予外用药涂擦，切忌抓伤皮肤引起感染。鼓励饮白开水，常用淡盐水或 2% 硼酸溶液漱口，保持口腔清洁、舒适。眼部炎性分泌物多而形成眼痂者，应用生理盐水清洗双眼，再滴入抗生素滴眼液或眼膏，一天数次，并可服用维生素 A 预防干眼。防止眼泪及呕吐物流入耳道，引起中耳炎。及时清除鼻腔分泌物，以保持鼻腔通畅。

## 九、健康指导

1. 对患者的指导　由于麻疹传染性强，为控制疾病的流行，应向患者及家属介绍麻疹的相关知识，使其有充分的心理准备，并积极配合隔离、消毒、治疗和护理。

2. 疾病预防指导

（1）管理传染源：对患者行呼吸道隔离至出疹后 5 天，伴呼吸道并发症者应延长至出疹后 10 天。接触过患儿的易感儿童应隔离观察 3 周，若接触后接受过被动免疫制剂者则延至 4 周。

（2）切断传播途径：流行期间避免去公共场所或人员聚集的地方，出入应戴口罩。患者房间每天用紫外线消毒或通风半小时。

（3）保护易感人群：①主动免疫，主要对象为婴幼儿，8 个月以上未患过麻疹者均应接种麻疹减毒活疫苗，7 岁时进行复种。在流行期间可应急接种，以防止传染病扩散。②被动免疫，接触麻疹后 5 天内立即采用被动免疫，如注射免疫血清蛋白 3mL 可预防发病。

（谢　伟）

# 第七节　肾综合征出血热

肾综合征出血热（HFRS），也称流行性出血热，是由汉坦病毒引起的、以鼠类为主要传染源的一种自然疫源性传染病。临床以发热、充血、出血、低血压休克和肾脏损害为主要特征。

## 一、病原学

汉坦病毒属于布尼亚病毒科，为负性单链 RNA 病毒。根据抗原结构的不同，汉坦病毒至少分为 20 个以上的血清型。不同型别的病毒引起人类疾病临床症状轻重亦不相同，其中

Ⅰ型最重，Ⅱ型次之，Ⅲ型多为轻型。我国所流行的主要是Ⅰ型和Ⅱ型病毒。汉坦病毒不耐热、不耐酸，高于37℃或pH5.0以下易灭活，对紫外线、乙醚、氯仿、乙醇及碘酒等消毒剂敏感。

## 二、流行病学

1. 传染源　在我国，黑线姬鼠和褐家鼠为主要宿主动物和传染源，林区则是大林姬鼠。据国内外不完全统计，有170多种脊椎动物可自然感染汉坦病毒，我国有53种，这些动物既是宿主又是传染源。虽然肾综合征出血热患者早期的血液和尿液中携带病毒，但人不是主要的传染源。

2. 传播途径　可经多种途径传播。①呼吸道传播：含病毒的鼠类排泄物污染尘埃后形成的气溶胶可通过呼吸道而感染人体。②消化道传播：进食被鼠类含病毒排泄物污染的食物后可经口腔或胃肠黏膜而感染。③接触传播：被鼠咬伤或破损伤口接触带病毒的鼠类血液或排泄物可致感染。④垂直传播：孕妇感染本病后病毒可经胎盘感染胎儿。⑤虫媒传播：尚需进一步证实。

3. 人群易感性　人群普遍易感，病后有较稳固的免疫力。

4. 流行特征　主要分布在亚洲，我国疫情最重，除青海和新疆外，均有病例报告。季节特点是黑线姬鼠传播者以11月一次年1月为高峰，家鼠传播者以3~5月为高峰，林区姬鼠传播者则以夏季为流行高峰。男性青壮年农民和工人发病最多，约占80%。

## 三、发病机制与病理

1. 发病机制　本病的发病机制至今仍未完全清楚，多数研究认为汉坦病毒是本病发病的始动因子。一方面病毒感染能导致被感染细胞功能和结构的损害；另一方面病毒感染诱发人体的免疫应答（如Ⅰ、Ⅱ、Ⅲ、Ⅳ型变态反应）和各种细胞因子（如IL-1、TNF）的释放，既有清除感染病毒、保护机体的作用，又能引起机体的组织损伤。

2. 发生休克、出血和急性肾衰竭的机制

（1）休克：包括低血压休克期的原发性休克和少尿期之后发生的继发性休克。原发性休克的机制：①血管通透性增加，血浆外渗使血容量下降。②血液黏稠度增高，促进弥散性血管内凝血（DIC）发生，使血循环淤滞，有效血容量减少。继发性休克的机制主要是大出血、继发感染和多尿期水与电解质补充不足。

（2）出血：①血管壁损伤。②血小板减少和功能异常。③肝素类物质增加。④DIC。

（3）急性肾衰竭：①肾血流障碍。②肾小球和肾小管病变引起滤过率下降、肾小管阻塞。③肾脏DIC。④肾素、血管紧张素Ⅱ激活。

3. 病理改变　本病基本病变是小血管内皮细胞肿胀、变性和坏死，以小血管和肾脏病变最明显，其次为心、肝、脑等脏器。

## 四、临床表现

潜伏期4~46天，多为7~14天。典型病例表现为发热、出血、肾损害3类症状和发热期、低血压休克期、少尿期、多尿期、恢复期5期经过。

1. 发热期

(1) 发热：突发畏寒、高热，体温可迅速升至 39~40℃，热型以弛张热多见，多持续 3~7 天。体温越高，持续时间越长，病情越重。轻者退热后症状缓解，重症病例退热后病情反而加重。

(2) 全身中毒症状：①头痛、腰痛、眼眶痛（三痛）及全身酸痛，疼痛原因与相应部位充血和水肿有关。②多数患者可出现食欲减退、恶心、呕吐、腹泻、腹痛等消化道症状。腹痛剧烈者可有腹部压痛、反跳痛，易被误诊为急腹症。③部分患者出现嗜睡、烦躁不安、谵妄、神志恍惚等神经症状，易发展为重型。

(3) 毛细血管损伤表现：①充血，多有颜面、颈部、胸部潮红（皮肤三红），重者呈醉酒貌；还可见眼结膜、软腭与咽部充血（黏膜三红）。②出血，可见皮肤、黏膜及内脏出血。皮肤出血呈点状、条索状、搔抓样瘀点，多在腋下和胸背部；黏膜出血多见于软腭及眼结膜；内脏出血者表现为咯血、黑便、血尿等。③渗出与水肿，主要为球结膜水肿，通常渗出水肿程度与疾病严重程度成正比。

(4) 肾损害：多在起病后 2~4 天出现，主要表现为蛋白尿和镜检可见管型。

2. 低血压休克期　常发生于病程第 4~6 天，一般持续 1~3 天。持续时间长短与病情轻重、治疗措施是否正确和及时有关。患者多在发热末期或退热同时出现低血压及休克。轻者血压略有波动，不发生低血压及休克，重者可为顽固性休克，且易并发 DIC、急性呼吸窘迫综合（ARDS）、脑水肿、急性肾衰竭等。一般认为休克出现越早，持续时间越长，病情越重。

3. 少尿期　是本病具有特征性的一期，也是本病的极期。一般发生于病程的第 5~8 天，持续时间 1~10 天，多为 2~5 天，持续时间长短与病情有关。以少尿或无尿、尿毒症、水和电解质、酸碱平衡紊乱为特征，严重者可出现高血容量综合征和肺水肿。少数无明显少尿而存在氮质血症者系肾小球受损而肾小管损害不重所致，临床称无少尿型肾功能不全。

4. 多尿期　一般发生于病程第 9~14 天，持续 1 天至数月不等，多为 7~14 天。本期又可分为 3 期：尿量每天 400~2 000mL 为移行期，此期尿量增加，但血尿素氮、肌酐仍上升，症状加重，应注意观察病情变化；尿量每天超过 2 000mL 为多尿早期，氮质血症无改善，病情仍重；多尿后期尿量每天超过 3 000mL，每天可达 4 000~8 000mL 以上，全身症状明显好转，但仍可出现继发性休克、低血钾及低血钠等症状。

5. 恢复期　多尿期后，情况逐渐好转，尿量逐渐恢复至每天 2 000mL 或以下。可持续 1 至数月方可完全恢复。

6. 并发症

(1) 腔道出血：可出现消化道大出血、咯血、腹腔出血、鼻出血等。

(2) 肺部并发症：心源性肺水肿、急性呼吸窘迫综合征（ARDS）等。

(3) 中枢神经系统并发症：脑水肿、颅内出血、脑炎和脑膜炎等。

## 五、实验室及其他检查

1. 血常规检查　白细胞计数增多，可达（15~30）×10$^9$/L，重者明显增多，且可见幼稚细胞，呈类白血病反应。分类计数早期以中性粒细胞为主，病程第 4~5 天淋巴细胞增多，且可见较多异型淋巴细胞。血红蛋白和红细胞因血液浓缩而升高。血小板从病程第 2 天起即有不同程度下降，并出现异型血小板。

2. 尿常规检查　显著蛋白尿为本病主要特征之一，病程第 2 天即可出现，至少尿期达高峰，尿蛋白常达+++～++++。部分病例尿中出现膜状物，系红细胞、尿蛋白和上皮细胞混合的凝聚物。

3. 血液生化检查　血尿素氮、肌酐多在低血压休克期开始上升。发热期血气分析常出现呼吸性碱中毒，休克期及少尿期则多见代谢性酸中毒。血钾在发热期、休克期处于低水平，少尿期升高，但亦有部分少尿期低血钾。

4. 免疫学检查　病程第 2 天用 ELISA、IFA 可检测血清特异性抗原及抗体。IgM 抗体 1∶20 为阳性，IgG 抗体 1∶40 为阳性，相隔 1 周血清滴度升高 4 倍以上有诊断价值。

5. 分子生物学方法　巢式 RT-PCR 检出汉坦病毒 RNA，具有诊断价值，但未广泛应用于临床。

## 六、诊断要点

根据在当地流行季节、有疫区野外作业及留宿史等流行资料，结合 3 大症状及 5 期经过临床表现，可做出临床诊断。血清特异性抗体阳性可明确诊断。

## 七、护理诊断/问题

1. 主要护理诊断/问题

（1）组织灌注量改变与全身广泛小血管损害、血浆外渗或出血有关。

（2）体温过高与病毒血症有关。

（3）体液过多与肾损害有关。

2. 其他相关护理诊断/问题

（1）营养失调：低于机体需要量与发热、呕吐、进食量减少及大量蛋白尿有关。

（2）有感染的危险与机体抵抗力下降、营养不良有关。

（3）潜在并发症：心力衰竭、肺水肿、出血等。

## 八、护理措施

1. 一般护理

（1）隔离措施：采取严密隔离，隔离期为 10 天。疾病早期需绝对卧床休息，避免过多活动而加重血浆外渗及脏器出血。病情好转可逐步恢复活动与工作。

（2）饮食指导：给予清淡、易消化、高热量、高维生素的流质或半流质饮食。发热期间注意适当补充液体；少尿期入液量应为前一天出量加 500mL；多尿期注意维持水、电解质、酸碱平衡，应随尿量增加水分的补充。

2. 病情观察　①密切观察生命体征及意识状态的变化，尤其注意体温及血压的变化。②观察充血、渗出及出血的表现：有无"三红""三痛"，皮肤瘀斑的范围及是否有破溃出血；有无呕血、咯血、便血。③严格记录 24 小时出入量，注意尿量、颜色、性状及尿蛋白的变化。④了解实验室检查结果，判断患者有无氮质血症及水、电解质、酸碱平衡紊乱。若血小板进行性减少，凝血酶原时间延长，常提示患者出现 DIC，预后多不良。

3. 对症护理

（1）发热期护理：总原则是抗病毒、减轻外渗、改善中毒症状和预防 DIC。①高热以物理降温为主，中毒症状严重者可短期予以激素。②一般用药：应用芦丁、维生素 C 降低血管通透性，后期可予以胶体液或 20% 甘露醇，以提高血浆渗透压，减少血浆外渗和组织水肿。③预防与治疗 DIC：可用丹参注射液、低分子右旋糖酐降低血液黏滞性，发生 DIC 应尽早使用肝素。④抗病毒药物：可用利巴韦林，每天 1g，连用 3～5 天。发病后第 1 周内尽早使用。⑤免疫调节药物：可选用甘草酸制剂、干扰素等。

（2）低血压休克期护理：总原则是积极补充血容量、注意纠正酸中毒和改善微循环。①补充血容量：力争血压在 4 小时内稳定回升，输液以早期、快速、适量为原则，先晶体后胶体。可选用平衡盐液、10% 低分子右旋糖酐、20% 甘露醇、血浆和清蛋白。②纠正酸中毒：以动态血气检测结果作为依据尽快纠正酸中毒，可用 5% 碳酸氢钠。③强心剂：如血容量已补足，心率仍在 140 次/分以上，可给予毛花苷 C 或毒毛花苷 K。④血管活性药物与肾上腺糖皮质激素：经处理血压仍不稳定者可选用间羟胺、多巴胺等血管活性药物，或用地塞米松 10～20mg 静脉滴注。

（3）少尿期护理：总原则是"稳、促、导、透"。①稳定内环境：控制氮质血症，供给充分热量，减少蛋白质分解。②促进排尿：可选用利尿剂及血管扩张剂，如呋塞米、酚妥拉明等。③导泻：可用甘露醇、硫酸镁、中药大黄、番泻叶等。④持续无尿 2 天或少尿 3 天，明显氮质血症，高血钾或高血容量综合征者，应尽早进行血液或腹膜透析治疗。

4. 并发症护理

（1）配合抢救、防止并发症：有效循环血容量不足者，应迅速建立静脉通路，快速补充血容量，纠正酸中毒并使用血管活性药物，以迅速纠正休克。快速扩容时，注意观察心功能，有无突发的呼吸困难，咳嗽、咳粉红色泡沫样痰等急性肺水肿的临床表现。

（2）消化道大出血的处理：针对病因治疗，如为血小板减少引起应及时补充血小板，肝素类物质增高用鱼精蛋白或甲苯胺蓝静脉注射，尿毒症引起者则需进行透析。

（3）心衰、肺水肿的治疗：严格控制输液量及速度，根据需要给予强心、镇静、扩血管和利尿药物，或进行导泻和透析治疗。

# 九、健康指导

1. 对患者的指导　肾功能恢复需较长时间，故患者出院后仍应休息 1～3 个月。生活要规律，保证足够睡眠，安排力所能及的体力活动，如散步、太极拳等，逐渐增加活动量。

2. 疾病预防指导

（1）管理传染源：灭鼠和防鼠是预防本病的关键。同时注意改善卫生条件，防止鼠类排泄物污染食物和水源。

（2）切断传播途径：野外作业、疫区工作时应加强个人防护，不要用手直接接触鼠类或鼠的排泄物。被打死的老鼠要焚烧掉或埋掉。

（3）保护易感人群：重点人群可行沙鼠肾细胞疫苗（Ⅰ型）和地鼠肾细胞疫苗（Ⅱ型）注射，每次 1mL，共注射 3 次，保护率达 88%～94%。1 年后应加强注射 1 针。有发热、严重疾病和过敏者禁用。

（谢　伟）

# 第八节　水痘

水痘是由水痘-带状疱疹病毒（VZV）引起的一种传染性很强的急性传染病，临床以全身性丘疹、水疱及结痂同时存在为主要特征，多见于儿童。

## 一、病原学

水痘-带状疱疹病毒属疱疹病毒科，为双链脱氧核糖核酸（DNA）病毒，仅一个血清型，可在人胚成纤维细胞、甲状腺细胞中繁殖，产生局灶性细胞病变。受病毒感染的细胞可形成多核巨细胞，核内出现嗜酸性包涵体。

该病毒在体外环境抵抗力较弱，不耐酸和热，且在痂皮中不能存活，对紫外线和消毒剂敏感。

## 二、流行病学

1. 传染源　水痘患者是唯一的传染源。发病前1~2天至皮疹完全结痂为止均有传染性，一般认为在短暂的前驱期和出疹早期传染性最大。人是已知的自然界唯一的宿主。

2. 传播途径　主要通过呼吸道飞沫传播和直接接触传播。

3. 人群易感性　人群普遍易感。易感儿童接触水痘患者后90%发病。病后可获持久免疫，以后可发生带状疱疹。

4. 流行特征　本病全年均可发生，呈散发性，以冬、春季高发。

## 三、发病机制与病理

病毒经口、鼻侵入人体，在呼吸道黏膜细胞中繁殖，4~6天后进入血液，产生病毒血症，在单核-吞噬细胞系统内增殖后再次入血，形成第二次病毒血症而发病。病变主要损害皮肤，偶可累及内脏。由于病毒侵入血液是间歇性的，故皮疹分批出现的时间与间歇性病毒血症的发生相一致。

皮肤病变主要在表皮棘细胞层，细胞呈气球样变、肿胀，组织液渗入形成水痘疱疹，内含大量病毒。水痘疱疹以单房为主，水疱液初时透明，当上皮细胞脱落加之炎性细胞浸润，使疱内液体变浊并减少，结痂后下层上皮细胞再生，结痂脱落后一般不留瘢痕。

## 四、临床表现

潜伏期10~24天，以14~16天多见。典型水痘可分为两期。

1. 前驱期　婴幼儿常无症状或症状轻微，皮疹和全身表现常同时出现。年长儿童和成人可有畏寒、低热、头痛、乏力、咳嗽、咽痛及食欲减退等症状，1~2天后出现皮疹。

2. 出疹期　皮疹首发于躯干和头部，后延及面部和四肢，呈向心性分布。最初皮疹为粉红色小斑疹，数小时后变为丘疹并发展成疱疹。从斑疹→丘疹→疱疹→开始结痂，短者仅6~8小时。皮疹发展迅速是本病特征之一。水疱3~5mm大小，周围有红晕，壁薄易破，疱液透明，后变混浊，常伴瘙痒。1~2天后疱疹从中心开始干缩，迅速结痂，红晕消失。1周左右痂皮脱落愈合，一般不留瘢痕。继发感染时，发展成脓疱，结痂、脱痂时间延长。皮疹分批出现，在同一部位可见斑丘疹、水疱和结痂不同形态的皮疹同时存在。部分患者可在口腔、咽、眼结膜、生殖器等处发生疱疹，易破溃形成溃疡。后期出现的斑丘疹未发展成水疱即隐退。水痘多为自限性疾病，10 天左右可自愈。儿童症状和皮疹均较轻，成人症状较重，易并发水痘肺炎。妊娠早期感染水痘，可致胎儿畸形、早产或死胎。若分娩前数天内患水痘可致新生儿水痘，死亡率较高。免疫功能低下者，易出现播散性水痘，皮疹融合形成大疱。

除了上述典型水痘外，可有疱疹内出血的出血型水痘，病情极严重。此型全身症状重，皮肤、黏膜有瘀点、瘀斑和内脏出血等，是因血小板减少或弥散性血管内凝血（DIC）所致。还可因继发细菌感染导致坏疽型水痘，皮肤大片坏死，出现脓毒症而死亡。

## 五、实验室及其他检查

1. 血常规检查　血白细胞总数正常或稍增高，淋巴细胞增高。

2. 疱疹刮片检查　用瑞特或吉姆萨染色可见多核巨细胞，用苏木素–伊红染色可查见核内包涵体，可供快速诊断。

3. 血清学检查　常用酶联免疫吸附法和补体结合试验检测特异性抗体。水痘患者于出疹后 1~4 天血清中即出现补体结合抗体，2~6 周达高峰，6~12 个月后逐渐下降。

4. 病原学检查

（1）病毒分离：在起病 3~4 天内取疱疹液接种于人胚成纤维细胞，病毒分离阳性率较高。

（2）分子生物学检查：PCR 方法检测患者呼吸道上皮细胞和外周血白细胞中的病毒DNA，是敏感、快速的早期诊断方法。

## 六、诊断要点

根据有无与水痘患者的密切接触史和典型皮疹特征可做出临床诊断。确诊有赖于疱疹刮片检查发现包涵体、VZV DNA 检测。

## 七、护理诊断/问题

1. 主要护理诊断/问题

（1）皮肤完整性受损与水痘病毒引起的皮疹及继发感染有关。

（2）体温过高与病毒血症有关。

2. 其他相关护理诊断/问题

（1）舒适的改变与瘙痒有关。

（2）潜在并发症：皮肤继发感染、水痘肺炎、出血性水痘、病毒性脑炎等。

## 八、护理措施

1. 一般护理

（1）隔离措施：采取呼吸道隔离。室内温湿度适宜，经常通风换气。如有发热，应卧床休息。

（2）饮食护理：多饮水，饮食宜清淡，给予易消化及营养丰富的流质或半流质饮食，如绿豆汤、粥、面片等。避免食用辛辣、油腻食物。

2. 病情观察　监测生命体征，重点注意体温的变化；观察皮疹的性质、范围、分布及有无继发感染；及早发现有无咳嗽、胸痛、呼吸困难等并发症的症状。

3. 用药护理　遵医嘱早期应用抗病毒药，首选阿昔洛韦，600～800mg/d，分次口服，疗程10天，注意胃肠道反应，监测肾功能。避免使用肾上腺皮质激素，防止病情加重，因其他疾病已使用激素者，尽快减量或停用。避免使用阿司匹林，防止引起脑炎或瑞氏综合征。

4. 水痘肺炎的护理　①保持呼吸道通畅：指导患者进行有效的咳嗽，以促进排痰，鼓励并协助患者翻身、拍背，痰液黏稠者可给予雾化吸入，必要时吸痰。床旁备气管插管、气管切开等急救物品，必要时可行机械通气。②氧疗：患者出现气促、发绀时遵医嘱给予鼻导管或面罩吸氧，监测血氧饱和度及动脉血气分析，评估氧疗效果。③用药护理：遵医嘱给予抗生素、抗病毒药物治疗，观察药物疗效及不良反应。注意控制输液速度，避免加重心脏负荷。

## 九、健康指导

1. 对患者的指导　向患者及家属讲解疾病的相关知识，患者在家休养期间指导注意消毒、隔离，注意皮肤护理，防止搔破皮疹引起继发感染或留下瘢痕。

2. 疾病预防指导

（1）管理传染源：水痘患者应予呼吸道隔离至疱疹全部结痂为止，易感儿童接触后应隔离观察3周。

（2）切断传播途径：避免与急性期患者接触，消毒患者呼吸道分泌物和污染用品。流行期间水痘易感儿童尽量避免出入公共场所。

（3）保护易感人群：对使用大剂量激素、免疫功能受损、严重疾病患者及孕妇，如有接触史，可肌内注射水痘·带状疱疹免疫球蛋白（VZIG）预防发病。对易感儿童可接种水痘疫苗。

（谢　伟）

# 第九节　登革热

登革热和重症登革热是由登革病毒引起的由伊蚊传播的急性发热性传染病。前者临床以突起发热，头痛，全身肌肉、骨骼、关节痛，疲乏，皮疹，淋巴结肿大及白细胞减少为主要特征。后者是登革热的一种严重类型，以高热、休克、出血、皮疹、血液浓缩、血小板减少为主要特征。

## 一、病原学

登革病毒归为黄病毒科中的黄病毒属，是单股RNA病毒。其最外层的包膜含有型和群特异性抗原，可分为4个血清型，各型之间以及与其他黄病毒属的病毒之间可产生交叉免疫反应。各型登革热病毒均可引起重症登革热，其中以血清Ⅱ型最常见。

登革病毒不耐热，60℃30分钟或100℃2分钟均可灭活。耐低温及干燥。对酸、脂肪溶媒、洗涤剂均敏感，用乙醚、紫外线或0.65%甲醛溶液可灭活。

## 二、流行病学

1. 传染源　患者和隐性感染者为主要传染源。患者从发病前6-18小时至发病后3天内传染性最强。在流行期间，轻型患者及隐性感染者占大多数，可能是本病重要的传染源。

2. 传播途径　通过蚊子叮咬而传播，伊蚊是传播病毒的主要媒介。包括埃及伊蚊和白纹伊蚊。在东南亚和我国沿海地区，主要传播媒介是埃及伊蚊；在太平洋岛屿和长江以南地区，主要传播媒介是白纹伊蚊。伊蚊吸入带病毒血液后，病毒在唾腺和神经细胞内复制，吸血后10天伊蚊即有传播能力，传染期可长达174天。伊蚊在非流行期还可能是登革病毒的贮存宿主。

3. 人群易感性　人群普遍易感。在新流行区，发病以成人为主，20~40岁青壮年发病较多；在地方性流行区，发病以儿童为主。感染后对同型病毒株有巩固免疫力，对其他血清型有短暂的免疫力。

4. 流行特征　呈世界性分布，尤其是在东南亚、太平洋岛屿和加勒比海地区。发病季节多在夏秋雨季，我国广东省多为5~11月，海南省多为3~12月。

## 三、发病机制与病理

登革病毒经伊蚊叮咬进入人体，在毛细血管内皮细胞和单核-吞噬细胞系统增殖后进入血循环，引起第一次病毒血症，然后再定位于单核-吞噬细胞系统和淋巴组织中复制，再次释入血流引起第二次病毒血症，引起临床症状。机体产生的抗登革病毒抗体与登革病毒形成免疫复合物，激活补体系统，导致血管通透性增加，引起皮疹、出血等；同时抑制骨髓中的白细胞和血小板系统导致白细胞、血小板减少。

登革热主要病变为肝、肾、心、脑的退行性变。心内膜、心包、胸膜、腹膜、胃肠黏膜、肌肉、皮肤及中枢神经系统不同程度的出血。皮疹活检可见小血管内皮肿胀、周围水肿及单核细胞浸润。瘀斑中广泛血管外溢血。

重症登革热的发病机制尚未完全阐明。主要病变为全身血管损害引起的血管扩张、充血，导致出血和血浆外渗，心包、胸腔、腹腔等浆膜腔渗出。多数组织器官弥漫性出血。单核-吞噬细胞系统中的淋巴细胞及浆细胞增生。肝细胞变性，有灶性坏死。肾上腺毛细血管扩张、出血，并有灶性坏死。骨髓原核细胞成熟障碍。

## 四、临床表现

潜伏期3~14天（平均7天）。感染登革病毒后，可导致隐性感染、登革热和重症登革热。

1. 典型登革热　病程分为3期，急性发热期、极期和恢复期。

（1）急性发热期：有发热和皮疹两大表现。

①发热：起病急骤，多有高热、畏寒，24小时内体温可高达40℃，持续5~7天后骤退至正常。部分患者于病程第3~5天体温降至正常，1天后再度上升，称为双峰热或马鞍热。发热时多伴头痛、眼球后痛、背痛，全身骨、关节、肌肉痛、极度乏力等全身毒血症状及恶心、呕吐、腹痛、腹泻等胃肠道症状。骨、关节及肌肉痛可持续至热退后＝早期体格检查可见颜面潮红、结合膜充血、浅表淋巴结肿大。儿童起病较慢，毒血症状较轻，恢复较快。

②皮疹：起病后 3~6 天出现，为多形性，可为斑丘疹、麻疹样皮疹、猩红热样疹、红斑疹或皮下出血点等。分布于躯干、四肢或头面部，压之褪色，多伴有痒感，持续 3~4 天退疹后脱屑、色素沉着。

（2）极期：多发生在起病后第 3~8 天。出现腹部剧痛、持续呕吐等重症预警指征往往提示极期的开始。主要病理改变是毛细血管通透性增加导致明显的血浆渗漏。25%~50%病例有不同程度、不同部位的出血，如牙龈、鼻黏膜、皮下出血，咯血，尿血，内脏和浆膜腔出血等。如果血浆渗漏造成血浆容量严重缺乏，患者可发生休克。长时间休克患者可发生代谢性酸中毒、多器官功能障碍和弥散性血管内凝血。

（3）恢复期：极期后的 2~3 天，患者病情好转，胃肠道症状减轻，进入恢复期。

轻型登革热类似流感，短期发热，全身疼痛轻，皮疹稀少或不出疹，浅表淋巴结常有肿大，易被忽视。

2. 重症登革热　病程早期 2~5 天，具有典型登革热临床表现。在发热过程中或热退后，病情突然加重，表现为皮肤变冷，脉速，昏睡或烦躁，出汗，瘀斑，消化道或其他器官出血，肝大，束臂试验阳性。部分病例脉压进行性下降，如不治疗，即进入休克，可于 4~6 小时内死亡。仅有出血者为重症登革热，同时有休克者为登革休克综合征。

## 五、实验室及其他检查

1. 一般检查　登革热患者白细胞第 4~5 天降至最低，可低至 $2×10^9$/L，分类中性粒细胞减少，可见异常淋巴细胞，血小板减少。重症登革热患者的白细胞总数正常或增多，血小板减少。尿常规可见蛋白尿及红细胞尿。

2. 血清学检查　血凝抑制试验灵敏性较高。单份血清效价>1∶1 280 或双份血清效价递增 4 倍以上可确诊。血清补体结合试验滴度>1∶32 有诊断意义。血清中特异性 IgM 抗体有助于早期诊断。

3. 反转录-聚合酶链反应（RT-PCR）　用于检测登革病毒核糖核酸，敏感性明显高于病毒分离，可用于早期快速诊断登革病毒感染及血清型鉴定。

4. 病毒分离　是早期确诊的敏感性指标，取急性期患者血清接种于白纹伊蚊细胞株纯系 C6/36 可分离病毒。

## 六、诊断要点

根据流行区、流行季节，出现典型登革热临床表现者考虑为登革热，确诊依赖于病毒分离或血清学检查。重症登革热诊断标准为：①典型登革热症状。②多器官较大量出血表现，束臂试验阳性，皮下及器官出血。③肝大。具备其中 2~3 项，同时血小板在 $100×10^9$/L 以下、血细胞容积增加 20%以上者为重症登革热。同时伴休克者，为登革休克综合征。

## 七、护理诊断/问题

1. 主要护理诊断/问题
（1）体温过高与登革热病毒感染有关。
（2）皮肤完整性受损与登革病毒感染导致皮肤黏膜损伤有关。
（3）体液不足与高热、多汗、血管通透性增加致血浆外渗有关。

2. 其他相关护理诊断/问题

（1）有感染的危险 与机体抵抗力低下、营养失调等因素有关。

（2）疼痛：全身骨骼、肌肉和关节痛 与病毒血症有关。

（3）潜在并发症：急性血管内溶血。

## 八、护理措施

1. 一般护理

（1）隔离措施：采取防蚊隔离至完全退热。

（2）休息与活动：早期患者应卧床休息，恢复期亦不可过早活动。体温正常、血小板计数恢复正常，无出血倾向者方可适当活动。

（3）饮食护理：给予高蛋白、高热量、高维生素、易消化的流质或半流质饮食。大量出汗、呕吐或腹泻的患者应注意维持水、电解质平衡，鼓励口服补液；对频繁呕吐、不能进食者或潜在血容量不足者，可静脉补液，但要控制补液速度及液体入量，防止发生脑水肿。昏迷患者可给与管饲饮食，或静脉输入高营养。

（4）心理护理：重型患者多因起病急骤、病情发展迅速，加之明显的出血倾向，或并发大出血性休克，产生紧张和恐惧心理，可加重病情。医护人员应尽量稳定患者情绪，在实施护理措施时应沉着、冷静，以增强患者治愈疾病的信心。

2. 病情观察 ①监测生命体征：观察高热的持续时间、热型特点、退热后伴随症状是否缓解。如患者出现高热骤退、脉搏细速、大汗淋漓，应考虑出血性休克或登革休克征。②记录24小时出入量，监测水、电解质平衡情况。③观察有无皮肤黏膜瘀点、瘀斑或鼻出血、牙龈出血、注射部位出血，以及便血、血尿等出血表现。

3. 用药护理 目前无特效治疗药物。中毒症状严重及休克者，可遵医嘱使用肾上腺皮质激素。

4. 对症护理

（1）发热的护理：降温速度不宜过快，一般降至38℃时，不再采取降温措施，以防虚脱。出血症状明显者，应避免乙醇擦浴，以免皮肤血管扩张而加重出血。

5. 并发症护理

（1）出血的护理：有出血倾向者，遵医嘱使用卡巴克洛、酚磺乙胺、维生素C及维生素K等止血药；出血量大时，可输新鲜全血或血小板。

（2）休克的护理：遵医嘱迅速补足血容量，纠正酸中毒，维持水、电解质平衡，除用晶体液外，还可加用胶体液，如血浆、清蛋白，但不宜输入全血，以免加重血液浓缩。

## 九、健康指导

1. 对患者的指导 宣传疾病相关知识，如传播过程、致病原因、临床表现、防治方法等，指导群众及早发现患者并及早就诊。

2. 疾病预防指导

（1）管理传染源：地方性流行区或可能流行地区要做好疫情监测预报工作，早发现、早诊断，及时隔离治疗。加强国境卫生检疫。

（2）切断传播途径：防蚊灭蚊是预防本病的根本措施。改善卫生环境，消灭伊蚊滋生地。喷洒灭蚊剂消灭成蚊。

（3）保护易感人群：首个登革热疫苗 CYD-TDV 已登记注册并于 2015 年 12 月首先在墨西哥推广应用，可供登革热广泛流行地区的 9~45 岁人群使用。

（谢　伟）

# 第十节　艾滋病

艾滋病又称获得性免疫缺陷综合征（AIDS），是由人免疫缺陷病毒（HIV）所引起的慢性传染病。HIV 特异性侵犯并破坏 CD4$^+$T 淋巴细胞，导致机体多种细胞免疫功能受损乃至缺陷，最终并发各种严重机会性感染和肿瘤。本病传播迅速、发展缓慢、病死率高。

## 一、病原学

HIV 为单链 RNA 病毒，属于反转录病毒科慢病毒亚科，HIV 由核心和包膜两部分组成。核心中有单链 RNA、反转录酶、整合酶和蛋白酶等。包膜由宿主细胞膜与 HIV 的糖蛋白和跨膜蛋白 gp41 共同组成。结构蛋白是核心蛋白 P24，基质蛋白 P17。HIV 主要感染 CD4$^+$ 细胞、单核-吞噬细胞、小神经胶质细胞和骨髓肝细胞等。目前已知 HIV 有两型可引起艾滋病，即 HIV-1 型和 HIV-2 型。全球流行的主要毒株是 HIV-1，HIV-2 传染性和致病性较低。

HIV 是变异性极强的病毒。突变主要原因是反转录酶无校正功能而发生随机变异，其中 env 基因变异率最高。高度变异性有助于 HIV 逃避宿主的免疫监视，同时也为 HIV 感染的预防、诊断和治疗增加了巨大的障碍。

HIV 对外界的抵抗力弱，对热敏感，56℃ 30 分钟可使其失去感染性，100℃ 20 分钟、75%乙醇、0.2%次氯酸钠和漂白粉能将其灭活。但对 0.1%甲醛、紫外线、γ 射线不敏感。感染后能刺激人体产生抗体，但中和抗体少，作用极弱，病毒和抗体可同时存在于血清中，此时仍有传染性。

## 二、流行病学

1. 传染源　艾滋病患者和 HIV 无症状病毒携带者是本病唯一的传染源。病毒主要存在于血液、精液、子宫和阴道分泌物中，唾液、眼泪和乳汁等体液中也含 HIV，无症状而血清 HIV 抗体阳性的 HIV 感染者是有重要意义的传染源。

2. 传播途径　目前公认的传播途径主要是性接触、血液接触和母婴传播。①性接触传播：为艾滋病的主要传播途径，性接触摩擦所致细微破损即可侵入机体致病，同性、异性、双性性接触均可传播。②经血液及血制品途径传播：药物依赖者共用针头静脉吸毒、输注被 HIV 污染的血液及血制品及介入性医疗操作等均可导致感染。③母婴传播：感染 HIV 的孕妇可通过胎盘、分娩过程及产后血性分泌物和哺乳将病毒传给婴儿。HIV 阳性孕妇 11%~60%发生母婴传播。④其他：应用 HIV 感染者的器官移植或人工授精，被污染的针头刺伤或破损皮肤意外受污染。

3. 人群易感性　人群普遍易感，15~49 岁人群发病者占 80%，儿童和妇女感染有逐年上升趋势。高危人群为男性同性恋者、多个性伴侣者、静脉药物依赖者和多次接受输血或血制品者。

## 三、发病机制与病理

HIV 侵入人体后，病毒终身存在于细胞内而不被清除。HIV 对 $CD4^+$ 细胞（包括淋巴细胞、单核细胞及吞噬细胞等）有特殊的亲嗜性，与其结合后侵入细胞质，经反转录作用形成单股 DNA，再转录成双股 DNA，这些 DNA 在患者淋巴细胞染色体中，作为前病毒潜伏下来，后经 mRNA 转译为病毒蛋白，形成病毒，并不断复制，随后在细胞膜上装备成大量的新病毒释放入血，再次侵犯其他 $CD4^+$ 细胞，大量淋巴细胞破坏受损。如此周而复始，使机体免疫系统处于崩溃状态，全身器官相继受累，继发一系列机会感染及卡波西肉瘤等。病情发展迅速，扩散广泛，在短期内导致死亡。

## 四、临床表现

本病潜伏期长，短者数月，长达 15 年，平均 9 年。临床表现十分复杂，在不同阶段临床表现各不相同，根据我国关于艾滋病的诊断标准，将艾滋病分为急性期、无症状期和艾滋病期 3 期。

（1）急性期：通常发生在初次感染的 2～4 周，表现为发热、全身不适、头痛，盗汗、恶心、呕吐、咽痛、腹泻、肌肉关节疼痛、淋巴结肿大及神经系统症状等。症状持续 1～3 周后缓解或自然消失，此期症状常较轻微，易被忽略。在感染 2～6 周后，血清 HIV 抗体可呈阳性反应。部分患者可出现轻度白细胞和/或血小板减少或肝功能异常。

（2）无症状期：多由急性期症状消失后延伸而来，也可无明显症状而直接进入此期。临床无任何症状。血清学检查可检出 HIV 以及 HIV 核心蛋白和包膜蛋白的抗体，$CD4^+$ 淋巴细胞逐渐下降。此期一般持续 6～8 年或更长，具有传染性。

（3）艾滋病期：是 HIV 感染的最终阶段，主要的临床表现为感染 HIV 的相关症状、各种机会性感染及肿瘤。

①感染 HIV 的相关症状：出现持续 1 个月以上的发热、盗汗、腹泻及体重明显减轻。另可出现全身淋巴结肿大，表现为除腹股沟淋巴结以外，全身其他部位两个或两个以上淋巴结肿大，直径在 1cm 以上，无粘连，无压痛，淋巴结肿大一般持续 3 个月以上。

②各种机会性感染及肿瘤：因免疫功能严重缺陷，易发生各种机会性感染及恶性肿瘤，并可累及全身各个系统及器官，临床表现极其复杂。①呼吸系统：人肺孢子虫引起的肺孢子菌肺炎最常见，是本病机会性感染死亡的主要原因，表现为慢性咳嗽、发热、发绀、血氧分压下降。②消化系统：白假丝酵母菌（又称白色念珠菌）、疱疹和巨细胞病毒引起的口腔和食管炎症及溃疡最常见。疱疹病毒、隐孢子虫、鸟分枝杆菌和卡波西肉瘤侵犯胃肠黏膜常引起腹泻、体重减轻、感染性肛周炎、直肠炎。③中枢神经系统：隐球菌脑膜炎、结核性脑膜炎、脑弓形虫病及各种病毒性脑膜炎，原发性脑淋巴瘤和转移性淋巴瘤。HIV 直接感染中枢神经系统可引起艾滋病痴呆综合征、无菌性脑炎。④皮肤黏膜：带状疱疹、传染性软疣、尖锐湿疣等。⑤眼部：弓形虫性视网膜炎、巨细胞病毒、眼部卡波谣肉瘤等。⑥口腔：可见鹅口疮、舌毛状白斑及复发性口腔溃疡、牙龈炎等。⑦继发肿瘤：常见卡波西肉瘤和恶性淋巴瘤。

## 五、实验室及其他检查

1. 一般检查 出现不同程度贫血，血红蛋白、红细胞、白细胞及血小板不同程度降低，红细胞沉降率加快。尿蛋白阳性。

2. 免疫学检查 T细胞总数降低，$CD4^+$ T淋巴细胞减少，CD4/CD8比值<1.0。

3. 血清学检查 ①ELISA测HIV-1抗体、p24和gpl20抗体，用ELISA连续两次阳性，其阳性率可达99%。ELISA抗体检测结果需经蛋白印迹或固相放射免疫沉淀法（SRIP）检测确认方可确诊。②HIV抗原检查：ELISA法检测p24抗原。

4. 核酸检测 可用Northern印迹法或RT-PCR。定量检测既有助于诊断又可判断治疗效果及预后。

5. 分离病毒 患者血浆、单核细胞和脑脊液中可分离出HIV，但操作复杂。

6. 耐药检测 通过测定HIV基因型和表型的变异了解药物变异情况，目前国内外主要采用基因型检测。一般在选用或更换抗病毒药物时使用。

7. 蛋白质芯片 近年蛋白质芯片技术发展较快，能同时检测HIV、HBV、HCV联合感染者血中HIV、HBV、HCV核酸和相应的抗体，有较好的应用前景。

## 六、诊断要点

HIV/AIDS的诊断需结合流行病学史（不安全性生活史、职业暴露史、静脉注射毒品史等）、临床表现及实验室检查等进行综合分析后做出诊断。确诊必须经确认试验证实HIV抗体阳性。

1. 急性期 可根据流行病学史、临床表现及实验室检查HIV抗体由阴性转为阳性即可诊断。

2. 无症状期 可根据流行病学史及HIV抗体阳性即可诊断。

3. 艾滋病期 结合高危人群、严重机会性感染或机会性肿瘤、CD4/CD8倒置应考虑诊断本病。高危人群伴有以下两项或两项以上者为疑似病例：①6个月内体重下降10%以上。②慢性咳嗽或腹泻1个月以上。③间歇或持续发热1个月以上，体温高于38℃。④全身淋巴结肿大。⑤反复发作的带状疱疹或慢性播散性单纯疱疹。⑥反复发作的口咽念珠菌感染。HIV抗体或抗原的检查及HIV RNA的检测有助于明确诊断。

## 七、护理诊断/问题

1. 主要护理诊断/问题

（1）有感染的危险 与免疫功能受损有关。

（2）营养失调：低于机体需要量 与纳差、慢性腹泻及艾滋病期并发各种机会性感染和肿瘤消耗有关。

（3）恐惧 与艾滋病预后不良、疾病折磨、担心受到歧视有关。

2. 其他相关护理诊断/问题

（1）活动无耐力 与HIV感染、并发各种机会性感染和肿瘤有关。

（2）腹泻 与并发胃肠道机会性感染和肿瘤有关。

（3）社交孤立 与艾滋病患者实施强制性管理，采取严格血液和体液隔离，被歧视有关。

# 八、护理措施

1. 一般护理

（1）隔离措施：艾滋病期患者应在执行血液/体液隔离的同时实施保护性隔离。在急性期和艾滋病期应卧床休息，以缓解症状；无症状期可以照常工作，但应避免过劳累。

（2）饮食护理：给予高热量、高维生素、高蛋白、易消化饮食，保证营养供给，以增强机体抵抗力。根据患者的饮食习惯，注意食物的色香味，少量多餐，设法促进患者食欲。呕吐者饭前 30 分钟给予止吐药。腹泻者忌食生冷及刺激性食物，应给予少渣、少纤维素、高热量、高蛋白、易消化的流质或半流质饮食，并鼓励患者多饮水。不能进食者给予鼻饲饮食，必要时可给予静脉补充营养物质。明显消瘦者可给予乙酸甲地孕酮改善食欲。

（3）心理护理：多与患者沟通，运用倾听技巧，了解其心理状态。由于艾滋病缺乏特效治疗，预后不良，加之疾病的折磨，患者易有焦虑、抑郁、恐惧等心理障碍，部分可出现报复、自杀等行为。护士要真正关心体谅患者，并注意保护患者的隐私。了解患者的社会支持资源状况及对资源的利用度，鼓励亲属、朋友给其提供生活上和精神上的帮助，解除孤独、恐惧感。

2. 病情观察　严密观察有无肺、胃肠道、中枢神经系统、皮肤黏膜等机会性感染的发生，以便及早发现、及时治疗。监测营养状况，如皮下脂肪、皮肤弹性、体重及血红蛋白等。

3. 用药护理　遵医嘱使用抗病毒药物及治疗并发症的药物。

（1）目前认为治疗的关键是早期抗病毒，可以缓解病情和预防、延缓艾滋病相关疾病的出现，减少机会性感染和肿瘤的发生。至今无特效抗病毒药物，只能暂时抑制病毒复制，停药后病毒恢复复制。外周血 HIV 定量在 $100×10^3$ 拷贝/毫升以上、有症状或无症状但 $CD4^+$ T 淋巴细胞低于 $0.5×10^9$/L 者，均应抗病毒治疗。抗 HIV 的药物有六类 30 余种①核苷类似物反转录酶抑制剂：常用齐多夫定（ZDV）、双脱氧胞苷（DDC）、双脱氧肌苷（DDI）和拉米夫定（LAM）。②非核苷类似物反转录酶抑制剂：常用奈非雷平，抗病毒作用迅速，但易产生耐药株。③蛋白酶抑制剂：常用利托那韦、沙奎那韦、英地那韦等。④整合酶抵制剂：常用拉替拉韦。⑤融合抑制剂。⑥CCR5 抑制剂。

HIV 在抗病毒治疗过程中易发生突变，产生耐药性，因而目前主张联合用药称为高效抗反转录病毒治疗（HAART）。使用 ZDV 治疗的患者，严密观察其严重的骨髓抑制作用，早期可出现巨幼细胞贫血，晚期可有中性粒细胞及血小板降低，也可见恶心、头痛和肌炎等症状。应定期检查血象并做好输血准备。中性粒细胞<$0.5×10^9$/L 时，应及时通知医生。

（2）肺孢子菌肺炎者可用喷他脒或复方磺胺甲恶唑；卡波西肉瘤者可用 ZDV 与 α 干扰素联合治疗，或应用博来霉素、长春新碱、阿霉素联合治疗；隐孢子虫感染和弓形虫病可用螺旋霉素或克林霉素；巨细胞病毒感染可用更昔洛韦或阿昔洛韦（又称无环鸟苷）；隐球菌脑膜炎可用氟康唑或两性霉素 B。

4. 对症护理　加强口腔和皮肤的清洁护理，防止继发感染所引起的不适。长期腹泻的患者应加强肛周皮肤的护理，每次大便后用温水清洗，擦干后可局部涂抹润肤油以保护皮肤。

## 九、健康指导

1. 对患者的指导　指导患者充分认识本病的传播方式、预防措施、保护他人及自我健康监控的方法。HIV 感染者应做到：①定期或不定期的访视及医学观察。②患者的血、排泄物和分泌物应进行消毒处理。③性生活使用避孕套。④严禁捐献血液、器官、精液。⑤出现临床症状、感染或恶性肿瘤者，积极住院治疗。⑥育龄妇女应避免妊娠、生育，哺乳期妇女应人工喂养婴儿。

2. 预防疾病指导

（1）管理传染源：本病是《传染病防治法》管理的乙类传染病，发现 HIV 感染者应尽快（城镇于 6 小时内，农村于 12 小时内）向当地疾病预防控制中心（CDC）报告。同时，加强艾滋病防治知识的宣传教育，使群众了解艾滋病的传播途径，积极采取自我防护，加强国境检疫。

（2）切断传播途径：加强性道德的教育，取缔卖淫和嫖娼活动，高危人群使用避孕套，规范治疗性病。加强血制品使用的规范，严格筛查血液及血制品，使用一次性器具。注意个人卫生，避免共用针头、注射器、牙具、刮面刀等。

（3）保护易感人群：注射、手术、拔牙等应严格无菌操作，防止医源性感染。加强对高危人群的艾滋病疫情监测。重组 HIV-lgp120 亚单疫苗或重组痘苗病毒表达的 HIV 包膜作为疫苗等均尚在研制中，包括核酸疫苗在内部分进入了 Ⅱ/Ⅲ 期试验研究阶段。

（谢　伟）

# 第十一节　手足口病

手足口病（HFMD）是由肠道病毒引起的急性传染病，多发生于学龄前儿童，尤其以 3 岁以下儿童发病率最高。临床特征是发热、口腔黏膜溃疡和皮肤疱疹。

## 一、病原学

肠道病毒为小 RNA 病毒科、肠道病毒属的一组单股亚链 RNA 病毒。多种肠道病毒都可引起 HFMD，最常见为 CV-A6 柯萨奇病毒 A 组 16 型（CoxA16）和肠道病毒 71 型（EV71）。

肠道病毒对紫外线及干燥敏感；各种氯化剂（高锰酸钾、漂白粉等）、甲醛、碘酒能灭活病毒；加热至 50℃ 可被迅速灭活。在 4℃ 环境下可存活 1 年，在-20℃ 环境下可长期保存。

## 二、流行病学

1. 传染源　人是肠道病毒唯一宿主，患者和隐性感染者为传染源。一般以发病后 1 周内传染性最强。

2. 传播途径　主要经粪-口传播和/或呼吸道传播，亦可经接触患者皮肤、黏膜疱疹液而感染。

3. 人群易感性　人群普遍易感，感染后可获得持久免疫力。不同病原型别感染后抗体缺乏交叉保护力。以≤3 岁年龄组发病率为最高。成人大部分为隐性感染。

4. 流行特征 无明显的地区性。传染性强，传播途径复杂，在短时间内可造成较大流行。流行期间，幼儿园和托儿所易发生集体感染，家庭亦可发生集聚现象。

## 三、发病机制与病理

发病机制与病理尚未完全明确。病毒从咽部或肠道侵入，在局部黏膜或淋巴组织中繁殖，引起局部症状。继而病毒又侵入局部淋巴结，并由此进入血循环导致第一次病毒血症。病毒经血循环侵入网状内皮组织、深层淋巴结、肝、脾、骨髓等处大量繁殖并由此进入血循环，引起第二次病毒血症。病毒可随血流进入全身各器官，进一步繁殖并引起病变。

易感者感染病毒后，出现血管变态反应和组织炎症病变。细胞融合、血管炎性变、血栓形成可导致缺血和梗死。中枢神经系统小血管内皮最易受到损害，在脊髓索、脑干、间脑、大脑和小脑的局部组织中，除嗜神经性作用外，还存在广泛的血管周围和实质细胞炎症。

## 四、临床表现

潜伏期3~7天。

1. 一般表现（普通病例表现）初期表现为低热、食欲下降、咽喉痛、呕吐、腹泻等：口腔黏膜出现小疱疹，常分布于舌、软腭、硬腭、口腔内侧。同时，手、足和臀部出现斑丘疹、疱疹，疱疹周围有炎性红晕，疱内液体较少，质地稍硬，2~3天自行吸收，不留痂。皮疹的"四不像"特征：不像水痘，不像蚊虫咬，不像药物疹，不像口唇牙龈疱疹。临床表现上"四不"特征：不痛、不痒、不结痂、不结疤。

2. 重症患者表现 少数病例（尤其是小于3岁的小孩）病情进展迅速，在发病1~5天出血脑膜炎、脑炎、脑脊髓炎、肺水肿、循环障碍等。

（1）神经系统表现：精神差、嗜睡、甚至昏迷、阵挛、呕吐、共济失调、眼球震颤及感情淡漠等。

（2）呼吸系统表现：呼吸浅促、呼吸困难，口唇发绀，咳嗽，咳白色、粉红色泡沫样痰液，肺部可闻及湿啰音或痰鸣音。

（3）循环系统表现：面色苍白，脉搏浅速或减弱甚至消失，四肢发凉，指（趾）发绀，血压升高或下降。

3. 并发症 病毒侵犯心、脑、肺等重要器官，可引起心肌炎、脑膜炎、无菌性脑炎和肺水肿等并发症。

## 五、实验室及其他检查

1. 血常规检查 淋巴细胞和单核细胞增多，白细胞正常或有所增高。
2. 病毒分离 自咽拭子或咽喉部洗液、粪便或肛拭子、脑脊液或疱疹液可分离出肠道病毒。
3. 血清学检查 特异性IgM抗体阳性，或急性期与恢复期血清IgG抗体有4倍以上的升高。

## 六、诊断要点

根据夏秋季节发病，以儿童为主要发病对象等流行病学资料，结合发热、口腔黏膜溃疡和皮肤疱疹等临床表现，可做出临床诊断。确诊依赖于咽拭子或咽喉部洗液等标本分离出肠道病毒。

## 七、护理诊断/问题

1. 主要护理诊断/问题

（1）皮肤完整性受损与肠道病毒引起的皮疹及继发感染有关。

（2）体温过高与病毒血症有关。

2. 其他相关护理诊断/问题

（1）舒适的改变与口腔黏膜溃疡引起疼痛有关。

（2）营养失调：低于机体需要量与发热、口腔黏膜疱疹疼痛、明显摄入不足有关。

（3）潜在并发症：心肌炎、脑炎、肺水肿等。

## 八、护理措施

1. 一般护理

（1）隔离措施：严格消化道、呼吸道及接触隔离。保持病室空气新鲜，温度适宜，定期通风换气。卧床休息，减少患者体力消耗。

（2）饮食护理：给予高热量、高维生素、清淡、易消化、无刺激性的温凉流质或半流质，避免饮用牛奶、豆浆等不易消化且加重肠胀气的食物。严重吐泻时应暂停进食。

2. 病情观察　观察体温变化和皮疹出现的部位、大小、颜色等；注意观察心、脑、肺等重要脏器功能，及早发现心肌炎、脑膜炎、肺水肿等并发症。

3. 用药护理　遵医嘱用药。①阿昔洛韦：具有明显的缩短发热及皮损愈合时间，减轻口腔疱疹疼痛，且在治疗期间未见不良反应。剂量为20mg/kg，每天1次静脉滴注，或者每天5~10mg/kg，每天3次口服，疗程5天。②利巴韦林：剂量为10mg/kg，每天1~3次静脉滴注，疗程3天。不良反应为出汗、食欲下降及低血糖等。③蒙脱石散：与消化道黏膜液蛋白相结合，提高黏膜屏障对攻击因子的防御功能，促进上皮组织恢复和再生：温开水搅成糊状，分别于早、中、晚饭后及睡前涂于口腔溃疡局部，可明显缩短口腔溃疡的愈合时间。尚未出现明显不良反应。

4. 对症护理

（1）口腔护理：对发热、因口腔疼痛拒食、流涎等患者应保持口腔清洁，饭后用生理盐水漱口，并用思密达糊状或维生素 $B_2$ 粉剂直接涂于口腔溃疡处。

（2）并发症的护理：①脑炎的护理：观察生命体征、意识、瞳孔变化，注意颅内高压表现。遵医嘱应用脱水剂、激素等。②肺水肿的护理：严密观察呼吸频率、节律，注意有无呼吸困难及粉红色泡沫痰。端坐位，双腿下垂；遵医嘱应用镇静剂、利尿剂、强心剂、扩血管药等；保持呼吸道通畅，高流量氧气吸入，并在湿化瓶内加入 20%~30%乙醇。③心肌炎的护理：密切观察生命体征，尤其是心率、节律，注意观察有无心悸、面色苍白、四肢湿冷、意识障碍、尿量减少、血压下降等休克表现。遵医嘱抗休克治疗和维持心脏功能。

## 九、健康指导

1. 对患者的指导　及时隔离和治疗，加强对呼吸道分泌物、大便的消毒。向患者说明该病的发生、发展及预防。指导患者遵医嘱按时用药。加强锻炼，保持规律的生活，加强营养，提高机体免疫力。

2. 疾病预防指导

（1）管理传染源：对患者、隐性感染者进行消化道、呼吸道、接触隔离，直至体温正常3天，皮疹基本消失方能解除隔离。

（2）切断传播途径：养成良好的个人卫生习惯，餐前便后洗手，不食生冷、不洁饮食，外出需戴口罩。

（3）保护易感人群：本病尚无特异性预防方法。加强监测，提高敏感性是控制本病流行的关键。流行期间，家长应尽量少让孩子到拥挤的公共场所，减少感染的机会。在伴有严重合并症的手足口病流行地区，密切接触患者的体弱婴幼儿可肌内注射丙球蛋白。

（王一鸣）

# 第十二节　严重急性呼吸综合征

严重急性呼吸综合征（SARS），是由感染SARS冠状病毒引起的急性呼吸道传染病。临床以发热、头痛、肌肉酸痛、乏力、干咳少痰、腹泻和白细胞减少等为主要特征，严重者出现快速进展的呼吸窘迫。其临床表现与非典型肺炎相似，故又称传染性非典型肺炎。

## 一、病原学

SARS冠状病毒（SARS-CoV）属冠状病毒科，是一种单股正链RNA病毒，属一类新的冠状病毒。SARS病毒能在Vero细胞、狗肾细胞、猴肾细胞、人胚肾细胞等多种细胞系中培养繁殖。将其接种于猿猴，可出现与人类相同的病理改变和临床表现。

SARS病毒对外界环境的抵抗力和稳定性要强于其他冠状病毒。在干燥物体表面或腹泻患者粪便中可存活4天以上，在4℃环境下可存活21天，－80℃保存稳定性较好。但对乙醚、甲醛、氯仿、紫外线等敏感，加热至75℃30分钟即可灭活。

## 二、流行病学

1. 传染源　患者为主要的传染源。急性期患者体内病毒含量高，尤其是发病初期传染性强。可通过咳嗽、打喷嚏、呼吸道分泌物排出病毒。因呼吸衰竭需要气管插管时传染性更强。个别患者可造成数十人甚至上百人感染，被称为"超级传播者"。从花面狸（果子狸）、狸猫等野生动物体内可分离出与人SARS病毒基因序列高度同源的冠状病毒，提示这些动物可能为本病的贮存宿主和传染源。

2. 传播途径　①呼吸道传播：近距离飞沫传播是本病最主要的传播途径。患者咳嗽、大声讲话、打喷嚏时飞沫直接被易感者吸入而感染。易感者也可因吸入悬浮在空气中含有SARS的气溶胶而感染。②接触传播：通过直接接触患者的呼吸道分泌物、消化道排泄物或体液，或间接接触被污染的物品均可导致感染；亦可在实验室工作人员处理或接触患者标本或病毒株时，因防护不足而感染。③其他：急性期患者可通过粪便排出SARS病毒污染住宅的排水和排气系统而造成环境污染，引起局部流行。

3. 人群易感性　人群普遍易感，发病者以青壮年居多，儿童和老人少见。与患者密切接触者的家庭成员、同一病房的患者及病区的医护人员和探视者属高危人群。

4. 流行特征　本病流行季节为冬末春初。主要流行于人口密集的城市。2002 年 11 月首发于我国广东佛山，迅速蔓延至越南、加拿大、新加坡、中国台湾等地。男女之间发病无明显差别，各年龄组均可发病，但以青壮年（20~49 岁）为主。死亡病例中老年人居多。

## 三、发病机制与病理

发病机制尚不清楚。病毒侵入机体早期即可出现病毒血症，引起机体细胞免疫受损，出现异常免疫反应，因此认为病毒诱导机体免疫损伤与本病发病有关。SARS 病毒对肺部是否有直接损害作用有待进一步证实。

病理改变以弥漫性肺泡损伤、间质性肺炎为主，伴有肺水肿及透明膜形成。病程 3 周后形成肺泡纤维闭塞，可见小血管内微血栓和肺出血、散在的小叶性肺炎、肺泡上皮脱落、增生等病变。

## 四、临床表现

潜伏期为 1~16 天，常见为 3~5 天。典型患者通常分为 3 期。

1. 早期　一般为病初的 1~7 天。起病急，以发热为首发症状。体温一般超过 38℃，可伴有畏寒、头痛、关节肌肉酸痛、乏力等感染中毒症状；部分患者可有干咳、胸痛、腹泻等症状；常无上呼吸道卡他症状。发病 3~7 天后出现下呼吸道症状。肺部体征不明显，部分患者可闻及少许湿啰音，或有肺实变体征。

2. 进展期　病情与 10~14 天达到高峰，感染中毒症状加重，并出现频繁咳嗽、气促和呼吸困难。此时易发生呼吸道继发感染。少数患者出现急性呼吸窘迫综合征而危及生命。

3. 恢复期　病程 2~3 周后，发热及其他症状体征逐渐减轻乃至消失，但肺部炎症的吸收和恢复较慢。

## 五、实验室及其他检查

1. 血常规检查　早期及中期白细胞计数正常或降低，淋巴细胞计数绝对值常减少，部分病例血小板减少。$CD3^+$、$CD4^+$ 和 $CD8^+T$ 淋巴细胞均减少，尤以 $CD4^+$ 亚群减少明显。疾病后期多能恢复正常。

2. 血清学检测　常用 ELISA 和 IFA 检测血清中的 SARS-CoV 特异性抗体，双份血清抗体 4 倍及以上升高即可确诊。阴性者不能排除本病。

3. 病毒分离　将患者呼吸道分泌物、血液等标本接种到 Vero 细胞中进行培养，分离到病毒后用 RT-PCR 或 IFA 进行鉴定。

4. 分子生物学检测　以 RT-PCR 检测患者的呼吸道分泌物、血液、大便等标本中的 SARS-CoV 的 RNA。

5. 影像学检查　绝大多数患者在发病早期即有胸部 X 线检查异常。可见不同程度的片状、斑片状浸润性阴影或呈网状样改变，部分患者病情进展迅速，呈大片状阴影；常为双侧改变，肺部阴影吸收、消散较慢。肺部阴影改变程度及范围可与临床症状体征不相平行。

## 六、诊断要点

包括流行病学史、症状与体征、实验室检查、胸部 X 线检查和抗菌药物治疗无明显效果等 5 个方面并排除其他类似疾病。

1. 流行病学史　①发病前 2 周曾密切接触同类患者或者有明确的传染给他人的证据。②生活在流行区或发病前 2 周到过本病正在流行的地区。

2. 临床表现　具备下列临床表现中一项或以上者①发热，体温常>38℃，伴有头痛、全身酸痛、乏力、腹泻。②咳嗽无痰、呼吸急促。③急性呼吸窘迫综合征。④肺部啰音或有肺实变体征。

3. 实验室检查　血白细胞计数不升高或降低，淋巴细胞计数降低。

4. 影像学检查　肺部不同程度的片状、斑片状浸润性阴影或呈网状样改变。

5. 抗菌药物治疗无明显效果。

但是，如果与传染性非典型肺炎病例有密切接触后 2 周内出现发热、咳嗽等症状，即使肺部影像学检查正常，也应作为疑似病例进行隔离治疗。

## 七、护理诊断/问题

1. 主要护理诊断/问题

（1）体温过高与病毒感染有关。

（2）气体交换受损　与肺部病变有关。

（3）焦虑/恐惧与隔离、担心疾病的预后有关。

2. 其他相关护理诊断/问题　营养失调：低于机体需要量与发热、纳差、腹泻有关。

## 八、护理措施

1. 一般护理

（1）隔离措施：严格呼吸道隔离。医院须设立隔离病区，疑似病例与确诊病例分开收治，设单人病房。患者不得离开病区，不设陪护，不得探视；如出现患者病情危重等特殊情况，确需探视的，探视者必须按规定做好个人防护。工作人员进入隔离病室必须做好个人防护，确保无体表暴露于空气中。病房定期、定时消毒。不得使用中央空调。

（2）饮食护理：给予高热量、高蛋白、高维生素、易消化饮食。不能进食或高热者需静脉补充营养，注意维持水、电解质平衡。

（3）心理护理：由于患者被严密隔离，往往孤独无助，加之对病情的恐惧，常出现焦虑、抑郁、烦躁不安的心理。医护人员应及时与患者沟通，关心安慰患者，了解其真实的想法，并鼓励其面对现实，树立战胜疾病的信心和勇气。

2. 病情观察监测生命体征，有无头痛、乏力、肌肉酸痛等感染中毒症状。注意病程变化，在发病 14 天内患者多数属于进展期，应密切监测其体温、呼吸频率、有无呼吸道阻塞，及早发现 ARDS；定期复查胸片，早期复查间隔时间不宜超过 3 天。

3. 用药护理遵医嘱使用抗生素、糖皮质激素、抗病毒药物及增强免疫功能的药物。

（1）抗生素应用：并发或继发细菌感染者早期选用大环内酯类、氟喹诺酮类、β-内酰胺类、四环素类等抗生素。若为耐药球菌感染，可选用万古霉素等。

（2）糖皮质激素应用：对于有严重中毒症状，高热持续 3 天不退；或 48 小时内肺部阴影进展超过 50%；或有急性肺损伤或出现 ARDS 者应及早应用激素治疗。选用甲泼尼龙 80~320mg/d，根据病情适当调整剂量及疗程，一般不超过 4 周。注意继发真菌感染、血糖升高和骨质疏松症等不良反应。

（3）抗病毒治疗：目前尚无针对 SARS-CoV 的特异性抗病毒药物。早期可试用蛋白酶类抑制剂洛匹那韦、利托那韦等。利巴韦林的疗效仍不确定。

（4）增强免疫功能：重症患者可使用免疫增强药物如胸腺素、静脉用丙种球蛋白，但疗效尚未肯定。

4. 对症护理

（1）发热的护理：儿童忌用阿司匹林，以免引起瑞氏综合征。

（2）咳嗽、咳痰的护理：遵医嘱给予镇咳、祛痰药，痰液黏稠者予雾化吸入。

（3）呼吸困难的护理：出现气促或 $PaO_2<70mmHg$ 或 $SpO_2<93\%$ 给予持续鼻导管或面罩吸氧。

5. 急性呼吸窘迫综合征的护理　①收住重症监护病房，严密监测生命体征、出入量、心电图及血糖变化。②及时给予呼吸支持，使用无创正压机械通气（NPPV）。应用指征：呼吸频率>30 次/分；吸氧 3~5L/min 条件下，$SpO_2<93\%$。模式通常使用持续气道正压通气（CPAP），压力水平为 4~10cmH_2O，吸入氧流量为 5~8L/min，维持血氧饱和度 93%。NPPV 应持续应用（包括睡眠时间），暂停时间不宜超过 30 分钟，直至病情缓解。③若不能耐受 NPPV 或氧饱和度改善不满意者，应及时进行有创的正压通气治疗。使用呼吸机极易造成医务人员被感染，故务必注意医务人员的防护。谨慎处理废气，吸痰、冲洗导管均应小心对待。④及时处理休克或 MODS。

# 九、健康指导

1. 对患者的指导　①随访：出院后定期检查肺、心、肝、肾及关节等功能，发现异常者及时治疗。②心理调适：对于可能患有抑郁症的出院患者，应及时进行心理辅导及治疗，加速康复。③饮食调理：病后初愈者体质较虚弱，出院后应注意均衡膳食，营养充足。④适当锻炼：康复期可练习太极拳等有利于心肺功能康复的运动项目，避免过劳。

2. 预防疾病指导

（1）管理传染源：本病已列入《中华人民共和国传染病防治法》法定乙类传染病范畴，按甲类传染病进行隔离治疗和管理。发现或怀疑本病时，应尽快向卫生防疫部门报告。做到早发现、早隔离、早治疗。

（2）切断传播途径：加强科普宣传，流行期减少大型集会和活动，避免去人员拥挤或相对密闭的地方。注意个人卫生，不随地吐痰，勤洗手。有咳嗽、咽痛等呼吸道症状及时就诊，注意戴口罩。加强医务人员传染性非典型肺炎防治知识的培训。

（3）保护易感人群：灭活疫苗正在研制中，已进入临床实验阶段。医护人员及其他人员进入病区时，应注意做好个人防护。须戴 12 层棉纱口罩或 N95 口罩，戴帽子和防护眼罩以及手套、鞋套等，穿好隔离衣，避免体表暴露。

（王一鸣）

# 第十三节　埃博拉出血热

埃博拉出血热（EBHF），是由埃博拉病毒（EBOV）引起的急性出血性传染病。主要通过患者的血液和排泄物直接或间接传播。急起发病，临床以发热，肌肉疼痛，腹泻，呕吐，出血，皮疹及肝肾功能损害等为主要特征，病死率较高，可达50%~90%。

## 一、病原学

埃博拉病毒属丝状病毒科，为RNA病毒。实验证明，该病毒可使Vero细胞（绿猴肾传代细胞）产生细胞病变。但在鸟类、爬行类、节肢动物和两栖类动物细胞内不能复制，而在仓鼠与豚鼠中，需多次传代才能引起死亡。埃博拉病毒目前可分为5型，即扎伊尔型、苏丹型、本迪布焦型、塔伊森林型和雷斯顿型。除雷斯顿型对人不致病外，其余4种亚型感染后均可导致人发病。其中扎伊尔型毒力最强，苏丹型次之。埃博拉病毒在室温下稳定，60℃1小时可使病毒全部灭活，4℃可存活数天，-70℃可长期保存，对紫外线、γ射线敏感，对1%甲醛、过氧乙酸、醋酸等多种消毒剂均敏感。

## 二、流行病学

1. 传染源　感染埃博拉病毒的人和非人灵长类动物为本病传染源。

目前认为埃博拉病毒的自然宿主为狐蝠科的果蝠，尤其是锤头果蝠、富氏前肩头果蝠和小领果蝠，但其在自然界的循环方式尚不清楚。

2. 传播途径　①接触传播：是本病最主要的传播途径。患者或动物的血液及其他体液、呕吐物、排泄物等均具有高度的传染性。急性期患者血液中病毒含量高，并可持续至患者死亡。其他接触传播还包括料理患者的尸体、助产、接触受感染动物的血液、尸体及其他污染物品等。②空气传播：1995年曾有学者报道用恒河猴、猕猴的分泌物、排泄物的飞沫通过空气传播感染了正常猴，证实了气溶胶在埃博拉病毒传播中的作用。③性传播：在一例埃博拉出血热患者起病后第39天、第61天，甚至第101天的精液中均检测到病毒，故存在性传播的可能性。

3. 人群易感性　人群普遍易感。与患者密切接触的家庭成员、同一病房的患者及病区的医护人员和探视者均属高危人群。

4. 流行特征　埃博拉出血热发病无明显的季节性，目前发生的多次流行时间覆盖全年各个季节。发病年龄主要为成年人。

## 三、发病机制与病理

截至目前，埃博拉出血热的发病机制尚不明确。病毒可从黏膜表面、皮肤擦伤、胃肠表面等侵入机体，其靶组织和细胞非常广泛，包括淋巴结单核细胞、巨噬细胞和树突状细胞等免疫相关细胞，病毒可利用这些细胞进行复制，并随着细胞移动而将病毒扩展到其他组织。当病毒进入淋巴或血液中，会引起肝脏、脾脏感染并出现坏死。感染的单核吞噬细胞被激活，释放大量细胞因子和趋化因子，使血管内皮细胞通透性增加，内皮细胞表面黏附和促凝因子大量表达，随着组织破坏后血管壁胶原暴露，组织因子释放，最终导致弥散性血管内凝血。感染晚期可致脾脏、胸腺和淋巴结等大量淋巴细胞凋亡。患者经常还未出现有效免疫反应就已死亡，甚至幸存者恢复期也检测不到病毒中和抗体。

皮肤、黏膜及脏器出血是埃博拉病毒感染的主要病理改变，多器官发生局灶性坏死，尤以肝脏及淋巴组织最为严重。

## 四、临床表现

埃博拉出血热的潜伏期为 2~21 天，一般 5~12 天。

感染埃博拉病毒后可不发病或呈轻型。典型病例为突然起病，发热伴剧烈头痛，双眼结膜充血，咽喉炎伴明显的吞咽痛，肌肉关节疼痛，周身不适，并有明显厌食和极度衰竭。起病 2~3 天，可出现恶心、腹痛、腹泻，大便可为黏液便或血便。病程 4~5 天进入极期，发热持续，并出现谵妄、嗜睡等神志改变。起病数天即可发生出血倾向，轻重不一，可有鼻衄、呕血及咯血，注射部位持续渗血及血肿较为常见。病程 6~7 天，可在躯干出现特征性麻疹斑丘疹，以眉和手脚掌多见，恢复者有脱屑。重症患者多于病程第 8~9 天因出血、肝肾衰竭而死亡。非重症患者发病后 2 周可逐渐恢复。

急性期的并发症有心肌炎、细菌性肺炎等。迟发症可因病毒持续存在于精液中，引起睾丸炎、睾丸萎缩等。

## 五、实验室及其他检查

1. 血常规及生化检查　疾病早期白细胞减少，并可出现典型的浆细胞样淋巴细胞及中性粒细胞核形态异常。血清 ALT 和 AST 活性明显升高，尤其是 AST 持续升高。部分患者的血清淀粉酶升高，血浆蛋白可明显降低，出现不同程度的水肿。

2. 血清学检测　最早可从发病后 2 天的患者血清中检出特异性 IgM 抗体，并可维持数月。发病后 7~10 天可检出 IgG 抗体，IgG 抗体可维持数年。多数患者抗体出现于起病后 10~14 天。间隔 1 周及以上的两份血标本 IgM 抗体阳转或 IgG 抗体滴度 4 倍及以上升高具有诊断意义。常用 ELISA 和免疫荧光等方法检测。

3. 病原学检查

（1）病毒抗原检测：发病后 2~3 周内，可在患者血标本中检测到病毒特异性抗原，可采用 ELISA 等方法检测。

（2）核酸检测：发病后 2 周内可从患者血标本中检测到病毒核酸，发病后 1 周内的标本检出率高。可采用 RT-PCR 等核酸扩增方法检测。

（3）病毒分离：采集急性发热期患者血标本，用 Vero、Hela 等细胞进行病毒分离培养，一般发病 1 周内血标本病毒分离率高。

## 六、诊断要点

EBHF 的诊断主要依据流行病学资料、临床表现和病原学检测进行综合分析。

1. 流行病学史　埃博拉出血热主要流行于非洲，流行病学资料可供参考。注意患者是否有流行区域工作史或生活史。对来自疫情暴发区域的人群应高度警惕，更应注意有无接触史。

2. 临床表现　急性起病，伴发热、头痛、肌肉关节酸痛、厌食、乏力、恶心、呕吐、腹痛、腹泻、皮疹、咳嗽、胸痛及皮肤黏膜内脏出血等。

3. 实验室检查　早期采集血液或尿液标本进行检测，确定病原体，必要时可做病毒分离、培养。病原学检测是确诊的依据。血清 IgM 抗体，IgG 抗体检查也有参考意义。

## 七、护理诊断/问题

1. 主要护理诊断/问题

（1）体温过高与埃博拉病毒感染有关。

（2）有体液不足的危险与腹泻、呕吐导致体液丢失有关。

（3）有损伤的危险：出血与凝血因子失调及凝血功能障碍有关。

（4）疼痛与病毒感染导致头痛、肌肉关节疼痛等全身疼痛有关。

2. 其他相关护理诊断/问题

（1）潜在的并发症：急性肝衰竭、急性肾衰竭。

（2）焦虑/恐惧与隔离、担心疾病的预后有关。

## 八、护理措施

1. 一般护理

（1）隔离措施：一旦发现可疑病例，立即采取严格的隔离措施，以控制传染源，防止疫情扩散。密切接触者是指患者发病后，可能接触其血液、分泌物、排泄物等的人员。对密切接触者需进行追踪和医学观察，医学观察期限为自最后一次暴露之日起 21 天。医学观察期间一旦出现发热、乏力、咽痛等临床症状，应立即隔离，并采集标本进行检测。

（2）饮食护理：进食少渣、易消化、流质或半流质饮食，避免生冷、多纤维及刺激性食物。鼓励患者多饮水。不能进食者可鼻饲、静脉营养或胃肠外营养。

（3）心理护理：由于患者被严密隔离，往往出现极度的不安和焦虑。医护人员应积极与患者沟通，关心安慰患者，满足其合理的要求。

2. 病情观察　监测生命体征、血糖、出入量变化，观察皮肤有无瘀斑和出血点、有无巩膜充血、结膜及口腔黏膜出血等情况。

3. 用药护理　迄今为止，国际上没有已批准上市的治疗埃博拉出血热的特效药物，采用恢复期患者血清和免疫球蛋白可作为应急治疗手段。遵医嘱药物，注意观察用药反应，及时对症处理。疼痛明显时按医嘱给予药物治疗，可以采用局部热敷、按摩等方法缓解疼痛。

4. 对症护理

（1）补液的护理：护理重点为积极补液治疗，注意维持体内水电解质平衡，预防血容量不足，做好肛周皮肤护理。补液盐是 WHO 推荐的治疗急性腹泻脱水的药物，其纠正脱水的速度优于静脉滴注。由于患者纳差、虚弱，进食主动性差，故护士需协助患者口服药物和进食进饮，定期提醒患者口服补液盐和营养素，每天补液量 5 000~8 000mL。

（2）出血的护理：严密观察患者血压和心率变化，每班检查患者皮肤有无瘀斑和出血点、巩膜充血、结膜及口腔黏膜出血点情况，监测大小便颜色、量及性状，观察患者意识、表情、面色、末梢循环状况，为避免出血及感染的发生，各项治疗和护理操作轻柔细致，严格无菌操作，注射部位压迫时间适当延长，嘱患者不用手挖鼻和揉搓眼睛，以防出血。已出血患者，给予静脉输液扩充血容量，预防低血容量性休克，并做好皮肤黏膜清洁护理。

## 九、健康指导

1. 对患者的指导定期做好患者的随访，出院后应注意均衡饮食，补充足够的营养，指导患者出院后 4 个月内禁止性生活。

2. 预防疾病指导

（1）管理传染源：及时发现和隔离控制输入性病例是有效控制传染源的关键。卫生部门要加强与检验检疫、旅游、交通等部门的联防，及时发现来自流行地区的输入病例。加强对动物的检疫，尤其是黑猩猩、大猩猩、猴子等非人灵长类和蝙蝠等野生动物的检疫工作。各级医疗机构一旦发现疑似埃博拉出血热病例应及时报告，使卫生行政部门尽早掌握疫情并采取必要的防控措施。一旦发现可疑病例及其接触者，应采取严格的隔离措施，防止疫情扩散。患者死亡后，应尽量减少尸体的搬运和转运，尸体应消毒后用密封防漏物品包裹，及时焚烧或就近掩埋。

（2）切断传播途径：在 WHO 制定的《埃博拉感染预防控制指南》和中国卫生和计划生育委员会制定的《埃博拉出血热医院感染预防与控制技术指南》的指导下，落实标准预防、接触隔离及飞沫隔离，实现工作人员"零感染"。严格按照传染病区域布局划分，严格限制人员出入，医务人员进入病区时根据病情严重程度由轻至重进行查房，加强个人防护。禁止患者之间的直接接触。对患者的排泄物及污染物品均应严格消毒。

（3）保护易感人群：灭活疫苗正在研制中，已进入临床实验阶段。工作人员按程序做好烈性传染病严密防护，进入隔离区穿戴防护设备，包括穿戴至少 2 层以上乳胶手套、医用防护口罩（如 N95 口罩）、头罩、护目镜、面屏，穿一次性连体无渗性防护服、密封的防刺防水鞋（橡胶靴）、隔离衣、鞋套。出隔离病房后要在指定的去污区小心脱去防护装备。所有工作人员必须经过严格训练，考核合格后方能进入隔离病区。

（王一鸣）

## 第十四节　新型冠状病毒性肺炎

新型冠状病毒肺炎（COVID-19），简称"新冠肺炎"，是由新型冠状病毒引起的人畜共感染疾病。临床以发热、咳嗽、呼吸急促和呼吸困难为主要特征，严重病例可导致 ARDS、肾衰竭，甚至死亡。

## 一、病原学

新型冠状病毒（2019-nCoV）属于 β 属的冠状病毒，是目前已知的可感染人类的 7 种冠状病毒之一。新型冠状病毒为单股正链 RNA 病毒（+ssRNA），有包膜，颗粒呈圆形或椭圆形，直径 60～140nm。

冠状病毒对紫外线和热敏感，56℃ 30 分钟、乙醚、75% 乙醇、含氯消毒剂、过氧乙酸和氯仿等脂溶剂均可有效灭活病毒，氯己定不能有效灭活病毒。

## 二、流行病学

1. 传染源　传染源主要是新型冠状病毒感染的患者和无症状感染者，在潜伏期即有传染性，发病后 5 天内传染性较强。

2. 传播途径 经呼吸道飞沫和密切接触传播是主要的传播途径。接触病毒污染的物品也可造成感染。在相对封闭的环境中长时间暴露于高浓度气溶胶情况下，存在经气溶胶传播的可能。由于在粪便、尿液中可分离到新型冠状病毒，应注意其对环境污染造成接触传播或气溶胶传播。

3. 人群易感性 人群普遍易感。感染后或接种新型冠状病毒疫苗后可获得一定的免疫力，但持续时间尚不明确。

4. 流行特征 在我国新冠肺炎总体呈现暴发流行模式，确诊患者大多（77.8%）年龄在 30~69 岁，多数为轻症。60 岁及以上患者占死亡病例的 81%，有合并症的患者死亡率明显升高。

## 三、发病机制与病理

1. 发病机制 已有研究表明，新型冠状病毒感染可导致呼吸系统疾病，如支气管炎、毛细支气管炎和肺炎等。血管紧张素转化酶 2（ACE2）在新冠肺炎感染者的肺、肠道、血管内皮细胞中均有表达，是新型冠状病毒的细胞表面受体，但病毒进入宿主细胞后的具体发病机制仍有待进一步研究。

2. 病理改变 目前研究发现患者可以有肺、肝脾、心脏、肾、脑组织等的多器官组织改变，以肺部损伤为主，肺脏呈不同程度的实变。实变区主要呈现弥漫性肺泡损伤和渗出性肺泡炎。不同区域肺病变复杂多样，新旧交错。肺泡腔内见浆液、纤维蛋白性渗出物及透明膜形成。肺泡隔可见充血、水肿，单核和淋巴细胞浸润。少数肺泡过度充气、肺泡隔断裂或囊腔形成。肺内各级支气管黏膜部分上皮脱落，腔内可见渗出物和黏液。小支气管和细支气管易见黏液栓形成。可见肺血管炎、血栓形成（混合血栓、透明血栓）和血栓栓塞。肺组织易见灶性出血，可见出血性梗死、细菌和/或真菌感染。病程较长的病例，可见肺泡腔渗出物机化（肉质变）和肺间质纤维化。

## 四、临床表现

潜伏期 1~14 天，多为 3~7 天。

患者以发热、干咳、乏力为主要表现，部分患者以嗅觉、味觉减退或丧失等为首发症状，少数患者伴有鼻塞、流涕、咽痛、结膜炎、肌痛和腹泻等症状。重症患者多在发病 1 周后出现呼吸困难和/或低氧血症，严重者可快速进展为 ARDS、脓毒症休克、难以纠正的代谢性酸中毒和凝血功能障碍及多器官功能衰竭等。极少数患者还可有中枢神经系统受累及肢端缺血性坏死等表现。值得注意的是重型、危重型患者病程中可表现为中低热，甚至无明显发热。

轻型患者可表现为低热、轻微乏力、嗅觉及味觉障碍等，无肺炎表现。少数患者在感染新型冠状病毒后可无明显临床症状。

多数患者预后良好，少数患者病情危重，多见于老年人、有慢性基础疾病者、晚期妊娠和围生期女性、肥胖人群。儿童病例症状相对较轻，部分儿童及新生儿病例症状可不典型。极少数儿童可有多系统炎症综合征（MIS-C），出现类似川崎病或不典型川崎病表现、中毒性休克综合征或巨噬细胞活化综合征等，多发生于恢复期。

## 五、实验室及其他检查

1. 一般检查　白细胞计数多正常或减少，淋巴细胞计数多为减少，C反应蛋白（CRP）和红细胞沉降率升高。部分患者可出现肝功能异常、心肌酶异常升高，部分危重型患者可出现肌钙蛋白水平升高。

2. 影像学检查　典型肺部影像学表现为早期多发小斑片影及间质改变，以肺外带明显。进而发展为双肺多发磨玻璃影、浸润影，严重者可出现肺实变。

3. 病原学检测　采用RT-PCR和（或）NGS方法在鼻咽拭子、痰和其他下呼吸道分泌物、血液、粪便等标本中可检测出新型冠状病毒核酸，其中下呼吸道标本检测更加准确。

4. 血清学检查　新型冠状病毒特异性IgM抗体、IgG抗体阳性，发病1周内阳性率均较低。

## 六、诊断要点

根据在当地流行季节、有疫区旅居史、高危人群接触史等流行资料，结合临床表现和病原学检测及血清学检测结果，可做出临床诊断。病原学检测阳性或血清学检测阳性可明确诊断。

## 七、护理诊断/问题

1. 主要护理诊断/问题
（1）气体交换受损与肺部病变有关。
（2）体温过高与病毒血症有关。
（3）焦虑/恐惧与隔离、担心疾病预后有关。
2. 其他相关护理诊断/问题
（1）活动无耐力　与全身毒血症有关。
（2）潜在并发症：急性呼吸窘迫综合征、多器官功能衰竭等。

## 八、护理措施

1. 一般护理
（1）隔离措施：疑似及确诊病例均应采取严密隔离，疑似病例应单人单间隔离，确诊病例可多人收治在同一病室，危重型病例应当尽早收入ICU治疗。工作人员进入隔离病室必须做好个人防护，保证无体表暴露于空气中，严格执行操作前、操作中、操作后各项消毒杀菌工作。
（2）饮食护理：给予清淡、易消化、高热量、高维生素饮食。不能进食或高热者需静脉补充营养，注意维持水、电解质平衡。
（3）心理护理：患者焦虑、恐惧的心理状态来源于多个方面，既有对严密隔离产生的恐惧、对疾病预后不明的恐惧，也有疾病确诊后是否传染给亲朋好友的焦虑，以及如果康复后是否能正常工作的焦虑，故而出现焦虑、烦躁不安的表现等。医护人员应多从患者自身的角度考虑，与患者细致地沟通，及时让患者了解病情，关心安慰患者，鼓励患者树立战胜疾病的信心。

2. 病情观察　①密切监测生命体征，观察有无头痛、乏力、肌肉酸痛等感染中毒症状。注意病程变化，密切监测其体温、呼吸频率，有无呼吸道阻塞，及早发现 ARDS。②根据病情监测血常规、尿常规、CRP、生化指标（肝酶、心肌酶、肾功能等）、凝血功能、动脉血气分析、胸部影像学等。

3. 氧疗护理　及时给予有效氧疗措施，包括鼻导管、面罩给氧和经鼻高流量氧疗。有条件可采用氢氧混合吸入气（$H_2/O_2$：66.6%/33.3%）治疗。

4. 用药护理　目前尚无确认有效的抗病毒治疗方案。我国《新型冠状病毒肺炎诊疗方案（试行第八版）》中提出可继续试用 α-干扰素雾化、利巴韦林、磷酸氯喹及阿比多尔抗病毒治疗，但其疗效尚缺乏疗效评估的临床试验结果。需注意的是，不推荐单独使用洛匹那韦/利托那韦和利巴韦林，不推荐使用羟氯喹或联合使用阿奇霉素；不建议同时应用 3 种及以上抗病毒药物；如果出现不可耐受的不良反应时应停止使用相关药物。对孕产妇患者的治疗应考虑妊娠周数，尽可能选择对胎儿影响较小的药物，以及考虑是否终止妊娠后再进行治疗，并知情告知。

5. 对症护理　对有严重急性呼吸道感染、呼吸窘迫、低氧血症或休克的患者应遵医嘱给予辅助氧疗。

6. 重型、危重型患者的护理　总原则是对症护理的基础上，积极防治并发症，处理基础疾病，预防继发感染，防治多器官功能衰竭。

（1）呼吸支持：重型患者遵医嘱进行鼻导管或面罩吸氧，及时评估呼吸窘迫和（或）低氧血症有无缓解。如无缓解可遵医嘱高流量氧疗或无创通气。如仍无缓解，及时配合医生进行气管插管和有创机械通气。对于严重急性呼吸窘迫综合征（ARDS）的患者，配合医生进行肺复张。

（2）循环支持：遵医嘱使用改善微循环的血管活性药物，同时密切血压、心率、尿量的变化，以及动脉血气分析结果。

（3）肾功能维护：危重型患者易发生肾功能损伤，应密切观察患者有无肾损伤表现。一旦发生肾衰竭，配合医生做好相关护理。

（4）康复者血浆治疗：适用于病情进展较快、重型和危重型患者。

（5）血液净化治疗的护理：此法能清除炎症因子，阻断"细胞因子风暴"，从而减轻炎症反应对机体的损伤，可用于重型、危重型患者细胞因子风暴早中期的救治。

（6）免疫治疗的护理：对于双肺广泛病变者及重型患者，且实验室检测 IL-6 水平升高者，可遵医嘱试用托珠单抗治疗。

（7）其他护理：对于氧合指标进行性恶化、影像学进展迅速、机体炎症反应过度激活状态的患者，可遵医嘱短期内（一般建议 3~5 天，不超过 10 天）使用糖皮质激素。儿童重型、危重型病例可遵医嘱给予静脉滴注丙种球蛋白。

# 九、健康指导

1. 对患者的指导　出院后建议应继续进行 14 天的隔离管理和健康状况监测，佩戴口罩，有条件的通风良好的单人房间，减少与家人的近距离密切接触，分餐饮食，做好手卫生，避免外出活动。出院后第 2 周和第 4 周及时复查。

2. 疾病预防指导

（1）管理传染源：本病已列入《中华人民共和国传染病防治法》法定乙类传染病范畴，按甲类传染病进行隔离治疗和管理。一旦发现疑似患者，应尽快上报，做到早发现、早隔离、早治疗。

（2）切断传播途径：勤洗手，戴口罩，尽量少出门或不出门，不聚餐，与人保持一米的安全距离。有咳嗽或打喷嚏时做好防护。有发热、咳嗽等症状及时就诊，全程佩戴好口罩。加强医护人员相关培训，做好院内防护。

（3）保护易感人群：灭活疫苗现已批准上市，逐步推广使用。

（王一鸣）

# 第十五节　伤寒

伤寒是由伤寒杆菌引起的急性肠道传染病。临床以持续发热、腹部不适、表情淡漠、肝脾大和外周血白细胞减少，部分患者有玫瑰疹和相对缓脉为主要特征。肠出血和肠穿孔为其严重并发症。

## 一、病原学

伤寒杆菌属肠杆菌沙门菌属中的 D 群，革兰氏染色阴性，菌体呈短杆状，有鞭毛，能运动，不形成芽孢，无荚膜。菌体的"O"抗原，鞭毛"H"抗原和表面"Vi"抗原均可诱发机体产生相应的抗体，属于非保护性抗体。菌体裂解时释放的内毒素在本病的发生和发展过程中起着重要的作用。

伤寒杆菌在自然界中生命力强，水中可存活 2~3 周，粪便中可存活 1~2 个月，在牛奶中可繁殖。但对光、热、干燥及消毒剂抵抗力弱，日光直射数小时死亡，煮沸后即可杀灭。对一般化学消毒剂敏感，5%苯酚或 70%乙醇 5 分钟内即可杀死。

## 二、流行病学

1. 传染源　患者及带菌者为传染源。患者从潜伏期开始即可从粪便排菌，故整个病程均具有传染性，尤以发病第 2~4 周传染性最强。伤寒恢复期或病愈后，少数原有慢性肝胆管疾病患者可持续排菌 3 个月以上，称慢性带菌者，是本病不断传播的主要传染源。

2. 传播途径　主要通过消化道传播。伤寒杆菌随患者或带菌者的粪、尿排出后，通过水或食物、日常生活接触、苍蝇及蟑螂等媒介传播。水源或食物污染常可引起暴发流行，散发病例主要见于日常生活接触或虫媒传播。

3. 人群易感性　人群普遍易感。病后多可获得持久免疫力，再次患病者极少。伤寒与副伤寒之间无交叉免疫力。

4. 流行特征　伤寒常年可发病，以夏秋季散发为主，多见于儿童和青年，无明显性别差异。

## 三、发病机制与病理

伤寒杆菌进入消化道后，一般可被胃酸杀灭，若入侵病菌数量较多或胃酸缺乏时，病菌可进入小肠，入侵肠黏膜。此时部分病菌即被吞噬细胞吞噬，并在其胞质内繁殖，部分经淋巴管进入回肠集合膜淋巴结、孤立淋巴滤泡及肠系膜淋巴结中继续生长繁殖，然后再由胸导管释放进入血流引起第一次短暂的菌血症。此阶段患者无症状，相当于临床潜伏期。

伤寒杆菌随血流进入肝、脾、胆囊、肾和骨髓等组织器官中继续大量繁殖，再次进入血流引起第二次严重菌血症，并释放强烈内毒素，导致机体产生发热、全身不适等临床症状。此时相当于病程第 1~2 周，即病程初期。

病程第 2~3 周，伤寒杆菌随着血流播散至全身各脏器及皮肤等处，临床到达极期。此时，大量病菌经胆管进入肠道随粪便排出，经肾脏随尿液排出，故粪便、尿液培养可呈阳性。经胆管进入肠道的伤寒杆菌中仍有部分可经肠黏膜再度入侵肠壁淋巴组织，使原已致敏的肠壁淋巴组织产生严重的炎症反应，引起坏死、脱落而形成溃疡。若坏死和溃疡累及血管可引起肠出血，若侵及肌层及浆膜层可引起肠穿孔。

病程第 4 周起，人体免疫力逐渐增强，主要表现为细胞免疫功能增强，在血流与脏器中的伤寒杆菌逐渐被清除，肠壁溃疡逐渐愈合后，疾病进入恢复期，多数患者最终获得痊愈。少数患者由于免疫功能低下等原因，潜伏在体内的伤寒杆菌可再度繁殖，并再次侵入血流引起复发。症状消失后，仍有部分患者可能成为慢性带菌者。

伤寒的主要病理特点是全身单核-吞噬细胞系统的增生性反应，以肠道病变最具特征性。病变的显著特征是炎症细胞浸润，以吞噬细胞为主。此种吞噬细胞具有强大的吞噬能力，可吞噬淋巴细胞、红细胞、伤寒杆菌及坏死组织碎屑，又称"伤寒细胞"。若伤寒细胞聚集成团，则称为伤寒肉芽肿，具有病理诊断意义。

## 四、临床表现

潜伏期长短与伤寒杆菌的感染量及机体免疫状态有关，通常为 7~14 天。

1. 典型伤寒　自然病程约为 4 周，可分为 4 期。

（1）初期：相当于病程第 1 周。起病缓慢，发热是最早出现的症状，发热前有畏寒，寒战少见。体温呈阶梯状上升，5~7 天内达 39~40℃，热退时出汗不多。常伴有全身不适、头痛、乏力、四肢酸痛、胃肠道不适等症状。

（2）极期：相当于病程第 2~3 周。常出现伤寒特征性表现。

①高热：持续不退，多呈稽留热型，未经治疗可持续约 2 周。

②玫瑰疹：多出现于病程第 7~14 天，为淡红色小斑丘疹，直径 2~4mm，多在 10 个以内，压之褪色，主要分布于胸、腹及肩背，分批出现，多在 2~4 天内消退。

③相对缓脉：相对缓脉指体温升高与脉搏增快不一致即体温每升高 1℃，脉搏增快少于 15~20 次/分。成年人常见，并发中毒性心肌炎时可不明显。

④肝脾肿大：大多数患者有轻度的肝脾肿大。

⑤神经系统症状：由伤寒杆菌内毒素作用中枢神经系统所致，与疾病严重程度成正比。患者常表现为表情淡漠、呆滞、听力减退，重者可有谵妄甚至昏迷。儿童可出现抽搐。

⑥消化道症状：多数患者出现食欲减退、腹胀、便秘，少数出现腹泻。因回肠下段与回盲部多出现肠道病变，故右下腹可有轻压痛。

⑦其他：高热期间，患者可有蛋白尿、水晶型汗疹、消瘦及脱发等。

（3）缓解期：相当于病程第 4 周。体温逐渐下降，神经、消化系统症状减轻，但仍能出现肠出血、肠穿孔等并发症。

（4）恢复期：相当于病程第5周。体温恢复正常，神经、消化系统症状消失，肝脾恢复正常。

2. 不典型伤寒　根据患者发病年龄、机体免疫状态、病菌量及毒力、使用有效抗菌药物的早晚以及有无基础疾病等因素，不典型伤寒包括轻型、暴发型、迁延型、逍遥型、顿挫型及小儿和老年伤寒等多种类型。

3. 复发与再燃　少数患者体温正常后1~3周，临床症状再现，血培养再度阳性，称为复发。其发生与病灶内细菌未被完全清除，再度侵入血循环有关。部分患者缓解期体温下降还未恢复正常时，又重新上升，持续5~7天后退热，称为再燃，血培养可呈阳性。其发生可能与菌血症未被完全控制有关。

4. 并发症

（1）肠出血：是伤寒患者较为常见的并发症，多发生于病程第2~3周。常由饮食不当、活动过多、腹泻及排便用力过度等诱发。症状视失血量而不同，患者可表现为大便隐血、血便，少量出血时可无症状或仅有轻度头晕；大量出血可出现失血性休克表现。

（2）肠穿孔：是伤寒患者最严重的并发症，多见于病程第2~3周。因病变常发生于回肠末端，故常表现为突发右下腹剧痛，伴恶心、呕吐、冷汗、脉细速、呼吸急促、体温与血压下降。经1~2小时后症状暂时缓解，体温回升，出现腹膜刺激征。

（3）其他：伤寒杆菌尚可引发中毒性心肌炎、中毒性肝炎、溶血性尿毒综合征、支气管炎和肺炎等并发症。

# 五、实验室及其他检查

1. 一般检查　血常规检查外周血白细胞数减少，一般在（3~5）×10⁹/L，伴中性粒细胞减少、嗜酸性粒细胞减少或消失。嗜酸性粒细胞随病情好转可逐渐回升，若患者出现病情复发，其数量可再度减少或消失。尿常规检查高热时可有轻度蛋白尿。粪便常规检查腹泻者可见少量白细胞，并发肠出血时粪便隐血试验阳性。

2. 细菌学检查

（1）血培养：最常用诊断方法，常为伤寒确诊提供依据。病程第1~2周血培养阳性率最高二

（2）骨髓培养：病程中出现阳性的时间和血培养相似。适合于血培养阴性、已用抗菌药物、诊断有困难的疑似患者。

3. 免疫学检查　常用肥达试验，又称伤寒血清凝集试验，对伤寒、副伤寒有辅助诊断价值。试验原理即应用伤寒杆菌菌体"O"抗原、鞭毛"H"抗原，通过凝集法测定患者血清中各种抗体的凝集效价，从而达到辅助诊断的目的。对未经免疫者，若"O"抗体凝集效价≥1：80及"H"抗体效价≥1：160时，可确定为阳性。通过每5~7天复检1次，观察效价的动态改变，若逐渐上升，诊断价值较大。

4. 分子生物学诊断方法　目前应用较多的包括DNA探针（DNA Probe）和聚合酶链反应（PCR）等，通过检测伤寒杆菌DNA片段，达到辅助诊断的目的。近年来采用酶联免疫吸附试验（EIISA）检测伤寒抗原、抗体，具有特异性强、快速、简便等特点，值得推广。

## 六、诊断要点

根据夏秋季节、有不洁饮食史、近期流行地区逗留史等流行病学特征，结合持续高热1周以上伴全身中毒症状、腹泻或便秘、相对缓脉、肝脾肿大、皮肤玫瑰疹等典型临床表现，可做出临床诊断。血和骨髓培养阳性有助于确诊。

## 七、护理诊断/问题

1. 主要护理诊断/问题
（1）体温过高与伤寒杆菌感染并释放大量内毒素有关。
（2）腹泻/便秘与伤寒杆菌释放内毒素致肠道功能紊乱有关。
（3）营养失调：低于机体需要量与伤寒杆菌感染导致高热、食欲减退及腹部不适有关。
（4）潜在并发症：肠出血、肠穿孔。
2. 其他相关护理诊断/问题 有感染的危险与伤寒杆菌感染导致机体抵抗力下降有关。

## 八、护理措施

1. 一般护理
（1）隔离措施：采取消化道隔离。患者食具和便器专用，排泄物和呕吐物须严格消毒处理。加强手卫生，避免院内感染。临床症状消失后，每隔5~7天进行粪便培养1次，连续两次为阴性可解除隔离。发热期间指导患者卧床休息。热退后2~3天可在床上稍坐，热退后1周可轻度活动，以减少热量消耗和肠道并发症发生的可能。恢复期无并发症者可逐渐增加活动量。

（2）饮食护理：以高热量、高蛋白、高维生素的饮食为主，科学合理地指导饮食，可有效避免肠出血、肠穿孔等并发症的发生；①患者发热期间予以流质或无渣半流饮食，少量多餐，热退后以软食为主，热退后2周可逐渐恢复正常饮食。②如病程进入第2~3周，尤其应加强饮食指导，嘱患者少量多餐，不宜过饱，避免生、冷、硬、粗等食物，并观察进食后胃肠道反应，避免肠出血、肠穿孔的发生，若已发生肠出血，患者在出血期间应禁食，静脉补充营养，待出血停止后，可依照流质、半流、软食的顺序逐渐恢复正常饮食。③鼓励患者少量多次饮水，促进内毒素排出。成人液体摄入量应保证每天2 000~3 000mL，儿童每天60~80mL/kg。

2. 病情观察定时监测患者的生命体征，观察意识状态的变化，观察患者的发热程度、热型及体温的升降特点。密切注意患者有无黑便、隐血试验结果，有无明显腹部不适或突发剧烈腹痛等表现，以排除肠出血、肠穿孔的可能。

3. 用药护理遵医嘱用药，常用药物有喹诺酮类、头孢菌素、氯霉素等。
（1）喹诺酮类：是目前治疗伤寒的首选药物，常用第三代喹诺酮类药物。首选诺氟沙星，成人每次0.2~0.4g，口服，每天3~4次，疗程14天。亦可选用其他喹诺酮类药物，如氧氟沙星、环丙沙星等。该类药物常引起恶心、呕吐、腹痛、腹泻、头晕、失眠、一过性嗜酸性粒细胞增多等不良反应，用药期间应密切观察血象变化及有无相应不良反应出现。此外，因其影响骨骼发育，儿童、孕妇及哺乳期妇女应慎用。
（2）头孢菌素：目前常用第三代头孢菌素，其在体外对伤寒杆菌有强大抗菌活性，临床应用效果好，不良反应低，尤其适用于孕妇、儿童、哺乳期妇女及氯霉素耐药菌引起的伤寒。可选用头孢噻肟，成人每次 29 静脉滴注，每天 2 次；儿童每次 50mg/kg，每天 2 次，静脉滴注，疗程均为 14 天；头孢哌酮、头孢他啶、头孢曲松用法和用量相同。

（3）氯霉素：用于氯霉素敏感株。成人每天 1.5~2g，分 3~4 次口服或静脉滴注，体温正常后剂量减半，再用 10~14 天，总疗程 2~3 周。新生儿、孕妇和肝功能明显异常的患者忌用；用药期间注意监测血象变化，白细胞少于 $0.25×10^9$/L 时遵医嘱停药。

4. 对症护理

（1）腹胀的护理：注意少量多餐，饮食以清淡易消化为主，避免牛奶、豆浆等易产气食物；腹胀严重者可用松节油热敷腹部或用肛管排气，但禁用新斯的明或腹部按摩，以免引起剧烈肠蠕动，诱发肠出血或肠穿孔。

（2）腹泻/便秘的护理：腹泻患者应选择低糖低脂肪的食物，可进行腹部冷敷，减轻腹部充血，但禁止在冷敷过程中对腹部施压。便秘患者切忌过度用力排便、使用泻药或高压灌肠，可使用开塞露或生理盐水 300~500mL 低压灌肠。

5. 并发症护理肠出血、肠穿孔的护理。

（1）避免诱因：伤寒病程进入极期和缓解期，患者常因饮食不当（如饮食过饱、饮食中含纤维渣滓过多等）、活动过多、腹泻、排便过度用力、治疗性灌肠不当等发生肠出血或肠穿孔。应对患者及其家属进行必要指导，同时注意避免医源性操作不当。

（2）若已经发生肠出血或肠穿孔时，患者应绝对卧床休息，保持病室安静，必要时给予镇静剂。严密监测生命体征、排便情况及听诊肠鸣音，早期发现休克征象，并做好抢救配合工作。其间注意安慰患者，避免紧张情绪，防止加重病情。

# 九、健康指导

1. 对患者的指导伤寒恢复期的患者仍有可能发生肠出血和肠穿孔，应教育患者及家属饮食中避免生、冷、硬、粗的食物，同时告知患者注意休息，减少探视，以免机体抵抗力下降引起病情复发。伤寒痊愈后仍需定期检查粪便，若粪便培养持续 1 年或 1 年以上阳性者，需坚持进行药物治疗，不可从事餐饮服务业；若再次出现发热等表现，应及时就诊。对居家治疗者，其餐具及生活用品应独立使用并随时消毒，另外还应注意卫生间、地面、桌椅和患者排泄物、呕吐物的彻底消毒。

2. 疾病预防指导

（1）管理传染源：对患者和带菌者应进行隔离或定期访视，给予规范和彻底治疗。对接触者需医学观察 15 天。对高危人群应进行定期普查。

（2）切断传播途径：注意个人卫生，养成良好的卫生习惯。做好"三管一灭"即管理公共饮食卫生、管理水源、管理粪便和消灭苍蝇、蟑螂等。

（3）保护易感人群：对高危人群（如与带菌者密切接触者、出入伤寒流行区者等）可接种伤寒、副伤寒甲、乙三联菌苗或口服减毒活菌苗（如 Ty2la 株疫苗）进行预防，也可应急性口服复方磺胺甲噁唑，每次 2 片，每天 2 次，连续服用 3~5 天进行预防。

（王一鸣）

# 第十章

# 普外科手术护理配合

## 第一节　甲状腺手术

### 一、常见用物准备

#### （一）体位用品

细长肩垫×1、沙袋×2。

#### （二）一次性用物

1. 常规物品　高频电刀笔 1 个、电刀清洁片 1 个、吸引管 1 个、无菌手术刀片 10# 和 11# 刀片各 1 张、医用真丝编织线（1#、4#、7# 各 1 板）、4-0 皮内缝线、一次性负压吸引球、甲状腺外科缝合针（含 5×12 圆针各 2 枚、7×17 角针各 2 枚、7×17 圆针各 2 枚、9×28 角针各 2 枚）、一次性使用灭菌橡胶外科手套若干、医用缆线无菌隔离护套 1 个（腔镜手术备）、无菌保温杯（腔镜手术备）。

2. 特殊物品　医用纤维组织胶水、穿刺器（腔镜手术备）。

#### （三）无菌敷料

在无菌敷料中开放手术和腔镜手术的区别：

1. 开放手术　甲状腺包（长方孔巾 1 块、中单 1 块、治疗巾 8 块、盐水盆 1 个、换药碗 1 个、小药杯 1 个、显影纱布 20 块、显影薄垫 7 块）、无菌手术衣服若干、无菌持物缸 1 个、无菌擦手小毛巾若干包。

2. 腔镜手术　大腿敷料包（台布 1 块、中单 2 块、治疗巾 6 块、盐水盆 1 个、换药碗 1 个、小药杯 1 个、显影纱布 20 块、显影薄垫 10 块）、无菌手术衣服若干、无菌持物缸 1 个、无菌擦手小毛巾若干包。

#### （四）手术器械

甲状腺器械、超声刀头、超声刀手柄线、腔镜器械（腔镜手术备）。

#### （五）仪器设备

单极电刀、吸引装置、超声刀等使用前检查功能状态，根据手术需求调节模式及参数。腔镜手术中还应检查摄影系统、$CO_2$ 气源等设备。

## 二、麻醉方式

全身麻醉。

## 三、手术体位

在手术体位中开放手术和腔镜手术的区别。

1. 开放手术　采用颈仰卧位，肩部垫高，头向后仰，头的两侧用沙袋固定，床头可向上倾斜 15°~20°。

2. 腔镜手术　采用颈仰卧位，肩部垫高，头向后仰，头的两侧用沙袋固定，床头可向上倾斜 10°~15°，双下肢分开呈"剪刀"样，显示器摄像系统放置于患者头左侧方。

## 四、器械护士配合

### （一）手术方式

甲状腺腺瘤切除术、甲状腺次全切除术、甲状腺全切除术、甲状腺癌根治性切除术、腔镜下甲状腺肿瘤切除术等。

### （二）手术配合步骤

1. 清点　器械护士提前 15~30 分钟执行外科洗手，保证有充足的时间进行物品的检查和清单，并与巡回护士共同清点物品，包括手术敷料、手术器械、手术特殊物品、杂项物品等。

2. 选择切口　在切口选择中开放手术和腔镜手术的区别。

（1）开放手术：颈前方，在胸骨上窝两横指的部位，沿颈部皮纹方向的横弧形切口。

（2）腔镜手术：以胸骨表面近中线作为观察孔，双侧乳晕上方前胸壁各打一个 5mm 的操作孔（一般有乳晕入路、胸乳入路、腋乳入路等方式，本文主要介绍经胸乳入路）。

3. 消毒

（1）消毒液：参照使用说明选择和使用，常选用 0.5%~1% 碘伏直接涂擦手术区，消毒 2 遍。

（2）消毒范围：在消毒范围中开放手术和腔镜手术的区别。

①开放手术：上至下唇，下至乳头，两侧至斜方肌前缘。

②腔镜手术：上至下唇，下至脐水平，两侧过腋中线。

4. 铺单　在切口选择中开放手术和腔镜手术的区别。

（1）开放手术

①器械护士将 2 块布类治疗巾做成两个球塞在颈部两侧，其余治疗巾按"我（纵行 1/4 折边对着自己）、你（纵行 1/4 折边对着外科医师）、你、我"顺序，依次传递给外科医师铺于切口四周，要求铺单后能看到切口标识，之后另递一块治疗巾蘸切口周围未干的消毒液。

②器械护士用无菌剪刀在抗菌贴膜 1/2 处纵行剪开，将抗菌贴膜展开后传递。

③切口下缘铺一块中单。

④铺长方孔巾，下垂边缘至手术台缘≥30cm。

（2）腔镜手术

①器械护士将 2 块布类治疗巾做成两个球塞在颈部两侧，后按"我（纵行 1/4 折边对着自己）、你（纵行 1/4 折边对着外科医师）、你、我"顺序，依次传递给外科医师铺于切口四周，要求铺单后能看到切口标识。

②器械护士递 4 把布巾钳固定。

③将 2 块布类中单（横行 1/2 对折）分别传递给手术医师沿对角线铺于两侧腿上，最后器械护士将两块布类对折中单重复铺于两侧腿上。

④切口下缘铺一块中单。

⑤铺长方孔巾，下垂边缘至手术台缘 ≥30cm。

5. 切皮或建立气腹 在切皮或建立气腹中开放手术和腔镜手术的区别。

（1）开放手术：递 10# 刀片、有齿镊沿切口标记线切开皮肤，两块纱布拭血，递高频电刀笔切开皮下组织，电凝止血。

（2）腔镜手术：递整理好的医用缆线，用无菌隔离镜套套好镜头给手术医师，递套好的镜头和光纤线连接头（和巡回护士连接光纤线、连接冷光源线，协助医生连接），连接二氧化碳管道、电凝线、电刀线、超声刀线、吸引器管（连接好吸引器）递组织钳固定；递一次性使用无菌注射器 20mL 于穿刺点部位注入无菌生理盐水形成皮丘，递 11# 刀片切开两乳头连线中点 1~2cm 长横小口，深达筋膜层，递中弯钳钝性分离，扩张切口；递分离棒从小切口进入皮下层，多次穿刺胸前壁建立手术空间；递 10mm 或 12mm 穿刺器，将经过白平衡调试及热盐水预热过的镜头置入穿刺器探查建立观察孔；递 7×17 角针 7# 丝线固定穿刺器以防止漏气；连接气腹机 $CO_2$ 压力为 6mmHg。

6. 不同手术方式在护理配合上也有差别 甲状腺不同术式的手术配合。

（1）甲状腺癌根治术

①显露甲状腺：用组织钳提起皮缘，9×28 角针 4# 丝线缝皮瓣悬吊，递小弯血管钳固定 4# 丝线，显露手术视野，超声刀或高频电刀笔分离颈阔肌，弯蚊式钳止血，1# 丝线结扎或者电凝止血。

②显露甲状腺叶：用超声刀切断颈前静脉，纵行切开颈白线，用手钝性分离或纱布粒做钝性分离颈前肌与甲状腺的包膜间隙后，递甲状腺拉钩将一侧肌肉牵开，遇出血点 1# 丝线结扎，高频电刀笔继续切口颈白线直达甲状腺包膜，脑膜剪沿正中线剪开，上至甲状腺软骨，下至胸骨颈静脉切迹，两侧达胸锁乳突肌，递甲状腺拉钩将甲状腺前肌群牵向外侧，显露甲状腺侧叶。

③游离甲状腺组织：递甲状腺拉钩牵开甲状腺侧叶旁的组织，递胆管钳、脑膜剪逐步分离甲状腺组织，分离甲状腺上、下静脉及甲状腺中静脉递纱布粒钝性分离或者小蚊式钳游离甲状腺侧叶，遇出血 1# 丝线结扎。

④切除甲状腺峡部及甲状腺：递胆管钳分离甲状腺峡部，递 4# 丝线结扎，递小蚊式血管钳夹住甲状腺周围，用脑膜剪逐步间断甲状腺体，撤出小蚊式血管钳后递 1# 丝线结扎，弯盘接移除的甲状腺标本。

⑤同法切除对侧甲状腺：递脑膜剪切开颈动脉鞘，纱布粒做钝性分离肿大的淋巴结，确定颈内静脉、静总动脉和迷走神经，保护甲状旁腺，避免喉返神经损伤，用无菌纱带轻轻牵拉颈总动脉、清理其周围淋巴结，器械护士收集好标本。

（2）甲状腺部分切除术

①显露甲状腺体：用组织钳提起皮缘，9×28 角针 4#丝线缝皮瓣悬吊，递小弯钳固定 4#丝线，显露手术视野，递 6×17 圆针 1#丝线缝扎颈前静脉，递高频电刀笔纵行切开颈白线，用手钝性分离或纱布粒做钝性分离颈前肌与甲状腺的包膜间隙后，递甲状腺拉钩将一侧肌肉牵开。

②显露甲状腺侧叶：递纱布粒剥离在囊壁与正常甲状腺之间做钝性分离，递小弯钳夹住基地甲状腺组织，递脑膜剪剪断 1#丝线结扎或 1#丝线缝扎（如是腺瘤可用组织钳提起腺瘤协助切除）。

③游离甲状腺组织：递甲状腺拉钩牵开甲状腺侧叶旁的组织，递胆管钳、脑膜剪逐步分离甲状腺组织，分离甲状腺上、下静脉及甲状腺中静脉递纱布粒钝性分离或者小蚁式钳游离甲状腺侧叶，退出血 1#丝线结扎。

④切断甲状腺峡部及部分甲状腺：递蚁式钳贴气管壁前分离甲状腺峡部，递超声刀离断峡部腺体，用超声刀切除甲状腺体，保留甲状腺包膜，递电刀止血，5×12 圆针 1#丝线缝合腺体残端止血。

（3）腔镜下甲状腺切除术

①建立操作孔：递 11#刀片于左右乳晕上边缘分别做弧形切口，递穿刺器于乳房上方前胸壁建立主操作孔及辅助操作孔。

②游离：递中弯钳、超声刀，直视下超声刀分离颈阔肌，递分离棒穿刺分离后剩余组织，向上分离甲状腺软骨，两侧到胸锁乳突肌外侧，完成皮下操作空间。

③暴露甲状腺及甲状腺结节：递超声刀切断舌骨下肌群、颈白线、暴露甲状腺。若腺体较大，可在颈外用 7×17 角针 7#丝线缝吊，用超声刀切断甲状腺中静脉，将甲状腺直接切开，切除甲状腺部分腺体，保留腺体组织。

④取标本：递标本袋在腔镜下袋装标本，通过观察孔取出。再次置入镜头探查喉返神经。

7. 缝合关闭伤口　在缝合中开放手术和腔镜手术的区别。

（1）开放手术：用生理盐水冲洗，清点器械、纱布、纱布垫、缝针。巡回护士协助去除肩垫，递消毒纱布消毒切口周围皮肤，递 11#刀片、7×17 角针 4#丝线固定引流管递有齿镊，5×12 圆针 1#丝线间断缝合颈白线、颈阔约肌，再次清点物品数目，递有齿镊，5×12 角针 1#丝线缝合皮下组织或 4-0 皮内缝合皮肤，递组织胶水涂抹伤口表面，递无菌伤口敷料包扎。

（2）腔镜手术：用生理盐水冲洗，撤出腔镜用物，清点器械、纱布、纱布垫、缝针。递消毒纱布消毒切口周围皮肤，递 11#刀片、7×17 角针 4#丝线固定引流管，递有齿镊、5×12 圆针 1#丝线逐层缝合，再次清点物品数目，递组织胶水涂抹伤口表面，递无菌伤口敷料包扎。

（张　丽）

# 第二节　乳腺手术

## 一、常见用物准备

### （一）体位用品

方形海绵垫×1。

### （二）一次性用物

1. 常规物品　高频电刀笔 1 个、电刀清洁片 1 个、吸引管 1 个、4-0 可吸收皮内缝合线、一次性使用灭菌橡胶外科手套若干，不同点见下述。

（1）乳腺癌根治性切除术/乳腺癌改良根治手术：35cm×34cm 抗菌手术薄膜 1 张、医用真丝编织线（1#、4#、7#各 1 板）、甲状腺外科缝合针（含 5×12 圆针各 2 枚、7×17 角针各 2 枚、7×17 圆针各 2 枚、9×28 角针各 2 枚）、无菌手术刀片 10#和 11#各 2 张，一次性负压引流球 1 个、备无菌导尿包 1 个。

（2）单纯乳腺肿物切除术：医用真丝编织线 1#一板、4-0 皮内缝合线、无菌手术刀片 10#1 张。

2. 特殊用物　特殊 Y 形引流管、皮肤胶水、大纱布。

### （三）无菌敷料

在无菌敷料中不同术式的区别：

1. 乳腺癌根治性切除术/乳腺癌改良根治手术　大腿敷料包（大单 1 块、中单 2 块、治疗巾 6 块、盐水盆 1 个、换药碗 1 个、小药杯 1 个、显影纱布 20 块、显影薄垫 10 块）、无菌手术衣服若干、无菌持物缸 1 个、无菌擦手小毛巾若干包。

2. 单纯乳腺肿物切除术　无菌治疗巾 1 包、无菌中单 1 包、无菌手术衣服若干、无菌持物缸 1 个、无菌擦手小毛巾若干包。

### （四）手术器械

在手术器械中不同术式的区别：

1. 乳腺癌根治性切除术/乳腺癌改良根治手术　甲状腺器械、短柄超声刀头、超声刀手柄。

2. 单纯乳腺肿物切除术　小肿瘤器械。

### （五）仪器设备

单极电刀、吸引装置、超声刀使用前检查功能状态，根据手术需求调节模式及参数。

## 二、麻醉方式

在麻醉方式中不同术式的区别：

1. 乳腺癌根治性切除术/乳腺癌改良根治手术　全身麻醉。

2. 单纯乳腺肿物切除术　局部麻醉。

## 三、手术体位

在手术体位中不同术式的区别。

1. 乳腺癌根治性切除术/乳腺癌改良根治手术　平卧位，患侧上肢外展90°，肩胛下和腋窝下垫以软垫使腋窝后略抬高，头部稍微偏向健侧，手术床稍偏向健侧，充分暴露手术区域。

2. 单纯乳腺肿物切除术　平卧位，患侧上肢置于头上。

## 四、器械护士配合

### （一）常见手术方式

乳腺癌改良根治性切除术、乳腺癌根治性切除术、单纯乳腺肿物切除。

### （二）手术配合步骤

1. 清点　器械护士提前15~30分钟执行外科洗手，保证有充足的时间进行物品的检查和清点，并与巡回护士共同清点物品，包括手术敷料、手术器械、手术特殊物品、杂项物品等。若局麻手术则是手术医师和巡回护士共同清点。

2. 选择切口　在切口选择中不同术式的区别。

（1）乳腺癌根治性切除术/乳腺癌改良根治手术：在距离肿瘤2~3cm处纵向或梭形切口。

（2）单纯乳腺肿物切除术：以乳晕为中心放射线皮肤切口，也可以与乳晕平行的弧形切口，以乳头为中心的半圆切口。

3. 消毒

（1）消毒液：参照使用说明选择和使用。常选用0.5%~1%碘伏直接涂擦手术区，消毒至少2遍。

（2）消毒范围：在消毒范围中不同术式的区别。

①乳腺癌根治性切除术/乳腺癌改良根治手术：前至对侧锁骨中线，后至腋后线，上过锁骨及上臂，下过肚脐平行。

②单纯乳腺肿物切除术：距离乳腺肿块手术切口15cm以上范围进行消毒。

4. 铺单　在铺单中不同术式的区别。

（1）乳腺癌根治性切除术/乳腺癌改良根治手术

①手术医师带一次性使用灭菌橡胶外科手套协助抬高患侧手臂，器械护士递2块布类中单（横行1/2对折）依次传递给手术医师铺于患侧手臂下，递2块完全打开的治疗巾包患侧手，递无菌绷带固定。器械护士将布类治疗巾按"我（纵行1/4折边对着自己）、你（纵行1/4折边对着外科医生）、你、我"顺序，依次传递给外科医师铺于切口四周。

②器械护士递4把巾钳固定治疗巾。

③手术医师与器械护士共同配合于切口上、下缘各交替斜拉2块中单，切口上缘再平铺1块中单，切口下缘铺大单、中单，下垂边缘至手术台缘≥30cm。

（2）单纯乳腺肿物切除术

①手术医师将布类治疗巾按"我（纵行1/4折边对着自己）、你（纵行1/4折边对着外

科医生)、你、我"顺序,铺于切口四周。

②手术医师与巡回护士共同配合于切口上、下缘各交替斜拉 2 块中单,切口上缘再平铺 1 块中单,切口下缘铺大单、中单,下垂边缘至手术台缘≥30cm。

5. 乳腺手术不同手术方式在护理配合上也有差别 乳腺不同术式的手术配合。

(1) 乳腺癌根治性切除术

①切口皮肤,游离皮瓣:递 10# 刀片、有齿镊切开皮肤,两块纱布垫擦拭血,递电刀切开皮下组织,递超声刀切口游离,电刀电凝止血或 1# 丝线结扎止血,皮瓣游离范围上至锁骨,下至肋弓下缘,内到胸骨中线,外达背阔约肌前缘。

②切断胸大、胸小肌:递甲状腺拉钩牵开外侧皮瓣,递长无齿镊、脑膜剪或电刀沿锁骨下切开胸大肌浅面脂肪组织,显露胸大肌,递电刀在靠近肱骨大结节嵴处切断其筋腱,递纱布粒剥离组织,递胆管钳游离肩峰动脉、静脉,递 2 把中弯钳钳夹,超声刀切断或脑膜剪断,递 1# 丝线结扎。递组织钳提起胸大肌断键向下牵拉,显露胸小肌。

③解剖腋窝和清除腋窝静脉周围脂肪及淋巴组织:递甲状腺拉钩牵开外侧皮瓣,递长无齿镊、脑膜剪剪开腋窝部筋膜,将胸大肌、胸小肌用组织钳一起向下牵引,递纱布粒剥离组织,递胆管钳游离腋窝及锁骨上、下脂肪和清扫淋巴结,递小弯血管钳钳住腋动脉、静脉,并用脑膜剪或超声刀切断,递 1# 丝线结扎,递胆管钳游离胸外侧血管及肩胛下血管,递中弯钳夹住血管,递脑膜剪剪断,递 1# 丝线结扎。

④切除标本:递组织钳提起胸大肌、胸小肌、乳房与腋窝处分离的组织,依次从上、内、外、下用电刀将胸大肌、胸小肌纤维自胸骨缘和肋骨上面切断,使乳房连同胸大肌、胸小肌、腋窝处游离的组织整块切除,递电刀边切除边止血,出血点递中弯钳夹住,电凝止血缝扎、递 1# 丝线结扎或 5×12 圆针穿 1# 丝线缝扎。

⑤关闭伤口:递甲状腺拉钩牵开外侧皮瓣,仔细检查创面,彻底止血,依次递无菌注射用水、生理盐水冲洗切口创面,递干纱布垫擦干创面,清点器械、纱布、纱布垫、缝针等,递消毒纱布,递 11# 刀片、7×17 角针 4# 丝线固定引流管,再次清点物品数量,递 9×28 角针直接缝合皮肤,递无菌伤口敷料包扎。

(2) 乳腺癌改良根治术

①切皮:递 10# 号刀片和有齿镊在距离肿瘤 2cm 以上做一梭形切口,两块纱布垫擦拭血,递高频电刀笔切开皮下组织,甲状腺拉钩牵开切口皮肤。

②游离皮瓣:递组织钳提起皮缘,递电刀游离皮瓣,递湿纱布垫填塞。

③切除乳腺:递电刀或超声刀自下内侧开始向上外将乳腺肿瘤连同深部的胸大肌筋膜分离切除,一直游离到胸大肌边缘,递胆管钳游离乳腺肿瘤组织,电刀切口并止血,出血点递 1# 丝线结扎,切下的乳腺肿瘤组织放于弯盘内。

④清扫胸大肌、胸小肌淋巴结:递电刀或超声刀和胆管钳游离神经血管,递 2 把中弯钳夹住,脑膜剪剪断,递 1# 丝线结扎。

⑤清扫腋窝淋巴结:递宽无齿长镊提起胸小肌,全程暴露锁骨下血管、腋血管递甲状腺拉钩牵开皮肤,递胆管钳和脑膜剪游离清扫淋巴结,由内向外,依次廓清中央组、外侧组、前组、后组,有出血点递 1# 丝线结扎或电凝止血。

⑥清点物品,缝合皮肤:递甲状腺拉钩牵开皮肤,仔细检查创面,彻底止血,依次递无菌注射用水、生理盐水冲洗切口创面,递干纱布垫擦干创面,清点器械、纱布、纱布垫、缝

针等，递消毒纱布，递11#刀片、7×17角针4#丝线固定引流管，再次清点物品数量，4-0皮内缝合皮肤，外涂组织胶水粘合，递无菌伤口敷料包扎。

（3）单纯乳腺肿物切除术

①注射局麻药物，以乳晕为中心做放射切口：递10mL注射器将配好的1%利多卡因皮下注射，递2块纱布擦，递10#刀片切皮及有齿镊提拉皮肤，电刀边切边凝血，或者小弯止血夹住出血点，电凝止血或1#丝线结扎。

②切除肿块，如有包膜一起切除：递7×17中小圆针4#丝线缝肿块组织，丝线一端进行提拉，递中弯钳游离周围组织，如遇出血电凝止血或1#丝线结扎，移除乳腺肿块。

③缝合：清点器械、纱布、纱布垫、缝针，递消毒纱布消毒皮肤，递5×12小圆针缝合乳腺创面，递4-0可吸收皮内缝合线及两把有齿镊缝合皮肤，再次清点物品数目，递无菌伤口敷料包扎。

（张　丽）

# 第三节　腹部疝无张力修补术

## 一、常见用物准备

（一）一次性用物

1. 常规物品　高频电刀笔1个、吸引管1个、一次性使用负压球1个、无菌导尿包1个、一次性使用灭菌橡胶外科手套若干，不同点见下述。

在物品准备中开放手术和腔镜手术的区别。

（1）开放手术：医用真丝编织线（1#、4#、7#各1板）、腹腔缝合针（含5×12圆针3枚、7×17中小圆针2枚、9×28角针2枚、12×20圆针2枚、12×28圆针2枚）、无菌手术刀片11#和20#各1张、2-0可吸收缝线、4-0可吸收缝线、34cm×35cm抗菌手术薄膜1张。

（2）腔镜手术：医用缆线无菌隔离镜套、医用真丝编织线1#和4#各1板、LC缝合针（含7×17角针2枚、12×20圆针1枚）、无菌保温杯、气腹针1枚、3-0可吸收缝线、无菌手术刀片11#1张、一次性使用无菌注射器50mL。

2. 特殊用物　疝气修补片（大小符合手术要求）、医用纤维蛋白组织胶水、穿刺器（腔镜手术备）。

（二）无菌敷料

剖腹包（长方孔巾1块、中单1块、治疗巾8块、盐水盆1个、换药碗2个、小药杯1个、显影纱布10块、显影纱垫5块）、无菌手术衣5件、无菌持物干缸1个、无菌擦手小毛巾1包。

（三）手术器械

在手术器械中开放手术和腔镜手术的区别：

1. 开放手术　腹腔器械。

2. 腔镜手术　LC器械、腹腔镜器械。

（四）仪器设备

单极电刀、吸引装置、超声刀使用前检查功能状态，根据手术需求调节模式及参数。腔镜手术中还应检查摄影系统、$CO_2$ 气源等设备。

## 二、麻醉方式

全身麻醉或硬膜外阻滞麻醉。

## 三、手术体位

仰卧位。

## 四、器械护士配合

（一）常见手术方式

腹股沟斜疝修补术、股疝修补术、腹腔镜腹股沟疝修补术等。

（二）手术配合步骤

1. 清点　器械护士提前 15~30 分钟执行外科洗手，保证有充足的时间进行物品的检查和清点，并与巡回护士共同清点物品，包括手术敷料、手术器械、手术特殊物品、杂项物品等。

2. 选择切口　在切口选择中开放手术和腔镜手术的区别。

（1）开放手术

①腹股沟斜疝自腹股沟韧带中点上方 2cm 处至耻骨结节做一与腹股沟韧带相平行的切口，长约 7cm，上可超过内环，下至耻骨结节。

②股疝切口：自腹股沟韧带中点至耻骨结节做斜切口。

（2）腔镜手术：一般以脐孔作为观察孔，在脐平面的稍下的两侧腹直肌外缘各建立一个操作孔，如果是单侧疝，也可将健侧的操作孔移至脐下 5cm 处。

3. 消毒

（1）消毒液：参照使用说明选择和使用。常选用 0.5%~1% 碘伏直接涂擦手术区，消毒至少 2 遍。

（2）消毒范围：在消毒范围中开放手术和腔镜手术的区别。

①开放手术：上至脐平行线、下至大腿上 1/3，两侧至腋中线。

②腔镜手术：自乳头至耻骨联合平面，两侧至腋后线。

4. 铺单

（1）器械护士将一块球状治疗巾置阴囊下，再递布类治疗巾按"我（纵行 1/4 折边对着自己）、你（纵行 1/4 折边对着外科医生）、你、我"顺序，依次传递给外科医师铺于切口四周，要求铺单后能看到切口标识，最后另递一块治疗巾蘸切口周围未干的消毒液。

（2）器械护士将抗菌贴膜展开后传递（若腔镜手术则递 4 把巾钳固定）。

（3）切口上、下缘各铺一块中单（上缘也可铺一件无菌手术衣服）。

（4）铺长方孔巾，下垂边缘至手术台缘≥30cm。

5. 切皮或建立气腹　在消毒范围中开放手术和腔镜手术的区别。

（1）开放手术：递20#刀片自腹股沟韧带上方2cm处作一与之相平行的切口，长约7cm，上可超过内环，下至耻骨结节，传递有齿镊、高频电刀笔依次切开皮肤、皮下组织，钝性分离脂肪组织，筋膜，暴露腹外斜肌肌腱膜及外环，干纱布拭血，遇出血（如腹壁浅静脉）用中弯钳钳夹止血，1#丝线结扎或电凝止血，更换刀片。

（2）腔镜手术：递整理好的医用缆线，用无菌隔离镜套套好镜头给术者，递套好的镜头和光纤线连接头（和巡回护士连接光纤线、连接冷光源线，协助医师连接），连接二氧化碳管道、电凝线（连接好电凝勾）、吸引器管（连接好吸引器）递组织钳固定。递消毒纱布消毒脐孔，递11#刀片于脐部上或下缘作一1cm弧形或纵向切口，递2把巾钳提起腹壁，将气腹针垂直或向盆腔斜行刺入腹腔，连接气腹管。达到预设气腹压力后拔出气管针，置入10mm或12mm穿刺器，刺入腹腔后连接气腹管至腹内压力为12~15mmHg。将经过白平衡调试及热盐水预热过的镜头置入穿刺器探查腹腔

6. 不同手术方式在护理配合上也有差别　腹部疝气修补不同术式的手术配合。

（1）腹股沟斜疝修补术

①暴露疝囊：保护切口，四周铺湿盐水纱布垫。递甲状腺拉钩牵开显露腹外斜肌腱膜及外环。递20#刀片切开，递中弯钳夹起，组织剪分离，将皮下脂肪组织及筋膜从腹外斜肌腱膜上推开，内上达腹直肌前鞘，外下至腹股沟韧带。递20#刀片纵行切开提睾肌及精索内筋膜，如出血用中弯钳钳夹1#丝线结扎，递中弯钳提起疝囊与输精管、精索血管及周围组织钝性分离，游离精索并递一条湿纱布带牵引。

②切开疝囊，并切除疝囊：递中弯钳或无齿长镊2把提起疝囊壁，组织剪剪开疝囊，递小弯钳数把钳夹疝囊四周边缘，递湿盐水纱布包裹手指钝性分离疝囊至颈部并回纳；递5×12圆针4#丝线作高位的8字贯穿缝扎、荷包或连续缝合疝囊颈（如发现疝内容物已坏死应递无齿长镊、组织剪剪去多余疝囊），距结扎线0.5cm处切断疝囊。

③修补内环和腹横筋膜：递直角拉钩或湿纱布带牵开精索，暴露内环边缘。

a. 传统修补法：递7×17圆针4#丝线间断缝合内缘及外缘的腹横筋膜1~2针，以可容纳示指为宜。

b. 平片修补法：递5×12圆针4#丝线缝合补片与内环边缘。

c. 塞状补片修补法：递5×12圆针4#丝线缝合塞状补片与内环边缘数针，递平板补片包裹保护精索，递7×17圆针4#丝线缝合平板边缘与腹外斜肌下缘。

④缝合提睾肌及精索内筋膜：递7×17圆针4#丝线缝合。

⑤加强腹股沟管前、后壁

a. 精索原位修补法：递7×17圆针7#丝线，在精索前方缝合。

b. 精索移位或后方修补法（即移位法）：将腹内斜肌下缘和联合腱递7×17圆针7#丝线间断缝合缝至腹股沟韧带上。

⑥重叠缝合腹外斜肌腱，重建外环：递7×17圆针4#丝线间断缝合，外环大小以容纳示指尖端为宜。

（2）股疝修补术

①~②步骤同腹股沟斜疝修补术。

③封闭疝环

a. 低位修补法：递直角拉钩将卵圆窝上缘及腹股韧带牵起，递7×17圆针7#丝线缝合腹股沟韧带与耻骨肌筋膜。

b. 高位修补法（股环封闭后还应修补腹股沟管后壁）：递7×17圆针7#丝线缝合腹股沟韧带、耻骨梳韧带与耻骨肌筋膜，再缝合腹横筋膜与腹股沟韧带。

④~⑥步骤同腹股沟斜疝修补术。

（3）腹腔镜腹股沟疝修补术

①建立操作孔：在腹腔镜的直视下递11#号刀片切开皮肤，分别递12mm穿刺器、5mm穿刺器给医师通过切口刺入腹腔，递腹腔镜吸引器、腹腔镜分离钳置于2个操作孔，递电凝钩（或分离钳）分离并切除周围多余组织。

②暴露内疝口：显露出内环口后递分离钳分离疝囊和精索，查找疝内环口后递钛夹钳与内环口水平横断疝囊。

③显露腹股沟区域的解剖位置：递分离钳分离腹膜前间隙，递电凝剪、电凝钩切除腹膜前脂肪组织，遇到出血递钛夹钳钳夹。

④将疝囊完全游离后还纳入腹腔。

⑤放置补片：递线剪和疝囊修补片给医师裁剪，将裁剪后的疝囊卷起来（或折叠），递分离钳钳夹，通过疝同侧的穿刺孔送至腹膜前间隙并使之平整，用腹腔镜持针器钳夹，递3-0可吸收缝线将疝补片固定（或递螺旋钉固定），固定于耻骨结节、腹股沟边缘韧带、Cooper韧带、腹横肌弓缘联合肌腱、腹横肌处。

7. 关闭切口 在缝合中开放手术和腔镜手术的区别。

（1）开放手术：去除一切牵引物，递温生理盐水冲洗切口，电刀电凝止血。清点器械、纱布、纱布垫、缝针，递2-0可吸收缝线缝合腹外斜肌腱膜、皮下组织，再次清点物品数目，递消毒纱布消毒切口，递4-0可吸收皮内线缝合皮肤后再次消毒，递2把有齿皮镊对合皮肤切缘，递无菌伤口敷料包扎。

（2）腔镜手术：用生理盐水冲洗，撤出腔镜用物。清点器械、纱布、纱布垫、缝针。递中弯钳、12×20圆针7#丝线缝合腹膜，递中弯钳、12×20圆针7#丝线缝合皮下组织，再次清点物品数目递消毒纱布消毒皮肤，递短有齿皮镊7×17角针1#丝线缝合皮肤，再次消毒纱布消毒皮肤，递无菌伤口敷料包扎。

（张　丽）

# 第四节　胃部手术

## 一、常见用物准备

（一）一次性用物品

1. 常规物品 高频电刀笔1个、电刀清洁片、吸引管1个、34cm×35cm抗菌手术薄膜1张、医用真丝编织线（1#、4#、7#各2板）、腹腔缝合针含（含5×12圆针3枚、7×17中小圆针2枚、9×28角针2枚、12×20圆针2枚、12×28圆针2枚）、1#可吸收缝线、2-0可吸收缝线、3-0可吸收缝线、无菌手术刀片20#和11#各2张、石蜡油、棉球、一次性负压引流球1个、备无菌导尿包1个、一次性使用灭菌橡胶外科手套若干。一次性使用注射器50mL（腔镜手术备）、无菌保温杯（腔镜手术备）、医用缆线无菌隔离镜套（腔镜手术备）。

2. 特殊用物　一次性切割型闭合器及其仓钉、一次性管状吻合器、短柄超声刀头/长柄超声刀头、超声刀线等高值耗材、一次性使用腹腔穿刺器（腔镜手术备）。

（二）无菌敷料

腹腔包（剖腹单1块、中单1块、治疗巾9块、盐水盆1个、换药碗2个、小药杯1个、显影纱布10块、显影纱垫14块）、无菌中单包1包、无菌手术衣10件、无菌持物干缸1个、无菌擦手小毛巾2包。

（三）手术器械

在手术器械中开放手术和腔镜手术的区别：

1. 开放手术　腹腔器械、胃癌器械、荷包钳。

2. 腔镜手术　腹腔器械、肠切除器械、腹腔镜器械、荷包钳。

（四）仪器设备

单极电刀、吸引装置、超声刀使用前检查功能状态，根据手术需求调节模式及参数。腔镜手术中还应检查摄影系统、$CO_2$气源等设备。

# 二、麻醉方式

全身麻醉。

# 三、手术体位

在手术体位中开放手术和腔镜手术的区别：

1. 开放手术　仰卧位。

2. 腔镜手术　仰卧位，全麻后头高脚低位人字形体位。

# 四、器械护士配合

（一）常见手术方式

胃大部分切除术（毕Ⅰ式）、胃大部分切除术（毕Ⅱ式）、胃癌根治术、全胃切除术、腹腔镜下胃大部切除术、腹腔镜下胃癌根治术。

（二）手术配合步骤

1. 清点　器械护士提前15～30分钟执行外科洗手，保证有充足的时间进行物品的检查和清点，并与巡回护士共同清点物品，包括手术敷料、手术器械、手术特殊物品、杂项物品等。

2. 选择切口　在切口选择中开放手术和腔镜手术的区别。

（1）开放手术：上腹部正中切口。

（2）腔镜手术：以脐下缘为观察孔，在左、右腋前线左肋缘下和左、右锁骨中线平脐处建立操作孔。

3. 消毒

（1）消毒液：参照使用说明选择和使用。常选用 0.5%~1% 碘伏直接涂擦手术区，消毒至少 2 遍。

（2）消毒范围：上至双侧乳头，下至耻骨联合水平，两侧至腋中线。

4. 铺单　在铺单中开放手术和腔镜手术的区别。

（1）开放手术

①器械护士将布类中单对折铺于身体两侧，再将治疗巾按"我（纵行 1/4 折边对着自己）、你（纵行 1/4 折边对着外科医生）、你、我"顺序，依次传递给外科医师铺于切口四周，要求铺单后能看到切口标识，之后另递一块治疗巾蘸切口周围未干的消毒液。

②器械护士将抗菌贴膜展开后传递，并协助贴膜。

③切口上、下缘各铺一块中单（上缘也可铺一件无菌手术衣服）。

④铺长方孔巾，下垂边缘至手术台缘≥30cm。

（2）腔镜手术

①器械护士将布类中单对折铺于身体两侧，再将治疗巾按"我（纵行 1/4 折边对着自己）、你（纵行 1/4 折边对着外科医生）、你、我"顺序，依次传递给外科医师铺于切口四周，要求铺单后能看到切口标识，之后另递一块治疗巾蘸切口周围未干的消毒液。

②器械护士递 4 把巾钳固定。

③将 2 块布类中单（横行 1/2 对折）分别传递给外科医师沿对角线铺于两侧腿上，最后器械护士将两块布类对折中单重复铺于两侧腿上。

④切口上、下缘各铺一块中单（上缘也可铺一件无菌手术衣服）。

⑤铺长方孔巾，下垂边缘至手术台缘≥30cm。

5. 切开开腹或建立气腹，探查腹腔　在探查腹腔中开放手术和腔镜手术的区别。

（1）开放手术

①递 20# 刀片于自剑突向下至脐上，沿正中线切开皮肤，更换刀片，递两块干纱垫拭血，递有齿镊、电刀劈开皮下组织，递甲状腺拉钩牵开显露腹白线，遇出血点时递血管钳或蚊式钳钳夹，1 号丝线结扎或电凝止血。递血管钳、电刀钳夹并切开腹白线，换湿盐水纱垫钝性推开脂肪显露腹膜。递血管钳分别于两侧钳夹腹膜，递 20# 刀片将腹膜开一小口，将手指插入切口探查托起腹膜，递脑膜剪、电刀在两指之间延长切口。递两块湿盐水纱布垫保护切口，腹腔拉钩牵开暴露手术术野，递生理盐水协助洗手。

②递两块湿盐水纱布垫保护切口，腹腔拉钩牵开暴露术野，递生理盐水协助洗手探查，更换深部手术器械。

（2）腔镜手术

①递整理好的医用缆线，用无菌隔离镜套套好镜头给术者，递套好的镜头和光纤线连接头（和巡回护士连接光纤线、连接冷光源线，协助医师连接），连接二氧化碳管道、电凝线、超声刀线、吸引器管（连接好吸引器）递组织钳固定。递消毒纱布消毒脐孔，递 11# 刀片于脐部上或下缘作一 1cm 弧形或纵向切口，递 2 把巾钳提起腹壁，将气腹针垂直或向盆腔斜行刺入腹腔，连接气腹管。达到预设气腹压力后拔出气管针，置入 10mm 或 12mm 穿刺器，刺入腹腔后连接气腹管至腹内压力为 12~15mmHg。将经过白平衡调试及热盐水预热过的镜头置入穿刺器探查腹腔。确定病变部位、有无淋巴结及腹腔转移等情况。确定可行腹腔

镜手术后在内镜监视下建立操作孔。

②于腋前线左、右肋缘下各建立 5mm 穿刺器，左、右锁骨中线平脐处分别建立一个 5mm 和一个 10mm 或 12mm 穿刺器。

（3）操作孔分别放置镜头、长柄超声刀头、胃钳、肠钳、分离钳。

6. 不同胃部手术方式在护理配合上也有差别　不同胃部手术方式配合。

（1）胃大部分切除术（毕 I 式）

①游离胃大弯，切断胃网膜左动、静脉及胃网膜右动、静脉：递中弯钳钳游离、钳夹，组织剪剪开，4#丝线结扎、5×12 圆针 4#丝线缝扎。胃左动脉用中弯钳带 7#丝线或双 4#丝线结扎。

②游离胃小弯，切断胃右动、静脉及胃左动脉下行支：递中弯钳游离、钳夹，组织剪剪开，4#丝线结扎、5×12 圆针 4#丝线缝扎。

③断胃：递 5×12 圆针 1#丝线缝 2 针支持线，递可克钳、肠钳夹持胃部，递 11#刀片切开前壁浆肌层，5×12 圆针 1#丝线缝扎黏膜下血管。同法处理胃后壁。

④缝合部分胃残端：递宽无齿长镊、5×12 圆针 1#丝线间断、全层缝合。

⑤于胃小弯侧游离、断离十二指肠：递蚊式钳、长组织剪游离，出血点递 1#丝线结扎或缝扎。递可克钳 2 把，分别夹住十二指肠壶腹和幽门部，长镊夹持盐水纱布包裹十二指肠四周，递 11#刀片切断，取下的标本及刀一并置入弯盘内。递吸引器头吸尽胃内容物，卵圆钳夹持醋酸氯己定棉球消毒残端，更换吸引器头及污染器械。

⑥残胃和十二指肠吻合：先将胃与十二指肠拟定吻合口两侧缝牵引线，然后间断缝合后壁浆肌层，全层缝合胃与十二指肠后壁、前壁，最后加固缝合其前壁浆肌层。递长镊、5×12 圆针 1#丝线缝合作牵引，蚊式钳钳夹线尾；再递 5×12 圆针 1#丝线缝合浆肌层，4#丝线缝合全层。

（2）胃大部分切除术（毕 II 式）

①游离胃大弯，切断胃网膜左动、静脉及胃网膜右动、静脉：递中弯钳钳游离、钳夹，组织剪剪开，4#丝线结扎。胃左动脉用中弯钳带 7#丝线或双 4#丝线结扎。

②游离胃小弯，切断胃右动、静脉及胃左动脉下行支：同上。

③断胃：递 5×12 圆针 1#丝线，分层缝合部分胃残端。

④游离十二指肠：递中弯钳钳夹，长脑膜剪游离，1#或 4#丝线结扎出血点。

⑤切断十二指肠：递可克钳 2 把钳夹断肠管处，递长镊夹持湿纱垫保护切口周围与幽门下约 2cm 处递 11#刀片切断，幽门断端用纱布包裹，取下标本及刀一并放入弯盘内。递中弯钳钳夹醋酸氯己定棉球消毒残端。

⑥缝合十二指肠残端：递宽无齿长镊、5×12 圆针 4#丝线绕过可克钳行连间断缝合，除去可克钳，递 5×12 圆针 1#丝线间断缝合浆肌层。或切十二指肠时使用切割闭合器。

⑦胃空肠吻合：递宽无齿长镊距 Treitz 韧带 8～12cm 处取空肠与胃吻合，递长镊 5×12 圆针 1#丝线缝合于大弯侧拟定吻合口两侧缝牵引线，递蚊式钳夹线尾做牵引。递长镊、5×12 圆针 1#丝线间断缝合空肠与胃吻合口、后壁浆肌层，全层缝合胃肠后壁、前壁最后间断缝合胃肠前壁浆肌层。

（3）胃癌根治术

①阻断胃周动、静脉血液循环：将胃向下牵引，在小网膜接近胃左右动、静脉根部缝

扎，继之对胃网膜左右动、静脉亦予以结扎，同时把贲门口和幽门口以粗线阻断。递中弯钳带 4#丝线结扎血管、5×12 圆针 1#丝线缝扎。

②切除网膜：将胃上提，横结肠向下牵引，使胃横结肠间系膜紧张，术者左手牵引大网膜显露无血管区，用高频电刀笔自横结肠缘上切开。从结肠中间部开始向左侧切至脾下极处，继而向右侧切开，直达横结肠肝曲。

③切除横结肠系膜前叶淋巴结：递中弯钳带 4#丝线结扎血管或 5×12 圆针 1#丝线缝扎。

④切断胃网膜右动、静脉，清除淋巴结：递 11#刀片，在结肠系膜前后叶之间进行锐性和钝性解剖剥离，在此易找到疏松结缔组织间隙，清除结肠系膜前叶及其脂肪淋巴组织。

⑤清除淋巴结：递中弯钳带 4#丝线结扎血管、5×12 圆针 1#丝线缝扎，清除胰后及肝十二指肠韧带内淋巴结。

⑥切断十二指肠：幽门侧清除完毕后，通常在距幽门以远端 3cm 处切断十二指肠。如幽门部疑被癌浸润，可在 4~5cm 以远处切断。如拟行毕 Ⅱ 式吻合，可常规缝合关闭十二指肠残端，递中弯钳带 4#丝线结扎血管、5×12 圆针 1#丝线缝扎。

⑦清除肝总动脉干、腹腔动脉周围及胃网膜左动脉淋巴结：递直角钳分离、中弯钳钳夹、组织剪剪断，4#丝线结扎、5×12 圆针 4#丝线缝扎。

⑧切除胃：切断肝左叶三角韧带，把肝左外叶翻向右下方，显露贲门区。切开食管裂口周围腹膜，分离食管下端，切断迷走神经前后干，可使食管拉向腹腔 6~8cm，足够在腹腔内与空肠吻合之用。胃切除的上下断端，上端至少应距病灶 6cm，下端至少距幽门下 3cm。切断食管下端可以在无创直角钳控制下切除整块标本。也可以把胃上提以牵引食管便于与空肠吻合，然后切胃。

（4）全胃切除术

①分离大网膜：递中弯钳分离、钳夹，组织剪剪断，4#丝线结扎。

②游离十二指肠降部：递直角钳分离，中弯钳钳夹、组织剪剪断，4#丝线结扎、5×12 圆针 4#丝线缝扎。

③游离：递超声刀清除胰头后、胆总管，肝动脉周围淋巴组织，处理胃右动、静脉及胃左动、静脉，递中弯钳、直角钳分离钳夹，长组织剪剪断，4#丝线结扎或缝合。切断结扎脾胃韧带及胃短血管，切断结扎冠状静脉并于肝脏附着处断离小网膜，分离食管下端，切断迷走神经。

④切胃：断面“8”字缝合止血，递 5×12 圆针 1#丝线于胰腺体部缝支持线，切断胰腺，递 9×28 圆针 1#丝线缝扎。递大直角钳、可克钳钳夹分别夹住食管贲门部和幽门部，递 20#刀片切断，将胃及其附着组织放于弯盘内。递醋酸氯己定棉球消毒残端。

⑤双腔代胃术

a. 游离两段带系膜的空肠：递 11#刀片切开，中弯钳止血，1#丝线结扎，递 5×12 圆针 1#丝线间断缝合。

b. 游离空肠上段近端与食管端端吻合：递 5×12 圆针 1#丝线间断缝合。

c. 游离空肠下段远端，与十二指肠端端吻合：递 5×12 圆针 1#丝线间断缝合。

d. 将两段游离空肠侧侧吻合：递 5×12 圆针 1#丝线间断缝合。

（5）腹腔镜下胃大部切除术

①游离胃结肠韧带：递胃钳、肠钳、分离钳、长柄超声刀头沿横结肠上缘打开胃结肠韧

带，将横结肠系膜前叶分离，右至结肠肝曲，左至结肠脾曲，分离胃与横结肠间的大网膜粘连，向上至胰腺下缘，分离胰腺包膜至胰腺上缘显露胃结肠静脉干，清除其周围淋巴脂肪组织。

②清扫幽门下淋巴结、断离胃网膜右静脉：递胃钳、肠钳、分离钳、长柄超声刀头向幽门下清扫，在胰十二指肠下前静脉汇入处上方结扎离断胃网膜右静脉，幽门向上翻起，沿原分离平面向胰腺上缘分离，打开胃胰韧带找到胃十二指肠动脉并在其发出的胃网膜右动脉根部结扎并离断，完成幽门下淋巴结清扫。沿胃十二指肠动脉分离显露肝总动脉、肝固有动脉、胃右动脉和胃十二指肠动脉汇合处，根部离断并清扫胃右动静脉周围幽门上淋巴结清扫。

③断离胃胰韧带、胃左动静脉：将胃体向左上牵引，沿胰腺上缘切断胃胰韧带，依次清除肝总动脉表面、胃左动静脉周围、腹腔干周围以及脾动脉根部周围淋巴结，根部离断胃左动静脉、保留胃后血管。

④Gerota 筋膜表面清除小网膜腔底部脂肪淋巴组织直至膈肌脚水平，注意保护膈血管和左肾上腺血管。

⑤断离胃网膜左动静脉、大网膜至胃短血管：大弯侧沿胰尾找到胃网膜左动静脉根部并离断，再沿脾脏表面离断大网膜至胃短血管。

⑥切开肝十二指肠韧带被膜：转向胃前方，紧贴肝缘离断肝胃韧带暴露小网膜腔，在胆总管左侧纵行切开肝十二指肠韧带被膜，再清除肝固有动脉周围淋巴结以及门静脉前方和左侧淋巴结，清除贲门右侧淋巴脂肪组织切断迷走神经前后支。

⑦离断小网膜、大网膜组织至预定切除线以下：将小弯侧贲门下 3cm 大弯侧肿瘤近端 5cm 连线作为预订切除线，沿胃壁表面离断小网膜、大网膜组织至预定切除线以下，彻底清除淋巴结。

⑧取腹部切口，取标本：于左侧腹直肌穿刺器处递 20# 刀片、中弯钳切开 3~5cm 的横切口，用湿盐水纱布垫保护切口，可防止污染切口和造成腹壁种植性转移，递卵圆钳将胃窦、胃体大部和上段空肠拖出腹腔。

⑨吻合

a. 毕 I 式：在幽门下离断，十二指肠残端放入钉砧头，吻合器经胃腔完成胃体上部与十二指肠端侧吻合（illroth I 式），再用直线切割闭合器切除闭合胃体大部。

b. 毕 II 式：在空肠距 Treitz 韧带 11~12cm 处放置圆形吻合器钉砧头。在胃窦前壁沿胃长轴方向作 3cm 切口，插入圆形吻合器，将胃体后壁上部与空肠上段作侧侧吻合。用直线切割闭合器在距吻合口 2cm 处离断胃体。

（6）腹腔镜下胃癌根治术

①沿横结肠上缘打开胃结肠韧带：递胃钳、肠钳、分离钳、长柄超声刀头沿横结肠上缘无血管区将横结肠系膜前叶分离，右至结肠肝曲，左至结肠脾曲，递可吸收夹钳夹切断胃网膜左动静脉。向上钳夹切断胃短动静脉，清扫淋巴结。

②分离胰腺包膜至胰腺上缘：递胃钳、肠钳、分离钳、长柄超声刀头显露胃结肠静脉干，清除其周围淋巴脂肪组织，继续向幽门下清扫。

③在胰十二指肠下前静脉汇入处上方结扎离断胃网膜右静脉：递胃钳、肠钳曲门向上翻起，递长柄超声刀头沿原分离平面向胰腺上缘分离，打开胃胰韧带找到胃十二指肠动脉并递

钛夹钳在其发出的胃网膜右动脉根部结扎并离断，完成幽门下淋巴结清扫。

④清扫胃右动静脉周围曲门上淋巴结清扫：递胃钳、长柄超声刀头沿胃十二指肠动脉分离显露肝总动脉、肝固有动脉、胃右动脉和胃十二指肠动脉汇合处。递钛夹钳、长柄超声刀头根部离断并清扫胃右动静脉周围曲门上淋巴结清扫。

⑤切断胃胰韧带：递胃钳、长柄超声刀头将胃体向左上牵引，沿胰腺上缘切断胃胰韧带，依次清除肝总动脉表面、胃左动静脉周围、腹腔干周围以及脾动脉根部周围和脾门淋巴结，递钛夹钳、长柄超声刀头根部离断胃左动静脉。

⑥Gerota 筋膜表面清除小网膜腔底部脂肪淋巴组织直至膈肌脚水平，注意保护膈血管和左肾上腺血管。

⑦断离胃网膜左动静脉：递胃钳、肠钳于大弯侧沿胰尾找到胃网膜左动静脉根部并离断，再沿脾脏表面离断大网膜、胃短血管直至贲门左侧膈肌脚，彻底清除淋巴结。

⑧切开肝十二指肠韧带被膜：转向胃前方，递胃钳、肠钳紧贴肝缘高断肝胃韧带暴露小网膜腔，在胆总管左侧纵行切开肝十二指肠韧带被膜。

⑨清除肝固有动脉周围淋巴结：递长柄超声刀头清除肝固有动脉周围淋巴结以及门静脉前方淋巴结。继续向上清扫贲门淋巴结，切断迷走神经前后支。

⑩离断十二指肠：递胃钳、肠钳、分离钳、长柄超声刀头游离十二指肠球部至幽门下2cm，递直线切割闭合器离断十二指肠。

⑪取腹部切口，取标本：于左侧腹直肌穿刺器处递20#号刀片、中弯钳切开3~5cm的横切口，用湿盐水纱布垫保护切口，可防止污染切口和造成腹壁种植性转移。递卵圆钳将胃及大小网膜拖出腹腔，递肠钳、可克钳钳夹食管，于贲门上切断食管，递弯盘接标本。

⑫吻合：食管残端放置圆形吻合器钉砧头，将空肠距 Treitz 韧带 15cm 处离断，用圆形吻合器将远端空肠与食管残端作端侧吻合。经空肠残端开口将胃管经吻合口拉入空肠，递5×12 圆针 1#丝线缝合空肠残端。于食管空肠吻合口下方 40cm 处作近端空肠远侧空肠端侧吻合。

7. 关闭腹腔　在缝合中开放手术和腔镜手术的区别。

（1）开放手术：递温无菌蒸馏水冲洗腹腔，检查有无出血移除切口保护圈和全方位拉钩。清点物品、纱布、纱垫、缝针等，消毒液纱布消毒皮肤，放置引流管递 11#刀片、中弯钳、9×28 角针 4#线固定引流管。递 12×28 圆针 7#丝线或 1#可吸收缝线连续缝合腹膜。递生理盐水冲洗切口，更换纱布垫，递 12×20 圆针 7#丝线或 2-0 可吸收缝线间断缝合前鞘。再次清点物品数目，递 S 拉钩暴露腹部、冲洗切口，递 12×28 圆针 4#丝线间断缝合皮下组织或。去除抗菌手术贴膜，递消毒纱布擦拭皮肤，递有齿镊、9×28 角针 1#丝线间断缝合皮肤，递消毒纱布再次消毒皮肤，递无菌伤口敷料包扎。

（2）腔镜手术：递温无菌蒸馏水冲洗腹腔，检查有无出血撤出腔镜用物。消毒液纱布消毒皮肤，放置引流管递 11#刀片、中弯钳、9×28 角针 4#线固定引流管。清点器械、纱布、纱布垫、缝针等正确后拔出各穿刺套管。递中弯钳、12×20 圆针 7#丝线缝合腹膜，递中弯钳、12×20 圆针 7#丝线缝合皮下组织。再次清点物品数目，递消毒纱布消毒皮肤，递短有齿皮镊 7×17 角针 1#丝线缝合皮肤，再次消毒纱布消毒皮肤，递无菌伤口敷料包扎。

（张　丽）

# 第五节　肠道手术

## 一、常见用物准备

### （一）体位用品

方形海绵垫×1、截石位腿架×2。

### （二）一次性用物

1. 常规物品　高频电刀笔 1 个、电刀清洁片 1 个、吸引管 1 个、34cm×35cm 抗菌手术薄膜 1 张、医用真丝编织线（1#、4#、7# 各 2 板）、腹腔缝合针含（含 5×12 圆针 3 枚、7×17 中小圆针 2 枚、9×28 角针 2 枚、12×20 圆针 2 枚、12×28 圆针 2 枚）、1# 可吸收缝线、2-0 可吸收缝线、3-0 可吸收缝线、无菌手术刀片 20# 和 11# 各 2 张、石蜡油、棉球、一次性负压引流球 1 个、备无菌导尿包 1 个、一次性使用灭菌橡胶外科手套若干、一次性使用注射器 50mL（腔镜手术备）、无菌保温杯（腔镜手术备）、医用缆线无菌隔离镜套（腔镜手术备）。

2. 特殊用物　一次性切割型闭合器及其仓钉、一次性管状吻合器、短柄超声刀头/长柄超声刀头、超声刀线等高值耗材，一次性使用腹腔穿刺器（腔镜手术备）。

### （三）无菌敷料

腹腔包（剖腹单 1 块、中单 1 块、治疗巾 9 块、盐水盆 1 个、换药碗 2 个、小药杯 1 个、显影纱布 10 块、显影纱垫 14 块）、无菌中单包 1 包、无菌手术衣 10 件、无菌持物干缸 1 个、无菌擦手小毛巾 2 包。

### （四）手术器械

在手术器械中开放手术和腔镜手术的区别：
1. 开放手术　腹腔器械、直肠癌器械。
2. 腔镜手术　腹腔器械、肠切除器械、腹腔镜器械。

### （五）仪器设备

单极电刀、吸引装置、超声刀等使用前检查功能状态，根据手术需求调节模式及参数。腔镜手术中还应检查摄影系统、$CO_2$ 气源等设备。

## 二、麻醉方式

全身麻醉。

## 三、手术体位

在手术体位中开放手术和腔镜手术的区别：
1. 开放手术
（1）右半结肠切除术、左半结肠切除术、经腹会阴直肠癌根治术（Miles 手术）：截石位，术中头低脚高左高右低。
（2）阑尾切除术：仰卧位。

2. 腔镜手术 腹腔镜右半结肠切除术、腹腔镜左半结肠切除术、腹腔镜横结肠切除术、腹腔镜乙状结肠癌根治术、腹腔镜阑尾切除术、腹腔镜经腹会阴直肠癌根治术（Miles 手术）：仰卧位、人字形体位，术中头高脚低位。

## 四、器械护士配合

### （一）常见手术方式

右半结肠切除术、左半结肠切除术、经腹会阴直肠癌根治术（Miles 手术）、阑尾切除术、腹腔镜右半结肠切除术、腹腔镜左半结肠切除术、腹腔镜横结肠切除术、腹腔镜乙状结肠癌根治术、腹腔镜经腹会阴直肠癌根治术（Miles 手术）、腹腔镜阑尾切除术。

### （二）手术配合步骤

1. 清点 器械护士提前 15~30 分钟执行外科洗手，保证有充足的时间进行物品的检查和清点，并与巡回护士共同清点物品，包括手术敷料、手术器械、手术特殊物品、杂项物品等。

2. 选择切口 在切口选择中不同术式的区别。

（1）右半结肠切除术

①开放手术：经旁正中切口/经腹直肌切口。

②腔镜手术：经腹部入路，于脐孔建立观察孔，左侧锁骨中线脐上 6cm、脐下 4cm、右侧锁骨中线平脐处放置主、辅操作孔。

（2）左半结肠切除术

①开放手术：经旁正中切口/经腹直肌切口。

②腔镜手术：经腹部入路，于脐孔建立观察孔，右侧锁骨中线脐上 4cm 和脐下 6cm、左锁骨中线平脐处放置主、辅操作孔。

（3）经腹会阴直肠癌根治术（Miles 手术）

①开放手术：腹部，经腹取下腹正中切口；会阴路，经肛门或经骶尾部。

②腔镜手术

a. 前入路：经腹部入路，于脐孔建立观察孔，右下腹（右锁骨中线与两髂前上棘连线交点）为主操作孔，左侧和右侧锁骨中线平脐点放置辅操作孔。

b. 后入路：经肛门或经骶尾部。

（4）阑尾切除术

①开放手术：右下腹麦氏切口。

②腔镜手术：经腹部入路，于脐孔建立观察孔，于麦氏点及其左侧对称位置分别放置 5mm 套管作为操作孔。

3. 消毒

（1）消毒液：参照使用说明选择和使用。常选用 0.5%~1% 碘伏直接涂擦手术区，消毒至少 2 遍。

（2）消毒范围：在消毒范围中不同术式的区别。

①右半结肠切除术、左半结肠切除术、阑尾切除术、腹腔镜阑尾切除术：自乳头至耻骨联合平面，两侧到腋后线。

②经腹会阴直肠癌根治术（Miles 手术）、腹腔镜右半结肠切除术、腹腔镜左半结肠切除术、腹腔镜横结肠切除术、腹腔镜乙状结肠癌根治术、腹腔镜经腹会阴直肠癌根治术（Miles 手术）：上至两乳头连线、下至大腿上 1/3，两侧至腋中线，包括会阴部及肛门内侧。

4. 铺单

（1）肠道手术铺单

①器械护士先将 1 块布类中单（横行 1/2 对折）和 1 块布类治疗巾按"我"（纵行 1/4 折边对着自己）传递给外科医师垫于患者的臀部下，1 块布类治疗巾（纵行四折）铺于耻骨联合，将 2 块布类治疗巾按"我"分别铺于大腿上 1/3，其次按"你（纵行 1/4 折边对着外科医生）、你、我"顺序依次传递给外科医师铺于切口四周，将 2 块布类中单（横行 1/2 对折）分别传递给外科医师沿对角线铺于两侧腿上，最后器械护士将 2 块布类对折中单重复铺于两侧腿上，要求铺单后能看到切口标识，之后另递 1 块治疗巾蘸切口周围未干的消毒液。

②器械护士用抗菌贴膜展开后传递，并协助贴膜（在腔镜手术中递布巾钳 4 把固定）。

③切口上、下缘各铺一块中单（上缘也可铺一件无菌手术衣服）。

④铺长方孔巾，下垂边缘至手术台缘≥30cm。

（2）阑尾切除术铺单

①器械护士将布类治疗巾按"我（纵行 1/4 折边对着自己）、你（纵行 1/4 折边对着外科医生）、你、我"顺序，依次传递给外科医师铺于切口四周，要求铺单后能看到切口标识，之后另递一块治疗巾蘸切口周围未干的消毒液。

②器械护士用抗菌贴膜展开后传递，并协助贴膜［在腔镜手术中递布巾钳 4 把固定，将 2 块布类中单（横行 1/2 对折）分别传递给外科医师沿对角线铺于两侧腿上，最后器械护士将 2 块布类对折中单重复铺于两侧腿上］。

③切口上、下缘各铺一块中单（上缘也可铺一件无菌手术衣服）。

④铺长方孔巾，下垂边缘至手术台缘≥30cm。

5. 切皮及建立气腹，探查腹腔　在探查腹腔中不同术式的区别。

（1）开放手术：递 20# 刀片于腹部正中线旁 2cm 处切一纵行切口（上腹部切口自剑突下至脐旁或脐下，下腹部切口自脐上 3~4cm 至耻骨联合处），切开皮肤更换刀片，递 2 块干纱垫拭血，递有齿镊、电刀劈开皮下组织，递甲状腺拉钩牵开显露腹直肌前鞘，遇出血点时递血管钳或蚊式钳钳夹，1#、4# 丝线结扎或电凝止血。递血管钳、电刀钳夹并切开腹直肌前鞘，换湿盐水纱垫钝性推开脂肪显露腹直肌。递甲状腺拉钩牵开，手指钝性分离，遇出血点时递血管钳或蚊式钳钳夹，1 号丝线结扎或电凝止血。递血管钳分别于切口两侧钳夹，递 20# 刀片将开一小口，将手指插入切口探查托起腹膜，递脑膜剪、电刀在两指之间延长切口；递 2 块湿盐水纱布垫保护切口，腹腔拉钩牵开暴露术野，递生理盐水协助洗手。

（2）腔镜手术：递整理好的用医用缆线无菌隔离镜套套好镜头给术者，递套好的镜头和光纤线连接头（和巡回护士连接光纤线、连接冷光源线，协助医师连接），连接二氧化碳管道、电凝线、超声刀线、吸引器管（连接好吸引器）递组织钳固定。递消毒纱布消毒脐孔，递 11# 刀片于脐部上或下缘作一 1cm 弧形或纵向切口，递 2 把巾钳提起腹壁，将气腹针垂直或向盆腔斜行刺入腹腔，连接气腹管。达到预设气腹压力后拔出气管针，置入 10mm 或 12mm 穿刺器，刺入腹腔后连接气腹管至腹内压力为 12~15mmHg。将经过白平衡调试及热盐水预热过的镜头置入穿刺器探查腹腔。确定病变部位、有无淋巴结及腹腔转移等情况。确定可行腹腔镜手术后在内镜监视下建立操作孔。

6. 不同肠道手术方式在护理配合上也有差别 不同肠道手术方式配合。

（1）右半结肠切除术

①显露右半结肠：递大S拉钩牵开暴露术野，递长镊子、湿盐水纱布垫将小肠及大网膜推向左上腹部，显露右侧结肠。切断结肠中动静脉、左结肠、回结肠血管及所有右半结肠回流中枢的血管。递中弯钳钳夹，电刀游离，脑膜剪剪断，4#丝线结扎。

②游离大网膜、右半结肠：用中弯钳、电刀游离，1#、4#丝线结扎或45×12缝针缝扎止血。

③切断肠管，取出标本：递2把可克钳分别钳夹在切除端肠管上下，2把肠钳分别钳夹在保留端肠管上下，递11#刀片在可克钳和肠钳之间切断肠管，递弯盘接标本，更换刀片。递洗必泰棉球消毒残端。

④吻合回肠-横结肠：递5×12圆针1#丝线或3-0可吸收线依次全层连续缝合吻合口，或吻合器行端侧或端端吻合术。

⑤关闭肠系膜间隙：递5×12圆针1#丝线间断缝合回肠系膜及结肠系膜间隙。

（2）左半结肠切除术

①显露左半结肠：递大S拉钩牵开暴露术野，显露左侧结肠，切断结肠中动静脉、左结肠、回结肠血管及所有左半结肠回流中枢的血管。递中弯钳钳夹，高频电刀笔游离，脑膜剪剪断，4#丝线结扎。

②游离大网膜、左半结肠：用中弯钳、电刀游离，1#、4#丝线结扎或45×12缝针缝扎止血。

③切断肠管，取出标本：递2把可克钳分别钳夹在切除端肠管上下，2把肠钳分别钳夹在保留端肠管上下，递11#刀片在可克钳和肠钳之间切断肠管，递弯盘接标本，更换刀片。递洗必泰棉球消毒残端。

④吻合横结肠-乙状结肠或直肠：递5×12圆针1#丝线或3-0可吸收线依次全层连续缝合吻合口，或吻合器行端侧或端端吻合术。

⑤封闭盆腔腹膜：递5×12圆针1#丝线间断缝合，封闭盆腔腹膜。

（3）经腹会阴部直肠癌根治术

①腹部手术部分

a. 游离乙状结肠外侧腹膜及其系膜：递腹腔拉钩牵开腹腔，递长镊子、湿盐水纱布垫将小肠及大网膜推向左上腹部，暴露双侧输尿管，用湿盐水纱布垫向右向前牵拉乙状结肠，递长镊、长弯钳、高频电刀笔钳夹系膜分离，1#、4#丝线结扎。

b. 游离直肠：递长弯钳、电刀依次分离直肠后壁及直肠旁的疏松结缔组织，递电刀、长脑膜剪分离直肠前壁，递长弯钳、电刀切断直肠两侧一侧韧带，4#、7#丝线结扎直肠中动、静脉。将直肠分离至肛提肌平面。

c. 切断乙状结肠：递可克钳、肠钳钳夹欲切断的近端乙状结肠，递11#刀片切断肠管，递湿纱布垫包裹保护残端，结扎远端自会阴切口切除。

d. 人工肛门造口

递20#刀片于左下腹偏外方做一椭圆形切口，切去小块皮肤及腹外斜肌腱膜中弯钳钳夹止血，4#丝线结扎或电凝止血。

将近端乙状结肠自此切口拉出，用 5×12 圆针 1#丝线或 3-0 可吸收线将腹壁边缘皮肤与断端边缘全层间断缝合一圈，固定于腹壁上。

e. 冲洗及缝合：温蒸馏水冲洗（此时会阴部切口已将标本移除，止血完毕），盆腔内留置引流管用自腹部下端出，递长镊，长持针钳 7×17 圆针 4#丝线缝合缝闭盆腹膜。

②会阴手术部分（另备会阴部手术物品一份）

a. 再次消毒肛周皮肤，缝闭肛门：消毒，9×28 角针 7#丝线缝闭肛门。

b. 切口，切断两侧肛提肌：距肛门 2~3cm 处做一椭圆形切口，递 20#刀片切开皮肤、皮下脂肪，干纱布拭血，中弯钳 1#、4#丝线结扎，或电凝止血，用皮肤钳钳夹肛肌牵引，分离肛尾韧带，取出乙状结肠和直肠。

c. 游离直肠，取出标本：递长弯钳、电刀游离直肠周围组织，递纱布拭血，1#、4#丝线结扎，电凝止血。拉出乙状结肠远端，切下之标本置于弯盘内。

d. 冲洗切口：大量温生理盐水冲洗（腹部与会阴部可先后或分两组进行）。

e. 清点，逐层缝合会阴切口。

（4）阑尾切除术

①寻找阑尾，夹持并提出阑尾：递大 S 拉钩牵开暴露，显露出小肠，递长镊子、湿盐水纱布垫推开保护小肠，寻找并显露盲肠及阑尾。递卵圆钳钳夹住阑尾系膜后将阑尾提出腹腔。

②处理系膜，切除阑尾：提起阑尾系膜，递中弯钳于根部钳夹后，脑膜剪剪断，4#丝线结扎，或用 6×17 圆针 4#丝线缝扎。于距离阑尾根部 0.5~1cm 处的盲肠壁上浆肌层行荷包缝合，将阑尾残端内翻入盲肠，收紧荷包并用 6×14 圆针 4#丝线缝合。

③清理腹腔；仔细检查阑尾系膜及根部有无出血。

（5）腹腔镜右半结肠切除术

①穿刺器位置：递 11#刀片于脐左偏下 5cm 处建立主操作孔，在右下腹、左右上腹锁骨中线建立辅助操作孔。

②游离右半结肠：递抓钳，2 个无损伤肠钳和超声刀，提起回盲部递超声刀打开肠系膜，分离出回结肠血管，递可吸收夹钳夹并剪断。清除血管根部淋巴结，钝性分离并显露十二指肠降部，递超声刀、可吸收夹继续游离结肠及中结肠血管并钳夹，同时清除淋巴结。沿结肠外侧自髂窝至结肠肝区，切开腹膜。

③取腹部切口：于右侧麦氏点递 20#刀片、中弯钳切开 3~5cm 的横切口，用湿盐水纱布垫保护切口，可防止污染切口和造成腹壁种植性转移。

④肠管吻合：递卵圆钳将准备切除的肠管标本通过此切口提出腹腔外，递 11#刀片于肠管切一小口后将切割缝合器两部分分别插入，使两侧肠管于合适处对合后切割吻合。取出切割缝合器，用洗必泰棉球消毒肠管开口处及切割缝合器后更换钉仓，横向切断封闭肠取下标本。

（6）腹腔镜左半结肠癌根治术

①穿刺器位置：递 11#刀片于脐左侧腹直肌外缘建立主操作孔，在左、右肋缘下于锁骨中线和右下腹建立辅助操作孔。

②游离结肠：递抓钳、两把无损伤肠钳、超声刀从腹主动脉前打开降结肠右侧腹膜，分

离切断左结肠及其系膜，游离出结肠脾曲。递可吸收夹钳夹中结肠动、静脉左支，清除血管根部淋巴结，充分游离出左结肠。

③取腹部切口：左侧腹直肌穿刺器处递20#刀片、中弯钳切开3~5cm的横切口，用湿盐水纱布垫保护切口，可防止污染切口和造成腹壁种植性转移。

④肠管吻合：递卵圆钳将准备切除的肠管标本通过此切口提出腹腔外，递11#刀片于肠管切一小口后将切割缝合器两部分分别插入，使两侧肠管于合适处对合后切割吻合。取出切割缝合器，用洗必泰棉球消毒肠管开口处及切割缝合器后更换钉仓，横向切断封闭肠取下标本，做横结肠乙状结肠端端吻合或侧侧吻合。

（7）腹腔镜横结肠癌切除术

①穿刺器位置：递11#刀片于左、右中腹及剑突与脐间建立操作孔。

②游离横结肠：递抓钳、两把无损伤肠钳、超声刀从胃大弯网膜血管弓下方分别分离切开左、右侧胃结肠韧带，递可吸收夹钳夹，递腹腔镜剪刀剪断，游离出肝曲、脾曲。递无损伤肠钳提起横结肠，分离横结肠系膜及根部，递可吸收夹钳夹，递腹腔镜剪刀剪断。

③取腹部切口：于右侧穿刺器孔处递20#刀片、中弯钳切开3~5cm的横切口，用湿盐水纱布垫保护切口，可防止污染切口和造成腹壁种植性转移。

④肠管吻合：递卵圆钳将准备切除的肠管标本通过此切口提出腹腔外，递11#刀片于肠管切一小口后将切割缝合器两部分分别插入，使两侧肠管于合适处对合后切割吻合。取出切割缝合器，用洗必泰棉球消毒肠管开口处及切割缝合器后更换钉仓，横向切断封闭肠取下标本，做肠端端吻合或侧侧吻合。

（8）腹腔镜乙状结肠癌切除术

①穿刺器位置：递11#刀片于右下腹建立主操作孔，在左、右肋脐旁腹直肌外缘及左下腹建立辅助操作孔。

②游离乙状结肠：递抓钳，2个无损伤肠钳和超声刀，提起回盲部递超声刀打开肠系膜，分离出回结肠血管，递可吸收夹钳夹并用腹腔镜剪刀剪断，清除血管根部淋巴结，切断乙状结肠血管，递可吸收夹钳夹并用腹腔镜剪刀剪断，递超声刀将乙状结肠内外侧充分游离，将肠管游离至癌肿下方5cm，保留直肠上动脉及其伴行静脉和左结肠动脉。递腹腔镜切割缝合器切断直肠。

③取腹部切口：于左下腹穿刺器孔处递20#刀片、中弯钳切开3~5cm的切口，用湿盐水纱布垫保护切口，可防止污染切口和造成腹壁种植性转移。

④肠管吻合：递卵圆钳将带癌肿的乙状结肠近端提出腹腔外，递可克钳、肠钳切除肠管或用直线切割器切断肠管，递弯盘接标本。将圆形吻合器砧座放置于乙状结肠残端，放入腹腔，重新建立气腹。经肛门插入圆形吻合器手柄。与腹腔内砧头，确认无旋转、未夹入其他组织、无张力后击发吻合器。

（9）腹腔镜经腹会阴直肠癌根治术

①穿刺器位置：递11#刀片于右下腹建立主操作孔，在左、右肋脐旁腹直肌外缘及左下腹建立辅助操作孔。

②游离乙状结肠、直肠：递抓钳，2个无损伤肠钳和超声刀，提起回盲部递超声刀分离肠系膜，切断乙状结肠血管，递可吸收夹钳夹并用腹腔镜剪刀剪断，递超声刀将乙状结肠内外侧、直肠两侧腹壁充分游离，夹闭、切断直肠侧递韧带，递腹腔镜切割缝合器切断直肠。

③取腹部切口，取标本：在拟做人工肛门部位，递 20# 刀片于左下腹切一纵行切口，切除左下腹皮肤、腹外斜肌腱膜，湿盐水纱布垫保护切口，防止污染切口和造成腹壁种植性转移。递卵圆钳将带癌肿的直肠、乙状结肠近端拉出腹腔外，递可克钳、肠钳切除肠管或用直线切割器切断肠管，递弯盘接标本。将圆形吻合器砧座放置于乙状结肠残端，放入腹腔，重新建立气腹。将圆形吻合器砧座放入近端结肠，重新建立气腹，使用吻合器在腹腔镜直视下做乙状结肠与直肠断端吻合。

④人工肛门造口：拉出乙状结肠，做人工肛门造口（同经腹会阴部直肠癌根治术）。

⑤会阴部手术：会阴部手术同经腹会阴部直肠癌根治术。

（10）腹腔镜阑尾根治术

①穿刺器位置：递 11# 刀片于麦氏点及左侧对称处建立操作孔。

②游离阑尾：递无损伤肠钳、无损伤胃钳提起阑尾，显露回盲部，递电凝剥离钩、可吸收夹切断钳夹阑尾系膜及阑尾动脉。

③切断阑尾：递圈套器，距阑尾根部 0.3~0.5cm 处结扎阑尾，递可吸收夹于结扎线上方置一枚 Hem-o-Lok 夹夹闭阑尾，递腹腔镜剪刀剪断阑尾，递抓钳将阑尾取出。

④取标本：递标本袋放入腹腔内，递分离钳将阑尾钳夹放入标本袋内，随套管拔出取出。

7. 清点关腹　在缝合中开放手术与腔镜手术的区别。

（1）开放手术：递温无菌蒸馏水冲洗腹腔，检查有无出血移除切口保护圈和全方位拉钩。清点物品、纱布、纱垫、缝针等，消毒液纱布消毒皮肤，放置引流管递 11# 刀片、中弯钳、9×28 角针 4# 丝线固定引流管。递 12×28 圆针 7# 丝线或 1# 可吸收缝线连续缝合腹膜。递生理盐水冲洗切口，更换纱布垫，递 12×20 圆针 7# 丝线或 2-0 可吸收缝线间断缝合前鞘。再次清点物品数目，递 S 拉钩暴露腹腔，冲洗切口，递 12×28 圆针 4# 丝线间断缝合皮下组织或。去除抗菌手术贴膜，递消毒纱布擦拭皮肤，递有齿镊、9×28 角针 1# 丝线间断缝合皮肤，递消毒纱布再次消毒皮肤，递无菌伤口敷料包扎。

（2）腔镜手术：递温无菌蒸馏水冲洗腹腔，检查有无出血，撤出腔镜用物。消毒液纱布消毒皮肤，放置引流管递 11# 刀片、中弯钳、9×28 角针 4# 线固定引流管。清点器械、纱布、纱布垫、缝针等正确后拔出各穿刺套管。递中弯钳、12×20 圆针 7# 丝线缝合腹膜，递中弯钳、12×20 圆针 7# 丝线缝合皮下组织。再次清点物品数目，递消毒纱布消毒皮肤，递短有齿皮镊 7×17 角针 1# 丝线缝合皮肤，再次消毒纱布消毒皮肤，递无菌伤口敷料包扎。

（张　丽）

# 第十一章

# 肝胆外科手术护理配合

## 第一节　肝脏手术

### 一、右半肝切除术

1. 手术适应证

(1) 原发性肝癌或转移性肝癌。

(2) 肝外伤。

(3) 肝棘球蚴虫病。

(4) 阿米巴肝脓肿等。

2. 麻醉方式　气管插管全身麻醉。

3. 手术体位　仰卧位、右肋缘垫高30°。

4. 术前准备

(1) 患者准备：术前检查肝功能、超声波或 CT、放射性核素扫描以及甲胎蛋白、凝血功能，备适量新鲜血液，备术中用。

(2) 物品准备：脾肾包、多功能自动拉钩、大孔巾、双层大单、手术衣、阻断血管物品及器械、可吸收缝线、肝针、胶原蛋白海绵、可吸收止血纱布、引流管、点极电灼、长电灼刀头。

5. 手术方法与手术配合　详见表 11-1。

表 11-1　右半肝切除术手术方法及手术配合

| 手术方法 | 手术配合 |
| --- | --- |
| 1. 手术切口 | 右肋缘下切口 |
| 2. 手术野皮肤消毒 | 使用 1% 活力碘消毒皮肤 3 次。范围：上至乳头，下至耻骨联合，两侧至腋中线 |
| 3. 开腹：右肋缘下切口 | 以 23 号刀片自剑突与肋缘平行向下向外斜行切开皮肤，高频电刀止血并逐层切开皮下、腹直肌前鞘、腹外斜肌腱膜。中弯血管钳钳夹，2-0 或 0 号丝线结扎或缝扎，切断腹直肌、切开腹内斜肌肌膜。电刀切开腹直肌后鞘和腹膜。用生理盐水洗手探查 |
| 4. 充分暴露手术野，显露右半肝和第一肝门 | 用肝脏多功能拉钩固定于手术床沿作牵引 |

| 手术方法 | 手术配合 |
| --- | --- |
| 5. 游离肝圆韧带、镰状韧带及右冠状韧带、右三角韧带，肝结肠韧带和肝肾韧带离断 | 用长解剖剪、胆囊钳、长弯血管钳分离、钳夹，解剖剪剪断，2-0 丝线结扎或者 7×17 圆针 2-0 丝线缝扎 |
| 6. 暴露肝门，分离肝裸区直达下腔静脉，切除胆囊 | 用长解剖剪、胆囊钳、长弯血管钳分离、切除胆囊，7×17 圆针、2-0 丝线连续缝合胆囊床，湿盐水纱垫拭血 |
| 7. 阻断肝门，时间 20~30 分钟 | 用细橡皮管或沙氏钳阻断肝蒂并记录肝门阻断时间，每 5 分钟报告 1 次时间 |
| 8. 切肝 | |
| （1）沿预切线切开肝包膜、肝实质 | 用电刀或 23 号刀切开肝包膜、分离肝实质，用长弯血管钳或胆囊钳分离、解剖剪切断，中弯血管钳带 2-0 丝线双重结扎或 2-0 和 0 号丝线交替结扎 |
| （2）完全切除右半肝 | 用中弯血管钳钳夹其余肝组织，解剖剪切断，中弯血管钳带 2-0 丝线结扎或 7×17 圆针 2-0 丝线缝扎，切下标本放入弯盘内 |
| 9. 拆除橡皮管松开肝门阻断，肝创面止血 | 用长镊，12×34 肝针 0 号丝线或 1-0 可吸收肝针缝线缝合肝创面，胶原蛋白海绵、可吸收止血纱布固定于切面边缘 |
| 10. 肝面下放置引流 | 1% 活力碘消毒皮肤；11 号刀在肋缘下侧壁做小切口，中弯血管钳扩大，并将橡皮引流管带出切口外，用 10×34 角针 2-0 丝线缝扎固定橡皮引流管并连接引流袋 |
| 11. 关腹 | 数把中弯血管钳提起腹膜，12×28 圆针 0 号丝线或 0 号吸收线连续缝合腹膜及腹直肌后鞘。12×28 圆针 0 号丝线间断缝合腹直肌前鞘。10×34 三角针 3-0 丝线间断缝合皮肤 |

# 二、肝囊肿切除术

1. 手术适应证

（1）有明显症状的肝囊肿。

（2）因囊肿压迫引起肝叶萎缩及纤维化。

（3）合并有感染、出血、胆瘘等症状的肝囊肿。

2. 麻醉方式　气管插管全身麻醉。

3. 手术体位　仰卧位、右肋缘垫高 30°。

4. 术前准备

（1）患者准备：术前行肝棘球蚴虫病检查，排除该病。

（2）物品准备：脾肾包器械、大孔巾、双层大单、衣服、胶原蛋白、止血纱布、2-0号肝针、50mL 注射器。

5. 手术方法及手术配合　详见表 11-2。

表 11-2　肝囊肿切除术手术方法及手术配合

| 手术方法 | 手术配合 |
| --- | --- |
| 1~3 步同右肝叶切除术 | 同右肝叶切除术 |
| 4. 探查肝囊肿：肝脏情况，囊肿位置、大小、数量等 | 上腹部多功能拉钩，用 "S" 形拉钩拉开肝脏，检查囊肿位置 |

| 手术方法 | 手术配合 |
| --- | --- |
| 5. 穿刺囊肿 | 用长镊子、50mL 注射器穿刺抽取囊肿内液体 |
| 6. 切除囊肿：若囊肿边缘清楚，容易分离，用解剖剪和电刀直接切除囊肿 | 用长解剖剪、胆囊钳分离囊肿壁，止血垫压迫止血，明显出血用 2-0 肝针线贯穿缝扎，吸引器头吸引，湿盐水纱垫拭血 |
| 7. 囊肿边缘不清，不宜分离，阻断肝门 20~30mim，切除囊肿，手术同肝部分切除术 | 用细橡皮管或沙氏钳阻断肝门血管并记录肝门阻断时间，每 5 分钟报告 1 次时间。手术配合同肝部分切除术 |
| 8. 肝创面止血 | 用长镊、12×34 肝针 0 号丝线或 2-0 可吸收线缝合肝创面，胶原蛋白海绵、可吸收止血纱布固定于切面边缘 |
| 9. 肝面下放置引流 | 用 1% 活力碘消毒皮肤，11 号刀在肋缘下侧壁做小切口，中弯血管钳扩大，并将橡皮引流管带出切口外，用 10×34 角针 2-0 丝线缝扎固定橡皮引流管 |
| 10. 逐层关腹 | 同右半肝切除术 |

# 三、微波技术在肝脏外科中的应用

随着治疗仪器和技术的进步，微波治疗已由最初以肝癌的姑息治疗方式逐渐转变成为一种根治性治疗方法。微波属于电磁波，生物体内含有带电粒子、水分子等极性分子物质，受到微波照射后，组织内分子无法适应电场的变化，产生猛烈且复杂的分子互撞运动，摩擦产生很大的热能，即组织自身发热，导致蛋白质发生热凝固。

微波凝固系统由微波发生装置、微波刀（图 11-1）构成，目前我们使用的微波装置功率选择以 40~70W 为宜，时间在 5~20 分钟。对于一个直径 2.0mm 的刀头，将其功率设为 60W，10 分钟消融的范围为 3.5cm，15 分钟消融的范围为 4cm，20 分钟消融的范围为 4.5cm。因此，在治疗直径大于 4cm 的肿瘤时，为了达到一次原位灭活的目的，建议采用双刀头并用消融技术，两针平行，间距设为 2~3cm。

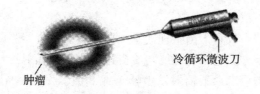

肿瘤　　　冷循环微波刀

**图 11-1　冷循环微波刀**

1. 手术适应证

（1）特殊部位的肝肿瘤。

（2）体积较大的肝肿瘤，如最大径 4~8cm，尤其当肿瘤位于肝脏表面时。

（3）血小板低或凝血功能较差，肝储备功能提示不能耐受手术切除病灶的肝细胞肝癌（HCC）患者。

（4）肝脏多发性肿瘤位于不同肝叶，广泛切除病灶可能发生肝功能衰竭时。

（5）超声发现肝深部其他区域新病灶，手术切除将失去大量非荷瘤肝实质。

（6）肝转移癌且原发病灶可根治性切除的患者。

2. 手术方法

（1）经组织内加温凝固后切肝：充分游离肝脏后，将针状微波辐射天线沿预定切线全长插入肝组织内，接通电源后使组织凝固，每间隔 1.5cm 凝固一点，使切线形成一条窄的凝固带，然后用普通手术刀分离，较粗的血管钳夹后切断、结扎，直至完整切除病灶。根据动物实验及文献报道，直径 3mm 以下血管经微波凝固后可产生永久性血栓，因此在未阻断肝门的情况下，切开肝脏可不出血。80%~90%的肝癌患者伴有不同程度的肝硬化，利用微波切肝不阻断肝门，对肝功能损害较小。

（2）微波技术可应用于原发性肝癌肝内转移或继发性肝癌：散在较小的转移灶可用微波辐射天线插入瘤体中心加温凝固；部分不能切除的继发性肝癌，也可在原发灶切除后，针对肝内转移灶分别以微波加温凝固；对部分不能切除的肝癌可沿瘤体周围及瘤体本身行微波固化，每点间距 1.5cm，直至整个瘤体被凝固。微波作用于肿瘤细胞对热的敏感性高于正常细胞，一般正常细胞临界致死温度为 45.7℃，而肿瘤细胞为 43℃。在微波作用下，其中心温度向周围衰减较快，当中心温度为 82℃ 时，距其 0.5cm 处为 66℃、1cm 处为 50℃、1.5cm 处为 40℃。因此，当在瘤内间距 1.5cm 固化一点时，对肿瘤组织有明显的凝固作用，而对正常肝组织影响较小，当行瘤内微波加温时，瘤内温度比正常组织更易积蓄，使瘤内温度明显升高。这是因为肿瘤血管有以下特点。①肿瘤血管神经感受器不健全，对温度的感受性差，致使通过血管扩张散热能力下降。②形态异常，血管扭曲不规则，血流阻力大，随着肿瘤的逐渐增大，血管受压更严重，同时容易形成瘤栓，致使管腔完全闭塞。③肿瘤的毛细血管壁由单纯内皮细胞和缺乏弹性基膜的外膜组成，管壁在高温、血流增加、压力增高的情况下极易破裂。④血管内皮细胞间隙大，部分由肿瘤细胞衬垫，肿瘤细胞向管腔内增生而引起阻塞。⑤肿瘤毛细血管具有大量窦状隙，在正常情况下，处于开放状态，致使温度升高，但血流并不增加。

（3）在 B 超引导下，经皮肝穿刺导入微波天线，行单个小肝癌微波固化。

（4）肝癌自发性破裂，经剖腹探查肿瘤无法切除可在结扎患侧肝动脉后，于破裂部位加温凝固，可达到止血目的，也可同时将整个瘤体进行固化。

3. 微波治疗仪操作方法

（1）打开辐射发生器，放置无菌生理盐水 1 瓶于辐射发生器侧面托架上。

（2）手术台上用无菌方法将辐射天线与冷凝进出水管及辐射线相连。

（3）将辐射线尾端与手术台下辐射发生器 1 或 2 微波发射口相连，冷凝进出水管插入无菌生理盐水瓶中，并将出水管加粗段卡入辐射发生器上的泵槽中，关紧。

（4）微波刀在结束治疗前 1 分钟，缓慢退刀，退至凝固组织边缘时，关掉微波拔出微波刀，结束治疗。

4. 使用注意事项

（1）肝脏应充分游离，使准备切除的肿瘤和部分肝脏能完全控制在术者手中，以方便辐射天线的插入。

（2）用盐水垫保护好肝脏周围组织，以避免辐射天线穿透肝脏而灼伤邻近器官，辐射天线应全部插入组织内，避免微波泄漏给医护人员带来危害。

（3）选用的辐射天线长度要适合，尽可能使其与所切肝脏的厚度相当，但不能过长，否则其远端将无固化作用。当肝脏切缘较厚时，尽可能经肝脏膈面和脏面同时进行固化。

（4）每一凝固点固化程度应适当，固化程度与微波功率及作用时间相关，一般使用功率为 70~100W。作用时间根据组织颜色变化而定，使辐射天线底部肝组织变成白色即可。每针间距 1.5cm，凝固点能连成一线，当切线与腔静脉及肝门靠近时，进针应与其保持 1.5cm 以上距离，避免烧灼。

（5）加温凝固拔除辐射天线后穿刺孔一般不出血。

（6）应十分熟悉肝脏解剖结构，切开固化带用刀柄分离肝组织时应仔细，所遇较粗血管必须先钳夹后切断结扎。

（7）肝切除后，应仔细检查切面，对出血点缝扎止血，并用白色纱垫覆盖肝切面，检查有无胆汁，如有胆汁则应在相应部位缝扎，直至确定无胆汁为止。

（8）不能切除的肿瘤行瘤体固化时应尽可能先结扎患侧肝动脉，尤其对瘤体已大部分坏死液化极易破溃者，可将坏死肿瘤组织取出然后继续固化。

## 四、专科手术护理

1. 护理评估

（1）评估患者辅助检查阳性结果，如肝功能、血红蛋白、黄疸指数、肝癌筛查、凝血因子、肝占位病变大小等。

（2）预评估患者手术失血量及备血情况。

（3）评估术前准备完善率。

（4）评估患者外周静脉、全身皮肤状况。

2. 常见护理诊断/问题

（1）体液严重不足：与肝功能不良、出血有关。

（2）慢性疼痛：与肝脏肿瘤侵蚀有关。

（3）有手术中体液丢失过多的潜在危险：与麻醉、手术创伤有关。

（4）有皮肤完整性受损的潜在危险：与黄疸有关。

3. 护理措施

（1）建立良好的外周静脉通路 1~2 条，必要时穿刺中心静脉监测中心静脉压，并协助麻醉师建立有创血压监测。

（2）备齐特殊手术仪器、血管缝合针线、止血器材，如微波刀、超声刀、血管缝合 Prolene 线、止血纱布等。

（3）采用自体血回输（非肿瘤患者）。

（戴　卓）

# 第二节　胆管手术

## 一、胆囊切除术

1. 手术适应证

（1）急性胆囊炎，保守治疗无效。慢性胆囊炎非手术治疗后反复发作。

（2）有症状的胆囊结石。

（3）有隆起病变的胆囊息肉。

（4）胆囊外伤性破裂等。

2. 麻醉方式　气管插管全身麻醉。

3. 手术体位　仰卧位（右侧垫高 15°~30°）。

4. 术前准备

（1）患者准备：术前使用足量抗生素，以控制患者已存在的感染。

（2）物品准备：胆道包、大孔、双夹大、胆道探、液状石蜡、12 号或 14 号红尿管、10mL 注射器、50mL 注射器、各型号"T"形管、4-0 或 5-0 Prolene 线、胶原蛋白。

5. 手术方法及手术配合　详见表 11-3。

表 11-3　胆囊切除术手术方法及手术配合

| 手术方法 | 手术配合 |
| --- | --- |
| 1. 手术切口 | 右上腹直肌切口或右肋缘下切口 |
| 2. 手术野皮肤消毒 | 用 1% 活力碘消毒皮肤 3 次，上至乳头，下至耻骨联合，两侧至腋中线 |
| 3. 开腹：右上腹直肌切口或右肋缘下切口 | 23 号刀切开皮肤，高频电刀止血并逐层切开皮下、腹直肌前鞘、腹直肌、腹直肌后鞘和腹膜，生理盐水洗手探查 |
| 4. 分离胆囊周围粘连组织，显露肝十二指肠韧带及胆囊颈部 | 用长镊夹持盐水纱垫将肠曲隔开，深"S"形拉钩牵开显露肝门区。用剥离球、长解剖剪分离胆囊周围组织，中弯血管钳带 2-0 丝线结扎止血，用血管钳轻轻提吊胆囊 |
| 5. 切开十二指肠韧带右缘之腹膜，分离显露胆囊管、胆囊动脉 | 用长镊、胆囊钳、长解剖剪剪开胆总管周围组织，2-0 丝线结扎或缝扎 |
| 6. 结扎胆囊管、胆囊动脉 | 用胆囊钳夹住胆囊管，解剖剪剪断，0 号丝线结扎。用 7×17 圆针 2-0 丝线缝扎 1 针（胆囊动脉结扎同上）。 |
| 7. 切除胆囊 | 用电刀沿肿囊边缘切开浆膜，长镊、长解剖剪或电刀剥离胆囊，2-0 丝线结扎或电凝止血 |
| 8. 缝合胆囊床 | 7×17 圆针 2-0 丝线间断缝合胆囊床，放置橡皮引流管，胆囊床面放置胶原蛋白止血 |
| 9. 关腹 | 同常规关腹 |

## 二、胆总管探查引流术

1. 手术适应证　胆总管内结石、胆管蛔虫、阻塞性黄疸、胆管感染、肝内胆管结石、慢性复发性胰腺炎等。

2. 麻醉方式　气管插管全身麻醉。

3. 手术体位　仰卧位（右侧垫高 15°~30°）。

4. 术前准备

（1）患者准备：应用抗生素控制感染。

（2）物品准备：胆道包、孔巾、双层大单、胆道探、取石钳、液状石蜡、各型红尿管、10mL 注射器、50mL 注射器、各型号"T"形管、3-0 和 4-0 Prolene 线、4-0 排针。

5. 手术方法与手术配合　详见表 11-4。

表 11-4　胆总管探查引流术手术方法及手术配合

| 手术方法 | 手术配合 |
| --- | --- |
| 1~3 步同胆囊切除术 | 同胆囊切除术 |
| 4. 显露胆总管 | 用肝脏自动拉钩分别将肝、胃、十二指肠和横结肠拉开，用盐水纱垫保护周围组织，另用一块纱垫填塞小网膜孔，套管吸引器头吸引 |
| 5. 穿刺确认胆总管，并纵行切开 | 用 10mL 注射器穿刺定位，5×12 圆针 0 号丝线于胆总管壁缝牵引线 2 针，蚊式血管钳 2 把钳夹线尾，11 号刀切开，吸引器头吸净胆汁 |
| 6. 探查胆总管：向上探查左、右胆管，向下探胆总管下段及 Oddis 括约肌通畅情况 | 从小到大依次用胆道探条探查。如有结石，用取石钳取出，放入弯盘内，并用白纱布擦干净。选择合适红尿管、50mL 注射器抽吸温盐水，反复冲洗胆总管 |
| 7. 放置"T"形管引流，缝合胆总管，检查是否通畅及漏水 | 用长镊夹"T"形管置入胆总管，5×12 圆针 0 号丝线间断缝合。用 50mL 注射器抽吸温盐水注入"T"形管，检查胆总管漏水情况 |
| 8. 于肋床底部网膜孔附近放置腹腔引流管 | 活力碘纱球消毒皮肤，11 号刀在肋缘下侧壁做小切口，将橡皮引流管放置在网膜孔，10×34 角针 2-0 丝线腹壁缝扎固定"T"形管及橡皮引流管 |
| 9. 关腹，清点器械 | 同关腹常规 |

# 三、胆总管空肠 Roux-en-Y 吻合术

1. **手术适应证**　胆总管下段梗阻、肝外胆管狭窄、十二指肠乳头开口部憩室及各种原因使胆总管明显扩张。

2. **麻醉方式**　气管插管全身麻醉。

3. **手术体位**　仰卧位（右侧垫高 15°~30°）。

4. **术前准备**

（1）患者准备：术前完善心肝肾各项检查，检查凝血酶原时间。

（2）物品准备：胆道包、大孔巾、双层大单、胆道探、取石钳、肝脏多功能拉钩、液状石蜡、各型红尿管、10mL 注射器、50mL 注射器、各型号"T"形管、吻合器、荷包缝合线、3-0 号和 4-0 号 Prolene 线、4-0 号排针。

5. **手术方法与手术配合**　详见表 11-5。

表 11-5　胆总管空肠 Roux-en-Y 吻合术手术方法及手术配合

| 手术方法 | 手术配合 |
| --- | --- |
| 1~3 步同胆囊切除术 | 同胆囊切除术 |
| 4. 腹腔探查：检查肝、胆、脾、肾、胰、胃及盆腔，明确占位病变性质和范围 | 生理盐水洗手，上肝脏多功能拉钩，暴露手术野 |
| 5. 穿刺胆总管，确定位置 | 用 10mL 注射器穿刺，白纱布分辨胆汁 |
| 6. 游离胆管近端，剪开肝左、右管开口处 | 用长镊、胆囊钳、长解剖剪、剥离球钝性分离，2-0 丝线结扎或缝扎，电刀止血 |
| 7. 清扫周围淋巴结 | 用胆囊钳、解剖剪切断，中弯血管钳带 2-0 丝线结扎或 6×14 圆针 3-0 丝线缝扎 |

| 手术方法 | 手术配合 |
| --- | --- |
| 8. 在 Treity 韧带远端侧 10～20cm 处切断空肠，关闭远端 | 用中弯血管钳、解剖剪分离系膜，2-0 线结扎，用肠钳 2 把夹住空肠，切断后以 0.5% 活力碘消毒残端，6×14 圆针 3-0 线关闭空肠远端 |
| 9. 提起横结肠，在结肠中动脉右侧系膜无血管区切开一小孔，将关闭空肠的远端经此孔上提，距断端 5cm 处切开，空肠与胆总管吻合 | 23 号刀切开空肠，吸引器头吸净分泌液，0.5% 活力碘消毒。2-0 线结扎、4-0 排针缝合，5×12 圆针 0 号丝线间断加固缝合前壁 |
| 10. 将断端空肠近端与上提的空肠远端距胆管空肠吻合口 50cm 处做端侧吻合 | 用肠钳钳夹空肠，盐水纱垫保护切口周围，23 号刀切开，吸引器头吸净分泌液，活力碘消毒，长镊，6×14 圆针 3-0 丝线端侧吻合 |
| 11. 空肠侧侧吻合 | 6×14 圆针 3-0 丝线侧侧吻合 |
| 12. 吻合口处放置引流管 | 用 1% 活力碘纱球消毒皮肤；11 号刀在肋缘下侧壁做小切口，并将橡皮管带出切口外，用 10×34 角针 2-0 丝线缝扎固定橡皮引流管 |
| 13. 关腹，清点器械 | 同关腹常规 |

## 四、专科手术护理

1. 护理评估

(1) 评估患者水、电解质、酸碱平衡状况及胃肠减压情况。

(2) 评估手术沾染技术规范情况。

(3) 评估术前物品准备。

(4) 评估全身皮肤状况。

2. 常见护理诊断/问题

(1) 体液不足：与疾病影响、术前禁饮禁食、术前清洁灌肠有关。

(2) 腹泻：与清洁灌肠的刺激有关。

(3) 有外科感染的潜在危险：与手术沾染技术有关。

(4) 有皮肤完整性受损的潜在危险：与黄疸有关。

3. 护理措施

(1) 备齐特殊手术用物，如腹腔镜、胆道镜等，并保证其功能完好。

(2) 严密观察患者生命体征，遵医嘱及时补足血容量，维持生命体征稳定。

(3) 预防潜在并发症：督促沾染手术技术规范，遵医嘱适时使用抗生素。

（戴　卓）

# 第三节　胰腺手术

## 一、急性胰腺炎手术

1. 手术适应证

(1) 急性重症胰腺炎，病情恶化者。

（2）急性重症胰腺炎，出现坏死并感染。

（3）急性重症胰腺炎，并发穿孔、出血、肠瘘等。

（4）胰腺周围脓肿或急性坏死性胰腺炎出现全身中毒症状者。

2. 麻醉方式　气管插管全身麻醉。

3. 手术体位　仰卧位。

4. 术前准备

（1）患者准备：术前胰淀粉酶测定，控制感染，术前晚行温盐水灌肠。

（2）物品准备：脾肾包、腹部大拉钩、胰头癌小件（静脉拉钩、血管夹、小沙氏钳）、大孔巾、双层大单、10mL注射器。

5. 手术方法及手术配合　详见表11-6。

表11-6　急性胰腺炎手术方法及手术配合

| 手术方法 | 手术配合 |
| --- | --- |
| 1. 手术切口 | 上腹正中切口或肋缘下斜切口 |
| 2. 手术野皮肤消毒 | 用1%活力碘消毒皮肤3次。范围：上至乳头，下至耻骨联合，两侧至腋中线 |
| 3. 开腹：上腹正中切口或肋缘下斜口 | 23号刀自剑突与肋缘平行向下向外斜行切开皮肤，高频电刀止血并逐层切开皮下、腹直肌前鞘、腹外斜肌腱膜。2-0或0号丝线结扎或缝扎切断腹直肌、切开腹内斜肌肌膜。电刀切开腹直肌后鞘和腹膜。用生理盐水洗手探查 |
| 4. 探查腹腔：依次探查胰腺、肝脏、胆道等器官，确定胰腺坏死部位 | 用盐水纱垫、腹腔自动拉钩显露胰腺，用长镊、解剖剪、胆囊钳分离胰腺周围组织 |
| 5. 清除胰腺坏死组织。切开胰腺上、下腹膜，钝性分离胰腺后肠管，使胰腺与胰床分离 | 用10mL注射器抽出坏死胰腺组织，做细菌学培养。用有齿敷料钳清除胰腺坏死组织，留取标本 |
| 6. 冲洗坏死组织腔，根据坏死范围放置4~6根引流管 | 用0.1%活力碘或大量温生理盐水冲洗坏死腔，并将引流管带出切口外，用12×34角针2-0丝线缝扎固定橡皮引流管 |
| 7. 关闭腹腔，清点器械 | 12×28圆针1-0丝线或1-0吸收线连续缝合腹膜及腹直肌后鞘。12×28圆针0号丝线间断缝合腹直肌前鞘，腹内斜肌肌膜及腹外斜肌腱膜。12×34三角针3-0丝线间断缝合皮肤 |

## 二、胰腺囊肿内引流术

1. 手术适应证

（1）胰腺囊肿胃吻合术。

（2）胰腺囊肿十二指肠吻合术。

（3）胰腺囊肿空肠吻合术。

2. 麻醉方式　气管插管全身麻醉。

3. 手术体位　仰卧位。

4. 术前准备

（1）患者准备：术前胰淀粉酶、脂肪酶、血糖测定。术前晚行温盐水灌肠。

（2）物品准备：脾肾包、大孔巾、双层大单、衣服、腹部自动拉钩、10mL 注射器。

5. 手术方法及手术配合　详见表 11-7。

表 11-7　胰腺囊肿内引流术手术方法及手术配合

| 手术方法 | 手术配合 |
| --- | --- |
| 1~3 步同急性胰腺炎手术 | 同急性胰腺炎手术 |
| 4. 暴露出囊肿 | 大止血垫保护好切口周围，用小拉钩暴露囊肿 |
| 5. 切开囊肿，吸出囊肿内容物，并清除囊内坏死组织 | 用 11 号刀切开，吸引器吸出内容物，卵圆钳清除坏死组织 |
| 6. 将距十二指肠悬韧带 30cm 处的空肠提到横结肠前，行囊肿与空肠侧侧吻合 | 3-0 或 4-0 排针缝合，6×14 圆针 3-0 丝线加固 |
| 7. 空肠近、远端在距吻合口 40cm 处再行空肠与空肠端侧吻合 | 用肠钳钳夹空肠，23 号刀切开，吸引器头吸净分泌液，0.5% 活力碘消毒；6×14 圆针 3-0 丝线吻合 |
| 8. 冲洗腹腔，放置引流管 | 大量生理盐水冲洗腹腔，1% 活力碘纱球消毒皮肤；11 号刀在肋缘下侧壁做小切口，中弯血管钳将橡皮引流管带出切口外，10×34 角针 2-0 丝线缝扎固定橡皮引流管 |
| 9. 关闭腹腔 | 同急性胰腺炎手术 |

# 三、胰十二指肠切除术

1. 手术适应证

（1）胰腺癌无广泛转移者。

（2）壶腹周围癌无远处转移者。

（3）胆总管中、下段癌等。

2. 麻醉方式　气管插管全身麻醉。

3. 手术体位　仰卧位。

4. 术前准备

（1）患者准备：术前 3~5 天做肠道准备，放置胃肠减压。

（2）物品准备：脾肾包、大孔巾、双层大单、衣服、腹部自动拉钩、TLC 75、CDH 25、TCR 75、TX30G、3-0 和 4-0 排针、止血纱布等。

5. 手术方法及手术配合　详见表 11-8。

表 11-8　胰十二指肠切除术手术方法及手术配合

| 手术方法 | 手术配合 |
| --- | --- |
| 1~3 步同急性胰腺炎手术 | 同急性胰腺炎手术 |
| 4. 探查腹腔：依次探查肝脏、胆管、胃、十二指肠、盆腔和肝门部、肠系膜、门静脉及腹主动脉淋巴结有无转移 | 术者洗手，用盐水纱垫、长无齿镊、腹腔自动拉钩牵开显露术野，吸引器吸尽腹腔积液 |
| 5. 解剖十二指肠外侧，沿十二指肠外侧切开后腹膜，探查胰头病变范围 | 用长镊、长解剖剪剪开后腹膜，2-0 丝线结扎止血；盐水纱垫保护肠曲，显示胰头 |
| 6. 显露肠系膜上静脉，探查肿瘤是否侵犯肠系膜上静脉前壁 | 术者再次用生理盐水洗手探查，沿胰腺背面用解剖剪分离肠系膜上静脉 |

| 手术方法 | 手术配合 |
|---|---|
| 7. 常规切除胆囊 | 配合同胆囊切除术 |
| 8. 游离肝固有动脉、肝总动脉和胃、十二指肠动脉，同时清扫肝门部及胰头后淋巴结，切断肝总管、十二指肠动脉 | 用解剖剪、中弯血管钳、胆囊钳分离切断，2-0 丝线结扎或缝扎，十二指肠动脉用 2-0 丝线双重结扎或缝扎 |
| 9. 剪开肝胃韧带，结扎、切断胃右动脉 | 2-0 丝线双重结扎后缝扎 |
| 10. 游离胃窦幽门部及十二指肠壶腹，距幽门下 2cm 处切断十二指肠 | 用长盐水纱垫保护十二指肠周围组织，用肠钳 2 把钳夹十二指肠切断，碘伏纱球消毒断面，TX30G 处理残端。残端浆膜用 6×14 圆针 3-0 丝线间断缝合加固 |
| 11. 清除幽门部淋巴结，如有癌细胞浸润，行胃大部切除 | 用中弯血管钳、解剖剪游离胃大、小弯，TLC 75 离断胃远端，盐水纱垫保护切口周围，包裹残端胃 |
| 12. 游离近端空肠，于近端空肠 5~10cm 处切断空肠 | 用中弯血管钳游离，解剖剪剪断，2-0 丝线结扎或缝扎，肠钳 2 把钳夹空肠，盐水纱垫保护切口周围，23 号刀或电刀切断，盐水纱垫包裹残端 |
| 13. 胰腺颈部切断胰腺，显露并保留胰管，将胰头部、十二指肠、胃、空肠上段和胆总管整块取下 | 用长弯血管钳、无损伤血管钳各 1 把分别夹住胰腺颈部，11 号刀或电刀切断，6×14 圆针 3-0 丝线间断缝合，切下标本置入弯盘内 |
| 14. 重建消化道，按胰、胆、十二指肠的顺序进行吻合 | |
| (1) 将胰腺切面深入空肠腔内，胰管内置硅胶管，实施胰肠吻合 | 去除空肠断端的肠钳，0.5% 活力碘消毒肠管，用长镊将胰腺切面置入空肠内，圆针 3-0 可吸引缝线或 7×17 圆针 2-0 丝线吻合间断缝合。后壁吻合完成后用硅胶引流管置于胰管内，再吻合前壁 |
| (2) 肝总管（或胆总管）空肠端侧吻合 | 用肠钳钳夹空肠，盐水纱垫保护切口周围，23 号刀切开，吸引器头吸净分泌液，活力碘消毒；用长镊，圆针 3-0 或 4-0 可吸收缝线或 5×12 圆针 4-0 丝线端侧吻合，间断缝合 |
| (3) 空肠十二指肠端侧吻或胃空肠吻合，该距胆肠吻合口应在 40cm 以远处 | 3-0 可吸收缝线和 6×14 圆针 3-0 丝线端侧吻合，间断缝合 |
| 15. 于胰肠、胆肠吻合口前、后分别放置引流管，自腹壁戳洞引出橡皮引流管 | 用大量蒸馏水冲洗腹腔，长纱布垫、长无齿镊检查腹腔及吻合口有无活动出血，11 号刀在肋缘下侧壁做小切口，将橡皮引流管带出切口外，10×34 角针 2-0 丝线缝扎固定橡皮引流管 |
| 16. 关闭腹腔 | 同急性胰腺炎手术 |

# 四、胰腺癌化学内脏神经去除术（离子植入术）

1. 手术适应证　晚期胰腺癌，失去手术根治时机。
2. 麻醉方式　气管插管全身麻醉。

3. 手术体位　仰卧位。

4. 术前准备

（1）患者准备：术前晚行温盐水灌肠。

（2）物品准备：脾肾包、大孔巾、双层大单、衣服、腹部自动拉钩、3-0和4-0的排针。粒子植入加乙醇注射手术要准备放置粒子显微镊和粒子穿刺针、乙醇注射针头（7号）、10mL注射器、50mL注射器、95%乙醇、粒子（术前20%戊二醛浸泡）。

5. 手术方法及手术配合　详见表11-9。

**表11-9　离子植入术手术方法及手术配合**

| 手术方法 | 手术配合 |
| --- | --- |
| 1~3步同急性胰腺炎手术 | 同急性胰腺炎手术 |
| 4. 探查腹腔：依次探查肝脏、胆管、胃、十二指肠、盆腔和肝门部、肠系膜及腹主动脉淋巴结有无转移 | 术者洗手，用盐水纱垫、长无齿镊、腹腔自动拉钩牵开显露术野，吸引器吸尽腹腔积液 |
| 5. 解剖十二指肠外侧，沿十二指肠外侧切开后腹膜，探查胰腺病变范围 | 用长镊，长解剖剪剪开腹膜，2-0丝线结扎或缝扎止血，盐水纱垫保护肠曲，显示胰腺 |
| 6. 在病变部位植入离子将内脏神经阻滞以破坏神经节缓解疼痛 | 将消毒好的放射离子用生理盐水冲洗干净，放置粒子穿刺针，以显微镊置入 |
| 7. 70%乙醇注入腹腔神经丛，使腹腔神经节发生慢性坏死，切断内脏感觉神经 | 用50mL注射抽70%乙醇40~60mL，7号针进行注射 |
| 8. 放置引流管 | 11号刀在肋缘下侧壁做小切口，并将橡皮引流管带出切口外，用10×34角针2-0丝线缝扎固定橡皮引流管 |
| 9. 关闭腹腔 | 同急性胰腺炎手术 |

# 五、专科手术护理

1. 护理评估

（1）评估患者水、电解质、酸碱平衡、营养状况及胃肠减压。

（2）评估手术沾染技术规范情况。

（3）评估手术方式及术前准备质量。

（4）全手术期间断评估患者血糖。

2. 常见护理诊断/问题

（1）组织灌注量改变：与内分泌代谢紊乱、术前禁饮禁食、术前清洁灌肠、胃肠减压有关。

（2）有外科感染的潜在危险：与手术创伤、腹膜炎症、手术沾染技术有关。

（3）有皮肤完整性受损的潜在危险：与黄疸、低蛋白血症、手术时间较长等有关。

（4）有血糖异常改变的潜在危险：与手术损伤胰腺有关。

3. 护理措施

（1）备齐特殊手术用物：如腹腔自动拉钩、胰腺穿刺、胰腺癌化学内脏神经去除术（离子植入术）、腹腔神经丛注入70%乙醇器械，胰肠吻合、胃肠吻合、胆肠吻合特殊缝合针线及器材，大量腹腔冲洗液（40℃生理盐水或蒸馏水）、胰岛素、5%葡萄糖溶液等。

（2）严密观察患者生命体征，遵医嘱及时输液、输血、用药，维持血糖及生命体征稳定。

（3）预防潜在并发症：皮肤防压疮护理，督促沾染手术技术规范，遵医嘱适时使用抗生素。

（戴　卓）

# 第十二章

# 妇科疾病护理

## 第一节　概述

生殖系统炎症是女性常见病，可发生于生殖器官任何部位。主要包括下生殖道的外阴炎、阴道炎、宫颈炎和上生殖道的子宫内膜炎、输卵管炎、输卵管卵巢炎、盆腔腹膜炎及盆腔结缔组织炎。

女性生殖器外口直接与外界相通，并邻近尿道和肛门，病原体易于侵入。健康女性的生殖系统具备较完善的自然防御功能，当机体内外环境发生变化干扰了正常的防御功能时，就会发生炎症。护理人员应能帮助患者应用正确的治疗方法，在最短的时间内恢复健康，并指导患者积极预防，养成良好的卫生习惯避免复发，同时进行心理护理解除患者心理负担。

### 一、健康妇女生殖道的自然防御功能

1. 两侧大阴唇自然合拢，遮掩尿道口、阴道口，防止外界微生物污染。

2. 在盆底肌的作用下阴道口闭合，阴道前、后壁紧贴，可以防止外界的污染。经产妇阴道松弛，此种防御功能相对较差。

3. 阴道具有自净作用　阴道上皮在雌激素的作用下增生变厚，增加了对病原体的抵抗力；阴道上皮内含有丰富的糖原，在阴道杆菌的作用下糖原分解为乳酸，维持正常的阴道酸性环境使 pH≤4.5（pH 值 3.8~4.4），使适应弱碱环境中繁殖的病原体受到抑制。

4. 宫颈黏膜为柱状上皮细胞，黏膜层中的腺体分泌的碱性黏液形成黏液栓，将宫颈管与外界隔开。

5. 宫颈阴道表面覆以复层鳞状上皮，具有较强的抗感染能力。

6. 输卵管的蠕动以及输卵管黏膜上皮细胞的纤毛向子宫腔方向摆动，对阻止病原体的侵入有一定的作用。

7. 育龄期妇女子宫内膜周期性脱落，可及时消除子宫腔内的感染。此外，子宫内膜分泌液也含有乳铁蛋白、溶菌酶，可抑制细菌侵入子宫内膜。

### 二、生殖系统菌群

#### （一）阴道正常菌群

正常阴道内有多种病原体寄居形成阴道正常菌群，如乳酸杆菌、棒状杆菌、非溶血性链

球菌、肠球菌及表面葡萄球菌、加德纳菌、大肠杆菌、摩根菌及消化球菌等。此外，还有支原体及假丝酵母菌。

（二）引起生殖系统炎症的病原体

虽然正常阴道内有多种细菌存在，但正常情况下，阴道与这些菌群之间形成生态平衡并不致病。但当某些因素一旦打破了此种平衡或外源性病原体侵入，即可导致炎症发生。引起外阴阴道炎症的病原体主要有以下几种。

1. 需氧菌　大肠杆菌、金黄色葡萄球菌、乙型溶血性链球菌、淋病奈瑟菌（简称淋菌）、阴道加德纳菌等。

2. 厌氧菌　脆弱类杆菌、消化链球菌、消化球菌、放线菌属等。

3. 原虫　主要是阴道毛滴虫最多见，其次为阿米巴原虫。

4. 真菌　主要是假丝酵母菌。

5. 病毒　以疱疹病毒、人乳头瘤病毒为多见。

6. 螺旋体　主要是苍白密螺旋体。

7. 衣原体　常见为沙眼衣原体，感染症状不明显，但常导致严重的输卵管黏膜结构及功能破坏，并可引起盆腔广泛粘连。

8. 支原体　为条件致病菌，是阴道正常菌群的一种。

## 三、传播途径

1. 上行蔓延　病原体侵入外阴阴道后，沿黏膜上行经宫颈、子宫内膜、输卵管至卵巢及腹腔。淋病奈瑟菌、沙眼衣原体及葡萄球菌沿此途径扩散。

2. 血液循环蔓延　病原体先侵入人体其他系统，再经血液循环感染生殖器。生殖器结核杆菌主要以此种方式感染。

3. 经淋巴系统蔓延　细菌经外阴阴道、宫颈及宫体创伤处的淋巴管进入盆腔结缔组织及内生殖器其他部位。常见的有产褥感染、人工流产术后感染、放置宫内节育器后感染。感染的细菌主要有链球菌、大肠杆菌及厌氧菌等。

4. 直接蔓延　腹腔其他脏器感染后，直接蔓延到内生殖器。如阑尾炎可引起右侧输卵管炎。

## 四、阴道分泌物检查

正常妇女的阴道分泌物为清亮、透明、无味，量适中，不引起外阴刺激症状。当阴道分泌物增多，呈脓性并有异味时，多可能出现外阴阴道炎症。此时应对阴道分泌物进行检查及全面的妇科检查。

外阴阴道炎症的共同特点是阴道分泌物增加及外阴瘙痒，但由于病因不同，引起感染的病原体不同，其分泌物的特点、性质及瘙痒程度也不尽相同。在进行妇科检查时，应认真观察阴道分泌物的颜色、气味，并进行分泌物 pH 值测定及病原体检查。

## 五、炎症的发展与转归

1. 痊愈　绝大部分生殖系统炎症经治疗后均能痊愈。痊愈后组织结构、功能都可恢复正常。但如果坏死组织、炎性渗出物机化形成瘢痕或粘连，则组织结构和功能不能完全恢复，只能是炎症消失。

2. 转为慢性炎症　炎症治疗不及时、不彻底或病原体对抗生素不敏感，患者身体防御功能与病原体的破坏作用处于相持状态，使炎症长期存在。当机体抵抗力强时，炎症可以暂时被控制并逐渐好转，但当机体抵抗力下降时，慢性炎症可急性发作。

3. 扩散与蔓延　当病原体作用强大，而患者的抵抗力低下时，炎症可经血液、淋巴或直接蔓延到邻近器官。严重时可形成败血症，危及患者生命。由于医疗水平不断提高，此种情况在临床极为少见，只有当患者全身状况极差或伴有其他疾病（如肿瘤等）才可能出现。

（李　英）

# 第二节　外阴炎

## 一、外阴炎

（一）概述

外阴部皮肤或前庭部黏膜发炎，称为外阴炎。由于外阴部位暴露于外，又与尿道、肛门、阴道邻近，因此外阴较易发生炎症。外阴炎可发生于任何年龄的女性，多发生于大、小阴唇。外阴炎以非特异性外阴炎多见。

（二）病因

1. 外阴与尿道、肛门临近，经常受到经血、阴道分泌物、尿液、粪便的刺激，若不注意皮肤清洁易引起外阴炎。

2. 糖尿病患者糖尿的刺激、粪瘘患者粪便的刺激以及尿瘘患者尿液的长期浸渍等。

3. 穿紧身化纤内裤，导致局部通透性差，局部潮湿以及经期使用卫生巾的刺激，均可引起非特异性外阴炎。

4. 营养不良可使皮肤抵抗力低下，易受细菌的侵袭，也可发生本病。

（三）护理评估

1. 健康史　重点评估患者年龄；平时卫生习惯；内裤材质及松紧度；是否应用抗生素及雌激素治疗；是否患有糖尿病、老年性疾病或慢性病等；育龄妇女应了解其采用的避孕措施及此次疾病症状等。

2. 临床表现　外阴皮肤瘙痒、疼痛、烧灼感，于活动、性交、排尿、排便时加重。检查见局部充血、肿胀、糜烂，常有抓痕，严重者形成溃疡或湿疹。慢性炎症可使皮肤增厚、粗糙、皲裂，甚至苔藓样变。严重时腹股沟淋巴结肿大且有压痛，体温升高，白细胞数量增多。糖尿病性外阴炎常表现为皮肤变厚，色红或呈棕色，有抓痕，因为尿糖是良好的培养基而常并发假丝酵母菌感染。幼儿性外阴炎还可发生两侧小阴唇粘连，覆盖阴道口甚至尿道口。

3. 辅助检查　取外阴处分泌物做细菌培养，寻找致病菌。

4. 心理-社会评估　评估出现外阴瘙痒症状后对患者生活有无影响，以及影响程度；患者就医的情况及是否为此产生心理负担。

5. 治疗原则

（1）病因治疗：积极寻找病因，若发现糖尿病应积极治疗糖尿病，若有尿瘘、粪瘘，应及时行修补术。

（2）局部治疗：可用 1 ∶ 5 000 高锰酸钾液坐浴，每日 2 次，每次 15~20 分钟。若有破溃涂抗生素软膏或局部涂擦 40% 紫草油。此外，可选用中药苦参、蛇床子、白癣皮、土茯苓、黄柏各 15g，川椒 6g，水煎熏洗外阴部，每日 1~2 次。急性期可选用微波或红外线局部物理治疗。

（四）护理问题

1. 皮肤黏膜完整性受损　与炎症引起的外阴皮肤黏膜充血，破损有关。

2. 舒适的改变　与皮肤瘙痒、烧灼感有关。

3. 知识缺乏　缺乏疾病及其防护知识。

（五）计划与实施

1. 预期目标　①患者能正确使用药物，避免皮肤抓伤，皮损范围不增大。②患者症状在最短时间内解除或减轻，舒适感增强。③患者了解疾病有关的知识及防护措施。

2. 护理措施　①告知患者坐浴的方法：取高锰酸钾放入清洁容器内加温开水配成 1 ∶ 5 000 的溶液，配制好的溶液呈淡玫瑰红色。每次坐浴 20 分钟，每日 2 次。坐浴时，整个会阴部应全部浸入溶液中，月经期间停止坐浴。②应积极协助医生寻找病因，进行外阴处分泌物检查，必要时进行血糖或尿糖检查。③指导患者遵医嘱正确使用药物，将剂量、使用方法向患者解释清楚。④告知患者按医生要求进行复诊，治疗期间如出现新的症状或症状加重应及时就诊。

3. 健康指导　①保持外阴部清洁干燥，严禁穿化纤及过紧内裤，穿纯棉内裤并每日更换。②做好经期、孕期、分娩期及产褥期卫生护理。发现过敏性用物后立即停止使用。③饮食注意勿饮酒或辛辣食物，增加新鲜蔬菜和水果的摄入。④严禁搔抓局部，勿热水烫洗和用刺激性药物或肥皂擦洗外阴。⑤配制高锰酸钾溶液时，浓度不可过高，防止灼伤局部皮肤。

（六）护理评价

患者在治疗期间能够按医嘱使用药物，症状减轻。患者了解与外阴炎相关知识及防护措施。

# 二、前庭大腺炎

（一）概述

前庭大腺炎是病原体侵入前庭大腺引起的炎症。包括前庭大腺脓肿和前庭大腺囊肿。前庭大腺位于两侧大阴唇后 1/3 深部，腺管开口于处女膜与小阴唇之间。因解剖部位的特点，在性交、分娩等其他情况污染外阴部时，病原体容易侵入而引起前庭大腺炎。此病多见于育龄妇女，幼女及绝经后妇女较少见。

（二）病因

主要病原体为内源性及性传播疾病的病原体。内源性病原体有葡萄球菌、大肠杆菌、链球菌、肠球菌等。性传播疾病的病原体常见的是淋病奈瑟菌及沙眼衣原体。

急性炎症发作时，病原体首先侵犯腺管，腺管呈急性化脓性炎症，腺管开口往往因肿胀或渗出物凝聚而阻塞，脓液不能外流、积存而形成脓肿，称前庭大腺脓肿。在急性炎症消退后腺管堵塞，分泌物不能排出，脓液逐渐转为清液而形成囊肿，或由于慢性炎症使腺管堵塞或狭窄，分泌物不能排出或排出不畅，也可形成囊肿。

（三）护理评估

1. 健康史　重点评估患者年龄，平时卫生习惯，近期是否有流产、分娩等特殊情况，育龄妇女应了解其性生活情况，有无不洁性生活史。

2. 临床表现　炎症多发生于一侧，初起时局部肿胀、疼痛、灼热感，行走不便，有时会致大小便困难。检查见局部皮肤红肿、发热、压痛明显。若为淋病奈瑟菌感染，挤压局部可流出稀薄、淡黄色脓汁。当脓肿形成时，可触及波动感，脓肿直径可达 5~6cm，患者出现发热等全身症状。当脓肿内压力增大时，表面皮肤变薄，脓肿自行破溃，若破孔大，可自行引流，炎症较快消退而痊愈，若破孔小，引流不畅，则炎症持续不消退，并可反复急性发作。慢性期囊肿形成时，患者有外阴部坠胀感，偶有性交不适，检查时局部可触及囊性肿物，常为单侧，大小不等，无压痛。囊肿可存在数年而无症状，有时可反复急性发作。

3. 辅助检查　可取前庭大腺开口处分泌物作细菌培养，确定病原体。

4. 心理-社会评估　评估症状出现后对患者生活影响的程度；评估患者就医的情况及有无因害怕疼痛和害羞的心理而使自己的疾病未能得到及时治疗及对疾病的治愈是否有信心等。对性传播疾病的病原体感染的患者，应通过与其交谈、接触了解其心理状态，帮助患者积极就医并采取正确的治疗措施。

5. 治疗原则　根据病原体选用口服或肌内注射抗生素。在获得培养结果前应使用广谱抗生素治疗。此外，可选用清热、解毒的中药，如蒲公英、紫花地丁、金银花、连翘等，局部热敷或坐浴。脓肿形成后可切开引流并作造口术。单纯切开引流只能暂时缓解症状，切口闭合后，仍可形成囊肿或反复感染，故应行造口术。

（四）护理问题

1. 舒适的改变　与局部皮肤肿胀、疼痛有关。

2. 焦虑　与疾病反复发作有关。

3. 体温升高　与脓肿形成有关。

4. 知识缺乏　缺乏前庭大腺炎的相关知识及预防措施。

（五）计划与实施

1. 预期目标　①患者在最短时间内解除或减轻症状，舒适感增强。②患者紧张焦虑的心情恢复平静。③患者及时接受治疗，体温恢复正常。④患者了解前庭大腺炎的相关知识并掌握预防措施。

2. 护理措施　①急性炎症发作时，患者需卧床休息，保持外阴部清洁。②局部热敷或用 1∶5 000 高锰酸钾溶液坐浴，每日 2 次。③遵医嘱正确使用抗生素。④引流造口的护理：术前护理人员应备好引流条。术后应局部保持清洁，患者最好取半卧位，以利于引流。每日用 1∶40 络合碘棉球擦洗外阴 2 次，并更换引流条，直至伤口愈合。以后继续用 1∶5 000 高锰酸钾溶液坐浴，每日 2 次。

3. 健康指导　注意个人卫生，尤其是经期卫生；勤洗澡勤换内裤，外阴处出现局部红、肿、热、痛时及时就诊，以免延误病情。

（六）护理评价

患者接受治疗后，舒适感增加，症状减轻。患者能够了解前庭大腺炎的相关知识并掌握了预防措施，焦虑感减轻，并能保持良好的卫生习惯，主动实施促进健康的行为。

（李　英）

# 第三节　阴道炎

## 一、滴虫阴道炎

（一）概述

滴虫阴道炎是由阴道毛滴虫感染而引起的阴道炎症，是临床上常见的阴道炎。

（二）病因

阴道毛滴虫适宜在温度为 25~40℃、pH 值为 5.2~6.6 的潮湿环境中生长，在 pH 5 以下或 7.5 以上的环境中不能生长。滴虫的生活史简单，只有滋养体而无包囊期，滋养体活力较强，能在 3~5℃ 的环境中生存 21 日；在 46℃ 时生存 20~60 分钟；在半干燥环境中约生存 10 小时；在普通肥皂水中也能生存 45~120 分钟。阴道毛滴虫呈梨形，后端尖，大小为多核白细胞的 2~3 倍。虫体顶端有 4 根鞭毛，体部有波动膜，后端有轴柱凸出。活的滴虫透明无色，呈水滴状，诸鞭毛随波动膜的波动而摆动。

滴虫有嗜血及耐碱的特性。隐藏在腺体及阴道皱襞中的滴虫，在月经前、后，阴道 pH 发生变化时得以繁殖，引起炎症的发作。阴道毛滴虫能消耗或吞噬阴道上皮细胞内的糖原，阻碍乳酸生成，使阴道内 pH 值升高。滴虫不仅寄生于阴道，还常侵入尿道或尿道旁腺，甚至膀胱、肾盂以及男性的包皮皱褶、尿道或前列腺中。

临床上，滴虫阴道炎往往与其他阴道炎并存，多合并细菌性阴道病。

（三）发病机制与传染方式

1. 发病机制　滴虫主要是通过其表面的凝集素及半胱氨酸蛋白酶黏附于阴道上皮细胞，进而经阿米巴样运动的机械损伤以及分泌物的蛋白水解酶、蛋白溶解酶的细胞毒作用，共同损伤上皮细胞，并诱导炎症介质的产生，最后导致上皮细胞溶解、脱落，局部炎症发生。

2. 传染方式　①经性交直接传播：与女性患者有一次非保护性交后，约70%男性发生感染，通过性交男性传给女性的概率更高。由于男性感染后常无症状，因此易成为感染源。②经公共浴池、浴盆、浴巾、游泳池、坐式便器、衣物等间接传播。③医源性传播：通过污染的器械及敷料传播。

（四）护理评估

1. 健康史　询问患者的年龄，可能的发病原因。了解患者个人卫生及月经期卫生保健情况，以及症状与月经的关系。了解其性伙伴有无滴虫感染，发病前是否到公共浴池或游泳池等。

2. 临床表现

（1）潜伏期：4~28 日。

（2）症状：有 25%~50% 患者在感染初期无症状，其中 1/3 在感染 6 个月内出现症状，症状的轻重取决于局部免疫因素、滴虫数量多少及毒力强弱。滴虫阴道炎的主要症状是阴道分泌物增加及外阴瘙痒，分泌物为稀薄的泡沫状，黄绿色有臭味。瘙痒部位主要为阴道口及外阴，间或有灼热、疼痛、性交痛等。若尿道口有感染，可有尿频、尿痛，有时可见血尿。阴道毛滴虫能吞噬精子，并能阻碍乳酸生成，影响精子在阴道内存活，可致不孕。

（3）体征：检查时见阴道黏膜充血，严重者有散在出血斑点，甚至宫颈有出血点，形成"草莓样"宫颈。后穹隆有大量白带，呈灰黄色、黄白色稀薄液体或黄绿色脓性分泌物，常呈泡沫状。带虫者阴道黏膜常无异常改变。

3. 辅助检查　在阴道分泌物中找到滴虫即可确诊。生理盐水悬滴法是进行阴道毛滴虫检查最简便的方法。具体方法是：在载玻片上加温生理盐水 1 小滴，于阴道后穹隆处取少许分泌物混于生理盐水中，立即在低倍光镜下寻找滴虫。显微镜下可见到波状运动的滴虫及增多的白细胞被推移。此方法敏感性为 60%~70%。对可疑但多次未能发现滴虫的患者，可取阴道分泌物进行培养，其准确率可达 98%。取阴道分泌物送检时应注意及时和保暖，并且在取分泌物前 24~48 小时避免性交、阴道灌洗及局部用药，取分泌物时应注意不要使用润滑剂等。

目前，检查阴道毛滴虫还可用聚合酶链反应，其敏感性为 90%，特异性为 99.8%。

4. 社会-心理评估　评估患者的心理状况，了解患者是否会因害羞不愿到医院就诊。同时评估影响治疗效果的心理压力和反复发作造成的苦恼，以及家属对患者的理解和配合。

5. 治疗原则　由于阴道毛滴虫可同时感染尿道、尿道旁腺、前庭大腺，因此，滴虫阴道炎患者需要全身用药，主要治疗的药物为甲硝唑和替硝唑。

（1）全身用药方法：初次治疗可单次口服甲硝唑 2g 或替硝唑 2g。也可选用甲硝唑 400mg，每日 2 次，7 日为一个疗程；或用替硝唑 500mg，每日 2 次，7 日为一个疗程。女性患者口服药物治疗治愈率为 82%~89%，若性伴侣同时治疗，治愈率可达 95%。患者服药后偶见胃肠道反应，如食欲减退、恶心、呕吐。此外，偶见头痛、皮疹、白细胞数量减少等，一旦发现应停药。

（2）局部用药：不能耐受口服药物治疗的患者可以选用阴道局部用药。但单独阴道用药的效果不如全身用药好。局部可选用甲硝唑阴道泡腾片 200mg，每晚 1 次，连用 7 日。局部用药的有效率低于 50%。局部用药前，可先用 1% 乳酸液或 0.1%~0.5% 醋酸液冲洗阴道，改善阴道内环境，以提高疗效。

（五）护理问题

1. 舒适的改变　与阴部瘙痒及白带增多有关。

2. 自我形象紊乱　与阴道分泌物异味有关。

3. 排尿异常　与尿道口感染有关。

4. 性生活形态改变　与炎症引起性交痛，治疗期间禁性生活有关。

（六）计划与实施

1. 预期目标

（1）患者在最短时间内解除或减轻症状，舒适感增强。

（2）经过积极治疗和护理，患者阴道分泌物增多及有异味的症状减轻。

（3）患者能积极配合治疗，相应症状得到缓解。

（4）患者了解治疗期间禁性生活的重要性。

2. 护理措施

（1）指导患者注意个人卫生，保持外阴部清洁、干燥，尽量避免搔抓外阴部，以免局部皮肤损伤加重症状。

（2）向患者讲解易感因素和传播途径，特别是要到正规的浴池和游泳池等场所活动。

（3）治疗期间禁止性生活：服用甲硝唑或替硝唑期间及停药24小时内要禁酒，因药物与乙醇结合可出现皮肤潮红、呕吐、腹痛、腹泻等反应。甲硝唑能通过乳汁排泄，因此，哺乳期妇女用药期间及用药后24小时内不能哺乳。

（4）性伴侣治疗：滴虫阴道炎主要是由性交传播，性伴侣应同时治疗，治疗期间禁止性生活。

（5）观察用药反应：患者口服甲硝唑后如出现食欲减退、恶心、呕吐，以及头痛、皮疹、白细胞数量减少等，应及时告知医生并停药。

（6）留取阴道分泌物送检时，应注意及时和保暖。告知患者在取分泌物前24~48小时避免性交、阴道灌洗及局部用药，取分泌物时应注意不要使用润滑剂等。

3. 健康指导

（1）预防措施：作好卫生宣传，积极开展普查普治工作，消灭传染源。严格管理制度，应禁止滴虫患者或带虫者进入游泳池。浴盆、浴巾等用具应消毒。医疗单位必须作好消毒隔离，防止交叉感染。

（2）治疗中注意事项：患病期间应每日更换内裤，内裤及洗涤用毛巾应用开水煮沸消毒5~10分钟，以消灭病原体。洗浴用具应注意专人使用，以免交叉感染。

（3）随访：部分滴虫阴道炎治疗后可发生再次感染或与月经后复发，治疗后应随访到症状消失。告知患者如治疗7日后症状仍持续存在应及时复诊。

（4）治愈标准：滴虫阴道炎常于月经后复发，应向患者解释检查治疗的重要性，防止复发。复查阴道分泌物时，应选择在月经干净后来院复诊。若经3次检查阴道分泌物为阴性时，为治愈。

（七）护理评价

患者了解滴虫阴道炎的相关知识及预防措施。治疗期间能够按医生的方案坚持用药，并按时复诊，使疾病得到彻底治愈。

## 二、外阴阴道假丝酵母菌病

（一）概述

外阴阴道假丝酵母菌病（VVC）由假丝酵母菌引起的一种常见的外阴阴道炎，曾被称为外阴阴道念珠菌病。外阴阴道假丝酵母菌病发病率较高，据资料显示，约75%的妇女一生中至少患过一次 VVC，其中 40%～50% 的妇女经历过一次复发。

（二）病因

引起外阴阴道假丝酵母菌病的病原体 80%～90% 为白假丝酵母菌，10%～20% 为光滑假丝酵母菌、近平滑假丝酵母菌及热带假丝酵母菌等。该菌对热的抵抗力不强，加热至 60℃1 小时即可死亡，但对干燥、日光、紫外线及化学制剂有较强的抵抗力。酸性环境适宜假丝酵母菌的生长，有假丝酵母菌感染的阴道 pH 值多在 4.0～4.7 之间，通常 <4.5。

白假丝酵母菌为条件致病菌，约 10%～20% 的非孕妇女及 30% 孕妇阴道中有此菌寄生，但菌量很少，并不引起症状。但当全身及阴道局部免疫力下降，尤其是局部免疫力下降时，病原体大量繁殖而引发阴道炎。常见的诱发因素有妊娠、糖尿病、大量应用免疫抑制剂及广谱抗生素。妊娠时机体免疫力下降，雌激素水平高，阴道组织内糖原增加，酸度增高，有利于假丝酵母菌生长。此外，雌激素可与假丝酵母菌表面的激素受体结合，促进阴道黏附及假菌丝形成。糖尿病患者机体免疫力下降，阴道内糖原增加，适合假丝酵母菌繁殖。大量应用免疫抑制剂使机体抵抗力降低。长期应用广谱抗生素，改变了阴道内病原体的平衡，尤其是抑制了乳杆菌的生长。其他诱因有胃肠道假丝酵母菌、含高剂量雌激素的避孕药，另外，穿紧身化纤内裤及肥胖会使会阴局部温度及湿度增加，假丝酵母菌易于繁殖而引起感染发生。

（三）发病机制与传染方式

1. 发病机制　假丝酵母菌在阴道内寄居以致形成炎症，要经过黏附、形成菌丝、释放侵袭性酶类等过程。假丝酵母菌通过菌体表面的糖蛋白与阴道宿主细胞的糖蛋白受体结合，黏附宿主细胞，然后菌体出芽形成芽管和假菌丝，菌丝可穿透阴道鳞状上皮吸收营养，假丝酵母菌进而大量繁殖。假丝酵母菌生长过程中，分泌多种蛋白水解酶并可激活补体旁路途径，产生补体趋化因子和过敏毒素，导致局部血管扩张、通透性增强和炎性反应。

2. 传染方式　①内源性传染：假丝酵母菌除寄生阴道外，还可寄生于人的口腔、肠道，这三个部位的念珠菌可互相传染，当局部环境条件适合时易发病。②性交传染：少部分患者可通过性交直接传染。③间接传染：极少数患者是接触感染的衣物间接传染。

（四）护理评估

1. 健康史　评估患者有无诱发因素存在，如妊娠、糖尿病、长期应用激素或抗生素或免疫抑制剂等情况，以及发病后的治疗情况，是否为初次发病。

2. 临床表现　主要表现为外阴瘙痒、灼痛，严重时坐卧不宁，异常痛苦，还可伴有尿频、尿痛及性交痛。急性期白带增多，白带特征是白色稠厚呈凝乳或豆渣样。检查见外阴抓痕，小阴唇内侧及阴道黏膜附有白色膜状物，擦除后露出红肿黏膜面，急性期还可能见到糜烂及浅表溃疡。

由于患者的流行情况、临床表现轻重不一，感染的假丝酵母菌菌株、宿主情况不同，对治疗的反应有差别。为利于治疗及比较治疗效果，目前将外阴阴道假丝酵母菌病根据宿主情况、发生频率、临床表现及真菌种类不同分为单纯性外阴阴道假丝酵母菌病和复杂性外阴阴道假丝酵母菌病。具体分类方法如表 12-1。

表 12-1 外阴阴道假丝酵母菌病的临床分类

| | 单纯性 VVC | 复杂性 VVC |
|---|---|---|
| 发生频率 | 散发或非经常发生 | 复发性 |
| 临床表现 | 轻到中度 | 重度 |
| 真菌种类 | 白假丝酵母菌 | 非白假丝酵母菌 |
| 宿主情况 | 免疫功能正常 | 免疫力低下或应用免疫抑制剂或糖尿病、妊娠 |

3. 辅助检查 包括以下几种。

（1）悬滴法检查：将 10% 氢氧化钾或生理盐水 1 滴滴于玻片上，取少许阴道分泌物混于其中，混匀后在显微镜下寻找孢子和假菌丝。由于 10% 氢氧化钾可溶解其他细胞成分，假丝酵母菌检出率高于生理盐水，阳性率为 70%～80%。

（2）培养法检查：若有症状而多次悬滴法检查均为阴性，可用培养法。将阴道分泌物少许放入培养管内培养，结果（+）确诊。

（3）pH 值测定：若 pH<4.5，可能为单纯性假丝酵母菌感染，若 pH>4.5，并且涂片中有大量白细胞，可能存在混合感染。

4. 心理-社会评估 外阴阴道假丝酵母菌病患者由于自觉症状较重，严重影响其日常生活和学习，特别是影响患者入睡，多会出现焦虑和烦躁情绪，因此，护理人员应着重评估患者的心理反应，了解其对于疾病和治疗有无顾虑，特别是需停用激素和抗生素的患者要做好解释工作，以便积极配合治疗。

5. 治疗原则 包括以下几点。

（1）消除诱因：若有糖尿病应积极治疗；及时停用广谱抗生素、雌激素、类固醇激素。

（2）局部用药：单纯性 VVC 可选用以下药物进行局部治疗。①咪康唑栓剂，每晚 1 粒（200mg），连用 7 日，或每晚 1 粒（400mg），连用 3 日。②克霉唑栓剂或片剂，每晚 1 粒（150mg）或 1 片（250mg），连用 7 日或每日早晚各 1 粒（150mg），连用 3 日，或 1 粒（500mg），单次用药。③制霉菌素栓剂，每晚 1 粒（10 万 U），连用 10～14 日。复杂性 VVC 局部用药选择与单纯性 VVC 基本相同，均可适当延长治疗时间。

（3）全身用药：单纯性 VVC 也可选用口服药物。①伊曲康唑每次 200mg，每日 1 次口服，连用 3～5 日，或用 1 日疗法，口服 400mg，分两次服用。②氟康唑 150mg，顿服。复杂性 VVC 全身用药选择与单纯性 VVC 基本相同，均可适当延长治疗时间。

（4）复发性 VVC 的治疗：外阴阴道假丝酵母菌病治疗后容易在月经前复发，故治疗后应在月经前复查白带。VVC 治疗后约 5%～10% 复发。对复发病例应检查原因，如是否有糖尿病、应用抗生素、雌激素或类固醇激素、穿紧身化纤内裤、局部药物的刺激等，消除诱因。性伴侣应进行假丝酵母菌的检查及治疗。由于肠道及阴道深层假丝酵母菌是重复感染的重要来源，抗真菌剂以全身用药为主，可适当加大抗真菌剂的剂量及延长用药时间。

（五）护理问题

1. 睡眠型态改变 与阴部奇痒、烧灼痛有关。
2. 焦虑 与疾病反复发作有关。
3. 知识缺乏 缺乏疾病及防护知识。
4. 皮肤黏膜完整性受损 与炎症引起的阴道黏膜充血、破损有关。

（六）计划与实施

1. 护理目标

（1）患者在最短时间内解除或减轻症状，睡眠恢复正常。

（2）患者紧张焦虑的心情恢复平静。

（3）患者能够掌握有关外阴阴道假丝酵母菌病的防护措施。

（4）患者能正确使用药物，皮肤破损范围不增大。

2. 护理措施

（1）心理护理：VVC 患者多数有焦虑及烦躁心理，护理人员应耐心倾听其主诉，并安慰患者，向其讲清该病的治疗效果及效果显现时间，使其焦虑、烦躁情绪得到缓解和释放。还应告知患者按医生的用药和方案坚持治疗和按时复诊，不要随意中断，以免影响疗效。

（2）局部用药指导：局部用药前可用 2%~4% 碳酸氢钠液冲洗阴道，改变阴道酸碱度，不利于假丝酵母菌生长，可提高疗效。阴道上药时要尽量将药物放入阴道深处。

（3）保持外阴清洁和干燥，分泌物多时应勤换内裤，用过的内裤、盆及毛巾应用开水烫洗或煮沸消毒 5~10 分钟。

3. 健康指导

（1）注意个人卫生，勤换内裤，用过的内裤、盆及毛巾均应用开水烫洗，尽量不穿紧身及化纤材质内衣裤。

（2）讲解外阴阴道假丝酵母菌病的易感因素，强调外阴清洁的重要性，洗浴卫生用品专人使用，避免交叉感染，特别注意妊娠期和月经期卫生，出现外阴瘙痒等症状及时就医。

（3）尽量避免长时间应用广谱抗生素，如有糖尿病应及时、积极治疗。

（4）患病及治疗期间应注意休息，避免过度劳累。饮食上增加新鲜蔬菜和水果的摄入，禁食辛辣食物及饮酒。

（七）护理评价

患者了解外阴阴道假丝酵母菌病的相关知识及预防措施。治疗期间能够遵医嘱坚持用药，并按时复诊，使疾病得到彻底治愈。随着病情的恢复，患者焦虑及烦躁心理得到缓解。

# 三、细菌性阴道病

（一）概述

细菌性阴道病是阴道内正常菌群失调所致的一种混合感染。曾被命名为嗜血杆菌阴道炎、加德纳菌阴道炎、非特异性阴道炎、棒状杆菌阴道炎，目前被命名为细菌性阴道病。细菌性阴道病是临床及病理特征无炎症改变的阴道炎。

（二）病因

细菌性阴道病非单一致病菌所引起，而是多种致病菌共同作用的结果。

（三）病理生理

生理情况下，阴道内有各种厌氧菌及需氧菌，其中以产生过氧化氢的乳杆菌占优势。细菌性阴道病时，阴道内乳杆菌减少而其他细菌大量繁殖，主要有加德纳尔菌、动弯杆菌、类杆菌、消化链球菌等及其他厌氧菌，部分患者合并人型支原体，其中以厌氧菌居多。厌氧菌的浓度可以是正常妇女的 100~1 000 倍。厌氧菌繁殖的代谢产物使阴道分泌物的生化成分发生相应改变，pH 值升高，胺类物质、有机酸和一些酶类增加。胺类物质可使阴道分泌物增多并有臭味。酶和有机酸可破坏宿主的防御机制而引起炎症。

（四）护理评估

1. 健康史　了解患者阴道分泌物的形状，分泌物量是否增多和有臭味。

2. 临床表现　细菌性阴道病多发生在性活跃期妇女。10%~40% 患者无临床症状，有症状者主要表现为阴道分泌物增多，有鱼腥臭味，于性交后加重。可伴有轻度外阴瘙痒或烧灼感。分泌物呈灰白色、均匀一致、稀薄，常黏附在阴道壁，其黏稠度低，容易将分泌物从阴道壁拭去。阴道黏膜无充血等炎症表现。

3. 辅助检查　细菌性阴道病临床诊断标准为下列检查中有 3 项阳性即可明确诊断。

（1）阴道分泌物为匀质、稀薄白色。

（2）阴道 pH>4.5 阴道分泌物 pH 值通常在 4.7~5.7 之间，多为 5.0~5.5。

（3）胺臭味试验阳性：取阴道分泌物少许放在玻片上，加入 10% 氢氧化钾 1~2 滴，产生一种烂鱼肉样腥臭气味即为阳性。

（4）线索细胞阳性：取少许分泌物放在玻片上，加一滴生理盐水混合，置于高倍显微镜下寻找线索细胞。线索细胞即阴道脱落的表层细胞，于细胞边缘黏附大量颗粒状物即各种厌氧菌，尤其是加德纳菌，细胞边缘不清。严重病例，线索细胞可达 20% 以上，但几乎无白细胞。

（5）可参考革兰染色的诊断标准，其标准为每个高倍光镜下，形态典型的乳杆菌 ≤5，两种或两种以上其他形态细菌（小的革兰阴性杆菌、弧形杆菌或阳性球菌）≥6。

4. 心理-社会评估　了解患者对自身疾病的心理反应。一般情况下，患者会因为阴道分泌物的异味而难为情，有一定的心理负担。

5. 治疗原则　细菌性阴道病多选用抗厌氧菌药物，主要有甲硝唑、克林霉素。甲硝唑抑制厌氧菌生长，而不影响乳杆菌生长，是较理想的治疗药物，但对支原体效果差。

（1）全身用药：口服甲硝唑 400mg，每日 2~3 次，共 7 日或单次口服甲硝唑 2g，必要时 24~48 小时重复给药 1 次。甲硝唑单次口服效果不如连服 7 日效果好。也可选用口服克林霉素 300mg，每日 2 次，连服 7 日。

（2）局部用药：阴道用甲硝唑泡腾片 200mg，每晚 1 次，连用 7~14 日。2% 克林霉素软膏涂阴道，每晚 1 次，每次 5g，连用 7 日。局部用药与全身用药效果相似，治愈率可达 80%。

（五）护理问题

1. 自我形象紊乱　与阴道分泌物异味有关。

2. 知识缺乏　缺乏疾病及防护知识。

（六）计划与实施

1. 护理目标

（1）帮助患者建立治疗信心，积极接受治疗，使症状及早缓解。

（2）患者能够掌握有关生殖系统炎症的防护措施。

2. 护理措施

（1）心理护理：向患者解释异味产生的原因，告知患者坚持用药和治疗，症状会缓解，使患者心理负担减轻。

（2）用药指导：向患者讲清口服药的用法、用量，阴道用药的方法及注意事项。

（3）协助医生进行阴道分泌物取材，注意取材时应取阴道侧壁的分泌物，不应取宫颈管或后穹隆处分泌物。

（4）阴道局部可用 1% 乳酸溶液或 0.5% 醋酸溶液冲洗阴道，改善阴道内环境以提高疗效。

3. 健康指导

（1）注意个人卫生，勤换内裤。平时尽量不穿紧身及化纤材质内衣裤。清洁会阴部用品要专人专用，避免交叉感染。

（2）阴道用药方法：阴道用药最好选在晚上睡前，先清洗会阴部，然后按医嘱放置药物，药物最好放置在阴道深部，可保证疗效。

（七）护理评价

患者阴道分泌物减少，异味消除，并了解细菌性阴道病的相关知识，掌握全身及局部用药方法。

# 四、萎缩性阴道炎

（一）概述

萎缩性阴道炎常见于自然绝经及卵巢去势后妇女，也可见于产后闭经或药物假绝经治疗的妇女。因卵巢功能衰退，雌激素水平降低，阴道壁萎缩，黏膜变薄，上皮细胞内糖原含量减少，阴道内 pH 值增高，局部抵抗力降低，致病菌容易入侵繁殖引起炎症。

（二）病因

由于卵巢功能衰退、雌激素水平降低、阴道壁萎缩、黏膜变薄，上皮细胞内糖原含量减少、阴道内 pH 值增高、局部抵抗力下降，致病菌容易侵入并繁殖，而引起炎症。

（三）护理评估

1. 健康史　了解患者的年龄、是否已经绝经、是否有卵巢手术史、盆腔放射治疗史或药物性闭经史、近期身体状况、有无其他慢性疾病等。

2. 临床表现　主要症状为阴道分泌物增多及外阴瘙痒、灼热感。阴道分泌物稀薄，呈淡黄色，严重者呈血样脓性白带，患者有性交痛。

阴道检查见阴道呈萎缩性改变，上皮萎缩、菲薄、皱襞消失，阴道黏膜充血，有小出血点，有时见浅表溃疡。若溃疡面与对侧粘连，阴道检查时粘连可被分开而引起出血，粘连严重时可造成阴道狭窄甚至闭锁，炎症分泌物引流不畅可形成阴道积脓或宫腔积脓。

3. 辅助检查

（1）阴道分泌物检查：取阴道分泌物在显微镜下可见大量基底层细胞及白细胞而无滴虫及假丝酵母菌。

（2）宫颈细胞学检查：有血性白带的患者应行宫颈细胞学检查，首先应排除子宫颈癌的可能。

（3）分段诊刮：有血性分泌物的患者，应根据其情况进行分段诊刮，以排除子宫恶性肿瘤。

4. 心理-社会评估　萎缩性阴道炎患者多数为绝经期妇女，由于绝经期症状已经给患者带来严重的心理负担，患者多表现出严重的负性心理情绪，如烦躁、焦虑、紧张等。护理人员应对患者各种情绪反应做出准确评估，同时了解家属是否存在不耐烦等不良情绪。

5. 治疗原则　萎缩性阴道炎的治疗原则是抑制细菌生长及增加阴道抵抗力，常用药物有以下几种。

（1）抑制细菌生长：用1%乳酸液或0.5%醋酸液冲洗阴道，每日1次，可增加阴道酸度，抑制细菌生长繁殖。阴道冲洗后，用甲硝唑200mg或氧氟沙星100mg，放于阴道深部，每日1次，7~10日为1疗程。

（2）增加阴道抵抗力：针对病因给雌激素治疗，可局部用药，也可全身用药。己烯雌酚0.125~0.25mg，每晚放入阴道深部1次，7日为一疗程或用0.5%己烯雌酚软膏涂局部涂抹。全身用药，可口服尼尔雌醇，首次4mg，以后每2~4周服1次，每次2mg，维持2~3个月。尼尔雌醇是雌三醇的衍生物，剂量小、作用时间长、对子宫内膜影响小，较安全。对应用性激素替代治疗的患者，可口服结合雌激素0.625mg或戊酸雌二醇1mg和甲羟孕酮2mg，每日1次。乳癌或子宫内膜癌患者慎用雌激素制剂。

（四）护理问题

1. 皮肤黏膜完整性受损　与炎症引起的阴道黏膜充血、破损有关。
2. 舒适的改变　与皮肤瘙痒、烧灼感有关。
3. 知识缺乏　缺乏疾病及其防护知识。
4. 焦虑　与外阴瘙痒等症状有关。

（五）计划与实施

1. 预期目标

（1）患者能正确使用药物，避免皮肤抓伤，皮损范围不增大。
（2）患者在最短时间内解除或减轻症状，舒适感增强。
（3）患者了解疾病有关的知识及防护措施。
（4）患者焦虑感减轻，能够积极主动配合治疗。

2. 护理措施

（1）心理护理：认真倾听患者对疾病的主诉及其内心感受；耐心向患者讲解有关萎缩性阴道炎的相关知识、治疗方法及效果，帮助其树立治疗信心。同时，与其家属沟通，了解家属的态度与反应，积极做好家属工作，使其能够劝导患者，减轻焦虑及烦躁情绪。

（2）用药指导：嘱患者遵医嘱用药，年龄较大的患者，应教会家属用药，使家属能够监督或协助使用。

3. 健康指导

（1）注意个人卫生，勤换内裤。平时尽量不穿紧身及化纤材质内衣裤。
（2）阴道用药方法：阴道用药最好选在晚上睡前，先清洗会阴部，然后按医嘱放置药物，药物最好放置在阴道深部，以保证疗效。

（六）护理评价

患者阴道分泌物减少，外阴瘙痒症状减轻或消失。患者焦虑紧张情绪好转，其家属能够理解并帮助患者缓解情绪及治疗疾病。

（李　英）

# 第四节　子宫颈炎

宫颈炎症是妇科最常见的疾病之一，包括宫颈阴道部炎症及宫颈管黏膜炎症。临床上多见的宫颈炎是宫颈管黏膜炎。子宫颈炎又分为急性子宫颈炎和慢性子宫颈炎，临床上以慢性子宫颈炎多见。

## 一、急性子宫颈炎

（一）概述

急性子宫颈炎是病原体感染宫颈引起的急性炎症，其常与急性子宫内膜炎或急性阴道炎同时发生。

（二）病因

急性宫颈炎主要见于感染性流产、产褥期感染、宫颈损伤或阴道异物并发感染。常见的病原体为葡萄球菌、链球菌、肠球菌等。近年来随着性传播疾病的增加，急性宫颈炎病例也不断增多。病原体主要是淋病奈瑟菌、沙眼衣原体。淋病奈瑟菌及沙眼衣原体均感染宫颈管柱状上皮，沿黏膜面扩散引起浅层感染，病变以宫颈管明显，引起黏液脓性宫颈黏膜炎。除宫颈管柱状上皮外，淋病奈瑟菌还常侵袭尿道移行上皮、尿道旁腺及前庭大腺。沙眼衣原体感染只发生在宫颈管柱状上皮，不感染鳞状上皮，故不引起阴道炎，仅形成急性宫颈炎症。葡萄球菌、链球菌更易累及宫颈淋巴管，侵入宫颈间质深部。

（三）病理

肉眼见宫颈红肿，宫颈管黏膜充血、水肿，脓性分泌物可经宫颈外口流出。镜下见血管充血，宫颈黏膜及黏膜下组织、腺体周围大量中性粒细胞浸润，腺体内口可见脓性分泌物。

（四）护理评估

1. 健康史　了解患者近期有无妇科手术史、孕产史及性生活情况，评估患者的身体状况。

2. 临床表现　主要症状为阴道分泌物增多，呈黏液脓性，阴道分泌物的刺激可引起外阴瘙痒和灼热感，伴有腰酸及下腹部坠痛。此外，常有下泌尿道症状，如尿急、尿频、尿痛。沙眼衣原体感染还可出现经量增多、经间期出血、性交后出血等症状。

妇科检查见宫颈充血、水肿、黏膜外翻，有黏液脓性分泌物从宫颈管流出。衣原体宫颈炎可见宫颈红肿、黏膜外翻、宫颈触痛，且常有接触性出血。淋病奈瑟菌感染还可见到尿道口、阴道口黏膜充血、水肿以及多量脓性分泌物。

3. 辅助检查　宫颈分泌物涂片作革兰染色：先擦去宫颈表面分泌物后，用小棉拭子插入宫颈管内取出，肉眼看到拭子上有黄色或黄绿色黏液脓性分泌物，然后作革兰染色，若光镜下平均每个油镜视野有 10 个以上或每个高倍视野有 30 个以上中性粒细胞为阳性。

急性宫颈炎患者还应进行衣原体及淋病奈瑟菌的检查，包括宫颈分泌物涂片作革兰染色、分泌物培养、酶联免疫吸附试验及核酸检测。

4. 心理-社会评估　急性宫颈炎一般起病急，症状重，患者多会表现出紧张及焦虑的情绪，特别是有不洁性生活史的患者，担心自己患有性传播疾病，严重者可出现恐惧心理。护理人员应仔细评估患者患病后的内心感受，发现其不良情绪并进行合理的心理疏导。

5. 治疗原则　主要针对病原体治疗，应做到及时、足量、规范、彻底治疗，如急性淋病奈瑟菌性宫颈炎，性伴侣需同时治疗。

（1）单纯急性淋菌性宫颈炎应大剂量、单次给药，常用第三代头孢菌素及大观霉素。

（2）衣原体性宫颈炎治疗常用的药物有四环素类、红霉素类及喹诺酮类。

（五）护理问题

1. 舒适的改变　与阴道分泌物增多、腰骶部疼痛及下腹部坠痛有关。

2. 焦虑　与对疾病诊断的担心有关。

3. 排尿形态改变　与炎症刺激产生尿频、尿急、尿痛症状有关。

4. 知识缺乏　缺乏急性宫颈炎病因、治疗及预防等相关知识。

（六）计划与实施

1. 预期目标

（1）经治疗后患者在最短时间内解除或减轻症状，舒适感增强。

（2）患者紧张焦虑的心情得到缓解。

（3）患者治疗后排尿形态恢复正常。

（4）患者了解急性宫颈炎的病因及治疗方法，掌握了预防措施。

2. 护理措施

（1）患者出现症状后及时到医院急诊，使疾病能够得到及时诊断、正确治疗，并指导患者按医嘱使用抗生素。

（2）对症处理：急性期应卧床休息。出现高热患者在遵医嘱用药的同时可给予物理降温、酒精或温水擦浴，也可用冰袋降温，并定时监测体温、脉搏、血压。有严重腰骶部疼痛的患者可遵医嘱服用镇痛药。有尿道刺激症状者应多饮水，以减轻症状。

（3）心理护理：耐心倾听患者的主诉，了解和评估患者的心理状态。向患者介绍急性宫颈炎的发病原因及引起感染的病原菌，特别是要强调急性宫颈炎的治疗效果和意义，增强患者治疗疾病的信心，鼓励其坚持并严格按医嘱服药。

3. 健康指导

（1）指导患者做好经期、孕期及产褥期的卫生；指导患者保持性生活卫生，以减少和避免性传播疾病。

（2）指导患者定期进行妇科检查，发现宫颈炎症积极予以治疗。

（七）护理评价

患者症状减轻或消失，焦虑紧张的情绪有所缓解，并随着症状的消失进一步好转并恢复正常。患者了解急性宫颈炎的相关知识，并掌握了预防措施。

## 二、慢性宫颈炎

### （一）概述

慢性宫颈炎多由急性宫颈炎转变而来，常因急性宫颈炎未治疗或治疗不彻底，病原体隐藏于宫颈黏膜内形成慢性炎症。

### （二）病因

慢性宫颈炎多由于分娩、流产或手术损伤宫颈后，病原体侵入而引起感染。也有的患者无急性宫颈炎症状，直接发生慢性宫颈炎。慢性宫颈炎的病原体主要为葡萄球菌、链球菌、大肠杆菌及厌氧菌，其次为性传播疾病的病原体，如淋病奈瑟菌及沙眼衣原体。

目前沙眼衣原体及淋病奈瑟菌感染引起的慢性宫颈炎亦日益增多。此外，单纯疱疹病毒也可能与慢性宫颈炎有关。病原体侵入宫颈黏膜，并在此处潜藏，由于宫颈黏膜皱襞多，感染不易彻底清除，往往形成慢性宫颈炎。

### （三）病理

慢性宫颈炎根据病理组织形态临床上分为以下几种。

1. 宫颈糜烂样改变　以往称为"宫颈糜烂"，并认为是慢性宫颈炎常见的一种病理改变。随着阴道镜的发展以及对宫颈病理生理认识的提高，"宫颈糜烂"这一术语在西方国家的妇产科教材中已被废弃。宫颈外口处的宫颈阴道部外观呈细颗粒状的红色区，称宫颈糜烂样改变。糜烂面边界与正常宫颈上皮界限清楚、糜烂面为完整的单层宫颈管柱状上皮所覆盖，由于宫颈管柱状上皮抵抗力低，病原体易侵入发生炎症。在炎症初期，糜烂面仅为单层柱状上皮所覆盖，表面平坦，称单纯性糜烂，随后由于腺上皮过度增生并伴有间质增生，糜烂面凹凸不平呈颗粒状，称颗粒型糜烂。当间质增生显著，表面不平现象更加明显呈乳突状，称乳突型糜烂。幼女或未婚妇女，有时见宫颈呈红色，细颗粒状，形似糜烂，但事实上并无明显炎症，是宫颈管柱状上皮外移所致，不属于病理性宫颈糜烂。

2. 宫颈肥大　由于慢性炎症的长期刺激，宫颈组织充血、水肿，腺体和间质增生，还可能在腺体深部有黏液潴留形成囊肿，使宫颈呈不同程度的肥大，但表面多光滑，有时可见到宫颈腺囊肿突起。由于纤维结缔组织增生，使宫颈硬度增加。

3. 宫颈息肉　宫颈管黏膜增生，局部形成突起病灶称为宫颈息肉。慢性炎症长期刺激使宫颈管局部黏膜增生，子宫有排除异物的倾向，使增生的黏膜逐渐自基底部向宫颈外口突出而形成息肉（图12-1），一个或多个不等，直径一般约1cm，色红、呈舌形、质软而脆，易出血，蒂细长，根部多附着于宫颈管外口，少数在宫颈管壁。光镜下见息肉中心为结缔组织伴有充血、水肿及炎性细胞浸润，表面覆盖单层高柱状上皮，与宫颈管上皮相同。宫颈息肉极少恶变，恶变率<1%，但临床上应注意子宫恶性肿瘤可呈息肉样突出于宫颈口，应予以鉴别。

4. 宫颈腺囊肿　在宫颈转化区中，鳞状上皮取代柱状上皮过程中，新生的鳞状上皮覆盖宫颈腺管口或伸入腺管，将腺管口阻塞。腺管周围的结缔组织增生或瘢痕形成，压迫腺管，使腺管变窄甚至阻塞，腺体分泌物引流受阻，潴留形成囊肿（图12-2）。检查时见宫颈表面突出多个青白色小囊泡，内含无色黏液。若囊肿感染，则外观呈白色或无组织，宫颈阴道部外观很光滑，仅见宫颈外口有脓性分泌物堵塞，有时宫颈管黏膜增生向外口突出，可见宫颈口充血发红。

5. 宫颈黏膜炎 病变局限于宫颈管黏膜及黏膜下组织，宫颈阴道部外观光滑，宫颈外口可见有脓性分泌物，有时宫颈管黏膜增生向外突出，可见宫颈口充血、发红。由于宫颈管黏膜及黏膜下组织充血、水肿、炎性细胞浸润和结缔组织增生，可使宫颈肥大。

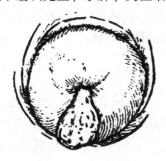
图 12-1 宫颈息肉

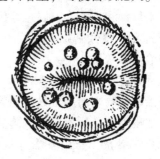
图 12-2 宫颈腺囊肿

（四）护理评估

1. 健康史 了解和评估患者的一般情况、现身体状况、婚姻状况及孕产史。

2. 临床表现

（1）症状及体征：慢性宫颈炎的主要症状是阴道分泌物增多。由于病原体、炎症的范围及程度不同，分泌物的量、性质、颜色及气味也不同。阴道分泌物多呈乳白色黏液状，有时呈淡黄色脓性，伴有息肉形成时易有血性白带或性交后出血。当炎症沿宫骶韧带扩散到盆腔时，可有腰骶部疼痛、盆腔部下坠痛等。当炎症涉及膀胱下结缔组织时，可出现尿急、尿频等症状。宫颈黏稠脓性分泌物不利于精子穿过，可造成不孕。

妇科检查时可见宫颈有不同程度糜烂、肥大，有时质较硬，有时可见息肉、裂伤、外翻及宫颈腺囊肿。

（2）宫颈糜烂的分度：根据糜烂面积大小将宫颈糜烂分为 3 度（图 12-3）。轻度指糜烂面小于整个宫颈面积的 1/3；中度指糜烂面占整个宫颈面积的 1/3~2/3；重度指糜烂面占整个宫颈面积的 2/3 以上。根据糜烂的深浅程度可分为单纯型、颗粒型和乳突型 3 型。诊断宫颈糜烂应同时表示糜烂的面积和深浅。

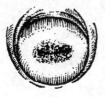
Ⅰ度

Ⅱ度

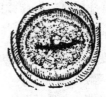
Ⅲ度

图 12-3 宫颈糜烂分度

3. 辅助检查

（1）淋病奈瑟菌及衣原体检查：用于有性传播疾病的高危患者。

（2）宫颈刮片、宫颈管吸片检查：主要用于鉴别宫颈糜烂与宫颈上皮内瘤样病变或早期宫颈癌。

（3）阴道镜检查及活体组织检查：当高度怀疑宫颈上皮内瘤样病变或早期宫颈癌时，进行该项检查以明确诊断。

4. 心理-社会评估　慢性宫颈炎一般药物治疗效果欠佳，且临床症状出现时间较长，症状虽不重但影响其日常生活和工作，另外慢性宫颈炎还有可能癌变，上述因素使患者思想压力大，易产生烦躁和不安。家属也会因为患者的情绪及病情而产生焦虑和紧张的负性情绪。

5. 治疗原则　慢性宫颈炎以局部治疗为主，可采用物理治疗、药物治疗及手术治疗，其中以物理治疗最常用。

（1）宫颈糜烂的治疗

①物理治疗：物理治疗是最常用的有效治疗方法，其原理是以各种物理方法将宫颈糜烂面单层柱状上皮破坏，使其坏死脱落后，为新生的复层鳞状上皮覆盖。创面愈合需 3~4 周，病变较深者需 6~8 周。常用方法有激光治疗、冷冻治疗、红外线凝结疗法及微波法等。宫颈物理治疗有出血、宫颈管狭窄、不孕、感染的可能。

②药物治疗：局部药物治疗适用于糜烂面积小和炎症浸润较浅的病例，过去局部涂硝酸银或铬酸腐蚀，现已少用。中药有许多验方、配方，临床应用有一定疗效。如子宫颈粉，内含黄矾、金银花各 9 克，五倍子 30 克，甘草 6 克。将药粉洒在棉球上，敷塞于子宫颈，24 小时后取出。月经后上药，每周 2 次，4 次为一疗程。已知宫颈糜烂与若干病毒及沙眼衣原体感染有关，也是诱发宫颈癌因素。干扰素是细胞受病毒感染后释放出的免疫物质，为病毒诱导白细胞产生的干扰素。重组人 α2a 干扰素具有抗病毒、抗肿瘤及免疫调节活性，睡前 1 粒塞入阴道深部，贴近宫颈部位，隔日 1 次，7 次为一疗程，可以重复应用。若为宫颈管炎，其宫颈外观光滑，宫颈管内有脓性排液，此处炎症局部用药疗效差，需行全身治疗。取宫颈管分泌物作培养及药敏试验，同时查找淋病奈瑟菌及沙眼衣原体，根据检测结果采用相应的抗感染药物。

（2）宫颈息肉治疗：宫颈息肉一般行息肉摘除术，术后将切除的组织送病理组织学检查。

（3）宫颈管黏膜炎治疗：宫颈管黏膜炎需进行全身治疗，局部治疗效果差。根据宫颈管分泌物培养及药敏试验结果，选用相应的抗生素进行全身抗感染治疗。

（4）宫颈腺囊肿：对小的宫颈腺囊肿，无任何临床症状的可不进行处理，若囊肿较大或合并感染者，可选用微波治疗或用激光治疗。

（五）护理问题

1. 舒适的改变　与阴道分泌物增多、腰骶部疼痛及下腹部坠痛有关。

2. 焦虑　与接触性出血、不孕及该病有癌变可能有关。

3. 有感染的可能　与物理治疗创面有关。

4. 知识缺乏　缺乏慢性宫颈炎治疗、治疗前后注意事项及预防措施等相关知识。

（六）计划与实施

1. 预期目标

（1）患者在最短时间内解除或减轻症状，舒适感增强。

（2）患者紧张焦虑的心情恢复平静。

（3）物理治疗期间未发生感染。

（4）患者能够了解治疗方法并掌握慢性宫颈炎治疗前后注意事项及预防措施。

2. 护理措施

（1）心理护理：了解患者的心理状态及负性情绪表现程度，并进行心理疏导。帮助患者建立治疗的信心，并能够坚持治疗。同时应与家属沟通，评估家属对患者疾病的态度及看法，帮助其了解该病相关知识，使其能够主动关心和照顾患者。

（2）物理治疗的护理

①治疗前护理：治疗前应配合医生做好宫颈刮片检查，有急性生殖器炎症的患者应暂缓此项检查先进行急性炎症的治疗，物理治疗应选择在月经干净后 3~7 日内进行。

②治疗后护理：宫颈物理治疗后均有阴道分泌物增加，甚至有大量水样排液，此时患者应保持外阴部清洁，必要时垫会阴垫并及时更换，以防感染发生。一般术后 1~2 周脱痂时有少许出血属正常现象，如患者阴道流血量多于月经量应及时到医院就诊。在创面尚未完全愈合期间（4~8 周）禁盆浴、性交和阴道冲洗，以免发生大出血和感染。治疗后须定期检查，第一次检查时间是术后 2 个月月经干净后，复查内容有观察创面愈合情况及有无颈管狭窄等。

（3）用药指导：向患者解释药物的用法及使用注意事项。

3. 健康指导

（1）预防措施：积极治疗急性宫颈炎；定期作妇科检查，发现宫颈炎症予积极治疗；避免分娩时或器械损伤宫颈；产后发现宫颈裂伤应及时缝合。

（2）物理治疗后，患者应禁性生活和盆浴 2 个月。保持外阴的清洁和干燥，每日用温开水清洗会阴并更换内裤及会阴垫。

（3）患者应遵医嘱定期进行随诊。

（七）护理评价

患者接受护理人员的指导后焦虑紧张的情绪有所缓解，其家属能够主动关心和帮助患者治疗疾病。物理治疗期间未发生感染，了解了慢性宫颈炎的相关知识，并掌握了物理治疗的注意事项及预防措施。

（李　英）

# 第十三章

## 产科疾病护理

### 第一节　自然流产

妊娠不足 28 周，胎儿体重不足 1 000g 而终止者称为流产。妊娠 12 周末前终止者称为早期流产，妊娠 13 周至不足 28 周终止者称为晚期流产。流产分为自然流产和人工流产。自然因素所致的流产称为自然流产，应用药物或手术等人为因素终止妊娠者称为人工流产。自然流产的发生率占全部妊娠的 31%，其中早期流产占 80% 以上。本节仅阐述自然流产。

### 一、病因

导致流产的原因很多，主要有以下几个方面。

1. 胚胎因素　胚胎染色体异常是自然流产的最常见原因。在早期自然流产中有 50% ~ 60% 的妊娠产物存在染色体异常。夫妇任何一方有染色体异常均可传至子代，导致流产或反复流产。染色体异常包括数目异常和结构异常。

（1）染色体数目异常：如三体、X 单体、三倍体、四倍体等，其中以三体最常见，其次是 X 单体。

（2）染色体结构异常：如染色体易位、断裂、缺失等。染色体异常的胚胎多发生流产，很少继续发育成胎儿。若发生流产，排出物多为空囊或为已经退化的胚胎。即使少数存活，生后可能为畸形胎儿或有代谢及功能缺陷。

2. 母体因素

（1）全身性疾病：严重感染、高热可刺激子宫收缩引发流产；某些细菌和病毒毒素经胎盘进入胎儿血液循环，导致胎儿感染、死亡而发生流产；孕妇患心衰、严重贫血、高血压、慢性肾炎等疾病，均可影响胎盘循环而致胎儿缺氧，发生流产。

（2）生殖器官异常：先天性子宫畸形如双子宫、单角子宫、子宫纵隔等，子宫黏膜下肌瘤、较大的壁间肌瘤及宫腔粘连均可影响胚胎组织着床发育而导致流产。宫颈裂伤、宫颈内口松弛等机能不全也可导致胎膜破裂发生晚期自然流产。

（3）免疫功能异常：母体对胚胎的免疫耐受是胎儿在母体内生存的基础。母体妊娠后母儿双方免疫不适应，可胚胎或胎儿受到排斥而发生流产。此外，母儿血型不合、胎儿抗原、母体抗磷脂抗体过多、抗精子抗体等因素，也常导致早期流产。

（4）创伤刺激与不良习惯：妊娠期腹部或子宫受到撞击、挤压或尖锐物刺伤，以及过度的恐惧、忧伤、焦虑等情感创伤均可导致流产；过量吸烟、酗酒等不健康生活方式也与流产相关。

3. 胎盘因素　滋养细胞发育和功能异常是胚胎早期死亡的重要原因，此外，前置胎盘、胎盘早剥等可致胎盘血液循环障碍、胎儿死亡，从而发生流产。

4. 环境因素　砷、铅、甲醛、苯、氧化乙烯等化学物质的过多接触，高温、噪音以及放射线的过量暴露，均可直接或间接对胚胎或胎儿造成损害，导致流产。

## 二、病理

流产过程是妊娠产物逐渐与子宫壁剥离，直至排出子宫的过程。早期妊娠时，胎盘绒毛发育尚不成熟，与子宫蜕膜联系还不牢固，故妊娠8周前的流产，妊娠产物多数可以完全从子宫壁剥离而排出，出血不多。妊娠8~12周时，胎盘绒毛发育茂盛，与底蜕膜联系较牢固，若此时发生流产，妊娠产物往往不易完全剥离排出，常有部分组织残留宫腔内影响子宫收缩，出血较多。妊娠12周后，胎盘已完全形成，流产时往往先有腹痛，然后排出胎儿、胎盘。有时由于底蜕膜反复出血，凝固血块包绕胎块，形成血样胎块稽留于宫腔内，血红蛋白因逐渐被吸收，形成肉样胎块，或纤维化与子宫壁粘连。偶有胎儿被挤压，形成纸样胎儿，或钙化形成石胎。

## 三、临床表现

主要表现为停经及停经后阴道流血和腹痛。

1. 停经　大部分自然流产患者都有明显的停经史、早孕反应。但是，早期流产时发生的阴道流血有时候难以与月经异常鉴别，因此常无明显的停经史，要结合其他病史及hCG、超声等做出明确诊断。

2. 阴道流血和腹痛　早期流产时常先出现阴道流血，后又腹痛，而且全程均有阴道流血。晚期流产的临床过程与早产及足月产相似，表现为先出现腹痛，经过阵发性子宫收缩，排出胎儿及胎盘，后出现阴道流血。

## 四、临床类型及治疗原则

自然流产的临床过程简示如下（图13-1）。

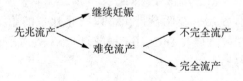

**图13-1　自然流产的临床过程**

1. 先兆流产

（1）临床表现：停经后先出现少量阴道流血，少于月经量，继之常出现阵发性下腹痛或腰坠痛。妇科检查，宫颈口未开，胎膜未破，妊娠产物未排出，子宫大小与停经周数相符。经休息及治疗后，若阴道流血停止或腹痛消失，可继续妊娠；若阴道流血量增多或下腹痛加剧，则可发展为难免流产。

（2）治疗原则：卧床休息，禁忌性生活。对精神紧张者，可给予少量对胎儿无害的镇静剂。对黄体功能不足的患者，可遵医嘱给予黄体酮保胎治疗。甲状腺功能低下者可口服小剂量甲状腺片。治疗期间，需要观察患者症状及检验结果变化，必要时进行超声检查明确胎儿发育情况，避免盲目保胎。

2. 难免流产

（1）临床表现：由先兆流产发展而来，指流产已不可避免。表现为阴道流血量增多，阵发性下腹痛加重或出现阴道流液（胎膜破裂）。妇科检查，宫颈口已扩张，有时可见胚胎组织或胎囊堵塞于宫颈口内，子宫大小与停经周数相符或略小。此时宫缩逐渐加剧，继续进展妊娠组织可能部分或完全排出，发展为不完全或完全流产。

（2）治疗原则：一旦确诊，应尽早使胚胎及胎盘组织完全排出，以防止出血和感染。阴道流血过多者，完善化验检查，必要时输血、输液、抗休克治疗，出血时间较长者，应给予抗生素预防感染。

3. 不全流产

（1）临床表现：由难免流产发展而来，指妊娠产物已部分排出体外，尚有部分残留于宫腔内。由于宫腔内残留部分妊娠产物，影响子宫收缩，致使子宫出血持续不止，甚至因流血过多而发生失血性休克。妇科检查，宫颈口已扩张，不断有血液自宫颈口流出，有时尚可见胎盘组织堵塞于宫颈口或部分妊娠产物已排出于阴道内，部分仍留在宫腔内，子宫小于停经周数。

（2）治疗原则：一经确诊，应在输液、输血条件下尽快行刮宫术或钳刮术，使宫腔内残留的胚胎或胎盘组织完全排出。

4. 完全流产

（1）临床表现：指妊娠产物已全部排出，阴道流血逐渐停止，腹痛逐渐消失。妇科检查，宫颈口已经关闭，子宫接近正常大小。

（2）治疗原则：如没有感染征象，一般不需要处理。可行超声检查，明确宫腔内有无残留。

5. 稽留流产

（1）指胚胎或胎儿已死亡滞留在宫腔内尚未自然排出者，又称过期流产，胚胎或胎儿死亡后子宫不再增大反而缩小，早孕反应消失。若已至中期妊娠，孕妇腹部不见增大，胎动消失。妇科检查，宫颈口未开，子宫较停经周数小，质地不软，未闻及胎心。

（2）治疗原则：及时促使胎儿及胎盘排出，以防止死亡的胎儿及胎盘组织在宫腔内稽留过久，而导致严重凝血功能障碍及 DIC，引发严重出血。处理前应检查血常规、出凝血时间、血小板计数等，并做好输血准备。

6. 复发性流产

（1）指同一性伴侣连续发生 3 次及 3 次以上的自然流产。近年来有学者认为连续 2 次自然流产称为复发性自然流产。患者每次流产多发生在同一妊娠月份，临床经过与一般流产相同。早期流产的常见原因为胚胎染色体异常、黄体功能不足、甲状腺功能低下等。晚期流的常见原因为子宫肌瘤、子宫畸形、宫腔粘连、宫颈内口松弛等。

（2）治疗原则：以预防为主，男女双方在受孕前应进行详细检查。

7. 感染性流产　流产过程中，若阴道流血时间过长、有组织残留于宫腔内或非法堕胎等，有可能引起宫腔内感染，严重时感染可扩展到盆腔、腹腔乃至全身，并发盆腔炎、腹膜炎、败血症及感染性休克等，常为厌氧菌及需氧菌混合感染。

## 五、护理评估

1. 健康史　停经、阴道流血和腹痛是自然流产孕妇的主要症状。护士需要详细询问孕妇的停经史以及早孕反应情况；阴道流血的持续时间与阴道流血量；有无腹痛及腹痛的部位、性质和程度。此外，还需要了解有无阴道水样排液，排液的量、色、有无臭味，以及有无妊娠产物排出等。对于既往史，需要全面了解孕妇在妊娠期间有无全身性疾病、生殖器官疾病、内分泌功能失调以及有无接触有害物质等，以识别发生自然流产的诱因。

2. 身心状况　流产孕妇可因出血过多而出现失血性休克，或因出血时间过长、宫腔内有组织残留而发生感染，因此，护士需要全面评估孕妇的各项生命体征，以判断流产的不同类型，尤其注意与贫血和感染相关的征象。

流产孕妇的心理状况常表现为焦虑和恐惧。孕妇对阴道流血常常会不知所措，甚至将其过度严重化。同时胚胎和胎儿的健康也直接影响孕妇的情绪，孕妇可能表现为伤心、郁闷、烦躁不安等。

3. 相关检查

（1）妇科检查：需要在消毒条件下进行妇科检查，以进一步了解宫颈口是否扩张，羊膜是否破裂，有无妊娠产物堵塞于宫颈口；子宫大小与停经周数是否相符，有无压痛等，同时需要检查双侧附件有无肿块、增厚以及压痛等。

（2）实验室检查：连续动态检测血 $\beta$-hCG、孕激素以及 hPL 的变化，以利于妊娠诊断和预后判断。

（3）B 型超声检查：超声显像可显示有无胎囊、胎动、胎心音等，利于诊断和鉴别流产及其类型，指导正确处理。

## 六、护理问题

1. 焦虑　与担心胎儿健康等因素相关。
2. 有感染的危险　与阴道流血时间过长、宫腔内有组织残留等因素相关。

## 七、护理目标

1. 先兆流产的孕妇能积极配合保胎措施，继续妊娠。
2. 出院时，护理对象无感染征象。

## 八、护理措施

对于不同类型的流产孕妇，治疗原则不同，其护理措施亦有差异。护士在全面评估孕妇身心状况的基础上，综合孕妇的病史、检查及诊断，明确治疗原则，认真执行医嘱，积极配合医师为流产孕妇进行诊治，并提供相应的护理措施。

1. 先兆流产孕妇的护理　先兆流产的孕妇需要卧床休息、禁止性生活、禁忌灌肠等，以减少各种刺激。护士除了为其提供生活护理外，常需要遵医嘱给予孕妇适量的镇静剂、孕激素等，随时评估孕妇的病情变化，如是否腹痛加重、阴道流血量增多等。同时，孕妇的情绪状态常会影响保胎效果，护士要注意观察孕妇的情绪变化，加强心理护理，稳定孕妇情绪，增强保胎信心。此外，护士需要向孕妇及家属讲明上述保胎措施的必要性，以取得孕妇及家属的理解和配合。

2. 妊娠不能再继续者的护理　护士要积极采取措施，及时做好终止妊娠的准备，积极协助医师完成手术过程，使妊娠产物完全排出子宫，同时要打开静脉通路，做好输液、输血准备。并严密监测孕妇的血压、脉搏、体温，观察面色、腹痛、阴道流血以及与休克有关的征象。有凝血功能异常者应予以及时纠正，然后再行引产或手术。

3. 预防感染　护士需监测患者的体温、血常规以及阴道流血，阴道分泌物的性质、颜色、气味等，严格执行无菌操作，加强会阴部护理。指导孕妇使用消毒会阴垫，保持会阴清洁，维持良好的卫生习惯。当护士发现感染征象后应及时报告医师，并按医嘱进行抗感染处理。此外，护士还应嘱患者流产后1个月返院复查，确定无禁忌证后，方可开始性生活。

4. 健康指导　患者常因失去胎儿，表现出伤心、悲哀等情绪反应。护士应给予同情和理解，帮助患者和家属接受现实，顺利度过悲伤期。同时，护士还应与孕妇及家属共同讨论此次流产的原因，并向他们讲解流产的相关知识，帮助他们为再次妊娠做好准备。有复发性流产史的孕妇在下一次妊娠确诊后应卧床休息，加强营养，禁止性生活，补充维生素 C、B、E 等，治疗期必须超过以往发生流产的妊娠月份。病因明确者，应积极接受对因治疗，如黄体功能不足者，按医嘱正确使用黄体酮治疗以预防流产；子宫畸形者需在妊娠前先行矫治手术，例如，宫颈内口松弛者应在未妊娠前做宫颈内口松弛修补术，如已妊娠，可在妊娠 14~16 周时行子宫内口缝扎术。

## 九、护理评价

1. 先兆流产孕妇配合保胎治疗，可继续妊娠。
2. 出院时，护理对象体温正常，血红蛋白及白细胞数正常，无出血、感染征象。

（周　赟）

# 第二节　异位妊娠

正常妊娠时，受精卵着床于子宫体腔内膜。受精卵在子宫体腔以外着床发育称为异位妊娠，习称宫外孕，异位妊娠和宫外孕的含义稍有不同，异位妊娠包括输卵管妊娠、卵巢妊娠、宫颈妊娠、腹腔妊娠、阔韧带妊娠等；宫外孕则仅指子宫以外的妊娠，不包括宫颈妊娠。因此，异位妊娠的含义更为确切而科学。异位妊娠中最常见的是输卵管妊娠（占 90%~95%）。本节主要阐述输卵管妊娠。

输卵管妊娠是妇产科常见的急腹症之一，当输卵管妊娠流产或破裂时，可出现严重的腹腔内出血，若不及时诊断和积极抢救，可危及患者生命。输卵管妊娠按其发生部位不同，分为间质部、峡部、壶腹部和伞部妊娠（图 13-2）。其中，以壶腹部妊娠最常见，约占 75%~80%，其次为峡部，伞部及间部妊娠较少见。

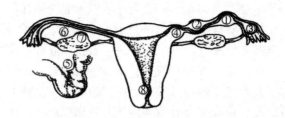

**图 13-2　异位妊娠的发生部位**

①输卵管壶腹部妊娠。②输卵管峡部妊娠。③输卵管伞部妊娠。④输卵管
间质部妊娠。⑤腹腔妊娠。⑥阔韧带妊娠。⑦卵巢妊娠。⑧宫颈妊娠

## 一、病因

1. 输卵管异常

（1）输卵管炎症：是输卵管妊娠的主要病因。包括输卵管黏膜炎和输卵管周围炎。慢性炎症可使输卵管腔黏膜皱襞粘连，管腔变窄；或输卵管与周围组织粘连，输卵管扭曲，管腔狭窄，管壁蠕动减弱，从而妨碍受精卵的顺利通过和运行。

（2）输卵管发育不良或功能异常：输卵管过长、肌层发育差、黏膜纤毛缺乏、双输卵管、憩室或有副伞等发育不良，可成为输卵管妊娠的原因。输卵管功能包括蠕动、纤毛活动以及上皮细胞的分泌，受女性雌、孕激素的调节，若调节失败，可干扰受精卵的正常运行。此外，精神因素可引起输卵管痉挛、蠕动异常，影响受精卵的正常运送。

（3）输卵管手术：曾患过输卵管妊娠的妇女，再次发生输卵管妊娠的可能性较大。由于原有的输卵管病变或手术操作的影响，不论何种手术（输卵管切除或保守性手术）后再次输卵管妊娠的发生率约为 10%~20%。

2. 受精卵游走　卵子在一侧输卵管受精，受精卵经宫腔（内游走）或腹腔（外游走）进入对侧输卵管，称为受精卵游走。受精卵由于移行时间过长，发育增大，即可在对侧输卵管内着床发育形成输卵管妊娠。

3. 辅助生殖技术　近年来，由于辅助生殖技术的应用，在使大多数的不孕女性受益的同时，输卵管妊娠的发生率也相应增加，如宫颈妊娠、卵巢妊娠以及腹腔妊娠的发生率增加。

4. 放置宫内节育器（IUD）　放置宫内节育器与输卵管妊娠发生的关系已引起国内外重视。随着 IUD 的广泛应用，输卵管妊娠的发生率增高，其原因可能是由于使用 IUD 后的输卵管炎症所致。但最近研究表明：IUD 本身并不增加输卵管妊娠的发生率，但若 IUD 避孕失败而受孕时，则发生输卵管妊娠的机会较大。

5. 其他　子宫内膜异位症、内分泌失调、神经精神功能紊乱以及吸烟等可增加受精卵着床于输卵管的可能性。

## 二、病理

1. 输卵管妊娠结局　受精卵着床于输卵管时，由于输卵管管腔狭窄，管壁薄，蜕膜形成差，受精卵植入后，输卵管不能适应胚胎或胎儿的生长发育，因此，当输卵管妊娠发展到一定程度，即可发生以下结局。

（1）输卵管妊娠流产：多见于妊娠8~12周的输卵管壶腹部妊娠。受精卵着床、种植在输卵管黏膜皱襞内，由于输卵管妊娠时管壁蜕膜形成不完整，发育中的囊胚常向管腔突出，终于突破包膜而出血，囊胚与管壁分离（图13-3），若整个囊胚剥离掉入管腔并经输卵管逆蠕动经伞端排出到腹腔，形成输卵管完全流产，出血一般不多。若囊胚剥离不完整，妊娠产物部分排出到腹腔，部分尚附着于输卵管壁，则形成输卵管不全流产，滋养细胞继续生长侵蚀输卵管壁，导致反复出血，形成输卵管血肿或输卵管周围血肿。由于输卵管肌壁薄，收缩力差，不易止血，血液不断流出，积聚在直肠子宫陷窝形成盆腔血肿，量多时甚至流入腹腔，出现腹膜刺激症状，甚至引起休克。

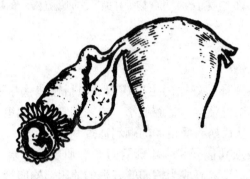

**图13-3　输卵管妊娠流产**

（2）输卵管妊娠破裂：多见于妊娠6周左右的输卵管峡部妊娠。受精卵着床于输卵管黏膜皱襞间，随着囊胚生长发育，绒毛向管壁方向侵蚀肌层及浆膜，最后穿透浆膜，形成输卵管妊娠破裂（图13-4）。由于输卵管肌层血管丰富，输卵管妊娠破裂所致的出血较输卵管妊娠流产严重，短期内可出现大量腹腔内出血，也可表现为反复出血，在盆腔或腹腔内形成血肿甚至发生休克，处理不及时可危及生命。

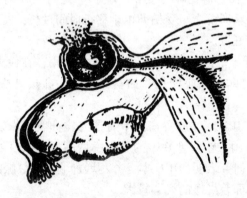

**图13-4　输卵管妊娠破裂**

输卵管间质部是自子宫角部延续而来，肌层较厚，血供丰富。输卵管间质部妊娠时，受精卵在此着床并发育，妊娠往往可持续至3~4个月破裂，一旦破裂，出血凶猛，症状极为严重。

（3）陈旧性异位妊娠：输卵管妊娠流产或破裂后，未及时治疗，或者出血逐渐停止，病情稳定，时间过久，胚胎死亡或被吸收。长期反复出血形成的盆腔血肿机化变硬，并与周围组织粘连，临床上称为"陈旧性宫外孕"。

（4）继发性腹腔妊娠：输卵管妊娠流产或破裂后，胚胎从输卵管排到腹腔或阔韧带内，由于失去营养，多数死亡，偶尔存活者，绒毛组织重新种植而获得营养，胚胎继续发育形成继发性腹腔妊娠。若破口在阔韧带内，可发展为阔韧带妊娠。

2. 子宫的变化　输卵管妊娠和正常妊娠一样，由滋养细胞产生 hCG 维持黄体生长，月经停止来潮，子宫血供增加，增大变软，但子宫增大与停经月份不相符。子宫内膜亦受滋养细胞产生的 hCG 影响而发生蜕膜反应，但蜕膜下海绵层及血管系统发育较差，当胚胎受损或死亡，滋养细胞活力下降或消失，蜕膜自宫壁剥离，组织学检查未见绒毛、无滋养细胞，此时 hCG 下降。输卵管妊娠时，子宫内膜有时可见高度分泌反应或 Arias Stella（A–S）反应。镜下可见 A–S 反应：腺上皮细胞增大，核深染，突入腺腔，胞质富含空泡。

### 三、临床表现

输卵管妊娠的临床表现与受精卵着床部位、有无流产或破裂、出血量多少以及出血时间长短等有关。

1. 停经　月经周期规律的女性，一般有 6~8 周的停经史，间质部妊娠停经时间可更长。部分患者月经延迟几日即出现阴道不规则流血时，常被误认为月经来潮，而无停经史主诉。约有 20%~25% 的患者无明显停经史。

2. 腹痛　是输卵管妊娠患者就诊的主要症状，95% 以上输卵管妊娠患者以腹痛为主诉。输卵管妊娠流产或破裂前，患者多表现为一侧下腹部隐痛或酸胀感。当发生流产或破裂时，患者突感一侧下腹部撕裂样疼痛，常伴有恶心、呕吐。若血液积聚在直肠子宫陷凹，可出现肛门坠胀感（里急后重）；出血多时可流向全腹而引起全腹疼痛，刺激膈肌可引起肩胛放射性疼痛。腹痛可出现于阴道流血前或后，也可与阴道流血同时发生。

3. 阴道流血　胚胎死亡后，常有不规则阴道流血，暗红色，量少或淋漓不尽。部分患者阴道流血量较多，似月经量，约 50% 患者为大量阴道流血。阴道流血提示胚胎受损或已死亡，hCG 下降，卵巢黄体分泌的激素难以维持蜕膜生长而发生剥离出血，并伴有蜕膜碎片或管型排出。当输卵管妊娠病灶去除后，阴道流血方能停止。

4. 晕厥与休克　其严重程度与腹腔内出血速度及出血量成正比，与阴道出血量不成正比。由于腹腔内急性出血及剧烈腹痛，轻者出现晕厥，重者发生失血性休克。间质部妊娠一旦破裂，常因出血量多而发生严重休克。

5. 腹部包块　当输卵管妊娠流产或破裂所形成的血肿时间较久者，因血液凝固，逐渐机化变硬，并与周围组织或器官（如子宫、输卵管、卵巢、肠管或大网膜等）发生粘连形成包块，包块较大或位置较高者，可于腹部扪及。

### 四、治疗

治疗原则以手术治疗为主，其次为药物治疗。

1. 手术治疗　可行腹腔镜手术或开腹手术。根据患者情况，行患侧输卵管切除术或者保留患侧输卵管功能的保守性手术。严重内出血并发休克者，应在积极纠正休克、补充血容量的同时，迅速手术抢救。

2. 药物治疗　近年来用化疗药物氨甲蝶呤等方法治疗输卵管妊娠，已有成功的报道。治疗机制是抑制滋养细胞增生、破坏绒毛，使胚胎组织坏死、脱落、吸收。但在治疗中若有严重内出血征象，或疑有输卵管间质部妊娠，或胚胎继续生长时应及时进行手术治疗。根据中医辨证论治方法，合理运用中药，或用中西医结合的方法，对输卵管妊娠进行保守治疗也已取得显著成果。

# 五、护理评估

1. 健康史　仔细询问月经史，准确推断停经时间。注意不要因为月经仅过期几天而误认为不是停经；不要将不规则阴道流血而误认为末次月经。此外，对于不孕、盆腔炎、放置宫内节育器、绝育术、输卵管复通术等与发病相关的高危因素应予以高度重视。

2. 身心状况　输卵管妊娠流产或破裂前，症状和体征不明显。当患者腹腔内出血较多时可表现为贫血貌，重者可出现面色苍白，四肢湿冷，脉快、弱、细，血压下降等休克症状。下腹有明显压痛、反跳痛，尤以患侧为重，肌紧张不明显，叩诊有移动性浊音。血凝后下腹部可触及包块。体温多正常，出现休克时体温略低，腹腔内血液吸收时体温略升高，但一般不超过 38℃。

输卵管妊娠流产或破裂后，腹腔内急性大量出血、剧烈腹痛以及妊娠终止的现实都将使孕妇出现较为激烈的情绪反应，表现出哭泣、自责、无助、抑郁以及恐惧等行为。

3. 相关检查

（1）腹部检查：输卵管妊娠流产或破裂者，下腹部有明显压痛和反跳痛，尤以患侧为重，轻度肌紧张；出血多时，叩诊有移动性浊音；出血时间较长时，形成凝血块，可在下腹部触及软性肿块。

（2）盆腔检查：输卵管妊娠流产或破裂者，除子宫略大较软外，仔细检查仅可能触及增粗的输卵管伴轻度压痛。输卵管妊娠流产或破裂者，阴道后穹隆饱满，明显触痛。将宫颈轻轻上抬或者左右摇动时引起下腹剧烈疼痛，称为宫颈举摆痛，是输卵管妊娠的重要体征之一。腹腔内出血多时检查子宫呈漂浮感。

（3）阴道后穹隆穿刺：是一种简单可靠的诊断方法，适用于疑有腹腔内出血的患者。由于腹腔内血液最易积聚于子宫直肠陷凹，即使血量不多，也能经阴道后穹隆穿刺抽出。用长针头自阴道后穹隆刺入子宫直肠陷凹，抽出暗红色不凝血为阳性，如抽出血液较红，放置 10 分钟内凝固，表明误入血管。若无内出血、内出血量少、血肿位置较高或者子宫直肠陷凹有粘连时，可能抽不出血液，因此，后穹隆穿刺阴性不能排除输卵管妊娠存在。如有移动性浊音，可做腹腔穿刺。

（4）妊娠试验：放射免疫法检测血中 β-hCG，尤其是动态观察血 β-hCG 的变化对异位妊娠的诊断极为重要。此方法灵敏度高，测出异位妊娠的阳性率一般可达 80%~90%，但β-hCG 阴性者仍不能完全排除异位妊娠。

（5）超声检查：B 型超声显像有助于异位妊娠的诊断。阴道 B 型超声检查较腹部 B 型超声检查准确性高。早期输卵管妊娠的诊断，仅凭 B 型超声显像有时可能误诊。若能结合临床表现和 β-hCG 测定等，对诊断的帮助很大。

（6）腹腔镜检查：适用于输卵管妊娠尚未流产或破裂的早期患者及诊断困难的患者。腹腔内大量出血或伴有休克者，禁做腹腔镜检查。早期异位妊娠患者，腹腔镜可见一侧输卵管肿大，表面紫蓝色，腹腔内无出血或仅有少量出血。

（7）子宫内膜病理检查：目前此方法的临床应用明显减少，主要适用于阴道流血量较多的患者，目的在于排除同时合并宫内妊娠流产。将宫腔排出物或刮出物送检病理检查，切片中见到绒毛，可诊断为宫内妊娠，仅见蜕膜未见绒毛者有助于异位妊娠诊断。

## 六、护理问题

1. 恐惧　与担心手术失败有关。
2. 潜在并发症　出血性休克。

## 七、护理目标

1. 患者休克症状得以及时发现并缓解。
2. 患者能以正常心态接受此次妊娠失败的现实。

## 八、护理措施

1. 接受手术治疗患者的护理　对于接受手术治疗的患者要做到以下几点。

（1）积极做好术前准备：腹腔镜手术是近年来治疗输卵管妊娠的主要方法，多数输卵管妊娠可在腹腔镜直视下，穿刺输卵管的妊娠囊吸出部分囊液或者切开输卵管吸出胚胎，并注入药物；也可以行输卵管切除术。护士在严密监测患者生命体征的同时，积极配合医师纠正患者休克症状，做好术前准备。对于严重内出血并出现休克的患者，护士应立即开放静脉，交叉配血，做好输血、输液准备，以便配合医师积极纠正休克、补充血容量，并按急诊手术要求迅速做好术前准备。

（2）提供心理支持：术前，护士需简洁明了地向患者和家属讲明手术的必要性，并以亲切的态度和切实的行动获得患者及家属的信任，同时，保持周围环境安静、有序，减少和消除患者的紧张、恐惧心理，协助患者接受手术治疗方案。术后，护士应帮助患者以正常的心态接受此次妊娠失败的现实，并向患者讲述输卵管妊娠的相关知识，既可以减少因害怕输卵管妊娠再次发生而抵触妊娠的不良情绪，也可以增加和提高患者的自我保健意识。

2. 接受非手术治疗患者的护理　对于接受非手术治疗方案的患者，护士应从以下几个方面加强护理。

（1）严密观察病情：护士应密切观察患者的一般情况、生命体征，重视患者的主诉，尤应注意阴道流血量与腹腔内出血量不成比例，当阴道流血量少时，不要误认为腹腔内出血量亦很少。护士应告诉患者病情发展的一些指征，如出血增多、腹痛加剧、肛门坠胀感明显等，以便当患者病情发展时，医患均能及时发现，并给予相应的处理。

（2）加强化学药物治疗的护理：化疗一般采用全身用药，也可采用局部用药。用药期间，需要 $\beta$-hCG 测定和 B 型超声进行严密监护，并注意观察患者的病情变化及药物的毒副反应。常用药物有氨甲蝶呤。其治疗机制是抑制滋养细胞增生、破坏绒毛，从而使胚胎组织坏死、脱落、吸收。不良反应小，可表现为消化道反应，骨髓抑制以白细胞下降为主，有时可出现轻微肝功能异常、药物性皮疹、脱发等，但大部分反应是可逆的。

（3）指导患者休息与饮食：患者需卧床休息，避免增加腹压，从而减少输卵管妊娠破裂的机会。在患者卧床期间，护士需要提供相应的生活护理。此外，护士还需要指导患者摄取足够的营养物质，尤其是富含铁蛋白的食物，如鱼肉、动物肝脏、豆类、绿叶蔬菜及黑木耳等，可促进血红蛋白的增加，增强患者的抵抗力。

（4）监测治疗效果：护士应协助患者正确留取血液标本，以监测治疗效果。

3. 出院指导　输卵管妊娠的预后在于防止输卵管的损伤和感染，因此护士需做好妇女的健康指导工作，以防止盆腔感染的发生。教育患者保持良好的卫生习惯，勤洗浴、勤换衣，稳定性伴侣。发生盆腔炎后须立即彻底治疗，以免延误病情。此外，由于输卵管妊娠约有 10% 的再发生率和 50%～60% 的不孕率。因此，护士需要告诫患者下次妊娠时要及时就医，同时不要轻易终止妊娠。

## 九、护理评价

1. 患者的休克症状得以及时发现并纠正。
2. 患者消除了恐惧心理，愿意接受手术治疗。

（周　赟）

# 第三节　早产

早产（PTL）是指妊娠满 28 周至不足 37 周（196～258 日）间分娩者。此时娩出的新生儿叫早产儿，体重多小于 2 500g，各器官发育尚不成熟。据统计，约 70% 的围产儿死亡是由于早产，而且，早产儿中约有 15% 于新生儿期死亡。因此，防止早产是降低围生儿死亡率的重要措施之一。

## 一、病因

1. 孕妇因素

（1）孕妇合并急性或慢性疾病：如病毒性肝炎、急性肾盂肾炎、急性阑尾炎、严重贫血、慢性肾炎、妊娠高血压综合征、心脏病、性传播疾病等。

（2）子宫畸形：包括双子宫、双角子宫及纵隔子宫等；宫颈内口松弛与子宫肌瘤也易发生早产。

（3）其他：孕妇吸烟、酗酒或者精神受到刺激以及承受巨大压力时可引发早产。

2. 胎儿、胎盘因素　双胎妊娠、羊水过多、胎膜早破、宫内感染、胎盘功能不全、母儿血型不合、前置胎盘及胎盘早剥等均可致早产。其中，胎膜早破、绒毛膜羊膜炎最常见，约占早产的 30%～40%。

## 二、临床表现

早产的临床表现主要是妊娠 28 周后 37 周前出现子宫收缩。最初为不规律宫缩，并常伴有少许阴道血性分泌物或阴道流血，以后逐渐发展为规律宫缩，与足月临产相似，宫颈管消失，宫口扩张。

## 三、治疗

若胎儿存活，无胎儿窘迫、胎膜未破，应设法通过休息和药物治疗，抑制宫缩，尽可能使妊娠继续维持至足月。若胎膜已破，早产已不可避免时，应尽可能地预防新生儿并发症，以尽力提高早产儿的存活率。

## 四、护理评估

1. 健康史　详细评估可致早产的高危因素，如孕妇既往有流产、早产史或者本次妊娠有阴道流血，则发生早产的可能性大。同时，应详细询问并记录患者既往出现的症状以及接受治疗的情况。

2. 身心状况　妊娠满 28 周后至不足 37 周前，出现明显的规律宫缩（至少每 10 分钟一次），且伴有宫颈管缩短，即可诊断为先兆早产。如果妊娠 28~37 周间，出现 20 分钟 ≥4 次且每次持续 ≥30 秒的规律宫缩，且伴随宫颈管缩短 ≥75%，宫颈进行性扩张 2cm 以上者，即可诊断为早产临产。

早产已不可避免时，孕妇常会不自觉地把一些相关的事情与早产联系起来而产生自责感；同时，由于怀孕结果的不可预知，恐惧、焦虑、猜疑也是早产孕妇常见的情绪反应。

3. 相关检查　通过全身检查及产科检查，结合阴道分泌物检测，核实孕周，评估胎儿成熟度和胎方位等；密切观察产程进展，确定早产进程。

## 五、护理问题

1. 有新生儿受伤的危险　与产儿发育不成熟有关。
2. 焦虑　与担心早产儿预后有关。

## 六、护理目标

1. 患者能平静地面对事实，接受治疗及护理。
2. 新生儿不存在因护理不当而发生的并发症。

## 七、护理措施

1. 预防早产　孕妇良好的身心状况可降低早产的发生，突然的精神创伤也可引发早产，因此，需做好孕期保健工作、指导孕妇增加营养，保持平静的心情。避免诱发宫缩的活动，如性生活、抬举重物等。高危孕妇需多卧床休息，以左侧卧位为宜，以增加子宫血液循环，改善胎儿供氧，且慎做肛查和阴道检查等。同时，积极治疗并发症，宫颈内口松弛者应于孕 14~16 周作子宫内口缝合术，以防止早产的发生。

2. 药物治疗的护理　先兆早产的主要治疗措施是抑制宫缩，与此同时，还需要积极控制感染、治疗并发症。护理人员应能明确具体药物的作用和用法，并且能够识别药物的不良反应，以避免毒性作用的发生，同时，还应对患者做相应的健康教育。

常用抑制宫缩的药物有以下几类。

（1）β-肾上腺素受体激动剂：其作用为激动子宫平滑肌中的 β 受体，从而抑制子宫收缩，减少子宫活动而延长孕期。不良反应为母儿双方心率加快、孕妇血压下降、血糖升高、血钾降低、恶心、出汗、头痛等。目前常用药物有利托君、沙丁胺醇等。

（2）硫酸镁：其作用为镁离子直接作用于子宫肌细胞，拮抗钙离子对子宫收缩的活性，从而抑制子宫收缩。常用方法，首次剂量为 5g，加入 25% 葡萄糖液 20mL 中，在 5~10 分钟内缓慢注入静脉（或稀释后半小时内静脉滴入），以后以每小时 2g 的速度静脉滴注，宫缩抑制后继续维持 4~6 小时后改为每小时 1g，直到宫缩停止后 12 小时。使用硫酸镁时，应密切观察患者有无中毒迹象。

（3）钙通道阻滞剂：其作用为阻滞钙离子进入肌细胞，从而抑制子宫收缩。常用药物为硝苯地平 10mg，舌下含服，每 6~8 小时一次。也可以首次负荷量给予 30mg 口服，根据宫缩情况再以 10~20mg 口服。用药时必须密切观察孕妇心率和血压变化，对已用硫酸镁者需慎用，以防血压急剧下降。

（4）前列腺素合成酶抑制剂：前列腺素有刺激子宫收缩和软化宫颈的作用，其抑制剂可减少前列腺素合成，从而抑制子宫收缩。常用药物有吲哚美辛、阿司匹林等。同时，此类药物可通过胎盘抑制胎儿前列腺素的合成与释放，使胎儿体内前列腺素减少，而前列腺素有维持胎儿动脉导管开放的作用，缺乏时导管可能过早关闭而导致胎儿血液循环障碍，因此，临床较少应用。必要时仅在孕 34 周前短期（1 周内）选用。

3. 预防新生儿并发症的发生　在保胎过程中，应每日行胎心监护，并教会患者自数胎动，有异常情况时及时采取应对措施。对妊娠 35 周前的早产者，应在分娩前按医嘱给予孕妇糖皮质激素，如地塞米松、倍他米松等，以促进胎肺成熟，明显降低新生儿呼吸窘迫综合征的发病率。

4. 为分娩做准备　如早产已不可避免，应尽早决定合理的分娩方式，如臀位、横位，估计胎儿成熟度低，且产程又需较长时间者，可选用剖宫产术结束分娩；经阴道分娩者，应考虑使用产钳和会阴切开术以缩短产程，从而减少分娩过程中对胎头的压迫。同时，要充分做好早产儿保暖和复苏的准备，临产后慎用镇静剂，避免发生新生儿呼吸抑制的情况；产程中应给予孕妇吸氧；新生儿出生后，须立即结扎脐带，以防止过多母血进入胎儿血液循环造成循环系统负荷过重。

5. 为孕妇提供心理支持　护士可安排时间与孕妇进行开放式的讨论，让患者充分了解早产的发生并非她的过错，有时甚至是无缘由的。同时，也要避免为减轻孕妇的负疚感而给予过于乐观的保证。由于早产是出乎意料的，孕妇多没有精神和物质准备，对产程中的孤独感、无助感尤为敏感，此时，丈夫、家人和护士在身旁提供支持较足月分娩更显重要，并能帮助孕妇重建自尊，以良好的心态承担早产儿母亲的角色。

## 八、护理评价

1. 患者能积极配合医护措施。
2. 母婴顺利经历全过程。

（周　赟）

# 第四节　过期妊娠

平时月经周期规律，妊娠达到或超过 42 周（≥294 日）尚未分娩者，称为过期妊娠。其发生率约为 3%~15%。过期妊娠的胎儿围产病率和死亡率增高，并随妊娠过期时间的延长而增加。

## 一、病因

1. 雌孕激素比例失调　如内源性前列腺素和雌二醇分泌不足而黄体酮水平增高可抑制

前列腺素和缩宫素，使子宫不收缩，延迟分娩发动。

2. 子宫收缩刺激反射减弱　头盆不称或胎位异常时，由于胎先露部对宫颈内口及子宫下段的刺激不强，反射性子宫收缩减少，易发生过期妊娠。

3. 胎儿畸形　无脑儿畸胎不合并羊水过多时，由于垂体缺如，不能产生足够促肾上腺皮质激素，使雌激素前身物质 16a-羟基硫酸脱氢表雄酮分泌不足，雌激素形成减少，致使过期妊娠发生。

4. 遗传因素　缺乏胎盘硫酸酯酶，是一种罕见的伴性隐性遗传病，均见于怀男胎病例，胎儿胎盘单位无法将活性较弱的脱氢表雄酮转变为雌二醇及雌三醇，使分娩难以启动。

## 二、病理和临床表现

1. 胎盘、胎儿变化

（1）胎盘功能正常型：胎儿继续发育，体重增加成为巨大儿，颅骨钙化明显，胎头不易变形，从而导致经阴道分娩困难。

（2）胎盘功能减退型：胎盘外观有钙化和梗死，镜下见胎盘老化现象，使胎盘的物质交换与转运能力均下降，供给胎儿营养以及氧气不足，胎儿不再继续生长发育，导致胎儿成熟障碍、胎儿窘迫。

2. 羊水变化　随着妊娠周数的延长，羊水会越来越少，羊水粪染率也明显增高。

过期妊娠常因胎盘病理改变而发生胎儿窘迫或者巨大儿造成难产，导致围生儿死亡率以及新生儿窒息发生率增高，同时手术产率也增高。

## 三、治疗

尽量避免过期妊娠的发生。一旦确诊过期妊娠，应根据胎儿大小、胎盘功能、胎儿宫内安危、宫颈成熟情况等综合判断，选择恰当的分娩方式。

## 四、护理评估

1. 健康史　仔细核实妊娠周数，确定胎盘功能是否正常是关键。

2. 身心状况

（1）身体评估：胎盘功能正常型多无特殊表现；胎盘功能减退型可表现为胎动频繁或者减少、消失，孕妇体重不再增加或者减轻，宫高和腹围与妊娠周数不相符，胎心率异常。

（2）心理-社会状况：当超过预产期数日后仍无分娩先兆，孕妇和家属都会焦急，担心过期妊娠对胎儿不利，而表现出紧张情绪。

3. 相关检查

（1）B超检查：监测胎儿双顶径、股骨长度估计妊娠周数；观察胎动、胎儿肌张力、胎儿呼吸运动以及羊水量等。羊水暗区直径小于 3cm，提示胎盘功能减退，小于 2cm 则提示胎儿危险。

（2）胎盘功能测定：雌三醇（$E_3$）含量小于 10mg/24 小时，E/C 比值小于 10 或者下降50%，血清游离雌三醇含量持续缓慢下降等，均应考虑为胎儿胎盘单位功能低下。

（3）胎儿电子监护仪检测：无刺激胎心率监护每周 2 次，多为无反应型；催产素激惹试验若出现晚期减速，提示胎儿缺氧。

## 五、护理问题

1. 知识缺乏　缺乏过期妊娠危害性的相关知识。
2. 焦虑　与担心围生儿的安全有关。
3. 潜在并发症　胎儿窘迫、胎儿生长受限、巨大儿。

## 六、护理目标

1. 孕妇和家属了解过期妊娠对胎儿的影响。
2. 住院期间不发生胎儿和新生儿损伤。
3. 孕妇的焦虑程度减轻。

## 七、护理措施

1. 一般护理

（1）休息：嘱孕妇取左侧卧位，吸氧。

（2）帮助复核孕周：仔细询问孕妇末次月经时间，引导其回忆本次妊娠的有关情况，协助医生重新认真复核孕周。

2. 加强监护胎儿情况　勤听胎心音，教会孕妇自测胎动，注意观察羊水的颜色、性状，必要时行胎儿电子监护，以便及时发现胎儿窘迫。

3. 检查的护理　告知孕妇及家属行各种胎盘功能检查的目的、方法、结果，协助孕妇完成各项胎盘功能检查，如按时抽血或留尿，护送患者做 B 超检查等。

4. 终止妊娠的护理

（1）剖宫产：引产失败者，胎盘功能减退，胎儿有宫内窘迫，羊水过少或者有产科指征，均应行剖宫产。

①做好剖宫产的术前准备、术中配合及术后护理。

②做好新生儿窒息的抢救准备。

（2）阴道分娩：胎盘功能及胎儿情况良好，无其他产科指征者，可在严密监护下经阴道分娩。

①宫颈条件未成熟者，需遵医嘱给予促宫颈成熟的措施。如乳头按摩、宫缩剂静滴、前列腺素制剂宫颈或者阴道给药等。

②宫颈条件成熟者，可行人工破膜或者静滴缩宫素引产。破膜后应立即听胎心音、观察羊水颜色、性状、记录破膜时间；嘱产妇卧床休息，保持外阴清洁，必要时遵医嘱用抗生素预防感染。

③产程中的护理：常规吸氧；严密观察胎心及产程进展，适时行胎心监护；如出现胎儿窘迫情况，若宫口已开全，行阴道手术助产；若宫口未开全，短时间内不能从阴道分娩者，需立即改行剖宫产；产后常规应用宫缩剂，预防产后出血；在新生儿出现第一次呼吸前及时彻底清除呼吸道分泌物及羊水，特别是粪染的羊水应尽力清除；新生儿按高危儿加强护理，密切观察，遵医嘱给予药物治疗。

5. 心理护理　妊娠过期后，孕妇或者家属有的担心胎儿安危，急于要求人工终止妊娠；有的认为"瓜熟才蒂落"而不愿接受人工终止妊娠。护士应仔细倾听她们的诉说，了解孕妇的心理活动，耐心向患者及家属介绍过期妊娠对母儿的不良影响，详细说明终止妊娠的必要性和方法，对她们提出的问题给予积极、明确、有效的答复，解除其思想顾虑，鼓励患者极配合治疗，适时终止妊娠，加强过期儿（高危儿）的护理。

## 八、护理评价

1. 患者能积极配合医护措施。
2. 母婴顺利经历全过程。
3. 产妇产后未出现焦虑。

（周 赟）

# 第十四章

# 儿科疾病护理

## 第一节 急性上呼吸道感染

急性上呼吸道感染（AURI）指鼻腔、咽或喉部急性炎症的总称，简称上感，俗称"感冒"。本病是儿童时期最常见的急性感染性疾病，常诊断为"急性鼻炎""急性咽炎""急性扁桃体炎"等。该病一年四季均可发生，在北方寒冷多变的冬春季节，南方湿度较大的夏秋雨季更容易造成流行。主要是空气飞沫传播。一次患病后产生的免疫力不足，故可反复患病。

### 一、病因

各种病毒和细菌均可引起，但90%以上为病毒所致，主要有鼻病毒、呼吸道合胞病毒、流感病毒、副流感病毒、腺病毒、柯萨奇病毒、埃可病毒、冠状病毒、单纯疱疹病毒、EB病毒等。病毒感染后可继发细菌感染，最常见的是溶血性链球菌，其次为肺炎球菌、流感嗜血杆菌等。肺炎支原体也可引起感染。

由于上呼吸道的解剖生理和免疫特点，婴幼儿易患上呼吸道感染。营养不良、缺乏锻炼或过度疲劳以及有过敏体质的儿童，由于身体抵抗能力下降，易患上呼吸道感染。上呼吸道感染的发生发展不仅取决于入侵病原体的种类、毒性和数量，与宿主的防御功能和环境因素密切相关。因此加强儿童身体锻炼，改善营养状况，提高环境卫生对预防上感十分重要。

### 二、临床表现

临床症状轻重不一，与年龄、病原体及机体抵抗力不同有关。年长儿症状较轻，以局部症状为主，无全身症状或全身症状较轻；婴儿病情大多较重，常有明显的全身症状。

（一）一般类型上感

1. 潜伏期　常于受凉后1~3天出现症状。

2. 轻症　患儿只有局部症状和体征，主要表现为鼻咽部症状，如鼻塞、流涕、喷嚏、干咳、咽痒、咽痛等，多于3~4天自然痊愈。新生儿和小婴儿可因鼻塞而出现张口呼吸或拒乳。体检可见咽部充血、淋巴滤泡，扁桃体可肿大、充血并有渗出物，颌下淋巴结肿大、触痛。肠道病毒引起者可出现不同形态的皮疹。肺部听诊一般正常。

3. 重症　表现为全身症状，尤其婴幼儿起病急，多有高热，体温可高达39~40℃，常持续 2~3 天至 1 周左右，常伴有呕吐、腹泻、烦躁不安，甚至高热惊厥。年长儿也表现为发热、头痛、全身不适、乏力等。部分患儿发病早期，可有阵发性脐周疼痛，有的类似急腹症，与发热所致肠痉挛或肠系膜淋巴结炎有关。

（二）流行性感冒

由流感病毒、副流感病毒引起，简称流感，有明显的流行病学史，潜伏期一般 1~3 天，起病初期传染性最强。典型流感，呼吸道症状可不明显，而全身症状重，如发热、头痛、咽痛、肌肉酸痛、全身乏力等，有的可引起支气管炎、中耳炎、肺炎等并发症及恶心、呕吐等呼吸道外的各种病症。体检可见眼结膜外眦充血、咽部充血、软腭上滤泡。

（三）两种特殊类型上感

1. 疱疹性咽峡炎　主要由柯萨奇 A 组病毒引起，好发于夏秋季。起病急，高热、咽痛、流涎、拒食、呕吐等。体检可见咽部充血，咽腭弓、悬雍垂、软腭等处有直径 2~4mm 的疱疹，周围有红晕，疱疹破溃后形成小溃疡。病程 1 周左右。

2. 咽-结合膜热　由腺病毒引起，常发生于春夏季，散发或发生小流行。以发热、咽炎、结膜炎为特征。临床主要表现为发热、咽痛、眼部刺痛、咽部充血，一侧或双侧滤泡性眼结膜炎、颈部、耳后淋巴结肿大，有的伴胃肠道症状。病程 1~2 周。

上呼吸道感染可并发鼻窦炎、中耳炎、喉炎、咽后壁脓肿、颈淋巴结炎、支气管炎、支气管肺炎等，其中肺炎是婴幼儿时期最严重的并发症。年长儿若链球菌性上感可引起急性肾小球肾炎、风湿热。

## 三、辅助检查

病毒感染时白细胞计数偏低或正常，中性粒细胞减少，淋巴细胞计数相对增高。病毒分离和血清学检查可明确病原菌。细菌感染时白细胞计数和中性粒细胞增高，咽拭子培养可发现致病菌。C-反应蛋白升高。

## 四、治疗

1. 一般治疗　病毒性上呼吸道感染为自限性疾病，无须特殊治疗。注意休息、多饮水、居室通风，做好呼吸道隔离，预防并发症的发生。

2. 病因治疗

（1）病毒感染者主张早期应用抗病毒药物，可用利巴韦林（病毒唑，virazole），有广谱抗病毒作用，剂量 10~15mg/（kg·d），疗程 3~5 天，口服或静脉滴注。若为流行性感冒病毒感染，可在病初应用磷酸奥司他韦口服，为神经氨酸酶抑制剂，对甲、乙型流感病毒均有效，每次 2mg/kg，每日两次，口服，疗程 5 天。病毒性结合膜炎可用 0.1%阿昔洛韦滴眼，每 1~2 小时一次。

（2）细菌感染者，可加用抗菌药物，常用青霉素类、头孢菌素类及大环内酯类，疗程 3~5 天。如为链球菌感染或既往有肾炎或风湿热病史者，青霉素疗程应为 10~14 天。

3. 对症治疗　高热者给予物理降温或药物降温，高热惊厥者给予镇静、止惊处理；咽痛者可含服咽喉片。

## 五、常见护理诊断/问题

1. 舒适度减弱：咽痛、鼻塞　与上呼吸道炎症有关。
2. 体温过高　与上呼吸道感染有关。
3. 潜在并发症　热性惊厥。

## 六、护理措施

1. 一般护理　注意休息，减少活动。采取分室居住和佩戴口罩等方式进行呼吸道隔离。保持室内空气清新，但应避免空气对流。

2. 促进舒适　保持室温 18~22℃，湿度 50%~60%，以减少空气对呼吸道黏膜的刺激。保持口腔清洁，婴幼儿饭后喂少量的温开水以清洗口腔，年长儿饭后漱口，口唇涂油类以免干燥。及时清除鼻腔及咽喉部分泌物和干痂，保持鼻孔周围的清洁，并用凡士林、液状石蜡等涂抹鼻翼部的黏膜及鼻下皮肤，以减轻分泌物的刺激。嘱患儿不要用力擤鼻，以免炎症经咽鼓管向中耳发展引起中耳炎。如婴儿因鼻塞而妨碍吸吮，可在哺乳前 15 分钟用 0.5%麻黄碱液滴鼻，使鼻腔通畅，保证吸吮。咽部不适时可给予润喉含片或雾化吸入。

3. 发热的护理　卧床休息，保持室内安静、温度适中、通风良好。衣被不可过厚，以免影响机体散热。保持皮肤清洁，及时更换被汗液浸湿的衣被。加强口腔护理。每 4 小时测量体温一次，并准确记录，如为超高热或有热性惊厥史者须 1~2 小时测量一次。退热处置 1 小时后复测体温，并随时注意有无新的症状或体征出现，以防惊厥发生或体温骤降。如有虚脱表现，应予保暖，饮热水，严重者给予静脉补液。体温超过 38.5℃时给予药物降温。若婴幼儿虽有发热甚至高热，但精神较好，玩耍如常，在严密观察下可暂不处置。若有高热惊厥病史者则应及早给予处置。

4. 保证充足的营养和水分　给予富含营养、易消化的饮食。有呼吸困难者，应少食多餐。婴儿哺乳时取头高位或抱起喂，呛咳重者用滴管或小勺慢慢喂，以免进食用力或呛咳加重病情。因发热、呼吸增快而增加水分消耗，所以要注意常喂水，入量不足者进行静脉补液。

5. 病情观察　密切观察病情变化，注意咳嗽的性质、神经系统症状、口腔黏膜改变及皮肤有无皮疹等，以便早期发现麻疹、猩红热、百日咳、流行性脑脊髓膜炎等急性传染病。注意观察咽部充血、水肿、化脓情况，疑有咽后壁脓肿时，应及时报告医师，同时要注意防止脓肿破溃后脓液流入气管引起窒息。有可能发生惊厥的患儿应加强巡视，密切观察体温变化，床边设置床挡，以防患儿坠床，备好急救物品和药品。

6. 用药护理　使用解热剂后应注意多饮水，以免大量出汗引起虚脱；高热惊厥的患儿使用镇静剂时，应注意观察止惊的效果及药物的不良反应；使用青霉素等抗生素时，应注意观察有无过敏反应的发生。

7. 健康教育

（1）儿童居室应宽敞、整洁、采光好。室内应采取湿式清扫，经常开窗通气，成人应避免在儿童居室内吸烟，保持室内的空气新鲜。

（2）合理喂养儿童，婴儿提倡母乳喂养，及时添加换乳期食物，保证摄入足量的蛋白质及维生素；要营养平衡，纠正偏食。

（3）多进行户外活动，多晒太阳，预防佝偻病的发生。加强体格锻炼，增强体质，加强呼吸肌的肌力与耐力，提高呼吸系统的抵抗力与适应环境的能力。

（4）在气候骤变时，应及时增减衣服，既要注意保暖、避免着凉，又要避免过多地出汗，出汗后及时更换衣物。

（5）在上呼吸道感染的高发季节，避免带儿童去人多拥挤空气不流的公共场所。幼儿及年长儿童建议佩戴口罩，体弱儿童建议注射流感疫苗增加对感染的防御能力。

（牛苗玲）

# 第二节　急性支气管炎

急性支气管炎是指各种病原体引起的支气管黏膜感染，因气管常同时受累，故又称为急性气管支气管炎。本病是儿童时期常见的呼吸道疾病，婴幼儿多见，常并发或继发于呼吸道其他部位感染，或为麻疹、百日咳等急性传染病的一种临床表现。

## 一、病因

病原体为各种病毒、肺炎支原体、细菌或混合感染。凡能引起上呼吸道感染的病原体皆可引起支气管炎，而以病毒为主要病因。免疫功能失调、营养不良、佝偻病及支气管局部的结构异常等均为本病的危险因素。

## 二、临床表现

起病可急可缓，大多先有上呼吸道感染的症状，之后以咳嗽为主要表现。初为刺激性干咳，1~2天后有痰液咳出。婴幼儿症状较重，常有发热，体温高低不一，多在38.5℃左右，可伴有呕吐、腹泻等消化道症状。一般全身症状不明显。肺部听诊呼吸音粗糙，或有少许散在干、湿啰音。啰音的特点是易变，常在体位改变或咳嗽后减少甚至消失。一般无气促和发绀。

## 三、辅助检查

1. 胸部 X 线检查　无异常改变或有肺纹理增粗。

2. 血常规检查　白细胞正常或稍高，并发细菌感染时，可明显增高。

## 四、治疗

主要是对症治疗和控制感染。

1. 一般治疗　同上呼吸道感染。经常变化体位，多饮水，适当气道湿化，利于呼吸道分泌物咳出。

2. 对症治疗　除频繁咳嗽影响患儿休息外，一般不用镇咳剂或镇静剂，以免抑制其自然排痰。痰液黏稠时可用 N-乙酰半胱氨酸、氨溴索和一些中药制剂。喘憋严重者可用支气管扩张剂，如沙丁胺醇雾化吸入；喘息严重时可加用泼尼松口服。

3. 控制感染　怀疑细菌感染时，可适当选用抗生素，如青霉素类、大环内酯类等。

## 五、常见护理诊断/问题

1. 体温过高 与病毒或细菌感染有关。

2. 清理呼吸道无效 与痰液黏稠不易咳出有关。

3. 舒适度减弱：咳嗽、胸痛 与支气管炎症有关。

## 六、护理措施

1. 一般护理 保持室内空气新鲜，温湿度适宜（温度20℃左右，湿度60%左右）。患儿应注意休息，避免剧烈的活动及游戏，以防咳嗽加重。卧床时须经常更换体位，使呼吸道分泌物易于排除。鼓励患儿多饮水，使痰液稀释易于咳出。给营养丰富、易消化的饮食，鼓励患儿进食，但应少量多餐，以免因咳嗽引起呕吐。由于患儿发热、咳嗽、痰多且黏稠，咳嗽剧烈时常引起呕吐等，故要保持口腔卫生，以增加舒适感。婴幼儿可在进食后喂适量开水，以清洁口腔。年长儿在晨起、餐后、睡前漱口。

2. 发热的护理 见本章急性上呼吸道感染。

3. 保持呼吸道通畅 观察咳嗽、咳痰的性质，指导并鼓励患儿有效咳嗽；对咳嗽无力的患儿，经常更换体位，拍背，促使呼吸道分泌物的排出及炎症消散；痰液黏稠可适当提高室内湿度，以湿化空气，湿润呼吸道，也可采用超声雾化吸入；如果分泌物多，影响呼吸时，可用吸引器吸痰，以及时清除痰液，保持呼吸道通畅。

4. 病情观察 注意观察呼吸变化，若有呼吸困难、发绀，应给予吸氧，并协助医生积极处理。

5. 用药护理 注意观察药物的疗效及不良反应。口服止咳糖浆后不要立即喝水，以使药物更好地发挥疗效。

6. 健康教育 加强营养，增强体质。积极开展户外活动，进行体格锻炼，增强机体对气温变化的适应能力。积极预防营养不良、佝偻病、贫血和各种传染病，按时预防接种，增强机体免疫力。

（牛苗玲）

# 第三节 肺炎

肺炎是指不同病原体及其他因素（如吸入羊水、过敏等）所引起的肺部炎症。临床上以发热、咳嗽、气促、呼吸困难和肺部固定湿啰音为主要表现。严重者可出现循环、神经、消化系统的相应症状。

肺炎是婴幼儿时期的常见病，一年四季均可发生，以冬春寒冷季节及气候骤变时多见，多由急性上呼吸道感染或支气管炎向下蔓延所致。根据 WHO 和联合国儿童基金会（UNICEF）发布的"2014 年儿童死亡率的水平和趋势"报告，2013 年全球 5 岁以下儿童死亡人数约为 630 万人，其中排在死亡原因前三位的是早产（17%）、肺炎（15%）、妊娠及分娩期并发症（11%）。每年由于肺炎导致死亡的 5 岁以下儿童接近 100 万。

肺炎的临床诊断分类主要依据病理形态、病原体和病程等，目前常用分类法如下。

1. 病理分类 支气管肺炎、大叶性肺炎和间质性肺炎等。儿童以支气管肺炎最常见。

2. 病原体分类 感染性肺炎，如病毒性肺炎、细菌性肺炎、支原体肺炎、衣原体肺炎、原虫性肺炎、真菌性肺炎等；非感染因素引起的肺炎如吸入性肺炎、坠积性肺炎、嗜酸性粒细胞肺炎等。

3. 病程分类 大部分肺炎为急性过程，发病时间在 1 个月以内称为急性肺炎。有营养不良、佝偻病等并发症及免疫缺陷的患儿，病情容易迁延，病程在 1~3 个月者，称为迁延性肺炎；超过 3 个月者称为慢性肺炎。

4. 病情分类 轻症肺炎（以呼吸系统症状为主，无全身中毒症状）、重症肺炎（除呼吸系统严重受累外，其他系统也受累，全身中毒症状明显）。

5. 临床表现典型与否分类 典型肺炎（肺炎链球菌、金黄色葡萄球菌、肺炎杆菌、流感嗜血杆菌、大肠埃希菌等引起的肺炎）；非典型肺炎（常见病原体为肺炎支原体、衣原体、军团菌、病毒等）。2002 年冬季至 2003 年春季我国发生的一种传染性非典型性肺炎，经认定是新型冠状病毒引起，WHO 将其命名为严重急性呼吸道综合征（SARS）。近年也有高致病性禽流感病毒所致的肺炎。

6. 肺炎发生的地区分类 社区获得性肺炎（CAP），指无明显免疫抑制的患儿在院外或住院 48 小时内发生的肺炎；院内获得性肺炎（HAP），指住院 48 小时后发生的肺炎，又称医院内肺炎（NP）。

本节重点讨论支气管肺炎。

# 一、支气管肺炎

支气管肺炎为儿童时期最常见的肺炎。以 2 岁以下儿童最多见。起病急，四季均可发病，以冬、春寒冷季节及气候骤变时多见。居室拥挤、通风不良、空气污浊等均可使机体的抵抗力降低，易患肺炎。低出生体重儿以及并发营养不良、维生素 D 缺乏性佝偻病、先天性心脏病的患儿病情严重，常迁延不愈，病死率较高。

## （一）病因

常见的病原体为病毒和细菌。病毒以呼吸道合胞病毒最多见，其次是人鼻病毒、副流感病毒等；细菌以肺炎链球菌多见，其他有流感嗜血杆菌、金黄色葡萄球菌、表皮葡萄球菌等。近年来，肺炎支原体、衣原体及流感嗜血杆菌肺炎日见增多。肺炎链球菌、金黄色葡萄球菌和流感嗜血杆菌是重症肺炎的主要病因。目前发达国家儿童肺炎以病毒感染为主，发展中国家以细菌为主。

## （二）病理生理

病原体常由呼吸道入侵，少数由血行入肺。婴幼儿机体的免疫功能不健全，加上呼吸系统解剖生理特点，使得婴幼儿不仅容易发生肺炎，且一旦发生大多病情严重。

病原体侵入肺部后，引起支气管黏膜水肿，管腔狭窄；肺泡壁充血、水肿，肺泡腔内充满炎性渗出物，从而影响肺通气和肺换气。通气不足引起 $PaO_2$ 和 $SaO_2$ 降低（低氧血症）及 $PaCO_2$ 增高（高碳酸血症）；换气功能障碍则主要引起低氧血症。为代偿缺氧，患儿出现呼吸与心率增快；为增加呼吸深度，呼吸辅助肌也参与活动，出现鼻翼扇动和三凹征。重症者可产生呼吸衰竭。缺氧、二氧化碳潴留及病原体毒素和炎症产物吸收产生的毒血症，可导致循环系统、消化系统、神经系统的一系列改变以及酸碱平衡失调和电解质紊乱。

1. 循环系统 病原体和毒素作用于心肌可引起中毒性心肌炎。低氧血症和 $CO_2$ 潴留，可引起肺小动脉反射性收缩，使肺循环的阻力增高，形成肺动脉高压，右心的负担加重。肺动脉高压和中毒性心肌炎是诱发心力衰竭的主要原因。重症患儿可出现微循环障碍、休克、弥散性血管内凝血。

2. 神经系统 缺氧和 $CO_2$ 潴留可使脑毛细血管扩张，血流减慢，血管壁的通透性增加而致脑水肿。严重缺氧使脑细胞无氧代谢增强，乳酸堆积，ATP 生成减少，$Na^+-K^+-ATP$ 酶的活性降低，引起脑细胞内钠、水潴留，形成脑细胞水肿。

3. 消化系统 低氧血症和病原体毒素的作用，使胃肠道黏膜出现糜烂、出血、上皮细胞坏死脱落等，导致黏膜屏障功能破坏，胃肠功能紊乱，出现腹泻、呕吐，严重者出现中毒性肠麻痹和消化道出血。

4. 酸碱平衡失调和水、电解质紊乱 重症肺炎可出现混合性酸中毒，因为严重缺氧时体内需氧代谢障碍、酸性代谢产物增加，常可引起代谢性酸中毒；而 $CO_2$ 潴留、$H_2CO_3$ 增加又可导致呼吸性酸中毒。缺氧和 $CO_2$ 潴留还可导致肾小动脉痉挛而引起水钠潴留，重症者可造成稀释性低钠血症。

（三）临床表现

本病 2 岁以下的婴幼儿多见。起病大多较急，发病前数日多数患儿有上呼吸道感染。

1. 呼吸系统症状和体征 主要表现为发热、咳嗽、气促，肺部固定的中、细湿啰音。

（1）发热：热型不一，多数为不规则热，亦可为弛张热或稽留热，新生儿、重度营养不良儿可不发热或体温不升。

（2）咳嗽：较频，初为刺激性干咳，以后有痰，新生儿、早产儿可仅表现为口吐白沫。

（3）呼吸增快：多在发热、咳嗽之后出现。呼吸 40～80 次/分，重者可有鼻翼扇动、点头呼吸、三凹征、唇周发绀。

（4）肺部啰音：胸部体征早期不明显或仅呼吸音粗糙，以后可听到较固定的中、细湿啰音，以背部两肺下方及脊柱旁较多，深吸气末更为明显。新生儿、小婴儿常不易闻及湿啰音。

除上述症状外，患儿常有精神不振、食欲减退、烦躁不安、轻度腹泻或呕吐等全身症状。重症除全身症状及呼吸系统的症状加重外，常出现循环、神经、消化等系统的功能障碍，出现相应的临床表现。

2. 循环系统表现 轻度缺氧可致心率增快；重症肺炎可并发心肌炎、心力衰竭。心肌炎主要表现为：面色苍白、心动过速、心音低钝、心律不齐及心电图 ST 段下移、T 波平坦或倒置；心力衰竭主要表现为：①呼吸困难加重，呼吸突然加快超过 60 次/分。②心率突然增快超过 180 次/分，与体温升高和呼吸困难不相称。③心音低钝，奔马律。④骤发极度烦躁不安，面色苍白或发灰，指（趾）甲微血管充盈时间延长。⑤肝脏迅速增大。⑥尿少或无尿。重症革兰阴性杆菌肺炎还可发生微循环衰竭，出现面色灰白、四肢发凉、脉搏细弱等。

3. 神经系统表现 轻度缺氧表现为精神萎靡、烦躁不安或嗜睡；脑水肿时，出现意识障碍、惊厥、前囟膨隆，可有脑膜刺激征，呼吸不规则，瞳孔对光反射迟钝或消失。

4. 消化系统表现 轻者常有食欲减退、吐泻、腹胀等；重者可发生中毒性肠麻痹，因严重的腹胀，使膈肌抬高，呼吸困难加重。有消化道出血时，可吐咖啡渣样物，大便潜血试验阳性或柏油样便。

5. 弥散性血管内凝血 重症患儿可出现弥散性血管内凝血（DIC），表现为血压下降，四肢凉，脉细数，皮肤、黏膜及胃肠道出血。

若延误诊断或病原体致病力强者，可引起脓胸、脓气胸及肺大疱等并发症。

（四）预后

儿童肺炎的预后受多种因素影响。年长儿肺炎并发症较少，预后好，婴幼儿则病死率较高。在营养不良、佝偻病、先天性心脏病、结核病、麻疹、百日咳的基础上并发肺炎者，预后较差。病原体方面，肺炎双球菌肺炎预后良好；金葡菌肺炎并发症多，病程迁延，预后较差。腺病毒肺炎病情较重，病死率也较高。支原体肺炎病情轻重不一，自然病程虽较长，但多能自然痊愈。重症肺炎预后亦较差。

（五）辅助检查

1. 外周血检查 病毒性肺炎白细胞大多正常或降低；细菌性肺炎白细胞总数及中性粒细胞常增高，并有核左移，胞浆中可见中毒颗粒。细菌感染时血清 C-反应蛋白（CRP）浓度升高，非细菌感染时 CRP 上升不明显。

2. 病原学检查 采集痰液、血液、气管分泌物、胸腔穿刺液、肺穿刺液等作细菌培养和鉴定；鼻咽拭子或气管分泌物做病毒分离鉴定；免疫学方法进行病原特异性抗原检测；冷凝集试验、病原特异性抗体测定、聚合酶链反应或特异性的基因探针检测病原体的 DNA。

3. 胸部 X 线检查 早期可见肺纹理增粗，以后出现大小不等的斑片状阴影，可融合成片，以双肺下野、中内带多见。可有肺气肿及肺不张。

（六）治疗

采用综合的治疗措施，原则是控制炎症，改善通气功能，对症治疗，防止和治疗并发症。

1. 控制感染 明确为细菌感染或病毒感染继发细菌感染者，根据不同病原体选择抗生素。使用原则：①根据病原菌选用敏感药物。②早期治疗。③联合用药。④选用渗入下呼吸道浓度高的药物。⑤足量、足疗程。重症宜静脉给药。

肺炎链球菌肺炎：青霉素敏感者首选青霉素或阿莫西林；青霉素中介者首选大剂量青霉素或阿莫西林；耐药者首选头孢曲松、头孢噻肟、万古霉素；青霉素过敏者选用大环内酯类抗生素，如红霉素等。金黄色葡萄球菌肺炎：甲氧西林敏感者首选苯唑西林或氯唑西林，耐药者选用首选万古霉素或联合应用利福平。流感嗜血杆菌肺炎：首选阿莫西林加克拉维酸或氨苄西林加舒巴坦，备选第 2~3 代头孢菌素或新大环内酯类（罗红霉素、阿奇霉素、克拉霉素）。大肠埃希菌肺炎和肺炎克雷伯杆菌肺炎：不产超广谱 β 内酰胺酶（ESBLs）首选头孢他啶、头孢哌酮；产 ESBLs 菌首选亚胺培南、美罗培南。肺炎支原体或衣原体肺炎：首选大环内酯类，如红霉素、罗红霉素及阿奇霉素。

抗生素一般用至体温正常后的 5~7 天，临床症状、体征消失后 3 天。葡萄球菌性肺炎易复发及产生并发症，体温正常后继续用药 2~3 周，总疗程一般≥6 周。支原体肺炎至少用药 2~3 周。

病毒感染者，应选用利巴韦林口服或静脉点滴，或干扰素等抗病毒药物。

2. 对症治疗　有缺氧症状时应及时吸氧；发热、咳嗽、咳痰者，给予退热、祛痰、止咳，保持呼吸道通畅；喘憋严重者可用支气管解痉剂；腹胀伴低钾者及时补钾，中毒性肠麻痹者，应禁食和胃肠减压，也可使用酚妥拉明静脉注射等；纠正水、电解质、酸碱平衡紊乱。

3. 其他　中毒症状明显或严重喘憋、脑水肿、感染性休克、呼吸衰竭者，可短期应用糖皮质激素。防治心力衰竭、中毒性肠麻痹、中毒性脑病等，积极治疗脓胸、脓气胸等并发症。

（七）护理评估

1. 健康史　详细询问发病情况，了解有无反复呼吸道感染史，发病前是否有麻疹、百日咳等呼吸道传染病；询问出生时是否足月顺产，有无窒息史；生后是否按时接种疫苗，患儿生长发育是否正常，家庭成员是否有呼吸道疾病病史。

2. 身体状况　评估患儿有无发热、咳嗽、咳痰的情况，体温增高的程度、热型，咳嗽、咳痰的性质；有无呼吸增快、心率增快、肺部啰音；有无气促，端坐呼吸、鼻翼扇动、三凹症及唇周发绀等症状和体征；有无循环、神经、消化系统受累的临床表现。评估血常规、胸部 X 线、病原学等检查结果。

3. 心理-社会状况　了解患儿既往是否有住院的经历，家庭经济情况如何，父母的文化程度、对本病的认识程度等。评估患儿是否有因发热、缺氧等不适及环境陌生产生焦虑和恐惧，是否有哭闹、易激惹等表现。评估家长的心理状态，患儿家长是否有因患儿住院时间长、知识缺乏等产生的焦虑不安、抱怨的情绪。

（八）常见护理诊断/问题

1. 气体交换受损　与肺部炎症有关。

2. 清理呼吸道无效　与呼吸道分泌物过多、黏稠，患儿体弱、无力排痰有关。

3. 体温过高　与肺部感染有关。

4. 营养失调：低于机体的需要量　与摄入不足、消耗增加有关。

5. 潜在并发症　心力衰竭、中毒性脑病、中毒性肠麻痹。

（九）预期目标

1. 患儿气促、发绀症状逐渐改善以至消失，呼吸平稳。

2. 患儿能顺利有效地咳出痰液，呼吸道通畅。

3. 患儿体温恢复正常。

4. 患儿住院期间能得到充足的营养。

5. 患儿不发生并发症或发生时得到及时发现和处理。

（十）护理措施

1. 改善呼吸功能

（1）休息：保持室内空气清新，室温控制在 18～20℃、湿度 60%。嘱患儿卧床休息，减少活动。注意被褥要轻暖，穿衣不要过多，以免引起不安和出汗；内衣应宽松，以免影响呼吸；勤换尿布，保持皮肤清洁，使患儿感觉舒适，以利于休息。治疗护理应集中进行，尽量使患儿安静，以减少机体的耗氧量。

（2）氧疗：烦躁、口唇发绀等缺氧表现的患儿应及早给氧，以改善低氧血症。一般采用鼻前庭导管给氧，氧流量为 0.5~1L/min，氧浓度不超过 40%；缺氧明显者用面罩或头罩给氧，氧流量为 2~4L/min，氧浓度不超过 50%~60%。出现呼吸衰竭时，应使用人工呼吸器。吸氧过程中应经常检查导管是否通畅，患儿缺氧症状是否改善，发现异常及时处理。

（3）遵医嘱给予抗生素治疗，促进气体交换。

2. 保持呼吸道通畅　及时清除患儿口鼻分泌物；经常变换体位，以减少肺部淤血，促进炎症吸收。根据病情采用相应的体位，以利于肺的扩张及呼吸道分泌物的排除。指导患儿进行有效的咳嗽，排痰前协助转换体位，帮助清除呼吸道分泌物。必要时，可进行雾化吸入使痰液变稀薄利于咳出。用上述方法不能有效咳出痰液者，可用吸痰器吸出痰液。但吸痰不能过频，否则可刺激黏液产生过多。密切监测生命体征和呼吸窘迫程度以帮助了解疾病的发展情况。

3. 降低体温　密切监测体温变化，采取相应的护理措施。参见本章急性上呼吸道感染。

4. 补充营养及水分　给予足量的维生素和蛋白质，少量多餐。婴儿哺喂时应耐心，每次喂食须将头部抬高或抱起，以免呛入气管发生窒息。进食确有困难者，可按医嘱静脉补充营养。鼓励患儿多饮水使呼吸道黏膜湿润，以利于痰液的咳出，并助于黏膜病变的修复，同时防止发热导致的脱水。对重症患儿应准确记录 24 小时出入量。要严格控制静脉点滴速度，最好使用输液泵，保持液体均匀输入，以免发生心力衰竭。

5. 密切观察病情

（1）注意观察患儿神志、面色、呼吸、心音、心率等变化。当患儿出现烦躁不安、面色苍白、呼吸加快>60 次/分、心率>180 次/分、心音低钝、奔马律、肝在短时间内急剧增大时，是心力衰竭的表现，应及时报告医师，并减慢输液速度，准备强心剂、利尿剂，做好抢救的准备；若患儿咳粉红色泡沫样痰为肺水肿的表现，可给患儿吸入经 20%~30% 乙醇湿化的氧气，但每次吸入不宜超过 20 分钟。

（2）密切观察意识、瞳孔、囟门及肌张力等变化，若有烦躁或嗜睡、惊厥、昏迷、呼吸不规则、肌张力增高等颅内高压表现时，应立即报告医师，并共同抢救。

（3）观察有无腹胀、肠鸣音是否减弱或消失、呕吐的性质、是否有便血等，以便及时发现中毒性肠麻痹及胃肠道出血。

（4）如患儿病情突然加重，出现剧烈咳嗽、呼吸困难、烦躁不安、面色青紫、胸痛及一侧呼吸运动受限等，提示出现了脓胸、脓气胸，应及时报告医师并配合胸穿或胸腔闭式引流。

6. 健康教育　指导家长加强患儿的营养，培养良好的饮食和卫生习惯。从小养成锻炼身体的好习惯，经常户外活动，增强体质，改善呼吸功能。婴幼儿应少去人多的公共场所，尽可能避免接触呼吸道感染患者。有营养不良、佝偻病、贫血及先天性心脏病的患儿应积极治疗，增强抵抗力，减少呼吸道感染的发生。教会家长处理呼吸道感染的方法，使患儿在疾病早期能得到及时控制。定期健康检查，按时预防接种。

（十一）护理评价

评价患儿是否能顺利有效地咳出痰液，呼吸道是否通畅；气促、发绀症状是否逐渐改善以至消失，呼吸平稳；住院期间体温及其他生命体征是否恢复正常；能否得到充足的营养。

## 二、几种不同病原体所致肺炎的特点

1. **呼吸道合胞病毒性肺炎** 呼吸道合胞病毒（RSV）感染所致，是造成 5 岁以下儿童急性下呼吸感染的最常见的病因。其发病机制一般认为是 RSV 直接侵害肺引起肺间质炎症。本病多见于 3 岁以下婴幼儿，尤以 1 岁以内的婴儿多见，重症患儿主要见于 6 个月以下。主要症状为咳嗽、喘息、气促。轻者发热及呼吸困难等症状不显著，中重症患儿有明显的呼吸困难、喘憋、口周发绀、鼻翼扇动、三凹征及不同程度的发热（低、中或高热）。肺部听诊多有细小或粗、中湿啰音，约 2/3 患儿有喘鸣音。叩诊一般无浊音。X 线表现为两肺可见小点片状、斑片状阴影，部分患儿有不同程度的肺气肿。白细胞总数大多正常。

2. **腺病毒肺炎** 腺病毒（ADV）感染引起，多见于 6 个月~2 岁婴幼儿，冬、春季多发，病死率较高，是婴幼儿肺炎中最严重的类型之一。临床主要特点为急骤发热，高热持续时间长，中毒症状重。多呈稽留热，体温在 1~2 天之内即可达到 39℃ 以上，可持续 2~3 周。起病时即有咳嗽，咳嗽较剧，频咳或阵咳，第 3~6 日逐渐出现呼吸困难、发绀等表现。本病早期出现精神萎靡、嗜睡、烦躁、面色苍白等全身中毒症状。肺部啰音出现较晚，在发病 3~4 日后才开始出现，并经常有肺气肿征象。肺部 X 线改变较肺部体征早，可见大小不等的片状阴影或融合成大病灶。病灶吸收较缓慢，需数周至数月。

3. **金黄色葡萄球菌肺炎** 多见于新生儿及婴幼儿，冬、春季多发，本病大多并发于葡萄球菌败血症，病原体可由呼吸道侵入或经血行播散入肺。新生儿免疫功能不全是金黄色葡萄球菌感染的重要易感因素。金葡菌能产生多种毒素与酶，使肺部发生广泛性出血、坏死和多发性小脓肿，并可引起迁徙化脓性病变。本病临床起病急，病情重，进展快，中毒症状明显。多呈弛张热。患儿烦躁不安、咳嗽、呻吟、呼吸困难，面色苍白，时有呕吐、腹胀，皮肤可见猩红热样皮疹或荨麻疹样皮疹，严重者出现惊厥甚至休克。肺部体征出现较早，早期呼吸音减低，双肺可闻及散在中、细湿啰音，在发展过程中迅速出现肺脓肿，脓胸和脓气胸是本病的特点。外周血白细胞数明显增高，一般超过（15~30）×10$^9$/L，中性粒细胞增高，有核左移并有中毒颗粒。小婴儿及体弱儿白细胞数可正常或偏低，但中性粒细胞的比例仍高。胸部 X 线表现依病变不同，可出现小片浸润影、小脓肿、肺大疱或胸腔积液等。

4. **流感嗜血杆菌肺炎** 由流感嗜血杆菌引起，4 岁以下儿童多见，常并发于流感病毒或葡萄球菌感染时。近年，由于大量使用广谱抗生素、免疫抑制剂及院内感染等原因，发病有上升趋势。临床起病较缓慢，病程呈亚急性，但全身中毒症状明显，表现为发热、精神萎靡、面色苍白、痉挛性咳嗽、呼吸困难、发绀、鼻翼扇动和三凹症等。肺部有湿啰音或实变体征。易并发脓胸、脑膜炎、败血症、心包炎、化脓性关节炎、中耳炎等。外周血白细胞数明显增高。胸部 X 线表现多种多样，可为支气管肺炎征象或大叶性肺炎阴影，常伴胸腔积液。

5. **肺炎支原体肺炎** 又称原发性非典型肺炎，是学龄儿童和青少年常见的一种肺炎，由肺炎支原体（MP）感染所致。本病全年均可发生，各年龄段的儿童均可发病，占儿童肺炎的 20% 左右。起病缓慢，潜伏期约 2~3 周。大多起病不甚急，病初有全身不适、乏力、头痛等症状，2~3 天后出现发热，体温常达 39℃ 左右，可持续 1~3 周。常伴有咽痛和肌肉酸痛。初期刺激性干咳为突出表现，有的类似百日咳样咳嗽，咳出黏稠痰，甚至带血丝。一般无呼吸困难的表现。有些患儿有胸痛、食欲缺乏、恶心、呕吐、腹泻等症状。肺部体征常不明显，少数可听到干、湿啰音。婴幼儿起病急，病程长、病情重，以呼吸困难、喘憋和双肺哮鸣音较突出，可闻湿啰音。部分患儿可出现多系统的损害，如心肌炎、肝炎、脑膜炎、肾炎等。胸部 X 线改变大体分为 4 种：①肺门阴影增浓为突出表现。②支气管肺炎改变。③间质性肺炎改变。④均一的片状影。X 线阴影消失缓慢，比症状消失晚 2~3 周。体征轻微而胸片阴影显著是本病特征之一。支原体肺炎首选大环内酯类抗生素，目前临床上以阿奇霉素为首选药物，剂量 5~10mg/（kg·d），每日一次，疗程 10~14 天。

6. 衣原体肺炎 衣原体引起。①沙眼衣原体肺炎：沙眼衣原体是引起 6 个月以下婴儿肺炎的重要病因，主要通过母婴垂直传播。起病缓慢，多不发热或仅有低热。开始可有鼻塞、流涕等上感症状，后出现气促和频繁咳嗽，有的类似百日咳样阵咳，但无回声。偶见呼吸暂停或呼气喘鸣。肺部有湿啰音。胸部 X 线可见弥漫性间质或小片状浸润，双肺过度充气。②肺炎衣原体肺炎：多见于 5 岁以上儿童，多为轻症，发病隐匿，无特异性临床表现。早期为上感症状，1~2 周后上感症状逐渐消退，而咳嗽逐渐加重，可持续 1~2 个月。两肺部可闻干湿啰音。胸部 X 线可见肺炎病灶，多为单侧肺下叶浸润，少数呈广泛单侧或双侧性病灶。衣原体肺炎首先大环内酯类抗生素。

（牛苗玲）

# 第十五章

# 骨科疾病介入治疗护理

## 第一节 股骨头缺血性坏死

### 一、概述

股骨头缺血性坏死（ANFH）亦称股骨头坏死，它是某些致病因素导致股骨头血供减少，导致骨组织营养中断、骨细胞死亡，骨小梁破坏，即发生骨坏死。股骨头坏死目前常见的治疗方法为两种。一是保守治疗，为对症处理，如牵引、理疗、中西药疗及介入治疗等；二是手术治疗，经保守治疗无效者，或是晚期股骨头缺血性坏死患者，可行髋关节置换术。大多数轻度坏死的患者经过保守治疗可以治愈。随着影像学的进步和发展，介入治疗已在早期股骨头缺血性坏死治疗中逐渐推广。介入治疗股骨头缺血性坏死因具有创伤小、恢复快等优点。

### 二、病因

引起股骨头坏死的因素大体可分为创伤性和非创伤性两大类。创伤性的股骨头坏死包括股骨头或颈骨折、髋关节脱位、髋臼骨折或发育不全，髋关节长期慢性累积性损伤等。非创伤性股骨头坏死包括药源性引起的坏死如大量使用皮质类激素、长期大量酗酒引起的酒精中毒；其他如血液系统疾病、高血压、糖尿病、长期放射性治疗、减压病、先天性髋关节发育不良等。

### 三、临床表现及分类

股骨头缺血性坏死主要症状如下。

1. 疼痛。

2. 关节僵硬或活动受限。

3. 跛行。

4. 体征 4字试验阳性即患肢盘腿下压呈阳性，Allis征试验阳性。

5. X线示 骨纹理细小或中断，股骨头局限陛囊性变、硬化、扁平或塌陷等。

股骨头坏死的分期方法较多，根据Ficat的方法将股骨头缺血坏死分为六期。0期：X线平片正常；Ⅰ期：X线平片正常或轻度弥漫性骨质疏松，患者有疼痛、髋关节受限症状；Ⅱ

期：股骨头外形正常，可见囊性变和骨硬化表现；过渡期：介于Ⅱ期与Ⅲ期间，表现为软骨下骨折及股骨头局灶性变扁；Ⅲ期：X线示股骨头内硬化、囊性变，呈"新月征"，临床症状加重；Ⅳ期：髋关节变形，关节间隙变窄及髋臼继发退行性变。

## 四、临床检查

1. 一般临床检查　血、尿、大便三大常规，肝、肾功能，出凝血时间等实验室检查；心电图；局部深压痛、内收肌止点压痛、4字试验阳性、Allis征试验阳性等。

2. 影像学检查　X线、CT、MRI（可发现Ⅰ期和Ⅱ期股骨头坏死）。

## 五、介入治疗的适应证及禁忌证

### （一）适应证

股骨头缺血性坏死的Ⅰ、Ⅱ期患者。

### （二）禁忌证

1. 造影剂过敏者。

2. 化脓性髋关节炎、类风湿性关节炎且股骨头坏死者。

3. 活动性出血者，出、凝血功能异常者。

4. 重症高血压者，血压高于180/100mmHg者。

## 六、介入治疗

股骨头坏死的介入治疗方式主要是置管溶栓法。

1. 患者准备　血管性介入手术常规准备。

2. 器械和药品准备　导丝、导管、穿刺针、高压注射器、动脉注射泵等。生理盐水、利多卡因、肝素纳、溶栓药物（如尿激酶）、扩管药物（如前列地尔、丹参、盐酸川芎嗪氯化钠等）。

3. 手术步骤　常规消毒、铺巾、局麻后，采用Seldinger穿刺技术，经对侧股动脉将5F Cobra导管送入患侧股深动脉中。在DSA系统的监视引导下，经股动脉插管超选择送入旋股内、外动脉、闭孔动脉，注入非离子型造影剂行血管造影。证实导管进入靶血管后，经导管将定量的溶栓药物或扩管药物，如：罂粟碱、尿激酶、复方丹参液等扩管，溶栓药物用盐水稀释，溶解后缓慢注入。这类药物或扩管药物具有溶栓或扩张血管改善微循环等作用。超选择插管，可以使药物集中于病变部位，改善局部血液循环，促进坏死骨的吸收和新骨的产生。术毕后包扎伤口，回病房后连续24~48小时用动脉微量注射泵向导管内交叉灌注扩管、溶栓药物。完毕后，再次造影观察血运情况，比较注药前、后股骨头的血供情况。拔出介入导管，穿刺点加压包扎后，送回病房平卧24小时。

## 七、护理

### （一）术前护理

1. 按血管性介入术前护理常规，术前当日留置导尿。

2. 卧床休息，减少负重，出行可借助拐杖、轮椅、平车。减少下肢负重。

3. 生活护理 患者因活动受限，术前应锻炼其床上大小便，增强生活自理能力。

4. 饮食护理 给予清淡、高钙饮食，戒烟酒，忌辛辣刺激性饮食。多食蛋类、豆制品、水果，蔬菜等。因卧床时间较长应预防便秘，少食多餐，保持大便通畅。

5. 心理护理 患者因多方治疗无效、疼痛及功能障碍逐渐加重，出现焦虑、担心等情绪反应。护士应主动关心患者，介绍治疗方法，也可现身说法，消除其紧张情绪，使患者积极配合治疗，促进康复。

（二）术中护理

1. 按血管性介入术中护理常规。

2. 建立静脉通道，保证药物及时使用。

3. 严密观察生命体征变化及患者对药物的反应情况，询问患者有无不适。配合医生进行抢救。

（三）术后护理

1. 按血管性介入术后护理常规。

2. 24 小时穿刺肢体应减少活动，卧床休息，避免患肢负重。术后 24 小时指导患者在床上进行适当的功能锻炼。

3. 防止泌尿系感染 患者术后因不能下床活动一般需留置导尿管 2~3 天，要防止继发感染。

（1）观察尿量、颜色、性质，并给予记录。

（2）妥善固定引流袋，及时排放，防止逆流，每天更换一次。

（3）鼓励患者多饮水。

4. 遵医嘱溶栓治疗 介入手术后，患肢动脉推注尿激酶加复方丹参液用药 24~48 小时。应用导管动脉内给药的主要目的是改善患骨的血液供应，增加侧支循环，使坏死骨质加快吸收形成新骨。因此，溶栓治疗中给药至关重要。

（1）护士应准确配制所给各种药物浓度，严格掌握给药顺序、速度。

（2）观察患者有无出血倾向，监测凝血功能。

（3）在进行动脉推药的过程中应注意保持动脉泵的通畅。

5. 并发症的观察及护理

（1）穿刺部位的出血和血肿：原因多为穿刺点加压时间不够、溶栓药物使用剂量过大及提早活动等。①可延长加压包扎的时间，患肢制动 24~48 小时。②严格控制溶栓药物的剂量，如出现出血情况立即压迫止血。血肿一般可自行吸收或 48 小时后局部热敷，加快其吸收。

（2）压疮的预防：患者长时间卧床，易发生压疮，应 2 小时协助患者翻身一次并检查皮肤受压情况必要时使用减压贴。

（四）出院宣教

1. 饮食指导 加强营养，宜少量多餐，进食清淡、高钙易消化食物，多食蔬菜水果。不吃霉变食物，忌烟酒、辛辣刺激性及油炸食物。

2. 防止剧烈运动，防止扭伤、跌伤，以避免股骨头新的损伤。

3. 要经常用手杖以减少负重（挂拐半年到一年），减少步行活动，到骨修复正常。

4. 坚持遵医嘱用药 口服阿司匹林、维生素 AD 丸、维生素 C、钙剂、丹参等药物 1 年左右，以加强疗效。

5. 加强低负荷的功能锻炼，防止关节僵直、肌肉萎缩、改善患肢关节的功能状态，重塑坏死的股骨头。

（1）锻炼要在接受治疗并使病情稳定后，在专业医护人员指导下进行，否则会加重股骨头的破坏。

（2）功能锻炼需循序渐进，不能操之过急，不能半途而废，也不能时断时续。

（3）功能锻炼中出现磨擦音或骨片交锁，轻微疼痛均属正常反应，稍事休息就会缓解；但如果疼痛剧烈，则应适当减少活动数量和活动幅度。

（4）功能锻炼方法

①蹬空屈伸法：患者仰卧位，双手置于体侧，双下肢交替屈髋屈膝，使小腿悬于空中，像蹬自行车行驶一样的运动 5~10 分钟，以屈曲髋关节为主，幅度、次数逐渐增加。

②抱膝法：患者取仰卧位，患肢屈髋、屈膝，双手叉指合掌抱住胫骨近端前方，反复屈肘向上拉与主动屈髋运动相结合，加大屈髋力量及幅度，持续活动 3~5 分钟，次数、幅度逐渐增加。

③屈髋分合法：患者仰卧位，足不离床面，尽量屈膝屈髋，双手置于胸前。用双足跟交替为轴，旋转外移至最大限度立稳，然后以双足为轴心，双膝做内收、外展、内旋、外旋活动 5~10 分钟以外展为主，幅度逐渐增加。

④患肢摆动法：取仰卧位，双下肢伸直，双手置于体侧，患肢直腿抬高或抬高到一定限度，做内收、外展活动 5~10 分钟。

⑤内外旋转法：患者取仰卧位，双下肢伸直，双足与肩等宽，双手置于体侧，以双足跟为轴心、双足尖及下肢作内旋、外旋 5~10 分钟，以功能受限严重一侧为主。

⑥屈髋开合法：患者仰卧位，屈髋、屈膝，双足并拢踩在床上，以双足下部为轴心，做双膝内收、外展活动 5~10 分钟，以髋关节功能受限严重为主，幅度、次数逐渐增加。

⑦开合法：患者取俯卧位，双膝与肩等宽，下肢伸直，双手置于胸前上方，然后屈膝 90°，以双膝前部做轴心，做小腿内收、外展活动 5~10 分钟，以髋关节功能严重一侧为主，幅度、次数逐渐增加。

⑧后伸法：患者俯卧位，双下肢伸直，双手置体侧，患肢后伸活动 5~10 分钟，幅度、次数逐渐增加。

6. 3~6 个月拍片复查一次，不适随诊。

（王 赛）

# 第二节 腰椎间盘突出症

## 一、概述

腰椎间盘突出症（LDH）是因椎间盘变性，纤维环破裂，髓核突出刺激或压迫神经根、马尾神经所表现的一种综合征。它多发于腰$_{4~5}$椎间盘之间和腰$_5$至骶$_1$椎间盘之间，多见于 20~40 岁的青壮年，男性多于女性。

目前治疗主要有药物疗法、牵引治疗、物理治疗、针灸治疗、封闭治疗、介入及外科切除治疗等。其中药物疗法、牵引治疗、物理治疗、针灸治疗、封闭治疗等治疗的疗程一般较长，且只能短时间改善症状，达不到根本治疗的目的。外科手术创伤大、对于年龄大的患者多不能接受，而微创介入技术具有创伤小、患者痛苦少等优点逐渐被广大患者认可。微创介入治疗腰椎间盘突出症的方法包括经皮腰椎间盘摘除术（切割抽吸法）、经皮腰椎间盘髓核溶解术或射频热凝术（或结合臭氧溶核术），其主要机制是通过切吸出或是消融突出的髓核组织，使椎间盘压力迅速降低，解除对椎间盘突出部位的挤压，使其症状消失，从根本上达到治疗腰椎间盘突出症的目的。

## 二、病因

发病主要原因是椎间盘自身的退变、遗传因素（先天畸形）、损伤和妊娠等。

## 三、临床表现

腰痛、坐骨神经痛、马尾神经受压等。

## 四、临床检查

1. 一般临床检查　血、尿、大便三大常规，肝、肾功能，出凝血时间、肿瘤标志物等实验室检查；心电图；体检脊柱出现侧弯、病变的腰椎间盘棘突旁有放射性压痛、腰部活动受限、肢体肌肉萎缩、患侧膝反射及跟腱反射减弱或消失、直腿抬高试验呈阳性等。

2. 影像学检查　CT 和 MRI 可见腰椎间盘后缘变形、硬膜囊受压移位、硬膜外间隙中的软组织密度影、突出的髓核钙化、相邻椎体边缘骨质增生硬化；此外，MRI 可显示明显的脊髓或神经根受压、神经水肿。

## 五、介入治疗的适应证及禁忌证

（一）适应证

1. CT 及 MRI 明确存在腰椎间盘突出、神经受压表现，并有相应的临床症状。

2. 偏侧突出的腰椎间盘压迫神经根，引起坐骨神经痛，肢体痛比腰痛更严重者。

3. 影像学检查　腰椎间盘突出或膨出为主的压迫因素，且突出部位与临床症状相符合者。

4. 临床症状很明确，如持续性坐骨神经痛和腰痛；直腿抬高试验阳性，经保守治疗8周以上，效果不明显或症状缓解后又复发者；表现在神经系统的损伤为皮肤感觉异常、肌肉萎缩、肌力下降、肢体温度低等。

5. 病史虽短，但疼痛剧烈，下肢感觉运动障碍，严重影响日常工作和生活，且患者迫切要求缓解病痛。

（二）禁忌证

1. 既往有腰椎外科手术史。

2. 椎管内有腰椎间盘游离块或游离的骨片，腰椎间盘钙化，或髓核突入椎管内。

3. 各种类型的骨性椎管狭窄，严重的骨质关节增生退变，病变区域椎间隙变窄及黄韧带肥厚。

4. 腰椎间盘突出合并有椎体、椎管肿瘤或结核等病变。

5. 穿刺部位有软组织感染。

6. 腰椎间盘突出症出现足下垂及膀胱直肠功能障碍等神经症状者。

7. 临床表现与影像学资料明显不符者。

8. 孕妇或 14 岁以下的儿童。

9. 已行过腰椎间盘髓核化学溶解术，或对木瓜凝乳蛋白酶过敏者。

10. 碘过敏者。

## 六、介入治疗

1. 患者准备　非血管性介入常规准备。

2. 手术器械准备　腰椎间盘介入手术均在数字平板血管机上进行操作。

（1）经皮穿刺腰椎间盘摘除术（切割抽吸法）：电动式经皮穿刺腰椎间盘切割装置或手动切割装置，包括 18G 定位针、外套管、扩张器、环锯、环钻、切割器、负压吸引器。

（2）经皮腰椎间盘髓核溶解术：18G 或 20G 长 20cm 套管穿刺针一套，穿刺定位装置。

（3）射频热凝术（或结合臭氧溶核术）：18G 或 20G 长 10cm 套管穿刺针；22G 长 15cm 射频针；射频治疗仪；臭氧发生器。

3. 药品准备　2% 利多卡因注射液、生理盐水、地塞米松、复方倍他米松注射液（得宝松）、胶原酶注射液、庆大霉素、常用急救药品等。

4. 手术步骤　患者采取俯卧位或健侧卧位，使患者感觉舒适的体位以便配合手术。在 X 线下透视定位，选择最佳的腰椎间盘突出层面，用龙胆紫在体表做标记，穿刺时应避开血管和神经。以穿刺部位为中心，由内向外缓慢旋转进行皮肤消毒，消毒皮肤面积应 >15cm× 15cm。腰部消毒上达肩胛骨下缘、下至臀裂水平线、两侧越过腋中线。铺无菌巾，C 臂透视机影像增强器亦应用无菌单包裹好，局部麻醉。

（1）经皮腰椎间盘摘除术（切割抽吸法）：在侧位透视监测下将针尖指向腰椎间盘的前 2/3 与后 1/3 交界处，经确认针尖的合适位置后，抽出定位针针芯。将穿刺套管沿穿刺针管缓慢谨慎地推进到纤维环处，将最外层套管用左手固定紧贴纤维环不动，退出穿刺针，右手将切割环锯插入，在套管内向内施加压力旋切纤维环。用切割器在腰椎间盘内移动和往复旋转运动，用负压抽吸切割碎裂的髓核，直到吸出的髓核达到一定数量或基本无髓核碎片吸出为止。现在该技术已发展为孔镜下 DSA 配合直视下手术，大大减低了手术的风险，提高了手术的疗效。

（2）经皮腰椎间盘髓核溶解术：将穿刺针插入病变的腰椎间盘髓核内，把胶原酶分次缓慢地注射入盘内，使胶原酶由中央向四周扩散溶解，保留穿刺针 5 分钟以防药物反流，观察有无不良反应。也可将穿刺针稍退后，将部分药物注入突出腰椎间盘附近的硬膜外腔，利用体位调整使药液尽可能聚集于腰椎间盘附近，通过化学溶解作用，来解除神经根的压迫。也可注入 5mg 地塞米松及 1% 利多卡因 5mL 缓解胶原酶消融术时的疼痛症状。

（3）射频热凝术（或结合臭氧溶核术）：先将射频针沿套管插入髓核，启动射频治疗仪，使髓核气化、分解。接着将少量高浓度的臭氧缓慢注入腰椎间盘内，使气体分布于髓核区域，透视可见少许气体溢出纤维环。再将穿刺针退至椎间孔注射较低浓度的臭氧。操作结束后拔除穿刺针，局部加压后用无菌纱布覆盖。患者无不良反应，送回病房。

# 七、护理

## （一）术前护理

1. 按非血管性介入术前护理常规。

2. 术前 30 分钟静脉滴注抗生素，预防感染。

3. 对于术中需注射胶原酶者，为防止过敏可术前静脉推注 50% 葡萄糖注射液 20mL 稀释地塞米松磷酸钠注射液 5mg。

4. 术前 3 天训练患者床上大小便。

5. 基础护理　患者疼痛和行动不便，护士应给予帮助，协助翻身，预防压疮。患者应睡硬板床，减少腰肌紧张、腰腿疼痛等症状。

6. 根据患者体形选择合适的腰围，以备术后使用。

7. 心理护理　患者因多方治疗无效或治疗后反复发作，心理压力大，护士应了解患者的基本情况，积极主动与患者沟通，多关心、安慰患者，赢得其信任，耐心地向患者讲解手术的方法、原理、基本过程、注意事项等，帮助其消除紧张、焦虑情绪，使其以最佳的心理状态积极配合手术。对情绪紧张者，遵医嘱于术前 30 分钟肌内注射硫酸阿托品 0.5mg。

## （二）术中护理

1. 按非血管性介入术中护理常规。

2. 协助医生调整好患者体位，暴露穿刺部位的皮肤。

3. 安慰和鼓励患者，使其有安全感，减少紧张情绪，必要时可使用镇静剂，以便手术能顺利进行。

4. 密切监测生命体征变化，建立静脉通道；询问患者有无不适。

5. 严格无菌操作，手术器械必须严格消毒灭菌，防止感染。

6. 在切吸过程中，要衔接好各管道的接口，保持管道通畅。记录切吸出组织的颜色、性状及数量。

7. 注射胶原酶后，密切观察患者有无过敏反应及肢体活动等情况。

8. 妥善保存髓核标本，注意其颜色和纤维化程度，防止水分蒸发及丢失，手术完毕将髓核组织送病理科检查。

## （三）术后护理

1. 按非血管性介入术后护理常规。

2. 密切监测生命体征变化，询问患者有无不适。

3. 穿刺部位护理观察伤口有无渗血，皮肤颜色是否正常，保持敷料干燥，必要时进行更换。

4. 遵医嘱使用止血药、脱水剂及抗生素，预防腰椎间盘感染，减轻神经根水肿。

5. 合理休息和功能锻炼，促进腰部功能恢复，改善局部血液循环，促进早日康复。

（1）术后应卧床休息，避免腰肌负重运动和活动，协助患者在床上轴线翻身，肩、胸、腰、臀一致。三天后起床活动时患者先侧位，半屈膝屈髋，一手撑扶床边，由护士或家属扶肩、髂部协助患者坐起，戴上合适腰围后，再下床活动，禁止腰部大幅度扭动。每天间断戴腰围，连续佩戴时间不得超过 8 个小时，避免引起腰背肌萎缩。

（2）术后 3 天如无不适，可指导患者进行腰背部肌功能锻炼，如直腿抬高、交替屈伸腿、蹬空增力等训练。每天应做 2~3 次，每次 10~15 分钟。

6. 饮食护理　多食蛋类、鱼类、海产品、富含钙质的食物，促进骨质修复。因长时间卧床，易导致便秘，鼓励患者多饮水，进食高维生素、高纤维易消化饮食，如蔬菜、水果等。戒烟酒，忌辛辣刺激性食物，宜少食多餐，保持大小便通畅。

7. 并发症的护理

（1）腰椎间盘感染：表现为术后 4~20 天后出现腰部剧烈的痉挛性疼痛、发热、血沉明显增快、白细胞升高等。主要原因是穿刺器械消毒不严及无菌操作不严格、穿刺路径不当。护士应安慰患者，指导患者绝对卧床休息，遵医嘱进行抗炎、减压治疗。做好基础护理，减少不适。

（2）神经损伤：主要是穿刺过程中误伤脊髓或神经外膜，胶原酶溶液致神经根脱水变性。因此，手术易采用局部麻醉，一旦出现神经根刺激症状应立刻停止操作，密切观察，调整穿刺角度。操作中始终固定好套管。出现损伤时，给予营养神经药物，同时针灸、理疗等保守治疗多可痊愈。

（3）血管损伤：一般是毛细血管或微小动脉血管损伤，表现为局部血肿。一般经休息、热敷、止血和预防感染，多能自行吸收痊愈。护士应给予患者正确引导，消除其紧张情绪。

（4）腰背痛：可能与腰椎间盘内压力增高，压迫神经根有关。应观察疼痛的性质，向患者讲解疼痛的原因、解除疼痛的方法，一般不需特殊处理可缓解。疼痛剧烈时可使用镇痛剂或骶管封闭治疗。

（5）过敏反应：经皮腰椎间盘化学溶解术可引起药物过敏反应，应立即抗过敏治疗对症处理。

（6）继发性椎管狭窄：溶解的纤维环使椎间隙变窄，导致椎间孔缩小，压迫神经根。应有序地进行腰背肌功能锻炼，逐步适应日常工作和生活。

（四）出院宣教

1. 出院后需继续卧床休息 2~4 周，尽量减少腰部负重和活动。

2. 饮食指导　加强营养，鼓励其多摄入高热量、高蛋白、高维生素、高钙类食物，多饮水、适当增加果汁和粗纤维食物，戒烟酒、忌辛辣刺激性食物，预防便秘和泌尿系结石的发生。

3. 纠正错误的坐、立、行姿势，避免长时间的坐立或行走，避免病情复发。

4. 加强功能锻炼　术后 3~4 周可指导患者进行轻微的腰部伸展运动，采取循序渐进的腰背肌锻炼，严禁提举重物。术后 1~3 个月，可轻体力活动，继续腰背肌锻炼，注意腰背部活动的自我保护，可进行步行或游泳锻炼。术后 4~6 个月，禁止参加剧烈运动，避免弯腰搬重物，更禁止搬东西时旋转腰部，避免腰部过伸和过屈。每日可练习倒步走，每次 15 分钟，每日 2 次，以不觉疲劳为益。空中蹬车动作可加强下肢力量。腰椎前凸减小且肌肉无力者可练习飞燕点水式、桥式动作，但要严格控制强度，防止腰背肌的收缩使腰椎相互挤压，加重腰痛。功能锻炼应持之以恒，也可辅以牵引、推拿、针灸、理疗等保守治疗。

5. 术后 2~4 周到医院复查，给予伤口拆线及了解腰肌康复情况。

（王　赛）

# 第三节  经皮椎体成形术

## 一、概述

经皮椎体成形术（PVP）是利用微创技术将一些填充物（如骨水泥）注入压缩的椎体内，以达到镇痛和恢复椎体强度的目的。

传统的手段包括原发疾病的治疗、卧床休息、应用镇痛药等，但长期卧床会带来骨质丢失、肌肉萎缩、局部疼痛等一系列并发症。而应用经皮椎体成形术治疗骨折及椎体肿瘤具有短期镇痛、强化和稳定椎体作用，使患者能早期下床活动，从而减少上述并发症的发生。该手术创伤小、并发症少，因而成为治疗椎体压缩有关疼痛的标准手段。

## 二、病因

造成椎体压缩性骨折的最常见原因如下。

1. 老龄化或长期应用皮质类固醇激素造成的骨质疏松。

2. 脊椎的转移性肿瘤、骨髓瘤或淋巴瘤、侵袭性血管瘤、骨巨细胞瘤。

## 三、临床表现

剧痛、脊髓麻痹、神经功能障碍、肺功能受损、生活质量下降。

## 四、临床检查

1. 一般临床检查  血、尿、大便三大常规，肝、肾功能，出凝血时间等实验室检查；心电图。

2. 影像学检查  X线平片可见骨质密度减低或破坏，压缩的椎体呈楔形变；CT扫描可了解椎管骨碎片的分离、移位情况，显示椎体内骨质破坏的程度，并可明确穿刺途径；MRI可准确鉴别新鲜骨折和陈旧性骨折的压缩程度、转移性骨肿瘤的病变部位及受压程度。

## 五、介入治疗的适应证及禁忌证

（一）适应证

1. 椎体血管瘤。

2. 中度骨质疏松性压缩性骨折。

3. 骨髓瘤和体转移肿瘤。

（二）禁忌证

1. 有严重出、凝血异常，严重心、肺疾患，极度虚弱不能平卧，临终期患者。

2. 病变已侵犯脊髓形成瘫痪，无疼痛症状。

3. 椎体后缘骨皮质破坏范围过大，易导致骨水泥椎管渗漏的患者应慎重。

4. 严重压缩性骨折，上胸椎压缩比大于50%，腰椎压缩比大于75%。

5. 碘过敏者。

# 六、介入治疗

椎体压缩性骨折的介入治疗方式主要是经皮椎体成形术。这项技术于1984年由法国医师 Galibert 首次应用于椎体血管瘤的治疗后，经皮椎体成形术得到大力推广，并获得良好效果。

手术过程：

1. 患者准备　非血管性介入常规准备。

2. 器械和药品准备　美国 Cook 公司椎体穿刺套管针 11~13G，针头端有菱形和斜面两种；1mL 专用注射器 1 套；10mL 注射器若干；定位金属棒；带刻度的不锈钢搅拌容器及调和棒；骨科不锈钢钢锤 1 把；丙烯酸树脂骨水泥、非离子型造影剂、2% 利多卡因注射液、生理盐水、常用急救药品等。

3. 手术步骤　在血管造影机透视监视下，颈椎病变患者取仰卧位，从前侧方进针，胸椎和腰椎病变患者取俯卧位，从侧后方进针。首先在 X 线或 CT 下定位，确定穿刺点及穿刺角度，局部消毒铺巾，皮肤及穿刺道麻醉，边进针边透视直至针尖到达椎体前 1/3 处。如为椎体转移性肿瘤原发病灶时可同时行活检。经穿刺针注入非离子型对比剂，明确有无明显引流静脉的情况，以防骨水泥进入引流静脉。根据使用骨水泥的种类不同进行合适的骨水泥粉和单体调配，使之凝固时间延长，适于推注。经专用的旋钮加压式注射器，在透视下均匀推注，使其弥散到 50% 以上的椎体，如对侧充填不满意可经对侧穿刺注射。如观察到骨水泥向椎体后缘弥散或渗出椎管立即停止注射。骨水泥在调配后 20 分钟内注射，注射后 1 小时内达到其强度的 90%。注射完毕后在骨水泥硬化前拔出穿刺针，局部加压 5 分钟。观察 20 分钟后待骨水泥硬化后，用平车送患者回病房。

# 七、护理

## （一）术前护理

1. 按非血管性介入术前护理常规。

2. 皮肤护理　术前须检查手术区域皮肤的完整性，并清洁皮肤。

3. 术前 2 天训练患者手术卧位，以便更好地耐受手术体位，减少风险。

4. 心理护理　经皮椎体成形术是新兴的微创手术，患者及家属不了解，对手术及预后持怀疑态度。术前应详细讲解手术的原理、方法及疗效，介绍此项手术的安全性和优越性，消除患者的紧张、恐惧心理，使其以良好的心态积极配合手术，保证手术的顺利进行。

## （二）术中护理

1. 按非血管性介入术中护理常规。

2. 根据患者病情选择合适体位，配合手术治疗。

3. 协助医生按比例调配骨水泥备用。

4. 行心电监护，建立静脉通道、给氧。严密监测患者的血压、脉搏变化、注意有无突发胸闷、发绀、呼吸急促、呼吸困难等症状出现，预防肺栓塞等并发症的发生。

5. 注射完毕确认患者无异常，穿刺点加压包扎，保持体位 10~20 分钟，等患者体内的骨水泥完全凝固硬化，再用平车护送回病房。

（三）术后护理

1. 按非血管性介入术后护理常规。

2. 术后 24 小时严密监测患者的生命体征，观察下肢感觉、运动、血液循环及排尿、排便情况。

3. 卧床休息　卧硬板床休息 12 小时，体位为仰卧位或侧卧位，利于注入椎体内的骨水泥进一步聚合反应以完全硬化，达到最大强度，减少并发症及穿刺部位出血。

4. 患者因长期卧床可导致腹胀、便秘，应适当的运动促进胃肠蠕动。多吃易消化、粗纤维食物，多饮水，少食多餐，保持大便通畅，必要时用缓泻剂。

5. 年老、体弱、恶病质的患者要注意勤翻身，防止压疮。

6. 并发症观察与护理

（1）骨水泥渗漏：是常见的并发症之一，是由于穿刺针不到位，注入的骨水泥过稀、注射量过大，骨水泥向椎旁静脉丛、椎旁软组织、椎间孔、椎间隙、椎管内硬膜囊外及穿刺道泄漏。大多渗漏无明显的临床症状，少数会引起脊髓、神经根压迫症状。术后护士应密切观察患者下肢运动感觉状况，若出现下肢麻木、肌力下降、放射性疼痛、穿刺部位疼痛加剧，应立即通知医生急诊手术减压。

（2）疼痛：因骨水泥本身有镇痛作用，所以术后一般不需止疼。对于疼痛敏感者可及时给予心理安慰，必要时遵医嘱使用镇痛剂。

（3）发热：术后发热可能为骨水泥反应或肿瘤变性、坏死吸收热所致，遵医嘱常规使用抗生素治疗 3 天。

（4）肺栓塞：是大量骨水泥渗漏入静脉所致。若有呼吸困难、刺激性咳嗽、咯血或血氧饱和度下降，应立即报告医生并及时抢救。

（5）肋骨骨折或气胸：可在胸椎穿刺时发生。术中穿刺者动作轻柔、准确，取得患者的配合可减少或避免发生。

7. 功能锻炼　术后 12 小时可逐步下床活动，逐渐增大活动量。

（1）术后 12 小时可在床上练习直腿抬高及抗阻力伸膝，以锻炼股四头肌力量；然后在护士协助下进行翻身、坐立、床边站立。

（2）下床时动作缓慢，以防体位性低血压。需有专人看护，防止跌倒。

（3）避免负重、转体的动作。

（四）出院宣教

1. 饮食指导　多食高钙食物，如牛奶、豆制品、鱼、虾等，也可适当口服钙剂，戒烟酒。

2. 注意休息，纠正不良生活姿势，适当运动，病情允许时散步、练习太极拳、踢腿等运动，避免负重、转体、大运动量的活动。

3. 术后 3 个月复查。若有腰背部疼痛、肢体运动感觉异常，应立即就诊。

（王　赛）

# 第四节　下肢动脉硬化闭塞症

## 一、概述

下肢动脉硬化闭塞症（ASO）是一种全身性慢性血管病变，主要是纤维基质、脂质、组织碎片在细胞内的异常沉积，引起动脉内膜、中层发生异常增生的复杂病理变化，最终引起动脉壁硬化、内膜增厚进而导致动脉发生狭窄甚至闭塞的缺血性疾病。多见于中老年人，最易受累的部位包括小腿胫腓动脉、股腘动脉、主髂动脉。该病发病率逐年升高，加之极高的致残率，严重影响了患者的生活质量。

## 二、病因

下肢动脉硬化闭塞症发病的原因是多源性的，最主要的原因是糖尿病、高血压、高脂血症，其他还包括年龄、抽烟、肥胖、缺乏锻炼及遗传因素等。

## 三、临床表现及分类

下肢动脉硬化闭塞症患者的临床症状主要取决于肢体缺血的发展速度和程度。根据患者症状的严重程度，按 Fontaine 分期，一般将临床表现分为如下四期：轻微主诉期、间歇性跛行期、静息痛期、组织坏死期。

1. 第一期：轻微主诉期　早期多数患者无症状或有轻微症状，如患肢皮温降低、怕冷，或轻度麻木，活动后易疲劳，肢端易发生足癣感染等。

2. 第二期：间歇性跛行期　当患者在行走时，由于缺血和缺氧，较常见的部位是小腿的肌肉产生痉挛、疼痛及疲乏无力，必须停止行走，休息片刻后，症状有所缓解，才能继续活动。如再行走一段距离后，症状又重复出现。小腿间歇性跛行是下肢动脉闭塞症最典型的症状。

3. 第三期：静息痛期　当病变进一步发展，而侧支循环建立严重不足，使患肢处于相当严重的缺血状态，即使在休息时也感到疼痛、麻木和感觉异常。疼痛常发生在夜间或平卧时，部位多在患肢前半足或趾端。

4. 第四期：组织坏死期　主要指病变继续发展至闭塞期，侧支循环十分有限，出现营养障碍症状。在发生溃疡或坏疽以前，皮肤温度降低，色泽为暗紫色。早期坏疽和溃疡往往发生在足趾部，随着病变的进展，感染、坏疽可逐渐向上发展至足部、踝部或者小腿，严重者可出现全身中毒症状。

## 四、临床检查

1. 一般临床检查　血、尿、大便三大常规，肝、肾功能，出凝血时间；心电图。
2. 影像学检查　彩色多普勒超声检查；CTA；MRA；DSA。

## 五、介入治疗的适应证及禁忌证

### （一）适应证

1. 狭窄程度>50%。

2. 跨狭窄段压差>10mmHg，临床较少使用。

3. 患者有下肢缺血症状，如间歇性跛行、静息痛，甚至下肢溃疡、坏疽等。

4. 血管搭桥术后吻合口或搭桥血管的狭窄，合并临床缺血症状。

### （二）禁忌证

1. 凝血功能严重异常，经内科治疗未能纠正者。

2. 全身重要脏器功能严重不全。

3. 重症糖尿病患者血糖控制不佳。

4. 长段、弥漫性髂动脉狭窄，尤其当病变长度>20cm 者，植入支架的再狭窄率较高。

5. 髂股动脉闭塞，经溶栓治疗等各种手段后导丝仍无法通过闭塞段血管者。

6. 动脉狭窄处在关节处，扩张后禁放内支架。

## 六、介入治疗

随着微创介入技术的不断发展，下肢动脉血管成形术（PTA）能迅速恢复动脉血流，减少下肢缺血坏死，较外科手术治疗具有创伤小、成功率高、恢复快、并发症发生率低等优点。

1. 患者准备　血管性介入手术常规准备。

2. 器械和药品准备

（1）除常规介入器械包、常规器材外，还需 5~6F 血管鞘、70cm 长的 5~6F 长鞘、6F 翻山鞘、150cm 泥鳅导丝、0.035in 加硬导丝 260cm、猪尾巴导管、5F 多用途导管、压力泵、各种型号的球囊导管备用、0.014in 导丝备用，各种型号的自膨式裸支架备用，动脉压迫止血带或血管缝合器。

（2）药品准备：除常规药品外，尿激酶 20 万~40 万 U、曲马朵、吗啡等。

3. 手术步骤　常规消毒铺巾，局麻下采用 Seldinger 技术穿刺病变对侧股动脉成功后，引入猪尾巴导管，注入适量造影剂，行 DSA 摄影。根据造影结果来确定治疗方案，引入 0.035 超滑泥鳅导丝或 0.014 导丝及 5F 多用途导管，使导丝从真腔或内膜下越过狭窄或闭塞部进入远端真腔内，并跟进导管，经导管鞘造影再次确认导管位于真腔后，交换超硬导丝，经鞘管给予肝素 3 000~5 000U 全身肝素化。选择合适直径（1.5~4.0mm）的微球囊扩张狭窄或闭塞段，逐步扩张病变段血管，扩张持续 1~1.5 分钟，重复 2~3 次；股浅动脉一般用 5~7mm 直径长球囊行 PTA。视复查造影时血管回缩的程度、是否有夹层、夹层程度及病变的性质、部位及长度，决定是否植入支架，腘动脉段及以下动脉一般不放置支架。支架的长度和直径要与病变相适应，病变血管段过长时采用两个长支架叠放。双下肢同时累及者，先选择症状及病变较重的一侧进行治疗。最后复查造影支架贴壁良好，膨胀可，位置满意，管腔通畅。术毕拔管，用动脉压迫止血带压迫股动脉或血管缝合器缝合股动脉，患者安返病房。

# 七、护理

## （一）术前护理

1. 按血管性介入术前护理常规。

2. 心理护理　患者术前保持良好的心理状态，是保证手术成功的关键。患者对手术过程缺乏了解，表现出不同程度的紧张和焦虑及对预后的担心。护理人员应针对患者的心理状况进行耐心讲解，并充分解释介入治疗的优点、手术过程及注意事项，消除患者紧张、焦虑心理，取得患者的配合和信赖，使患者在良好的精神状态下手术，使手术顺利进行，并减少并发症的发生。

3. 术前准备　完善相关检查，术前对患者全身状况进行评估，包括既往史。术前给予对症处理，将血压、血糖、血脂调整到适当水平。

4. 术前用药　术前3天开始口服肠溶阿司匹林300mg/d，有胃肠溃疡病患者口服波利维75mg/d。

5. 饮食护理　指导患者戒烟、戒酒；进低盐、低脂饮食，少吃多餐，注意营养均衡，多吃新鲜的水果和蔬菜，保持大便通畅。

6. 足部护理　①每天用温水泡脚，用毛巾擦干，不可用力摩擦，以免擦伤。②穿棉袜，保持皮肤干燥、洁净。③保护足部免受损，注意修剪指甲和足部保暖，勿用热敷。④对于足部湿性坏疽者可考虑臭氧疗法，并遵医嘱使用抗生素。⑤坚持锻炼，促进侧支循环，改善血运。

7. 患者卧床期间注意预防相关并发症如压疮、肺部感染、深静脉血栓、尿路感染等。

8. 手术当日给予留置导尿。

## （二）术中护理

1. 按血管性介入术中护理常规。

2. 根据手术部位协助患者摆好体位。

3. 术中持续心电监护，注意观察患者神志及生命体征变化，尤其是病人患肢疼痛、动脉搏动、皮温、色泽等。

## （三）术后护理

1. 按血管性介入术后护理常规。

2. 伤口的观察及护理　穿刺侧肢体术后穿刺部位加压包扎6~8小时，嘱患者绝对卧床24小时，注意观察穿刺部位有无血肿、出血。

3. 患肢的观察及护理　观察患肢远端的血运情况，包括皮肤有无发绀，皮温有无下降及疼痛是否明显加重，若疼痛明显加重时应考虑继发血栓的形成，足背动脉是否触及等，并与术前肢体情况进行对比。鼓励患者多饮水，以利于造影剂的排出。

4. 生命体征的观察　术后密切观察患者的血压、疼痛变化，予以心电监护，防止再灌注损伤引起肢体坏死，防止血栓形成等。若出现感觉异常、皮温高、肢体肿胀等症状及时通知医生处理。

5. 药物护理　为了预防支架内血栓形成，遵医嘱术后3天皮下注射低分子肝素钠注射液5 000U或低分子肝素钙注射液（速碧林）4 100U，每天2次。3天后改为口服肠溶阿司匹林 200~300mg/d 及波利维 75mg/d，3~6 个月后停用波利维，肠溶阿司匹林改为 100~200mg/d。向病人及家属说明术后服抗血小板药的重要性，不能漏服。同时术后要常规检查凝血功能，严密观察患者有无出血征象如皮肤、黏膜有无出血点或紫癜，有无黑便、牙龈出血、咳痰带血丝等。

6. 长期卧床的护理　患者因肢体受限，卧床时间相对延长，应注意预防压疮、便秘、肺部感染、深静脉血栓、尿路感染等。

7. 并发症的观察与护理

（1）动脉远端栓塞：常由于病变远端血管继发血栓形成和近端栓子脱落而导致。患者突发肢体疼痛、肢体远端动脉搏动减弱或消失、皮温降低、皮色苍白等。护士应安慰患者，必要时使用止疼药物，及时发现病情变化，必要时造影，急诊行动脉取栓术或溶栓治疗等。

（2）穿刺部位血肿及假性动脉瘤：穿刺部位出现搏动性包块，一般在术后 2~3 天出现，护士应加强巡视，局部按压，限制患者活动，观察肿块消散情况。

（3）出血：在应用抗凝药和抗血小板药物治疗中，应监测患者凝血功能，密切观察患者有无出血倾向，如皮肤瘀斑、牙龈出血、血尿等。

（4）下肢过度灌注综合征：闭塞的下肢动脉再通后，血量急剧增加，肢体远端会出现再灌注损伤，表现为下肢疼痛、肿胀、皮色紫暗、皮温降低、远端动脉搏动减弱或消失。严重者可发生骨筋膜室综合征。护士应严密观察开通动脉的肢体血运情况，鼓励患者多活动患肢，出现再灌注损伤时通知医生。肿胀不严重时抬高患肢促进血液回流，肿胀部位给予硫酸镁每日三次湿敷，疼痛严重者遵医嘱给予止疼药物，观察小腿或足部有无坏死。若出现骨筋膜室综合征应积极手术，预防多器官功能衰竭。

（5）急性血管闭塞：因支架内血栓形成致急性血管闭塞。治疗中患者突然出现患肢疼痛，已恢复的动脉搏动再次触不到，皮肤温度降低，皮肤呈苍白色或青紫斑块和条纹。一旦出现此症状应立即血管造影，继续抗凝治疗，维持血液的低凝状态。

（四）出院宣教

1. 注意休息，保持心情舒畅，避免劳累和不良的情绪。

2. 有高血压、高血糖或高血脂病史的患者积极控制血压、血糖和血脂。

3. 戒烟、戒酒，低盐、低脂饮食，禁食辛辣刺激性食物。

4. 遵医嘱服用抗凝药物，避免外伤。

5. 植入支架者 3 个月内禁止下肢剧烈运动，终身注意活动方式。

6. 首次复查时间为 3 个月，以后复查时间为间隔 6 个月。

（王　赛）

# 第十六章

# 老年病护理

## 第一节 老年病的自身特点

### 一、老年生理病理特点

任何生物都是严格按照生物规律，经历由胚胎到出生、生长、发育、成熟、衰老直至死亡的过程，人类也不例外。老年人自身调节机制随着增龄变得不敏感、不精确、缓慢、不能持久、不能即刻应免，同时人类衰老有其特征，如组织逐渐脱水，基础代谢率降低，细胞分裂、细胞生长及组织恢复能力减低，组织弹性减低，结缔组织变性，神经组织退行性病变及神经-肌肉反应速度减慢，骨的强度及韧性减低、骨质疏松，免疫功能低下等。老年状态下人体组织器官的结构和功能会发生一系列的变化，如听力和视力下降；心肺功能减退，易发生呼吸道感染、呼吸衰竭、慢性心力衰竭；脑萎缩、脑动脉硬化，易患老年性痴呆；肾单元随年龄而减少，肾功能减退和骨质疏松等，老年患恶性肿瘤的概率也相当高。

### 二、老年病的流行病学特点

作为老年病学的重要组成部分，老年流行病学亦是现代流行病学的重要分支。它既是研究老年病的重要方法，又是研究老年病自然规律的学科。目前流行病学研究的资料越来越多地作为背景资料用于并指导临床实践。

现今的研究提示老年流行病学有以下特点。

1. 与老化相关的各种情况受遗传因素的影响虽然重要，但环境因素变得更加重要。

2. 个体受教育水平、文化程度等亦直接影响预期健康寿命的长短。

3. 生命早期的预防保健措施是否及时、合理、恰当在生命的中后期会有回报。

这三个特点说明了环境因素、教育文化程度、青壮年期的预防保健及时合理恰当的投入，都直接会影响老年期的患病率，生活质量，乃至于预期健康寿命。故必须重视老年病学、老年流行病学的合理而慎重的研究。

### 三、老年病的病因学特点

随着医学模式的转变，人们逐渐认识到人类健康并非仅指躯体健康，而是躯体功能、精神心理、社会行为和环境的完美组合。因此，除不良的生物医学因素可导致疾病外，不好的精神心理素质，不端的社会行为，不适的社会和自然环境都可以导致疾病。老年人由于自身体质下降，精神心理调节能力降低、社会适应能力减退和不能及时适应比较剧烈的环境变化，任何一种不佳的因素都可导致老年人发生疾病。

根据老年流行病学特点，多数老年人易患慢性非传染性疾病。根据老年流行病学调查研究发现，老年人慢性非传染性疾病患病率为 76%~89%，明显高于中青年的 23.7%。其中 46% 有运动功能障碍，17% 生活不能自理。随增龄在机体老化的基础上容易发生的疾病，如高血压病、冠心病、脑血管病、糖尿病及恶性肿瘤等；以及与老化直接相关的老年特有疾病，如痴呆、退行性骨关节病、老年性瓣膜病、白内障等，已占老年病的大多数。不同地区和不同人群每种疾病的患病率和排序有所不同，如脑血管病，心肌梗死的发病率北方比南方高 5~10 倍。此类老年性非感染性疾病的最大特点是病因复杂，与多因素相关，虽然目前各国研究较多，但了解甚少，并难以分清是自然衰老或独立的疾病；而治疗上又缺乏特效疗法，是危害老年人健康的一类重要疾病。

老年感染性疾病发病率高，其感染的好发部位是呼吸道、泌尿生殖道、胆道，且易致老年菌血症和败血症。Jokinen 等的研究结果表明，老年肺炎的总发病率为 11.6% 人年，总死亡率 4%，发病率在幼儿和老年人中最高。泌尿生殖道感染也是老年人常见病，特别是前列腺肥大合并感染更为常见。近年来，老年人败血症有增多趋势，已占同期全部败血症总数的 20%。老年败血症发病急骤，病原菌常通过泌尿道、呼吸道或胆道侵入机体，感染合并休克发生率高达 30%~80%，病死率高达 60%。由于各种抗生素广泛而大量使用，使感染的菌群发生了改变；老年人抵抗力低下，使原来寄生于人体皮肤、黏膜、口腔、肠道、泌尿生殖道等部位对机体没有损害的菌群，成为老年人重要的致病菌。由条件致病菌所致的感染常是多种菌引起的，而且有高度和（或）多重耐药性，给治疗带来了困难。

我国老年人死因序列相继为：①恶性肿瘤。②脑血管病。③心血管病。④感染，尤其是肺部感染。以上四类疾病占总死亡人数的 70% 左右，但其可随增龄而发生变异，不同地区亦有不同。国外报道，20 世纪末老年死亡的五个主要因素依次为：心脏病、恶性肿瘤、脑血管病、肺炎/流感、慢性阻塞性肺疾病。但他们强调主要影响老年人生活质量及致残的却是老年骨关节病、视力老化、高血压、糖尿病等。如这些患者同时伴有心、脑血管疾病、慢性阻塞性肺疾病，其生活质量更差，致残率更高。说明增龄老化性失能是会直接影响生活质量，必须在青壮年采取有效的防治措施延缓增龄老化性失能的发生。

（王　赛）

# 第二节　老年病的临床特点

老年人因衰老、生理功能的改变，患病时往往与非老年人临床表现不同，其主要特点如下。

## 一、多隐匿而不典型

随着年龄增长，老年人的敏感性逐渐降低，其发病症状和体征亦不典型，加之多种疾病并存，使其难以如实反映真实病情，表现为隐匿发展，这必然使老年病的临床表现复杂而不典型，多表现为病情重而症状轻或无症状，常易造成漏诊或误诊。主要原因为：

1. 老年人起病隐匿，发展缓慢　多数老年病为慢性退行性疾病，其生理变化与病理变化难以区分。这类疾病老年期变化缓慢，在很长一段时间可无症状，无法确定其发病时间，但疾病发展到一定阶段，器官功能处于衰竭的边缘，一旦出现应激反应，可使原来勉强维持代偿状态的器官发生衰竭，病情可在短时间内迅速恶化。

2. 临床表现不典型　由于老年人机体形态的改变和功能衰退，反应性减弱，对于疼痛和疾病的反应不敏感，病程容易被忽略。如老年急性心肌梗死，可无心前区疼痛，而仅有气急；老年甲状腺功能亢进症仅有快速心房纤颤而无任何其他甲状腺毒性症状或富代谢症候群；老年人心脏病发作时首发症状是晕厥和嗜睡；老年肺部感染表现精神萎靡，嗜睡等；老年人内脏穿孔可能仅有精神萎靡，而无典型的腹部疼痛症状或压痛，反跳痛等症状。由此可见，重视老年病症状的不典型性是十分重要的，加强症状、体征、实验室及辅助检查的监察，搜集诊断依据尤为重要，同时还要慎防漏诊误诊。

## 二、发展迅速、突发易变、猝死发生率高

由于老年人免疫器官的老化，致免疫功能降低，应激能力减退，一旦发病，病情迅速恶化，使医生措手不及，治疗极为困难。如老年重症肺炎，很快相继发生呼衰、心衰、脑病、多脏器衰竭而死亡。老年期由于存在多个心脑血管意外的危险因素，故猝死发生率高。猝死年龄有两个高峰：第一高峰在出生至6个月；第二高峰在45~75岁；猝死人群中2/3年龄>65岁，老年心肌梗死猝死的发生率约为8%。因此必须加强监测，及时记录病情，将此特点反复强调，并告知家属，制订防范预案。

## 三、多病共存

由于老年人机体功能衰退，脏器功能降低，免疫力低下，代谢平衡被破坏，认知功能下降和肢体活动障碍等病理生理特点，一体多病十分常见，甚至一个脏器同时存在多种病变。卫健委北京医院90年代统计：60~69岁组的老年人平均患独立疾病7.5种，70~79岁组为7.8种，80~89岁组为9.7种，≥90岁组为11.1种；没有一例老年患者仅患一种疾病。由疾病而致残，病残交织，互为因果，给诊断治疗带来较大困难。因而全面细致了解和掌握老年患者的全部病史，抓住主要矛盾，权衡利弊，制订个体化，对学科的综合治疗方案是必需的。目前在老年病医生严重短缺的情况下往往需要有多专业的医师来共同参与诊治，如一个患有高血压、冠心病、糖尿病、脑卒中和吸入性肺炎的患者，可能要由心血管科、内分泌科、神经内科和呼吸内科的专家共同诊治。

## 四、并发症多

老年患者尤其是高龄老人患病后常可发生多种并发症，这是老年病的最大特点。

1. 易并发意识障碍和精神症状　老年人均有不同程度的脑血管硬化，在患急性肺炎、急性心肌梗死、消化道大出血等危重症时，感染、血压改变和水电解质紊乱等综合作用后，临床主要表现为对答不切题，淡漠，谵妄，躁狂，昏迷等意识障碍，一旦危重症控制后，以上症状消失。此外，应注意镇静剂的使用情况，个别老年患者在肌内注射12.5mg异丙嗪后，发生严重意识障碍。老年人出现意识障碍，要及时进行鉴别，明确诊断，以免延误治疗。

2. 易并发水、电解质紊乱　老年人脑呈萎缩状态，口渴中枢敏感性低，并且随着肌肉的萎缩，细胞数的减少，脂肪的增多及水摄入量不足，一旦有发热性疾病或腹泻易发生缺水性脱水及低钠性脱水。老年人体内含钾量的减少，保钾能力的降低，临床上常见有低血钾症，又可因肾功能减退易并发高钾血症，电解质紊乱可致严重室性心律失常，心衰加重，洋地黄中毒及意识障碍。故对老年人应注意皮肤弹性，加强出入量及电解质的监测，以便及时纠正。

3. 易并发感染　尤其存在下列感染危险因素的老年患者，高龄、瘫痪、肿瘤、长期卧床、住院≥5天、应用化疗及抗生素，这些患者更易发生多菌种及多重感染。据统计老年各类感染发生率依次为：尿路感染、肺炎、结核、皮肤和软组织、带状疱疹、骨髓炎、菌血症、感染性内膜炎、胆囊炎、憩室炎（尤其是肠憩室）及腹腔脓肿。与中壮年相比老年感染的危险性明显增高：肺炎为3倍；肾盂肾炎为5~10倍；菌血症为3倍；阑尾炎为15~20倍；胆囊炎为2~8倍；结核为10倍；心内膜炎为2~3倍；化脓性脑膜炎为3倍。故在临床实践要高度重视老年并发感染防治措施的落实，以防发展为败血症，多脏器衰竭。

4. 易并发血栓和栓塞　老年人常因各种疾病或手术长期卧床，易发生深静脉栓塞和肺栓塞，严重者可致猝死。这与肌肉萎缩，血流缓慢及老年人血液黏度增高有关。应注意卧床老年人床上的主动及被动的肢体活动（约15分钟1次）和翻身（1小时左右1次）。

5. 易并发多脏器衰竭　老年人多脏器衰竭主要有两种情况，其一是老年人在机体各器官功能正常或相对正常的情况下，由于严重感染、败血症性休克、创伤、急性药物、毒物中毒等致病因素导致人体2个或2个以上器官功能同时或相继发生衰竭；其二是因各种慢性疾患引起各脏器功能不全或衰竭，易引起水电解质紊乱、酸碱平衡失调、意识障碍，易发生后遗症和并发症等。如有陈旧性心肌梗死、慢支的患者，患重症肺部感染，很快出现呼吸衰竭、继之心衰、脑功能不全、肾功能不全、弥散性血管内凝血等相继或同时发生而死亡。肺部感染是老年多脏器衰竭的主要诱因，必须高度重视老年感染的及时控制。

对并发症多特点的对策必须加强监测，天天评估，及早发现、及时治疗，将发生率及损害率降至最低。

# 五、明显受心理精神因素的影响

发病是一种应激性事件，人在发病后会有各种心理反应。然而，就医疗实践来讲，不管患者的心理活动是发病本身引起，还是由生活中其他事件引起的，只要对疾病的发展和预后有影响，医师都必须重视并作出适当的处理。

社会-心理-生物学模式与衰老的关系，已越来越多被学者们认可。大量国内外研究表明，老年疾病70%~80%与心理精神因素有关。老年患者常见的心理反应及相关因素有：抑郁，焦虑（女性多见），过分依赖，退化（男性多见），不遵医嘱（忘记，混淆，对治疗无信心，拒绝治疗，对医生不信任）。

人们进入老年期，由于离退休后，伴随社会地位、家庭及经济收益的改变，躯体和心理都会发生变化，心理方面就有一个再适应的问题。据报道，在综合性医院内老年患者中心理障碍的患病率可达60%。老年存在着焦虑、忧郁、孤独感、急躁、多疑，会使一般疾病的症状加重。即使在老年人的急性躯体疾病的过程中，有时精神方面的改变较体温、心率变化更为突出。由于老年期心理障碍往往以躯体化障碍形式出现（指患者仅叙述有关躯体不适，完全如同冠心病心绞痛的症状，不断要求给予医学检查。虽经多方检查，未发现异常，虽给予解释仍不能打消患者的疑虑。有时存在某种躯体疾病，但其躯体障碍不能解释其症状和性质的严重程度，经心理疏导及适当应用抗焦虑、抑郁药物后症状明显缓解），也使老年期疾病治疗更为复杂困难。抑郁紧张的心理亦会破坏机体的免疫能力，加速肿瘤患者死亡，故有学者提出"心理疾病烈于癌"的观点。老年心理障碍现状说明，开展老年心理学的研究和应用其紧迫性、重要性达历史之最。必须高度重视老年心理研究，开展预防心理教育，合理、正确应用抗焦虑、忧郁的药物，能大大改善老年人的生活质量和节约卫生资源。

## 六、药物不良反应会影响病情

增龄使老年人患病数增多，用药数亦增多，不仅药物不良反应相互叠加，而且可以加重原有的疾病。老年药物不良反应（ADR）发生率高，WHO指出，全球死亡患者中1/3与ADR有关，我国每年5 000万住院患者中，至少有250万人入院与ADR有关，其中重症ADR约50万人，如利尿剂的应用可致严重的电解质紊乱，电解质紊乱可致严重室性心律失常，心衰加重，洋地黄中毒，同时可加重糖尿病及诱发痛风的发作。

老年药代动力学的特点，是药代动力学随增龄而降低。主要表现为，被动转运吸收的药物吸收不变，主动转运吸收的药物吸收减少；药物代谢能力减弱；药物排泄功能降低；药物清除的半衰期延长，血药浓度有不同程度的增高。

1. 老年人的药物吸收特点　由于老年人胃黏膜萎缩，胃壁细胞功能下降，胃肠道肌肉纤维减少，及胃肠道血流量减少，导致了老年人胃酸分泌减少，胃液pH升高，胃排空速度减慢等特点，影响了口服药物的吸收。另外，由于老年人的血流量减少，局部血液循环较差，所以绝大多数肌肉组织的药物吸收速率减慢，药物的起效时间延长。

2. 老年机体的药物分布　随着年龄的增长，老年人的细胞内液有所减少，体内总水分也较年轻人明显下降。据报道，80岁的老年人的体内水分较30岁年轻人下降约10%~21%，因此，老年人水溶性药物分布的容积相应有所减少。同时，随着年龄的增长，体内的脂肪量会有不同程度的增多，而非脂肪组织（骨、肌肉、肝、肾、脑）则有所减少。所以，老年人脂溶性药物的分布容积比年轻人有所增大，如脂溶性的药物毛花苷C（西地兰）、利多卡因等，在老年人体内分布容积较大，导致药物作用持续延长。此外，血脑屏障也随着机体的老化而通透性增加，结果使更多的药物进患者脑脊液中，导致了药物毒性作用的增强。老年人由于血浆白蛋白含量降低，血浆白蛋白结合药物的量也相应减少，可出现游离药物浓度升高的现象。因此，老年人使用华法林时剂量应予酌减，否则，有可能引起出血的危险性。又如，老年人的血浆白蛋白对吗啡的结合率也有所降低，老年人在使用阿片类药物时应适当减量。由于老年人脏器功能衰退，往往又同时患有多种疾病，服用多种药物的情况较为普遍。当多种药物进入体内后，它们与血浆白蛋白的结合存在着竞争性的置换作用，与血浆白蛋白结合力较弱的药物，血液中游离药物浓度的水平则较高，反之，其药物游离浓度的水平则较低。如当保泰松、水杨酸和甲磺丁脲联合用药时，使甲磺丁脲在血液中的游离型药物浓度增高，导致低血糖的发生。同样，抗心律失常药乙胺碘呋酮与地高辛合用时，导致地高辛游离型血浆浓度升高，进而产生毒性反应。因此，对于白蛋白结合力高而治疗指数较低的药物。要注意血药浓度的监测。

3. 老年机体的药物代谢　随着年龄的增长，老年人体内肝微粒体酶的活性（如药物氧化酶 P）有所下降，因而，影响了药物在体内的裂解，使血液的药物浓度有不同程度的升高。因此，在老年人用药的时候，应注意调整药物剂量，以免发生药物的毒性反应。老年人肝脏的血流量逐渐有所降低，药物首过效应也有不同程度的减弱，这种状况直接影响了某些药物在体内的代谢，如利多卡因、普萘洛尔等在血液中的浓度比年轻人有所升高。

4. 老年机体的药物排泄　在药物的排泄过程中，肾脏是最重要的器官。主要经肾脏排泄的药物有地高辛、吲哚洛尔、普萘洛尔、奎宁、金刚烷胺、氨基苷类抗生素等。一般来说，老年人药物的排泄能力约比年轻人下降46%。由于老年人肾功能降低，肾小球滤过率、肾小管的分泌和重吸收功能均有所减少，这些都是影响药物排泄、使药物半衰期延长、血药浓度增高、药物的不良反应增强的因素。另外，由于老年人血肌酐产生量少，即使肾功能降低，其血肌酐浓度可以不升高，所以老年人的血肌酐浓度不能作为衡量肾功能的唯一指标，必须以血肌酐清除率为指数。当老年人有失水、低血压、心衰或其他病变时，会进一步损害肾功能，用药更应小心慎重，最好能监测血药浓度。

因此，老年人用药：①必须严格掌握适应证和禁忌证，如应用肝素时，60 岁以上患者出血发生率增加，女性更明显，应用华法林则不良反应增加，需要常测出凝血时间。②必须避免用药过多过滥产生的药物过量或蓄积作用，如青霉素的排泄减慢，易出现中枢神经毒性反应；博来霉素易产生肺毒性反应（肺纤维化等）；地高辛易出现中枢性毒性或心脏毒性。③治疗剂量必须做到个体化，如普萘洛尔的剂量要根据患者的耐受性确定剂量；哌替啶也应从小剂量应用开始。

老年患者目前用药仍普遍存在一些问题：①医师忽视对老年患者综合病史的采集，有的简单询问后即开方用药。②医师忽视自己的分析，受老年患者的陈述和常用药方左右，以患者自己的处方为组方开方用药。③医师把自己的经验方不加改变组成就直接给老年患者用药。④医师忽视老年患者的个性化用药问题。

总之，老年人多病，用多种药物，且长期应用。随增龄生理老化及病理变化的综合作用，重要脏器代偿功能明显减退，个体的差异较大，因此药物在体内的吸收、分布、代谢、排泄及药物反应等诸多方面均发生变化，使药物的不良反应发生率随之增高，一个药在某种疾病是治疗而在另一种疾病可加重和诱发急性发作。因此，世界卫生组织依据临床药理学对老年人药物治疗主要法则作出规定：①是否必须药物治疗，诊断是否正确。②给药前想到它的可能不良反应。③根据患者生理状况（肝肾功能）认真考虑药物剂量。④适宜患者药剂型（片、浆、栓、注射剂）。⑤想到任何新症状可能与给药不良反应有关。⑥考虑到与其他未知物质（植物性的等）互相作用的可能性。⑦联合用药要合乎逻辑、效果相当好、改善药物疗效和对它的耐受性。⑧增添新药是否应减去某种用药。⑨检查患者对治疗是否信任，是否服药及作相应的处理（查剩余药及向陪床者了解情况）。⑩切记停药治疗和用药治疗同样重要。

## 七、护理的特殊性

由于老年人生理上的老化，多病的病理变化及心理障碍因素的影响，绝大多数患者合并意识障碍及不同程度的致残性，为此老年病护理有其特殊性、复杂性及高难度，对护理有特殊的要求，更高个体化护理计划。实践证明，护理质量的高低直接影响愈后。为此，老年护理原则为四个必须：①必须是优质的基础整体化护理与专病、专科护理相结合。②必须是躯体与心理护理相结合。③必须是疾病治疗与康复相结合。④必须是训练有素、操作熟练与精心、悉心、细致、诚挚爱心相结合的呵护性护理。护理学是实践性极强的学科，老年病护理更是新兴的分支学科，无论是理论还是实践经验我们知之甚少，急需通过长期大量对老年护理关照、支持的实践中加以研究探索、发现、总结，不断完善，从而建立一套真正适合老年病，以科学理论为基础的，切实可行，能提高护理结果的各项护理规范。

（王　赛）

# 第三节　老年病治疗学特点

老年人由于长期患有多种慢性病及衰老等因素的影响，慢性病一般难以治愈，故老年医学治疗的目的主要是减轻患者的痛苦，尽可能恢复正常功能。虽然药物是最重要的治疗措施之一，但药物不能解决患者的所有问题。老年患者由于记忆力差，听视能力减退，多病共存需用多种药物等原因，半数以上老年患者不能按医嘱用药。老年人肝肾功能减退导致药物代谢和排泄降低，对药物的敏感性改变以及多药合用所致的药物相互作用等因素，使之较年轻人更容易发生药物不良反应，严重影响疗效。

## 一、依从性差

依从性是指患者对医嘱执行的程度。由于老年患者缺乏护理人员，行动不便。记忆力差，视听能力减退，用药复杂，药物不良反应或用药不方便等原因，导致部分老年患者不能按医嘱用药。

## 二、用药种类多

老年人因多病共存，常常需要多药治疗。

## 三、治疗矛盾

老年患者是在老化的基础上患有多种慢性病，需接受多种药物长期治疗，造成治疗过程中的相互矛盾。

## 四、药物疗效反应不一

由于老年人个体差异大，对药物反应性显著不同，且与年龄相关的规律性不明显，同龄的老年人用药剂量差异较大。

## 五、药物不良反应多

老年人肝肾功能减退，药物代谢缓慢，半衰期延长，药物使用日益增多，致使药物不良反应明显增多。

（王　赛）

## 第四节　老年病预后的特点

老年人发病后预后不良，主要表现为治愈率低和死亡率高。在老年人三大致死性疾病中，由动脉粥样硬化所致的心、脑血管病总趋势是随增龄而加重，当今的治疗只能缓解症状。恶性肿瘤病因不明，缺乏有效措施，更谈不上治愈。糖尿病和慢性阻塞性肺病只能控制而不能根治，所以老年人患病的病程长，治愈率低，随增龄而死亡率上升，乃至出现所谓的"老死"，即全身器官组织衰竭而死亡。病程长，老年人患病往往因病情复杂、并发症多，导致病程一般比非老年人长，且康复慢。

（王　赛）

## 第五节　老年肺炎

### 一、概述

肺炎是急性肺实质感染，可根据多种方式进行分类。老年人常见肺炎可以是原发性、继发性及吸入性肺炎等。感染为最常见的病因，有细菌、病毒、真菌感染等，另有理化因素、免疫损伤、过敏及药物影响的原因。老年患者随年龄增大，机体抵抗力明显下降，多伴有COPD、肺气肿等慢性呼吸道疾病，导致抗病和防病能力下降；老年人咽喉部位反射衰退，在吞咽口水、进食、饮水时很容易将口咽部的常存菌、分泌物或者食物吸到肺部并发感染，以及感冒治疗不及时、不彻底导致肺炎，也表现多种病原体所致的混合感染，如细菌合并病毒、真菌、需氧菌合并厌氧菌等。其常见类型如下。

1. 社区获得性肺炎（CAP）　指在医院外罹患的感染性肺实质炎症，随着人类社会老龄化及慢性疾病患者的增加，老年护理院及长期护理机构大量建立，伴随而来的护理院获得性肺炎（NHAP）作为肺炎的一种类型被提出。CAP病原菌以肺炎链球菌、流感嗜血杆菌、金黄色葡萄球菌为多见。

2. 医院获得性肺炎（HAP）　亦称医疗相关肺炎（HAP），是指患者入院时不存在，也不处于感染潜伏期，而于48小时后在医院内发生的肺炎。老年人发病率明显高于年轻人，发病率达0.5%~15%，为医院内各种感染的1~3倍，主要病原菌以革兰阴性杆菌为多，占50%~70%，如铜绿假单胞菌、肺炎克雷白杆菌、不动杆菌、肠杆菌科等，革兰阳性球菌，如金葡菌占15%~30%。近年来，多重耐药菌（MDR）引起HAP的比例逐年上升。

3. 细菌性肺炎　是感染性肺炎最常见的类型。近年来，由于大量广谱或超广谱抗生素的使用，细菌耐药率逐年增高，临床常见"难治性肺炎"，尤其在建立人工气道患者、老年患者以及免疫抑制药使用的患者中病死率极高。细菌性肺炎的病原体类型因年龄、伴随疾病、免疫功能状态及获得方式而不同，抗菌治疗是决定细菌性肺炎预后的关键，老年患者多伴有严重基础疾病、免疫功能低下，预后较差。

4. 肺炎支原体肺炎　是肺炎支原体（MP）引起的呼吸道和肺部急性炎症病变，MP是CAP的重要病原体，占所有CAP病原体的5%~30%。起病缓慢，数天到1周可无症状，继而出现乏力、头痛、咽痛、肌肉酸痛、刺激性干咳、夜间为重，不规则发热、头痛、胸闷、恶心等，胸部 X 线检查显示炎症呈斑片或点状阴影，右肺多于左肺，可并有少量胸腔积液。临床上不易与病毒或轻度细菌性感染性肺炎区别，易误诊，常需进一步做血清支原体抗体检查、血清特异性补体结合试验等检查。

5. 病毒性肺炎（VP） 是由病毒侵犯肺实质而引起的肺部炎症，常由于上呼吸道病毒感染向下蔓延发展而引起，亦可由体内潜伏病毒或各种原因如输血、器官移植等引发病毒血症进而导致肺部病毒感染。常见病毒为流感病毒、副流感病毒、腺病毒、呼吸道合胞病毒等。年龄大于 65 岁的老年人、原有心肺疾患以及慢性消耗性疾病患者多见，一般起病缓慢，先有上感症状，症状较轻，老年患者可急性起病或合并细菌感染。

6. 呼吸机相关性肺炎（VAP） 是指经气管插管或气管切开建立人工气道同时接受机械通气 24 小时后，或停用机械通气或拔除人工气道 48 小时内发生的肺炎，是 HAP 的一种常见类型。建立人工气道与机械通气使呼吸系统正常防御和廓清功能减弱或消失，加之老年患者高龄体弱、基础疾病多、应用广谱抗生素和制酸药，增加了致病菌在患者口咽部或胃内寄生繁殖，误吸与反流发生率高，以及人工气道气囊上分泌物的隐匿性吸入，均可增加呼吸机相关肺炎发生的危险。

7. 吸入性肺炎 指吸入食物、胃内容物及其他刺激性液体引起的化学性肺炎，继之常并发细菌感染，严重者可导致低氧血症和急性呼吸衰竭。发生吸入性肺炎的主要原因是老年患者咽喉腔黏膜萎缩、变薄、感觉减退，会厌、声门、保护性反射及吞咽协同作用减弱或丧失，易产生吞咽障碍、呕吐或隐匿性吸入，使食物、寄生于咽喉部的病菌、异物或胃内容物反流进入下呼吸道，从而引发吸入性肺炎。

## 二、临床表现

老年肺炎临床表现不典型，常缺乏明显的呼吸系统症状、体征，易发生漏诊、误诊，且由于老年患者基础疾病多，易发生多脏器功能衰弱，肺炎并发症多而重，易发生水、电解质及酸碱平衡紊乱、低蛋白血症、心律失常、呼吸衰竭及休克等严重并发症，病死率高。老年肺炎大致有如下临床特点。

1. 临床表现不典型 老年肺炎常缺乏典型症状与体征，多无发热、胸痛、咳铁锈色痰等典型症状，极少出现语颤增强、支气管呼吸音等肺实变体征，有症状者仅占 35% 左右，高热仅占 34%。

2. 首发症状 一般以非呼吸道症状突出：30% 以上患者以消化道症状为主，患者可首先表现为腹痛、腹泻、恶心、呕吐及食欲减退等消化道症状，或心悸、气促等心血管症状，或表情淡漠、嗜睡、谵妄、躁动及意识障碍等神经精神症状。高龄者常表现为尿失禁、精神恍惚、跌倒、丧失活动及生活能力。

3. 其他 可出现脉速、呼吸快、呼吸音减弱、肺底部可闻及湿啰音，但极易于与慢性支气管炎、心力衰竭等基础疾病相混淆，有部分患者可出现低氧血症症状。

4. 辅助检查 动脉血气检查结果因肺炎严重程度和肺功能基础状况而不同，经支气管镜或经气管吸引获取标本培养。细菌性肺炎查血象，白细胞计数升高，而病毒或支原体肺炎白细胞计数可正常或减低，X 线胸片检查可见斑片状阴影，痰标本涂片或细菌培养根据不同类型肺炎可有不同，对治疗与鉴别诊断具有重要意义。

## 三、治疗原则

以对症治疗为主，需针对病原菌应用抗生素治疗。治疗措施包括：①卧床休息，居室保持空气流通，注意隔离消毒，预防交叉感染。②给予氧疗、应用支气管扩张药物、祛痰镇咳药物及抗生素治疗。③保持呼吸道通畅，及时清除呼吸道分泌物等。④对症及支持疗法，给予高热量、高蛋白、高维生素、易消化的软食或半流食，少量多餐，保持充足的入量，利于痰液排出，同时积极预防心、肾功能不全及呼吸衰竭。

## 四、护理评估

病因评估：感染、理化因素、免疫损伤、过敏及药物，有无受凉、疲劳、上呼吸道感染等诱发原因，以及老年患者原有的基础疾病情况。症状体征评估：有无咳嗽、咳痰、气急、发绀、胸痛、呼吸困难等呼吸系统症状，如咳嗽性质，痰液颜色、性状、痰量，气急、发绀程度及胸痛的部位等；有无恶心、呕吐、腹胀、腹泻、黄疸等消化系统症状；特别注意有无嗜睡、神志恍惚、烦躁不安、谵妄或昏迷等神经系统症状，以鉴别重症肺炎出现感染性休克问题；以及实验室检查白细胞总数及中性粒细胞计数、痰涂片、细菌培养及药物敏感试验等。疾病阶段评估：根据患者临床表现评估疾病的发病阶段。精神心理评估：有无焦虑、恐惧、紧张、忧郁及其程度。

## 五、护理要点及措施

1. 预见性护理　①感染性休克危险：老年患者如有烦躁不安、神志恍惚等精神症状、体温不升或过高，发绀、四肢厥冷、心动过速、尿量减少、血压降低等休克征象，应做好抢救准备。②重视体温变化、高热的热型及发热时有无寒战等伴随症状。③重视呼吸系统咳嗽、咳痰情况以及咳出痰液的颜色、性状、痰量及咳痰能力等。④教会患者及时有效的咳嗽方法，使呼吸道保持通畅。

2. 急性期护理　①绝对卧床休息，以减少氧耗量，缓解头痛、肌肉酸痛等症状。胸痛剧烈者，取患侧卧位，以减轻疼痛，呼吸困难者取坐位或半坐位。②提供高热量、高维生素、易消化的流质或半流质饮食，鼓励患者多饮水。③密切观察体温、脉搏、呼吸、血压，发现患者面色苍白、四肢厥冷、烦躁不安、神志恍惚、体温骤降、脉率快、血压下降等休克征象，应采取抢救措施。④高热患者实施物理降温，并观察记录其疗效。⑤缺氧明显者给予氧气吸入，老年患者吸氧以防止二氧化碳潴留，根据血气分析结果调整吸氧浓度。⑥抗生素应用做到现用现配，按时给药，并观察用药后反应。⑦鼓励患者咳痰，如病情危重无力咳痰，可给予患者吸痰，注意观察痰的颜色、性状和量，保持呼吸道通畅。⑧保持室内空气新鲜，定时开窗通风，避免患者着凉。⑨加强安全护理，对高热出现谵妄、意识不清者应用床栏，防止坠床。

3. 发热期护理

（1）体温上升期：产热大于散热，表现为皮肤苍白、畏寒、寒战、皮肤干燥。主要护理是保暖，加被子或热水袋保暖。

（2）高热持续期：产热和散热在较高水平上趋于平衡。表现为皮肤潮红、灼热；口唇、皮肤干燥；呼吸深而快；心率加快；头痛、头晕、食欲缺乏、全身不适、软弱无力。①卧床休息，以减少能量消耗，密切观察病情变化。②必要时吸氧，患者呼吸、心率加快易发生缺氧。③体温在 39℃ 以上每 4 小时测体温一次，38℃ 以上每日测 4 次。体温超过 39℃，给予物理或药物降温。④饮食：高热量半流质饮食，鼓励多进食、多吃水果、多饮水，保持大便通畅。

（3）体温下降期：散热大于产热，体温恢复至正常水平。表现为皮肤潮湿、大量出汗，体液大量丧失，易出现血压下降、虚脱或休克现象。应及时补充水分预防虚脱。及时更换衣服，保持皮肤清洁、干燥。

4. 冰毯机降温护理　冰毯作为新一代的降温仪器，具有操作简单、方便、降温效果好，可随意控制温度等诸多优点。①使用前检查电冰毯性能是否良好，然后将冰毯铺在床上，使患者背部以下的躯体均在冰毯上，不触及颈部，以免副交感神经兴奋引起心动过缓，在使用过程中床单潮湿要及时更换，以免引起患者不适。②正确连接电源线、导水管，水箱内放入适量的蒸馏水，妥善固定好传感器探头，防止脱出。③降温过程中的护理：设定好开机、关机温度，逐渐达到治疗温度，不可降温过快导致患者寒战，反而增加产热，对患者不利。清醒患者足部放热水袋，以增加患者的舒适感。做好高热降温阶段、维持降温阶段、撤停阶段的降温护理及生命体征监测，做好皮肤护理、营养水分补充和心理护理。

5. 感染性休克期抢救配合及护理

（1）生命体征监测：应用心电监护仪监测呼吸、心率、氧饱和度的变化，并观察面色神志和精神状态的变化，观察患者全身情况、尿量、中心静脉压，并注意保暖和安全。

（2）体位：取仰卧中凹位，抬高床头及下肢 20°~30°，有利于呼吸和静脉血回流。

（3）氧疗：给予持续高流量吸氧，维持脉氧饱和度 90% 以上，必要时给予氧气面罩吸氧，改善缺氧状态。

（4）迅速建立静脉通道：为保证水、电解质、药物的输入，尽快建立 2 条静脉通道，分别用于补充血容量和血管活性药物（升压药物，如多巴胺），并应采用留置针或大静脉输液，避免输液部位外渗，引起局部组织坏死，影响抢救疗效；输液时速度不能过快，以免加重患者心脏负荷而致心力衰竭。

（5）心理护理：患者往往较恐惧或焦虑，应用暗示疗法让患者看到希望，增强信心。

6. 心理护理　给予患者安慰，消除思想压力和紧张焦虑，实施针对性心理护理。根据发热的不同时期患者紧张、焦虑、不安、害怕等心理不适或问题给予精神安慰，鼓励患者积极配合治疗护理，树立战胜疾病的信心。

7. 护理安全

（1）血管保护：老年患者血管脆性高，对于长期输液患者宜建立外周中心静脉，保证治疗的进行。

（2）患者安全：对有精神症状患者，应用约束带，加床档。慎用镇静药，防止高碳酸血症患者呼吸抑制。

（3）用药安全：老年患者基础疾病多，应用药物时注意观察药物不良反应，控制液体速度，防止并发症的发生。

8. 吸入性肺炎的护理

（1）保持呼吸道通畅，正确安置患者的体位：取患侧卧位时进行湿化气道，叩背，再取健侧卧位时吸痰，便于痰液引流，减少咳嗽。卧位时保持患者双举上肢，以助胸部扩张。

除去肺部分泌物：可采取气道湿化、雾化吸入、叩击法、体位引流等，指导患者有效咳嗽、咳痰。对不能自主咳嗽、咳痰的患者，要加强吸痰，必要时半小时吸痰 1 次。

（2）减少并发症的发生：①吞咽功能训练，吞咽功能障碍者，应早期进行吞咽功能训练。②加强氧疗，采取动脉血气分析，根据血气分析结果指导吸氧。

（3）掌握正确的进餐方法，听诊肺呼吸音，有痰鸣音者先排痰或吸痰，平稳后进餐；鼻饲前，回抽胃液，确认鼻胃管是否在胃内；鼻饲时，床头抬高 45°~60°或右侧位，保持 1 小时。注入速度要慢，尽量保持安静；注入中必须吸痰时应停止注入。一次进餐<350mL，15~30 分钟为宜；进餐 1 小时后方可进行吸痰或辅助咳嗽。进餐后确认胃管在胃中并固定好；拔胃管时先封死管尾端；气管插管患者呕吐时，应及时吸出并观察吸出物性状。

（4）掌握有效的咳嗽、咳痰方法：由于老年人动作迟缓，咳嗽无力，导致痰液排出不畅。加强叩背，翻身，对于老年人要兼顾患者舒适、省力原则。必要时应用振动排痰仪或吸痰。

（5）人工气道患者气囊管理：及时吸出气囊上方分泌物，可经鼻置入气囊上方引流管，每 30~60 分钟抽吸 1 次。放气囊前，应边彻底抽吸气囊边吸引；气囊压力应为 2.45~2.94kPa（25~30cmH$_2$O）。另外，对长期使用呼吸机治疗的患者，选择可冲洗式气管插管，定时冲洗或抽吸声门下间隙及分泌物，能降低气道或支气管肺部感染的危险。

（6）保持口腔卫生：老年人中，口腔护理组发生吸入性肺炎的为 11%，未口腔护理组为 19%，从而说明口腔护理对预防吸入性肺炎的重要意义。①定期检查口腔状态，对有口腔黏膜糜烂、口腔溃疡和感染者应给予及时对症处理。②有针对性地选择漱口液：当口腔 pH 为 7.0~7.5 时，用 2%~3% 硼酸水或朵贝尔液；当 pH 为 3.0~6.0 时，用 1%~3% H$_2$O$_2$ 和 1%~5% NaHCO$_3$；有牙龈炎患者，用 1：5 000 呋喃西林溶液漱口；有真菌感染时，用 5%碳酸氢钠或 1：10 000 制霉菌素液漱口；有铜绿假单胞菌感染时，用 0.1%乙酸溶液；吸出口腔分泌物；要用止血钳夹紧纱球，边擦口腔边吸引，避免损伤口腔黏膜。

# 六、健康教育

1. 增强机体抗病能力　老年患者体弱多病，机体抗病能力及应激能力差，极易感染呼吸系统疾病，要指导患者了解肺炎病因和诱因，加强身体锻炼，避免受凉、淋雨，防止过度疲劳。

2. 积极预防呼吸道感染　要积极预防上呼吸道感染，增强呼吸道耐寒能力，罹患慢性疾病尤其是合并呼吸道疾病的老年人，要积极治疗和防患于未然，避免接触有感冒症状者。肺炎恢复期适当活动，避免过度疲劳，避免再次受凉感冒。

3. 指导肺炎患者合理饮食　指导患者进食高热量、高维生素、高蛋白易消化饮食，发热时给予半流质食物，多饮水。患有慢性肺疾病的老年患者，营养摄入少、吸收差，体质虚弱，多进食优质蛋白质、清淡易消化的食物，少量多餐，保持每日液体入量 2 500~3 000mL。

4. 指导患者保持适宜的环境　室内温度 22~26℃，注意保持室内空气新鲜，定时通风，保持室内湿度在 50%~70%，尽量避免居住在铺有地毯的房间，阳台避免用泥土养花或植物。

5. 教育患者遵医嘱按时服药　了解肺炎药物治疗的疗效、用法、疗程、不良反应，防止自行停药或减量，并掌握药物不良反应预防知识。

6. 指导患者心理调适　老年人应该避免忧郁、焦虑、紧张等不良因素的刺激，保持情绪乐观、精神愉快，这不仅是预防老年肺炎必不可少的，而且也是老年人保健养生的灵丹妙药。

7. 指导患者及时发现病情　要定时测量体温、脉搏、呼吸状况，注意有无咳嗽咳痰等情况，日常生活中注意精神、饮食及消化功能，以及肢体有无水肿等情况。

8. 指导患者加强呼吸功能的训练　讲解呼吸功能锻炼的意义和方法，指导患者掌握锻炼方法并持之以恒。

9. 指导家属照顾老年患者　教会老年患者家属及照顾者掌握正确卧位及喂饭方法，指导其学会为患者保持正确体位，防止误吸及隐匿性吸入，定时翻身、叩背，促进痰液引流，以及保持口腔清洁，防止口腔内的细菌吸入气管。

（王　赛）

# 第六节　老年肺癌

## 一、概述

肺癌在全球发病率和病死率位居首位，近年来，老年人肺癌发病率呈明显上升趋势。高龄老人患肺癌的病理分型中，老年男性易患鳞癌，老年女性易患腺癌。老年肺癌的发生与长期吸烟、大气污染密切相关。老年人免疫功能降低、代谢活动、内分泌功能失调、慢性肺疾病等因素可能与肺癌有一定联系。

## 二、临床表现

肺癌的症状与肿瘤的部位、大小、类型、发展阶段，以及有无并发症或转移密切相关。周围型肺癌常无症状，仅在体检时偶然发现。肿瘤位于大支气管内阻塞管腔时，症状出现较早。老年肺癌症状如下。

1. 咳嗽和咯血　咳嗽是肺癌常见的首发症状，多为较长时期经治不愈的阵发性刺激性咳嗽，不易用药物控制。早期为干咳，病情发展可有咳痰。老年患者易患 COPD，平时有咳嗽，故易被忽略，以致病情延误，应引起高度重视。间断性或持续性痰中带血，色泽较鲜，偶见大咯血。

2. 胸痛　常表现为间歇性隐痛或闷痛，癌侵及胸膜，疼痛加剧，已属晚期。

3. 发热　早期即可出现持续不退的低热，后期"癌性热"对抗炎治疗无效。

4. 气急　癌肿阻塞或压迫较大支气管，可出现胸闷、气急甚至窒息。

5. 肺外症状　最常见如杵状指、肢端肥大、多发性神经炎、关节痛、神经精神改变、库欣综合征、男性乳腺发育等。

6. 晚期症状　随着病程发展，会出现一系列症状和体征，如胸腔积液、声带麻痹、心包积液、肝大、黄疸、情绪改变、呕吐以至昏迷。到了晚期呈恶病质，极度消瘦、衰弱、精神不振等。

7. 辅助检查　肺 CT 检查可作为肺癌诊断的首选方法，无创伤痛苦，并可为手术提供病变部位及范围。纤维支气管镜检查活检和刷检及经皮肺穿刺活检阳性率较高，为有创检查。由于老年患者多合并有心脑血管疾病，对于纤维支气管镜检查及经皮肺穿刺活检难以忍受，而痰脱落细胞学检查无创伤，患者易于接受。老年肺癌误诊可能原因有：①肺外症状多，如乏力、恶心、头痛、发热、骨关节症状等。②伴随基础疾病多，如合并慢性支气管炎、陈旧性肺结核、冠心病、高血压等。③辅助检查无特异性，如 X 线片上难与炎症、肺结核、炎性假瘤鉴别，所以对老年人有肺内或肺外症状要考虑到肺癌的可能，应及时检查以减少误诊。对有肺部既往疾病史的患者，在原病灶扩大或出现新病灶时，应高度怀疑合并肺癌的可能，尽早做相关的辅助检查。

## 三、治疗原则

治疗方法包括手术、放疗、化疗及靶向药物治疗，根据病变范围，可单独或联合使用。

1. 外科手术治疗　目前主张肺癌的外科治疗中，老年患者应该尽量避免全肺切除。伴随外科微创技术的发展，胸腔镜越来越多地运用于肺癌的手术治疗中。65 岁以上患者用胸腔镜做肺叶切除术者，手术病死率和并发症均低于标准和剖胸手术。

2. 放射治疗　放射治疗对于高龄老年患者可作为一种根治性治疗手段。对老年患者施行放疗要定位精准，防止放射野过大，避免发生放射性肺炎。老年患者发生放射性肺炎后诱发呼吸衰竭的概率多于年轻患者。老年肺癌患者常伴有 COPD，而且放疗后易并发放射性肺炎及肺纤维化。放疗与化疗相结合的联合治疗有助于提高疗效。

3. 化学药物治疗　目前单药化疗和非铂类化疗均被认为是适合于老年患者的治疗方案。患者的临床特征、药物的毒性作用、患者的并发症、治疗成本以及患者的意向均是我们选择治疗药物的依据。

4. 靶向治疗　靶向治疗是近年治疗肺癌的一个新途径，是利用具有一定特异性的载体，将药物或其他杀伤肿瘤细胞的活性物质选择性地运送到肿瘤部位，把治疗作用或药物效应尽量限定在特定的靶细胞、组织或器官内，而不影响正常细胞、组织或器官的功能，从而提高疗效、减少不良反应的一种方法。适用于既往接受过化疗、不适于化疗的晚期或转移性肺癌。靶向治疗不良反应少，对于老年患者更易于接受。

## 四、护理评估

1. 健康史及相关因素　包括家族中有无肺癌发病者，初步判断肺癌的发生时间，有无对生活质量的影响，发病特点。

2. 一般情况　患者的性别、年龄、职业、婚姻状况、营养状况、疾病史及药物过敏史；发病特点：患者有无咳嗽、咯血、咯血量及症状发生时间；有否胸痛，胸痛性质为间歇性隐痛还是闷痛；是否发热等。本次发病是体检时无意发现还是出现咳嗽、咯血或胸痛而就医。

3. 相关因素　仔细询问患者有无吸烟史及肺部慢性疾病；生活和职业环境是否长期接触铀、镭等放射性物质及致癌性物质；有无肺癌家族遗传史；精神心理状态：患者心理状态和对诊断及治疗的理解情况，是否有足够的支持力量。

4. 局部症状和体部　肺部肿块位置、大小、数量、胸痛的性质和程度。

5. 全身症状和体征　重要脏器功能状况，有无转移灶的表现及恶病质。

6. 辅助检查　包括特殊检查及常规检查的结果。

## 五、护理要点及措施

1. 咯血的护理措施

（1）保持呼吸道通畅：评估咯血量及大量咯血窒息的危险，咯血时一般取侧卧位，病情不允许侧卧者可取平卧位，头偏向一侧。鼓励患者轻微咳嗽，将血液及时咯出，避免不慎将咯出的血块吸入气管或肺部而引起窒息，必要时立即给予负压吸引吸出积血，保持呼吸道通畅。

（2）心理护理：评估患者精神心理状态及评估患者咯血危险因素；评估患者有无紧张、焦虑、恐惧心理，有无高血压、失眠、沉思、紧张、烦躁不安、心悸等；咯血时给予精神安慰，避免紧张，必要时给予镇静药，并适当给予止血等对症治疗。

（3）咯血期间要密切观察咯血的颜色、性状、量及生命体征的变化，随时报告医生。

（4）咯血量小的患者应静卧休息，大咯血者应绝对卧床休息。

（5）密切观察有无窒息先兆：如果出现极度烦躁不安、表情恐惧或精神呆滞、喉头作响、呼吸浅速或骤停，应立即让患者取头低足高位，撬开患者口腔，用手掌拍击背部，尽量排出口腔、咽喉部积存的血块，或用吸引器将喉或气管内的积血吸出，恢复呼吸道通畅。

（6）大咯血患者应暂禁饮食：咯血停止后或少量咯血时，应给予温凉流质或半流质饮食；忌服浓茶、咖啡等刺激性饮料，并保持大便通畅。

2. 肺癌化疗护理措施

（1）评估患者生理、心理及精神状态：了解患者心理状态和对诊断及治疗的理解情况，评估患者的饮食、营养状态和饮食摄入情况，必要时与营养师一起评估患者所需要的营养，并制定饮食计划。

（2）心理支持：鼓励患者增加战胜疾病的信心，解除其紧张、恐惧、消极的精神状态，以取得患者的配合。

（3）观察病情及化疗反应：及时发现化疗的不良反应，做好对症护理及必要的记录，严重者立即通知医师积极处理。

①骨髓抑制反应的护理：当白细胞总数降至 $3.5×10^9$/L 或以下时应高度重视，当白细胞总数降至 $1×10^9$/L 时，遵医嘱输白细胞及使用抗生素以预防感染，并做好保护性隔离。

②恶心、呕吐的护理：在化疗期间，如患者出现恶心、呕吐时，化疗可安排在饭前进行，亦可以在化疗前 1 小时和化疗后 4~6 小时遵医嘱给予镇吐药，减慢药物滴注速度，避免不良气味等刺激。恶心不适时，嘱患者做深而缓慢的呼吸，或饮少量碳酸饮料，吸吮硬而略带酸味的糖果，有助于抑制恶心反射。翻身时，勿突然大动作转动身体，以防恶心中枢受到刺激，引起呕吐。饮食宜少量多餐，避免过热、粗糙、酸、辣刺激性食物，以防损伤胃肠黏膜。如有呕吐，可嘱患者进食较干的食物，餐中少饮水，餐后休息片刻。化疗前及化疗后 2 小时内避免进餐。如化疗明显影响进食，出现口干、皮肤干燥等脱水表现，须静脉输液，补充水、电解质和机体所需要的营养。

③口腔护理：化疗后患者唾液腺分泌减少，常出现口干、口腔 pH 下降，易致牙周病和口腔真菌感染。要避免口腔黏膜损伤，不进食硬食物，用软牙刷刷牙，并常用盐水或复方硼砂溶液漱口。

④化疗静脉血管的选择：因化疗药物刺激性强，疗程长，应用大静脉输入化疗药物

（PICC 导管或中心静脉导管）。

⑤其他毒副反应护理：对由于药物毒性作用使皮肤干燥、色素沉着、脱发和甲床变形者，应做好解释和安慰，向患者说明停药后毛发可再生，以消除其思想顾虑。如有脱发者，可配戴发套。

（4）饮食护理：治疗期间应给予清淡、营养丰富、易于消化的食物，并应注重食物的色、香、味、形，以增进食欲。治疗间歇阶段则宜多进食具有补血、养血、补气作用的食品，以提高机体的抗病能力。鼓励患者散步及参加娱乐活动，尽量使患者在接受化疗过程中处于最佳身心状态。

3. 肺癌放疗护理

（1）放疗前应耐心做好解释工作，详细讲解放射治疗的重要性、作用及可能发生的反应。消除患者紧张、恐惧的心理，坚定信念，使其以积极的心态配合治疗。

（2）指导吸烟患者一定要戒烟。

（3）嘱患者切勿擦去皮肤照射部位的标志。

（4）保护照射部位皮肤：衣服宜柔软、宽大、吸湿性强；照射部位忌用肥皂和粗毛巾擦洗；避免搔抓、压迫。禁涂抹凡士林等难以清洗的软膏、红汞、酒精或碘酊等，忌贴胶布。避免阳光照射或冷热刺激。

（5）观察放射反应：①全身反应，如乏力、恶心、呕吐。②局部红斑、灼痛、刺痒等。③严密观察呼吸情况。④注意体温的变化。⑤注意咳嗽的变化和伴随症状。

（6）患者多休息，注意保暖，预防感冒。

（7）给易消化、高营养、无刺激的食物，鼓励患者每日饮水 2 000~4 000mL。照射前后30 分钟不可进食。

4. 靶向治疗护理措施

（1）心理护理：靶向治疗前应耐心做好解释工作，详细讲解靶向治疗的重要性、作用及可能发生的反应。消除患者紧张、恐惧的心理，坚定信念，使其以积极的心态配合治疗。

（2）用药护理：吉非替尼的剂量为 950 毫克/片，厄洛替尼的剂量为 150 毫克/片。使用方法均为口服，餐前 1 小时或餐后 2 小时。如果有吞咽困难，可将片剂置于半杯白开水中，无需压碎，搅拌至完全分散，饮下药液后，用半杯白开水冲洗杯子，再饮下。

（3）不良反应及护理

①皮肤反应：皮肤反应是服用靶向治疗药物后最常见的不良反应，主要表现为皮疹、皮肤瘙痒、皮肤皲裂、皮肤干燥和皮肤脱皮，皮疹发生时间多在服药后 1 周，最早在第 7 天，最迟在第 30 天出现，呈普通皮疹或痤疮样囊泡型皮疹，主要分布在面部、颈部、躯干和头皮，痤疮样囊泡型皮疹同时伴有轻中度的皮肤干燥和瘙痒。护理：密切观察患者服药后的皮肤情况，经常询问患者是否感到皮肤干燥和瘙痒，并详细记录症状出现的时间、部位、范围，嘱患者一旦出现上述情况应避免抓挠，勿用碱性肥皂和粗毛巾擦洗，局部禁涂刺激性药物；嘱患者着舒适柔软的衣服，避免摩擦；避免强烈阳光直接照射皮肤，保持皮肤卫生；局部给予外搽薄荷止痒洗剂和哈西奈德软膏等。皮肤干燥可用油性润肤品减轻其症状，症状严重可用呋喃西林溶液湿敷。

②腹泻：患者出现腹泻，最早发生在服药第 3 天，最晚在服药第 22 天，腹泻与便秘交替出现。护理：观察患者服药后大便次数、性状、颜色和量等，出现腹泻立即报告医生，轻

者遵医嘱予蒙脱石 3mg 口服，3 次/天，至腹泻停止；重者先口服洛哌丁胺 2 粒，以后每 2 小时口服 1 粒，至腹泻停止 12 小时后停服；补充水电解质，以维持机体平衡，腹泻期间嘱患者多卧床休息，如厕时嘱家属陪同，避免摔倒；每次便后清洗肛周并涂鞣酸软膏；嘱患者着棉质内裤或多吃易消化的食物；对腹泻和便秘交替出现的患者，根据情况给予对症处理，所有患者不能因此不良反应而中断治疗。

③胃肠道反应：患者用药后有不同程度的恶心、呕吐、胃烧灼感和厌食感，出现时间在服药后第 1~8 天，呕吐物多为胃内容物。护理：安慰患者，告知出现恶心呕吐是一种常见的不良反应以消除顾虑。指导患者切取新鲜的柠檬薄片贴于鼻部，以减轻恶心、呕吐症状。同时嘱其注意饮食卫生，少食多餐，勿食甜食和易产气食品。服药前遵医嘱予甲氧氯普胺类药物口服，胃部有烧灼感者可口服奥美拉唑等抑酸药物，对症状较重者遵医嘱应用镇吐药，如托烷司琼、格拉斯琼等静脉滴注。

④口腔溃疡：患者出现口腔溃疡，均为Ⅰ~Ⅱ度。护理：每日观察患者口腔黏膜的颜色，溃疡大小，有无出血等。使用软毛牙刷，忌酸辣、过热、粗糙等食物，鼓励患者多饮水，进食高蛋白、高热量、高维生素的半流食或口服肠内营养液，少食多餐，进食速度适中，以防进一步损伤口腔黏膜。每顿饭后用生理盐水或 1：10 000 制霉菌素溶液等漱口，同时用口腔溃疡膜或重组人表皮生长因子外敷溃疡面，每日 3 次，一般 2~3 天痊愈。

⑤间质性肺炎：患者出现间质性肺炎是口服吉非替尼最严重的不良反应，较罕见。护理：密切观察患者生命体征、神志、血氧饱和度等，如有突然发热、呼吸困难、咳嗽、喘憋、乏力，应立即给氧 2~4L/min 持续吸入，并给予激素、平喘、抗感染等治疗。

5. 临终关怀护理措施

（1）多给精神安慰，消除患者对死亡的恐惧感。鼓励和训练患者的配偶和亲属给患者以亲情的表示，使患者获得精神上的欢愉。

（2）帮助生活不能自理的患者定期翻身，每天擦洗，按摩手足。可用红花酒精涂擦受压部位，防止压疮发生。

（3）如咳嗽有痰，鼓励患者自行咯出，排痰困难者，可拍背助其排痰，必要时辅以吸痰，休息睡眠时注意取头偏向一侧卧位，以防痰涎窒息。若发现患者突然失语、面色改变、呼吸停止，必须马上报告医生，紧急抢救。

（4）疼痛的护理：癌痛的控制往往受患者、护士、药物组合多种因素的综合影响，而护士的密切观察和及时提供适宜的镇痛方法是控制癌痛的重要因素。

准确评估，注重影响疼痛的积极和消极因素。对疼痛产生积极和消极影响的因素包括：①疼痛的性质及类型（如神经性疼痛还是躯体性疼痛；疼痛迅速加剧还是持续存在）。②是否存在其他症状，如恶心或呼吸困难。③是否对疼痛恐惧。④是否存在其他的恐惧或焦虑，尤其是对死亡的恐惧。⑤是否以往有过成功应对疼痛的经历。⑥是抑郁，还是心理状态良好。⑦是否精神痛苦。⑧家庭或其他内部成员关系紧张还是相互支持。⑨失望还是充满希望。⑩疼痛对患者、家庭、医护人员意味着什么。

心理护理：帮助患者树立信心，稳定情绪，解除紧张和焦虑，注意分散患者注意力。可通过听音乐、看电视或尽可能注意感兴趣的事来分散痛感。家属可通过肌肤的抚慰、解释或聊些轻松话题缓解患者的烦躁、忧虑情绪。殷切的关心体贴也可缓解疼痛。建立"舒适家庭病房"，因为舒适可使心理生理异常减轻到最低限度。

减少可诱发和加重疼痛的因素：①提供安静的环境，调整舒适的体位，保证患者充分的休息。②小心搬动患者，滚动式平缓地给患者变换体位，避免拖、拉动作。必要时，寻求协助，支撑患者各肢体，防止用力不当引起病变部位疼痛。告知患者不要突然扭曲或转动身体。③指导、协助胸痛患者用手或枕头护住胸部，以减轻深呼吸、咳嗽或变换体位所引起的胸痛。

严格按"三阶梯方案"原则（口服给药；按时给药；按阶梯给药；药物量个体化）准确及时给药，观察效果及不良反应。包括了解治疗的基本原则，向患者说明接受治疗的效果，帮助患者正确用药，评估治疗效果，及时向医生报告，积极防治不良反应等。

（5）密切观察患者的呼吸、血压、脉搏、体温、神志的变化。如有异常，及时报告医师，对症处理。

（6）饮食丰富多样、清淡、富有营养，以肉粥、鱼粥、蛋粥、薏米粥、百合粥、枸杞等各种粥类、汤类为主，配合水果、新鲜蔬菜。

# 六、健康教育

1. 指导患者保持良好的心境，乐观的情绪，做好自我心理调适，树立乐观向上、坚决与疾病做斗争的信心。

2. 指导患者注意劳逸结合，逐渐增加活动量，并适当做力所能及的家务劳动，为重新投入工作和社会生活做积极的准备。尽量避免去人群密集的公共场所，以防感冒。

3. 指导患者进行呼吸功能锻炼，进行恢复肺功能及肺活量的练习、腹式呼吸、有效咳嗽及咳痰等。

4. 告知患者若出现胸闷、气短、咳嗽、痰中带血、胸痛等症状持续不缓解时，应及时就诊。

5. 告知患者定时复查，半年内每个月 1 次，以后 3 个月至半年 1 次，应严格遵守医嘱。

6. 给予饮食护理　营养在肺癌的综合治疗中起着十分重要的作用，良好的营养支持有助于治疗和康复的顺利进行。在临床治疗之前或之中，营养补充充足，对化疗、放疗、手术治疗的耐受性较强，效果较好，恢复较快。通常人体的营养来源可分为 3 个方面：膳食营养、肠内营养、肠外营养（静脉营养）。应该以膳食营养为主，膳食营养不足时，再辅以肠内、肠外营养。创造清洁、舒适、愉快的进餐环境，尽可能安排患者与他人共同进餐，以调整心情，促进食欲。根据患者的饮食习惯，给予高蛋白、高热量、高维生素、易消化饮食，动、植物蛋白应合理搭配，如蛋、鸡肉、大豆等，如患者喜爱，可多加些甜食。调配好食物的色、香、味，以刺激食欲。安排品种多样化饮食，尽量增加患者的进食量和进食次数。①早中期肺癌患者消化系统功能是健全的。应抓紧时间给机体补充全面的营养，以提高抵抗力，防止或延缓恶病质的发生。②针对肺癌患者咳嗽、咯血等症状，注意给予"补血饮食"。③肺癌患者放疗或化疗后白细胞下降时，饮食上应全面补充营养，多食肉、鱼、蛋、奶、豆以及新鲜的蔬菜水果，可配合多食乌鸡汤、脊骨、排骨、肝脏、动物血、阿胶、花生米（不去皮）、红枣等补血食物。④吞咽困难者应给予流质饮食，进食宜慢，取半卧位以免发生吸入性肺炎或呛咳，甚至窒息。病情危重者应采取喂食、鼻饲或静脉输入脂肪乳剂、复方氨基酸和含电解质的液体。氨基酸的平衡有助于抑制癌肿的发展；锌和镁对癌细胞有直接抑制作用。⑤肺癌患者应避免刺激性的食物，高纤维膳食可刺激肠蠕动，有助消化、吸收和排泄功能。如患者易疲劳或食欲不佳，应少量多餐。

（王 赛）

# 第七节 功能性肠病

## 一、功能性消化不良

（一）概述

功能性消化不良（FD）是指持续或间歇性上腹部中心部位的疼痛、不适、腹胀、反酸、嗳气、恶心、呕吐等症状且不能用器质性疾病或解剖结构的改变来解释的一系列症候群。流行病学调查显示，FD 占消化不良患者的 30%～50%，占消化专科门诊的 30%～40%。依据 FD 患者对症状的主诉将其分为溃疡样型、运动障碍样型、非特异型、反流样型等。老年患者中以运动障碍样型多见。FD 的发病机制至今尚未彻底阐明，可能包括多种发病机制，普遍认为 FD 的病因与发病机制与下列因素有关。

1. 胃肠动力异常 大量的临床研究表明，FD 的病理生理机制可能与胃动力障碍、胃感觉异常、胃电节律紊乱等胃源性因素关系密切。胃动力障碍的病理生理改变可能是 FD 发病的主要机制。老年患者中 50% 有胃排空障碍，亦多见结肠及小肠功能紊乱。

2. 胃肠感觉异常 50% 的 FD 患者较少的进餐量即可产生上腹部不适和疼痛，可能是内脏感觉的敏感性增高所致，普遍认为主要是中枢机制引起了内脏感觉的高敏感性。

3. 胃肠激素水平低 胃肠激素对消化道运动有显著影响，胃动素、促胃泌素等能引起胃电节律加快，从而增强胃窦的收缩，促进胃排空。大量资料显示，FD 患者空腹和餐后血浆胃动素低于正常人水平。

4. 幽门螺杆菌（HP）感染 HP 产生的尿素酶可水解胃内的尿素，在正常体温下每天可产生一定量的 $CO_2$，参与腹胀、嗳气的形成。

5. 其他因素 FD 的发病与年龄、心理障碍和神经异常、环境因素等也有一定的关系。

（二）护理评估

了解患者的起病时间、原因或诱因、病程长短；有无嗳气、恶心、呕吐等症状，伴或不伴腹胀、腹痛；腹痛的部位、性质、规律及持续时间；患者的全身营养状况、精神状况、神志、生命体征等状况。

（三）护理要点及措施

1. 一般护理 注意休息，规律作息，避免精神紧张，嘱患者按时足量用药。

2. 心理护理 功能性消化不良一般病程较长，尤其是老年人，随着年龄的日渐增高，除本病之外的其他疾病还会不断伴随而生，因此，他们的心理压力往往比年轻患者要大得多。护理人员应有针对性地向患者介绍有关本病的医学知识，使患者对本病有一个大概的了解，知道其治疗预后情况，从而消除思想顾虑，全身心地配合治疗和护理。

及时评估患者的生理、心理反应及心身防卫和应对能力，找出护理问题，制定相应的护理计划，通过心理护理使患者避免精神紧张，消除焦虑情绪，减少对自身病情的关注，促进患者康复。针对性地行心理治疗和护理，包括支持性心理治疗、个别心理治疗、患者互助治疗、社会与家庭支持性心理治疗、认知疗法、暗示疗法和放松训练等。

3. 饮食护理　功能性消化不良对饮食要求比较严格，其重要性有时甚至胜过药物治疗，特别是老年 FD 患者，合理的饮食调养，常可收到事半功倍之效。一般来说，本病应以清淡、易消化、富有营养的食物为主。劝导患者改变不良的饮食习惯，注意生活规律，饮食要合理，定时定量，少食刺激性强、生冷及油腻食物，戒除烟酒，不暴饮暴食。积极补充维生素和蔬菜、水果，坚持围绕疾病调整饮食，制定适宜的食谱。对于老年 FD 伴便秘患者，饮食中要有适量的纤维素，每天进食一定量的蔬菜与水果；适当食用些粗粮；配合腹部按摩，加强通便作用。

4. 用药护理　功能性消化不良属多病因的复杂性疾病，临床治疗方法多样，加之老年患者多伴有其他系统的疾病，用药往往非常繁杂，因此，务必告诫患者谨慎用药。胃肠动力药及胃黏膜保护药应餐前服用；对胃肠功能有损害但又必须使用的药物，应饭后服用，以减少对胃黏膜的不良刺激。用中药治疗时可在煎剂中加入姜、枣等物，以暖胃护脾，并应浓煎少量多次服用，以减轻胃肠负担。服药期间，严禁进食辛辣、海腥、油炸之物。另要做好长期服药的准备，按时足量用药。

（四）健康教育

1. 健康教育　对患者进行与疾病相关的健康知识宣讲，对病程长、经多次住院或门诊治疗效果不佳者，讲解功能性消化不良的发病原因。

2. 疾病指导　让患者在充分知情并认可各项检查结果均正常的前提下，加强理解沟通，启发患者对疾病的主动认知及积极配合，解除其对疾病的顾虑、恐惧等不良心理应激。

3. 加强腹式呼吸　对于因生理因素引起的消化功能不良患者，指导患者进行腹式呼吸，每天锻炼 3~4 次，每次 10~15 分钟。加强腹式呼吸可增加肺通气量，促进肺循环，使血液中的含氧量明显增加，改善全身各系统的功能。同时，膈肌和腹肌起落运动增强，对五脏六腑起到按摩和被动牵拉运动的作用，从而促进了胃肠蠕动和消化腺的分泌，对促进食物的消化和吸收，改善功能性消化不良的各种症状具有一定的治疗作用。

4. 锻炼腹肌　对于各年龄段不同生活、饮食习惯导致的功能性消化不良，可指导患者做增加腹肌张力的运动（禁忌证除外），即每天收缩腹肌数次；或使脚后跟着地，膝部轻度弯曲，保持半坐位的姿势；仰卧时举起下肢，但要保持膝部伸直。

5. 调节饮食　由于饮食不合理而致的功能性消化不良，最关键的是调节饮食，如腹胀时不食产气食物如豆类、洋葱、红薯等，便秘时尽可能进食高纤维食物，如蔬菜、水果等。

6. 改变生活方式，创造良好的生活环境　指导患者适当参加活动，缓解抑郁、焦虑情绪，保持乐观及稳定的情绪。对卧床休息的患者，对其床上的饮食起居要提供便利条件。

## 二、肠易激综合征

（一）概述

肠易激综合征（IBS）指的是一组包括腹痛、腹胀、排便习惯改变和大便性状异常、黏液便等表现的临床综合征，持续存在或反复发作，经检查排除可以引起这些症状的器质性疾病，常与其他功能性肠病的症状重叠。根据临床特点可分为腹泻型、便秘型、腹泻便秘交替型以及胀气型。老年肠易激综合征患者通常有长期的肠功能紊乱史，某些人始于儿童期或青春期。肠易激综合征的确切病因不清，但公认与以下因素有关。

1. **精神、神经因素**　研究认为，本病症状发作或加重均与情绪紧张有关，焦虑、抑郁、激动、恐惧等情绪不安因素刺激机体，影响了自主神经功能，从而引起结肠和小肠的运动功能改变及分泌功能失调。老年人常见的精神刺激有家庭不和、恐癌、配偶病故等。

2. **遗传因素**　肠易激综合征有明显的家族聚集倾向。国外33%的患者有家族史，国内与此接近，而且同一家族中肠易激综合征患者的临床表现雷同。

3. **感染因素**　约1/4肠易激综合征患者的症状起自胃肠炎、痢疾或其他直接影响胃肠功能的疾病。研究认为各种细菌、病毒感染可引起肠黏膜下巨细胞或者其他炎性细胞释放细胞因子，引起肠道功能紊乱而发生肠易激综合征。

4. **饮食因素**　多数肠易激综合征患者症状的出现与进食的种类、性状有关，如富含纤维素的食物、生冷食物、高脂高蛋白食物、海鲜类食物、酒类饮品等，肠易激综合征患者对这些食物的不耐受可能是发病机制之一。

5. **药物因素**　已知一些抗生素、麻醉药、抗酸药等有诱发肠易激综合征的作用。研究发现，这些药物通过影响胃肠道平滑肌的兴奋性和肠道的内分泌引发症状。

### （二）护理评估

了解患者的起病时间、原因或诱因、病程长短；粪便的性状、次数和量；有无腹痛、里急后重、恶心、呕吐或发热等伴随症状；患者的全身营养状况、精神状况、神志、生命体征、尿量、皮肤弹性等；肛周皮肤情况。

### （三）护理要点及措施

1. **一般护理**　注意休息和腹部保暖，嘱患者定时按量服药，但药物主要是对症处理，对治疗疾病无作用，因此，如无必要，可不使用药物治疗。

2. **心理护理**　多数患者由于工作、家庭、生活等因素引起长期而过度的精神紧张，因此对他们应该给予更多的关怀，自入院始尽可能提供方便，使他们对新的环境产生信任感和归属感。在明确诊断后更要耐心细致地给患者讲解病情，使其对所患疾病有深刻的认识，避免对疾病产生恐惧，消除紧张情绪，耐心细致地讲解，也会使患者产生信任感和依赖感，有利于病情缓解。

3. **饮食护理**　肠易激综合征不论哪种类型都或多或少与饮食有关。腹泻型患者应避免进食冷、辛辣等刺激性食物，减少煎、炸食物；避免含有大量不易吸收的碳水化合物的食物，包括脂肪、小麦及含麸质食物如面包、面条及其他面粉制品、苹果、梨子、李子、玉米、燕麦、马铃薯等；避免饮碳酸饮料；控制海鲜、甜牛奶等有可能导致腹泻的食物摄入，少量多餐。在急性腹泻期间，有时需要短暂禁食，以使肠道得以休息，但必须补大量的水分。对于便秘型患者，饮食中必须有适量的纤维素，每天要进食一定量的蔬菜与水果；主食不要过于精细，要适当进食粗粮；晨起空腹饮一杯淡盐水或蜂蜜水，配合腹部按摩或转腰，让水在肠胃振动，加强通便作用。

4. **腹泻护理**　观察腹泻患者大便的次数、性状、量、气味、有无黏液及脓血。必要时按医嘱予止泻的药物抑制肠蠕动，延长肠内容物停留时间，促进小肠对胆盐、水分吸收。腹泻患者要注意卧床休息，以减少体力消耗和肠蠕动次数。另外要注意患者的腹部保温，受凉会使病情加重。做好肛周皮肤的护理，每次便后嘱患者用软纸轻拭并用温水清洗，条件允许可坐浴。行缩肛运动，促进肛周血供。肛周局部涂以无菌凡士林或其他无菌油膏，以保护皮肤。

5. 便秘护理　嘱便秘患者每天锻炼腹肌，引发便意。养成定时排便的习惯，防止粪便堆积，每次排便时间不宜过长，不可过于用力。必要时予缓泻药，如开塞露等。

6. 中药保留灌肠　灌肠用中药药方为柴胡、白芍、炙甘草；腹痛者加延胡索；腹泻者加五倍子；黏液便者加黄连；便秘者加大黄。先做好解释工作，使患者了解中药灌肠具有清热解毒、软坚散结、解痉镇痛等作用，另外灌肠可促进排出大便、细菌和毒素，能清洁肠道，减少肠内容物非正常分解与发酵，减少气体产生，有效减轻腹胀。灌肠时，协助患者取左侧卧位，药液温度调至 38~40℃，药液量 100~200mL，抬高臀部 10cm，插入肛管 15~20cm，灌入时液面距肛门不超过 30cm，在 15~20 分钟缓慢灌入，灌入后嘱患者先屈膝仰卧，抬高臀部 10~15 分钟后取出臀下小枕，再嘱其静卧休息 1 小时以上。

（四）健康教育

1. 指导患者适当参加文体活动，缓解精神紧张和疲劳，积极锻炼身体，增强体质，预防疾病，选择既能长期坚持又有益于身体的有氧运动，例如：快走、慢跑、游泳等，每周运动 3~5 次，运动量因人而异，以不出现疲劳为宜。

2. 告知患者应保证足够的睡眠，规律的作息时间，睡前温水泡脚，不饮咖啡、浓茶等兴奋性饮料，避免从事令人兴奋的活动。

3. 告知患者对可疑不耐受的食物，如虾、蟹、牛奶、花生等尽量不食，辛辣、冰冻、油腻、生冷食物及烟酒要禁忌。同时避免泻药及理化因素对肠道的刺激。饮食定量，不过饥、过饱，养成良好的生活习惯。

4. 嘱患者避免精神刺激，解除紧张情绪，经常保持乐观豁达及稳定的情绪，以应对各种应激情况。

5. 指导患者经常做腹部按摩，以增强肠道运动功能和免疫功能。

（王　赛）

# 第八节　老年胃肠道肿瘤

## 一、胃癌

（一）概述

胃癌是指来源于胃黏膜的恶性肿瘤其发病在不同年龄、各国家地区和种族间有较大差异。男性胃癌发病率和死亡率均高于女性，男女之比为 2：1，发病年龄以中老年居多，55~70 岁高发年龄段。早期胃癌多无症状或仅有轻微症状。当临床症状明显时，病变已属晚期。其发病与遗传因素、性别因素、年龄因素、幽门螺旋杆菌感染、食物、血型、癌前期变化有关。

（二）护理评估

评估患者有无生命体征异常；有无食欲下降、体重减轻、乏力、便血、呕血等症状；有无恶病质；患者腹部疼痛的时间、部位、性质、节律性、与进食的关系，腹部是否扣及包块，包块的大小、部位、活动度等。

## （三）护理要点及措施

1. 病情和体力允许时可适量活动，以增加机体抵抗力　有疼痛或出血时卧床休息，保持病房安静，温湿度适宜。

2. 口腔护理　呕血时加强口腔护理，及时清理口腔，保持口腔清洁。

3. 饮食护理　①让患者了解充足的营养支持对机体恢复有重要作用，对能进食者鼓励其尽可能进食易消化、高热量、高蛋白、营养丰富的流质或半流质饮食。②静脉营养支持：对有吞咽困难者，中、晚期患者应按医嘱静脉输注高营养物质，以维持机体代谢需要。③营养监测：每周测量体重，监测血清白蛋白和血红蛋白等营养指标。

4. 病情观察　严密观察患者生命体征变化，包括体温、脉搏、呼吸、血压，观察并记录生命体征每小时 1 次。观察腹痛的部位、性质、持续的时间、节律性。观察大便颜色、性状、量，监测便常规结果。

5. 幽门梗阻时　行胃肠减压，观察胃液颜色、性状、量、气味。

6. 疼痛的护理　①观察患者腹痛的部位、持续时间、性质、有无节律性，是否伴有严重的恶心和呕吐、吞咽困难、呕血及黑粪等症状。保持舒适安静的环境，减少不良刺激，保证休息。②观察止痛药物治疗效果，用药后疼痛缓解时间，疼痛间隔时间，止痛药物的不良反应。③疼痛发作时及时到患者床旁安慰鼓励患者。

7. 化疗期间的护理　①如果实施静脉输入化疗药，应通过中心静脉化疗，并及时巡视，防止化疗药物外渗。②观察化疗的反应，及时报告医生，给予对症处理。经常与患者交谈，提供一个安全、舒适、单独的环境。③在做检查、治疗和护理前，要依据患者的了解程度给予说明，并注意保护性医疗。④鼓励患者或家属参与治疗和护理计划的决策过程。⑤寻找合适的支持系统，如建议单位领导或同事给予关心，鼓励家庭成员进行安慰，必要时陪伴患者。

8. 心理护理　根据患者的社会背景、个性及对疾病的认知程度，对每个患者提供个体化心理支持。患者在知晓自己的诊断后，预感疾病的预后不佳，加之躯体的痛苦，会出现愤怒、抑郁、焦虑，甚至绝望等负性心理反应，而这些又会加重其躯体不适。因此应做到以下几点：①护理人员应运用倾听、解释、安慰等技巧与患者沟通，关心与体贴患者。②耐心听取患者自身感受的表白，给予患者表达情绪的机会和时间，并给予支持和鼓励。当患者表现悲哀等情绪时，应表示理解。③向患者介绍有关胃癌治疗进展的信息，提高患者治疗的信心。④指导患者保持乐观的生活态度，用积极的心态面对疾病，树立战胜疾病、延长生存期的信心，并给以心理疏导和安慰。

## （四）健康教育

1. 向患者及家属详细讲解胃癌的相关知识，介绍出院后有关事项，并将有关资料交给患者或家属，告知患者每隔 2~3 个月复查 1 次，以监测病情变化和及时调整治疗方案。

2. 教会患者及家属如何早期识别并发症，发现异常及时就诊。

3. 嘱患者遵医嘱继续免疫治疗。

4. 指导患者合理使用止痛药，慎服对胃黏膜刺激性药物。

5. 嘱患者养成定时定量、细嚼慢咽的进食习惯，少食过冷、过烫、过辛辣的煎炸食物，且忌吸烟酗酒。胃大部切除术后胃容积减少，宜少量多餐进高营养饮食。

6. 嘱患者劳逸结合，形成规律的健康生活方式，加强自我情绪调整，保持乐观进取的心态。

## 二、结肠癌

### （一）概述

结肠癌是常见的恶性肿瘤之一，可能与饮食、结肠息肉、慢性结肠炎、遗传等因素有关。70~80 岁人群发病率最高，是我国老年人常见恶性肿瘤。腺瘤癌变是一个长期的过程，一般认为至少 5 年，平均 10~15 年。腺瘤体积大、数目多、绒毛成分多，严重非典型增生者易发生癌变。一般而言，≤1cm 腺瘤的癌变率为 1%，1~2cm 为 10%，>2cm 则高达 50%，管状腺瘤癌变率为 5%~9%，管状绒毛状腺瘤为 20%~30%，绒毛状为 40%~50%。

### （二）护理评估

了解患者意识是否清楚，生命体征有无异常；有无食欲下降、体重减轻、乏力、便血等症状，有无恶病质；有无黑粪；腹部疼痛的时间、部位、性质；腹部是否扪及包块，包块的大小、部位、活动度、是否有压痛等。

### （三）护理要点及措施

1. 生活指导　保持病房整洁、安静，环境适宜，定时通风。晚期患者情况较差者需绝对卧床休息。

2. 口腔护理　每日 2 次，观察口腔黏膜和牙龈是否有出血。

3. 饮食的护理　可进高热量、高营养、高维生素、易消化、低脂食物，少食多餐，细嚼慢咽。少进食乳制品，以免肠道气体产生过多。为避免术后排便困难影响伤口愈合，可给予粗纤维饮食及收敛药物。对于进食少或不能进食者通过静脉补充营养。

4. 病情观察　监测患者神志及生命体征变化，尤其是心率、血压变化并每小时记录生命体征 1 次。观察大便次数、颜色、性状、量，是否混有血液或黏液。观察腹部体征变化，监测体重及腹围变化。观察有无肝大、黄疸、腹水、锁骨上淋巴结肿大等。

5. 疼痛的护理　①根据患者的表情、体位、脉快、血压高或低、呼吸浅快等，判断患者疼痛的部位、强度和性质。用 1~10 级疼痛量表评估患者的疼痛等级并记录，及时报告医生。②评估切口处有无红肿，评估尿管和引流管是否通畅。③观察患者有无腹胀、腹痛，了解肠鸣音情况。④在患者活动前给予镇痛药，以增加活动量。用药后半小时评估镇痛药物的效果。⑤指导非药物缓解疼痛的方法，如变换体位、分散注意力、减少周围环境刺激、放松疗法。⑥指导患者咳嗽和深呼吸时按压切口的方法。⑦会阴部伤口疼痛的护理，需要更多的护理与指导。指导患者用 38~42℃的温水坐浴 10~20 分钟，每天 3~4 次，促进局部血液循环。

6. 结肠造口的护理　①评估造口所在的肠段位置，使用合适的造口袋。使用透明的、末端可以打开的造口袋，以利于观察和倾倒排泄物。②经常观察造口外观和周围皮肤情况，造口黏膜应是粉红色的。保护造口及其周围皮肤，在造口周围皮肤上涂抹皮肤保护剂。③及时更换造口袋，造口袋内容物达到 1/3 时，应倾倒或更换造口袋。④必要时行结肠造口灌洗。⑤进行必要的心理疏导，帮助患者从心理上适应身体上的变化。

7. 生物靶向治疗的护理 及时了解患者的心理状态，提前告知治疗的过程，使患者对靶向治疗有充分认识。生物靶向治疗过程应在心电监护下完成。生物靶向治疗药物禁止冷冻，开启后立即使用，静脉输入前后应用生理盐水冲洗输液管，并用过滤输液器。开始时15分钟应减慢速度，如无异常速度可以加快。如出现轻中度反应时，减慢输液速度或服用抗组胺药物。若反应严重立即停止输液，更换输液器，静推肾上腺素、糖皮质激素、抗组胺药，并给予支气管扩张药及吸氧。密切观察生命体征。

8. 放射治疗的护理

（1）心理干预：护理人员应及时了解患者的心理状态，主动帮助患者解决细小的需求，使患者对护理人员信任有加，是心理干预得以实施的关键。心理干预须因人而异，根据患者的不同情况，不同患者的不同心理区别对待。

（2）饮食护理：放疗后的肿瘤患者，应多服健脾和胃、养血补气之品，如薏米粥、山楂、鸡蛋、猪肝、鲜鱼等，出现放射性肠炎时，宜食用少渣、低脂及产气少食物。

（3）皮肤的护理：放疗后，放射野（即照射的范围）的标记应在医生的指导下拭去，禁用肥皂擦洗。放疗后皮肤干燥和瘙痒，可用滑石粉、痱子粉、皮炎平霜等涂擦。避免阳光直接照射皮肤，避免接触强风、过热或过冷以及盐水等有明显刺激作用的物质。出现放射性肠炎时，保持肛门及会阴部清洁，症状明显者给予止血、止泻治疗。

9. 化学治疗的护理

（1）心理护理：患者对化疗均存有恐惧及焦虑心理，害怕不良反应。化疗前向患者及家属讲解药物作用、目的、效果及用药过程中可能出现的不良反应，给予充分安慰和鼓励，消除患者的顾虑。请同病患者现身说法，帮助患者树立信心，在最佳的心理状态下积极配合治疗。

（2）静脉的护理：化疗周期通常较长，保护患者的静脉血管至关重要。通常采用中心静脉插管。

（3）饮食护理：应给予高蛋白、高维生素、营养丰富、易消化的食物，鼓励患者多饮水，以少食多餐为宜，指导患者和家属调节可口的饮食，保证患者的食量，满足机体的需求，以增强机体对化疗的耐受力。

（4）胃肠道反应的护理：对出现恶心呕吐、食欲缺乏者，对症处理的同时注意配合心理护理，对患者多询问、多关心，采取分散注意力的方法减轻患者心理压力和焦虑情绪，饮食以清淡、易消化半流食为主，且要少食多餐，使患者顺利完成化疗。

（5）骨髓抑制的护理：采用保护性隔离，加强防止感染的措施，减少探视及人员流动，严格遵守各项无菌操作，并用紫外线照射病室，每日2次，每次30分钟，尽量避免侵入性操作。

（6）脱发的护理：向患者解释脱发的原因和性质，给予开导和安慰，鼓励患者表达感受，使其认识脱发是暂时现象，化疗停止后可逐渐恢复正常，鼓励患者通过戴帽子或假发改变现有的现象，树立生活的勇气和信心。

10. 心理护理 评估患者的心理状态，有无焦虑、恐惧等不良情绪。疾病是否影响患者日常生活和睡眠。对于病情危重者，医护人员应陪在患者身边安慰患者，使其保持情绪稳定，增强战胜疾病的信心。主动倾听患者和家属的主诉，鼓励他们表达有关情绪反应。鼓励患者观察和触摸造口。如果患者身体状况允许，护理人员可鼓励患者参与结肠造口的护理。

尊重患者的文化和宗教习惯，鼓励他们使用这些资源来加强应对。鼓励患者和家属讨论目前状况对家庭成员、结构、功能的潜力影响。如果可能，向患者提供癌症支持组织、社会服务机构信息。

（四）健康教育

1. 嘱患者注意饮食卫生，多食含纤维、营养丰富的食物，少食高脂肪、高蛋白质食物。保持正常体重。

2. 指导患者进行适当体育活动，如散步、太极拳等，增加机体的免疫功能。保持乐观豁达的心理状态，对生活充满信心，利于疾病康复。

3. 给患者讲解造瘘的必要性，使其能正确地对待术后生活的改变。

4. 指导并教会患者正确护理结肠造瘘口，教给患者有关人造肛门袋的排空和更换知识，如食物的选择、肛门袋的处理等，并保护好周围皮肤。

5. 告知患者为防止造瘘口狭窄，经常用示指扩张造瘘口。

6. 告知患者每日坚持多饮水，养成定时排便的好习惯。如有便秘，可经造瘘口灌肠。

7. 让患者了解进一步治疗的必要性，如放疗、化疗、生物靶向治疗等，使其恢复自信心，且能正常与人交往。

8. 嘱患者观察病情变化，定期复查，如有腹痛、便血等症状及时就诊，以保证生活质量。

（王　赛）

# 第九节　急性胰腺炎

## 一、概述

急性胰腺炎是指各种原因导致胰酶在胰腺内被激活后引起胰腺组织自身消化、水肿、出血甚至坏死的炎症反应，是临床上常见的消化系统疾病。老年人胰腺分泌的消化酶被激活后对自身器官及周围组织产生自我消化作用所引起的急性炎症反应，是老年人急腹症的一个重要原因。老年急性胰腺炎发病较年轻患者少，一旦发病往往因应激功能差且并发症多，致使病情发展较快，可早期出现休克及多器官衰竭。

分型：急性胰腺炎的基本病理变化为水肿、炎性细胞浸润、出血、坏死，其程度取决于急性胰腺炎的严重程度及持续的时间。可分为急性水肿型（间质性）、急性坏死型。

1. 急性水肿型　此型最常见，占80%～90%。间质水肿、充血和炎性细胞浸润，实质细胞变化不大，可能有轻度脂肪坏死和腹水。

2. 急性出血坏死型　胰腺实质和腺体、周围脂肪组织大面积坏死，严重时可波及静脉和动脉，引起血栓、血管坏死、破裂。此种变化可波及周围组织，易发生继发性感染。治疗后形成胰腺假性囊肿、纤维组织增生、钙化等。

## 二、护理评估

了解患者的发病过程，腹痛的部位、性质、程度，有无放射痛及持续时间；有无恶心、呕吐、腹胀、发热；呕吐物及胃肠减压引流液的颜色、性状、量、气味；神志；有无血压下降、呼吸加快、心率增快、休克等周围循环、呼吸、肾功能不全的临床表现。

## 三、护理要点及措施

1. 观察病情

（1）密切观察神志、生命体征和腹部体征的变化，特别要注意有无高热不退、腹肌强直、肠麻痹等重症表现，及时发现坏死性胰腺炎的发生。

（2）观察呼吸：抽血做血气分析，及早发现呼吸衰竭，及时给予高浓度氧气吸入，必要时给予呼吸机辅助呼吸。

（3）观察尿量、尿比重，监测肾功能，及时发现肾衰。

（4）观察有无出血现象，监测凝血功能的变化。

（5）观察有无手足抽搐，定时测定血钙。

（6）化验值的监测：包括血电解质、酸碱平衡和肝功能。

2. 心理护理　为患者提供安静舒适的环境，多与患者沟通，解释禁食水的意义，帮助患者树立战胜疾病的信心。

3. 疼痛的护理　绝对卧床休息，以降低机体代谢率，增加脏器血流量，促进组织修复和体力恢复。遵医嘱给予抗胰酶药物、解痉药和抑制胰酶分泌的药物，明确诊断后适当应用镇痛药。协助患者弯腰、屈膝侧卧位，以减轻疼痛。

4. 防治休克，维持水、电解质平衡　密切观察患者的生命体征，神志，皮肤黏膜的颜色变化，准确记录出入量，严格控制补液的速度及量。若患者有休克表现立即通知医生，积极配合抢救。有条件可放置中心静脉导管，监测血流动力学变化。

5. 维持有效呼吸功能　观察患者呼吸形态，监测血气分析结果；若无休克，协助患者取半卧位，利于患者肺扩张和通气；给予低流量吸氧，保持呼吸道通畅，定时患者翻身、叩背，鼓励患者深呼吸、咳嗽、咳痰；痰多不易咳出者可给予雾化吸入；若患者出现严重呼吸困难及缺氧症状，应及时配合医师行气管插管或切开，呼吸机辅助呼吸。

6. 有效营养支持治疗　早期禁食、胃肠减压。有深静脉营养导管者，按中心静脉常规护理。禁食期间有口渴时可含漱或湿润口唇，通常不能饮水。病情稳定及血、尿淀粉酶恢复正常，肠道功能恢复后，可在肠外营养的同时给予肠内营养，要注意三度（温度、浓度、速度）。若患者无不良反应可经口进食，逐渐增加营养素量，但应限制高脂肪饮食，可由少量低脂、低糖流食开始，逐步恢复到普食，但忌油腻食物和饮酒。

7. 控制感染　根据医嘱使用抗生素。协助患者做深呼吸、有效咳嗽及排痰；加强基础护理，预防口腔、肺部和尿路的感染。

8. 引流管的护理　患者术后放置引流管较多，包括胃肠减压管、腹腔引流管、T 型管等。应分别标明导管的名称、放置部位，妥善固定导管，保持引流通畅。更换引流袋时注意无菌操作，观察引流液的色、质、量，及时准确记录。

9. 口腔护理　禁食期间，需清洁口腔。呕吐时应随时做好口腔护理，保持口腔清洁无味。

10. 皮肤护理　保持皮肤清洁、干燥，以防发生湿疹和压疮。

11. 休克的护理

（1）病情监测：①生命体征，有无心率增快、脉搏细速、血压下降、脉压变小等，必须进行心电监护。②精神和意识状态，有无表情淡漠、烦躁不安、神志模糊等。③皮肤、黏膜有无湿冷。④出入量，呕吐量、胃液量、尿量、输入液体总量。⑤实验室检查，重症胰腺炎时血淀粉酶水平不能反映胰腺炎的严重程度，C-反应蛋白（CRP）、IL-6、胰蛋白酶激活肽（TAP）在重症胰腺炎发生后12小时内均升高，故是预测重症胰腺炎严重程度比较及时的指标。

（2）休克的抢救配合：立即通知医生，并备好物品，积极配合抢救。①体位：取平卧位并将下肢略抬高，注意保暖。②补充血容量：迅速建立静脉通道，遵医嘱静脉输入右旋糖酐或平衡液等以维持有效血容量。老年患者应根据中心静脉压调整输液速度和量，输液时应避免过急、过多，防止因输液过多而引起肺水肿。③用药护理：遵医嘱泵控输入生长抑素，根据病情应用解痉、止痛药物。④胃管护理：持续胃肠减压，并准确记录胃液引流量、性状。

## 四、健康教育

1. 向患者讲解本病的主要病因及诱因，指导既往有胆管疾病、十二指肠疾病的患者积极治疗原发病。

2. 教育患者改变现有饮食习惯、禁酒 避免高脂肪饮食，平时食用低脂、无刺激性的食物。饮食要定量、定时，有一定的规律性，每日4~5餐，甚至6餐。不食或少食含糖量较高的水果，过量摄取果糖或白糖也可能导致肥胖，促使胆固醇的合成，容易并发糖尿病。应以富含维生素、矿物质及食物纤维的粮食和薯类为主要糖源。

3. 根据病因和具体情况指导患者正确用药指导，介绍药物的不良反应，如有异常或不适感，及时就诊。

4. 向患者介绍发病时的主要症状，如有腹胀、腹痛、恶心等表现，立即停止进食、水，来院就诊。

5. 指导患者注意适度锻炼，注意劳逸结合，避免受凉。

（王　赛）

# 参考文献

[1] 杨琳，王琳琳，熊燕．实用临床护理操作技术．南昌：江西科学技术出版社，2020.

[2] 谢小华．急诊急救护理技术．长沙：湖南科学技术出版社，2020.

[3] 钟印芹，叶美霞．基础护理技术操作指南．北京：中国科学技术出版社，2020.

[4] 李亚敏．急危救治护士临床工作手册．北京：人民卫生出版社，2018.

[5] 吴惠平，付方雪．现代临床护理常规．北京：人民卫生出版社，2018.

[6] 叶文琴，王筱慧，李建萍．临床内科护理学．北京：科学出版社，2018.

[7] 孙宏玉，范秀珍．护理教育理论与实践．北京：人民卫生出版社，2018.

[8] 李庆印，陈永强．重症专科护理．北京：人民卫生出版社，2018.

[9] 谢萍．外科护理学．北京：科学出版社，2018.

[10] 王建英，王福安．急危重症护理学．郑州：郑州大学出版社，2018.

[11] 李俊红，叶丽云．实用呼吸内科护理手册．北京：化学工业出版社，2018.

[12] 何文英，候冬藏．实用消化内科护理手册．北京：化学工业出版社，2019.

[13] 邵小平，黄海燕，胡三莲．实用危重症护理学．上海：上海科学技术出版社，2021.

[14] 葛艳红，张玥．实用内分泌科护理手册．北京：化学工业出版社，2019.

[15] 任潇勤．临床实用护理技术与常见病护理．昆明：云南科学技术出版社，2018.

[16] 邹艳辉，周硕艳，李艳群．实用肿瘤疾病护理手册．北京：化学工业出版社，2018.

[17] 熊云新，叶国英．外科护理学．4版．北京：人民卫生出版社，2018.

[18] 王霞，王会敏．实用肿瘤科护理手册．北京：化学工业出版社，2019.

[19] 安力彬，陆虹．妇产科护理学．7版．北京：人民卫生出版社，2022.

[20] 崔焱，张玉侠．儿科护理学．7版．北京：人民卫生出版社，2021.